实用骨科护理学

主　审　施金芬　高　远　梁瑛琳

主　编　张　岚　朱玲玲　程凌燕　韩　冰

副主编　刘秀梅　杨红梅　李春敏　原艳丽　徐小飞

编　者（以姓氏笔画为序）

于　宁	门　鑫	王　业	王　楠	王　慧	王仕雨
王自珍	王丽慧	王青玉	王金云	王效影	王筱君
毛梓瑾	左　雯	白　华	司晓莉	邢　娟	吕东东
吕柏蓉	朱　丽	朱玲玲	刘　丽	刘　莹	刘小红
刘名名	刘秀梅	刘亭茹	刘爱红	闫　硕	苏明慧
李　玮	李　林	李秀梅	李春敏	杨　辰	杨　梅
杨红梅	何红艳	张　岚	张　竞	张　爽	张　然
张　颖	张金庆	张美红	张晓婕	张慧慧	陈巧灵
陈彩玲	陈露萍	罗丽娜	金　薇	郝雪梅	胡亚楠
段红敏	姜　耀	姚　丽	姚晋囡	贾云洋	贾晶丽
原艳丽	徐　翠	徐小飞	徐迎莹	郭珊珊	唐　鑫
黄　宇	黄　洁	曹建华	彭贵凌	董军花	韩　冰
覃　倩	程凌燕	鲁　楠	霍　妍		

人民卫生出版社

·北　京·

图书在版编目（CIP）数据

实用骨科护理学 / 张岚等主编. —北京：人民卫生出版社，2023.11

ISBN 978-7-117-35227-7

Ⅰ. ①实… Ⅱ. ①张… Ⅲ. ①骨科学－护理学 Ⅳ. ①R473.6

中国国家版本馆 CIP 数据核字（2023）第 174185 号

人卫智网	www.ipmph.com	医学教育、学术、考试、健康，购书智慧智能综合服务平台
人卫官网	www.pmph.com	人卫官方资讯发布平台

实用骨科护理学

Shiyong Guke Hulixue

主　　编： 张　岚　朱玲玲　程凌燕　韩　冰

出版发行： 人民卫生出版社（中继线 010-59780011）

地　　址： 北京市朝阳区潘家园南里 19 号

邮　　编： 100021

E - mail： pmph @ pmph.com

购书热线： 010-59787592　010-59787584　010-65264830

印　　刷： 天津市银博印刷集团有限公司

经　　销： 新华书店

开　　本： 889×1194　1/16　印张：22

字　　数： 636 千字

版　　次： 2023 年 11 月第 1 版

印　　次： 2023 年 11 月第 1 次印刷

标准书号： ISBN 978-7-117-35227-7

定　　价： 98.00 元

打击盗版举报电话：010-59787491　E-mail：WQ @ pmph.com

质量问题联系电话：010-59787234　E-mail：zhiliang @ pmph.com

数字融合服务电话：4001118166　E-mail：zengzhi @ pmph.com

　　《实用骨科护理学》源于骨科学权威专家胥少汀教授等编著的《实用骨科学》的护理部分。《实用骨科学》自 1991 年出版发行以来，编写团队紧跟学科发展及时更新内容，出版发行了 4 版，其中的护理学内容得到了极大的丰富与拓展，其间护理学和骨科学也同样得到迅速发展，助推了骨科护理学的二级学科建设，逐渐形成骨科护理学理论与实践体系。作为学科分支的骨科护理学，要想与护理学、骨科学协同发展，须建立科学、系统的理论架构与实践标准，用于指导骨科临床护理实践，因此，亟须我们编写紧跟骨科学和护理学发展并能呈现骨科护理鲜明专科特色的专著，编写团队经过长时间的酝酿，最终完成本书的编写。

　　本书是编者对 30 余年骨科临床护理实践经验的不断总结，并经过全军骨科护理示范基地十几年的教学与实践经验不断修正加以完善而成。采取的是"理论＋实践＋提升"框架结构，在回顾和剖析我国骨科护理发展历程的基础上，系统呈现了骨科护理相关理论、专科疾病护理、骨科常见专科技术，以及伴随骨科新术式的出现，临床护理内容的拓展与改进等，强化新理论、新技术对临床工作的指导价值，并在此基础上分析了骨科护理未来发展趋势。本书内容贴近临床，紧跟学科发展前沿，专科特色鲜明，强调实用性、规范性、可操作性和创新性，对于骨科临床护理工作具有非常直观的指导作用。

　　本书的编写团队由解放军总医院第七医学中心联合北京积水潭医院、解放军总医院第四医学中心等单位的骨科护理领域专家组成，汇聚了优质资源，形成强大合力，努力呈现精品。

　　在推动护理专科化的进程中，首要任务是培养专业的临床专科护理人才。本书在传承几代骨科专家宝贵经验的基础上，融入护理新思想、新理论，形成了符合骨科护理学特色的理论专著，运用于指导临床护理实践，必将促进骨科护士的专科化培养，为骨科护理学科架构及发展规划奠定基础，助力骨科护理的科学化、现代化、规范化发展，进而推动护理学科的专科化建设。

　　由于本书编者多为中青年护理人员，专业能力和学术水平有限，难免有疏漏之处，敬请各位专家和读者朋友惠予批评指正！

编　者
2023 年 8 月

目录

第一篇 理论篇

第二篇 实践篇

第三篇　革　新　篇

第一篇

理 论 篇

第一章

我国骨科护理发展与未来趋势

一、我国骨科护理专业的发展

1975 年，英国骨科护理协会和美国护士协会（American Nurses Association，ANA）合作发表了骨科护理的定义："对患有急性和（或）潜在性骨骼肌肉功能障碍的个体提供护理"。2001 年，国际骨科护理合作协会（International Collaboration of Orthopaedic Nurisng，ICON）成立，目前已经发展成跨越四大洲和 13 个国家（含中国）的国际协会。它是一个国家性和区域性的骨科护士协会的联盟，通过促进教育、研究和循证实践方面的战略伙伴关系，来推动全世界骨科护理的发展。

我国二十世纪八九十年代开始出版的骨科护理专著、成立的骨科护理学术组织，大大促进了骨科护理专业的发展。1981 年由北京积水潭医院吕士瑗主编、人民卫生出版社出版的《创伤骨科护理学》是我国骨科护理的第一本专著，也是经典之作，促进了骨科护理逐步向亚专科方向发展。1999 年，中华护理学会骨科护理专业委员会成立；2009 年，中华医学会骨科学分会护理学组成立。之后，部分省、自治区、直辖市相继成立骨科护理专业委员会或学组。骨科护理学术组织的成立，不仅为广大骨科护理人员提供了良好的学术交流平台，更推动了骨科护理专业化发展。

当今，骨科作为外科的二级学科向着更为专业化的方向发展，随着骨科的进步，特别是内固定技术和人工关节技术的发展，骨科也从以治疗外伤为主逐渐进展为将退行性疾病作为治疗的另一个主要发展方向。骨科进一步分为创伤、脊柱、关节、手外科等各种亚专科进行研究和治疗，骨科护理也随之更加细化、亚专科化。不管在哪个亚专科，骨科患者从疾病发生至出院康复回归日常生活，均离不开骨科专科护理的支持和照护。骨科护士承担专业照顾、协助诊疗、健康指导、心理支持、沟通合作、协调管理等方面的重要职责。目前骨科护理工作者已运用临床路径、循证医学、品管圈等方法，同时吸收快速康复等理念，来跟进骨科医疗发展，促进临床护理工作更加科学化、专业化、人性化。

专科化是护理专业化发展的重要体现，也是未来护理学科发展的方向。近年来，骨科专科护士培养逐步兴起，各地方护理学会，如广东省、江苏省、湖南省、北京市、上海市、重庆市护理学会等均设立了专科护士认证培训体系，为骨科护理专业化发展提供了可靠的平台。专科护士在疑难危重患者护理、并发症预防、健康教育、教学培训、护理科研等方面发挥着积极深远作用，推动了骨科护理专业的发展。有的医院还设立了骨科护理专科门诊，由专科护士出诊。如上海市第六人民医院于 2005 年在国内率先开设了骨科护理咨询门诊，2013 年又开设了骨科疑难伤口护理门诊。此后，南京市、广州市等地相继有医院开设骨科护理门诊，为患者提供护理咨询健康教育、用药指导、伤口换药、拆线和辅助器械使用指导等。

二、我国骨科护理发展未来趋势

《全国护理事业发展规划（2016—2020 年）》中指出发展专科化的护理是我国临床护理实践发展的策略和方向，重点任务就是通过培养更多专业化的护理人才来实现健康中国战略，满足人民群众日益增长的健康需求。结合社会发展、骨科医疗技术的进步，未来骨科护理面临着老年患者增多、康复护理需求增加、高精尖以及微创技术运用增多等特点，护理人员需要更加深入地学习相关专业知识，不断提升人文素养，为学科的发展进步做出积极应对。

1. 老年骨科护理需求增加将对护理工作提出更高要求 我国在 2001 年就已开始进入老龄化社会，老龄化所带来的骨科疾病也日渐增多，如老年骨质疏松与骨折、骨关节病以及糖尿病所致的肢体坏疽、恶性肿瘤所致骨转移癌等疾病。老年患者往往伴有其他疾病而使得术后并发症发生率增高，需要提供一系列更加精准的护理专业化服务，这也为护理工作提出了更高的要求。因此，骨科护士需要加大对老年专科护理知识的学习，重视患者的个性、价值观以及社会背景，提升人文素养，为患者提供个性化专业护理服务。

2. 康复医学的崛起将拓宽骨科护士职能 可以说"所有的骨科问题都与康复有关"。康复医学的宗旨是减少、减轻和防止病残发生。康复的理念应融会贯通于骨科护理工作的全过程，即从开始抢救或治疗就应着重于患者的功能保持和恢复，应尽可能将病残率降低到最低程度，使患者能够早日返回社会，自食其力。这些对骨科护士都形成了挑战，需要进一步拓宽护理职业技能，增加康复护理知识学习。另外，借助互联网患者也可以享受预约上门护理服务，护士的从业地点也将从医院扩大到社区，或者有一部分将分流到社区，以便更好地指导术后患者家庭康复护理，帮助他们尽快回归社会。

3. 高精尖技术和高新材料的运用要求护士学习范围面变广 计算机技术、三维成像技术以及机器人技术的应用使得骨科手术实现自动化；光学技术、超声波技术、激光技术和微创通道技术的进步也使得骨科手术逐步朝着精确、微创的方向发展；内植物材料（假体）的更新换代，拓宽了手术适应证。这些进步促使骨科护士需要了解更多的边缘学科，知晓关键技术对患者术前、术后护理的影响，为更好地观察、风险预判打下基础，适应学科技术发展所带来的挑战。

（程凌燕　刘亭茹）

第二章
通用管理模式在骨科的运用

第一节 临床路径在骨科护理的运用

一、概述

近年来,随着我国医药卫生体制改革和医疗保险改革逐渐深入,政府的巨大投入并不能满足医疗市场的激烈竞争,一系列涉及民生的社会问题逐渐浮出水面。与此同时,随着我国人口老龄化进程的加剧,人们对于医疗服务的需求也不断增加。在此背景下迫切需要各级医疗管理机构建立统一的质量管理模式,做到既能保证医疗质量,提高工作效率,又能控制医疗成本,合理利用有限的医疗资源,为患者提供更加优质、高效、便捷的医疗护理服务。规范化的临床路径模式将成为各个医疗机构发展的共同目标和必经之路。

(一)临床路径产生的背景

临床路径的概念起源于 20 世纪 70 年代的美国,Shoemaker 认为:"将医疗护理标准化是有益的,它能够评估患者的病程及治疗的效果,可以促进服务的完整性,同时也是一种教育的工具"。20 世纪 80 年代末,美国政府试图遏制医疗费用的不断上涨,提高卫生资源的利用率。1985 年,在美国波士顿由新英格兰医疗中心(New England Medical Center,NEMC)的护士 Karen Zander 和她的助手们率先运用护理程序与临床路径的理念,大胆尝试以护理为主导的临床路径服务计划,并将此路径应用于医院的急救护理,结果发现这种方式既可缩短患者住院天数,节约医疗护理费用,又可以达到预期的治疗效果,进而增强了医疗机构的竞争力。此后,该模式受到了美国医学界的重视并历经不断发展,逐渐成为既能贯彻质量保证法以及持续质量改进法(continuous quality improvement,CQI),又能节约资源的治疗标准化模式,较为普遍地被称为临床路径(clinical pathway,CP)。

随着医疗保险制度的推行与完善,医院不但要提供高质量的医疗护理服务,还要缩减医疗支出,降低医疗费用,减少医疗资源浪费。同时,在临床工作中面临不规范的医疗护理行为、管理模式的停滞不前、患者日益增长的个体化需求等,都迫使医疗服务模式的改革势在必行。

(二)临床路径的定义

临床路径是指针对某一疾病建立一套标准化治疗模式与治疗程序,是一个有关临床治疗的综合模式。它是以循证医学证据和诊疗指南为基础来指导和促进疾病治疗和组织管理的方法,它是针对特定疾病的诊疗、护理及康复制定的标准化模式。

临床路径是"照顾式管理(managed care)"的延续,是现代管理理念在临床医疗和护理中的应用,适用于多学科、多部门具体操作。它注重诊疗过程中的科学性、时间性、计划性、各科室间的协同性以及诊疗的结果,最终起到规范医疗行为,减少变异,降低成本,提高质量及患者满意度的作用。其内容更简洁、操作性更强,能使患者获得最佳的医疗护理服务质量,也成为了医疗机构加强医疗质量管理,促进科室协作的重要手段之一。

（三）临床路径的申报流程（图2-1）

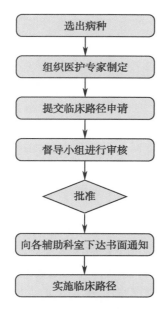

图2-1　临床路径的申报流程

二、临床护理路径

（一）临床护理路径的起源和背景

临床护理路径（clinical nursing pathway）最早起源于工业生产管理，称为关键路径法。它具有控制成本与控制时间的双重能力，是管理生产过程中各关键步骤的高效率工具。

20世纪90年代，临床护理路径也相继在新加坡、中国台湾、中国香港等地区开展实施，并取得了令人瞩目的成效，成为了医学临床实践的重大变革之一。国外大量文献报道中均指出，临床护理路径能够体现以患者为中心指导临床医疗护理工作，减少医疗护理费用，缩短平均住院日，促进患者早日恢复健康，临床护理路径改良了管理照顾的形式，成为更优的医疗护理服务模式。

（二）临床护理路径的定义

临床护理路径是指患者在住院期间的一种护理模式，即最具成本效益的治疗护理模式，针对特定患者为群体，以疾病护理或手术护理为中心，以时间为导线横轴，以入院指导、接诊时诊断、检查、用药、治疗、护理、饮食、活动、健康教育、出院计划等理想护理手段为纵轴，结合其他临床资料为依据，从而制定个性化的日程计划表，针对患者病情、检查、治疗、护理、出入院等进行系统安排和详细记录与说明，护理工作不再是盲目机械地执行医嘱来实施治疗护理，而是有计划、有预见性地进行护理工作。患者亦了解自己的护理计划且能够主动参与到护理过程中，提高了患者的自我护理意识和能力，护患双方相互促进，形成主动护理和主动参与相结合的工作模式，从而为患者提供更优的护理服务和更有针对性的健康教育，能促进患者早日恢复健康。

（三）临床护理路径的制定与实施流程（图2-2）

临床护理路径是一种有关临床治疗的综合管理模式，是针对某一种疾病或手术制定的治疗护理流程，该模式的计划中提供了治疗护理的进度表单，所涉及的治疗项目以及相对应的治疗效果展示，医疗护理工作者的经验结合循证医学证据的合理利用是临床护理路径设计的重要环节。在我国特殊的医疗制度体制下，各医院开展全系统、全方位的临床护理路径已经成为护理管理发展的必然趋势。它应具备以下基本观念：遵循循证医学，强调科学性、合理性；以人为本，以患者为中心的整体护理理念；护理活动的计划性、可预见性；护理质量管理思想和模式的转变。

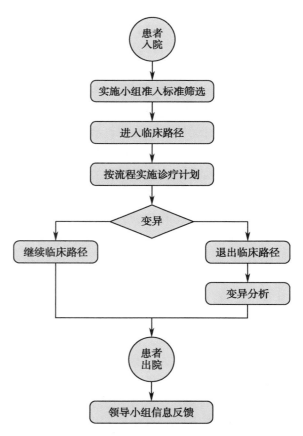

图2-2　临床护理路径的实施流程

（四）临床护理路径的影响

临床护理路径使临床护理工作标准化、程序化，避免护理流程的遗漏，减轻了文件书写等护理工作中繁复的环节，提高工作效率，使护理工作由被动趋向主动，不再机械地执行医嘱，而是有目的、有预见性地进行护理，对护理人员尤其是新护士，起到了规范和指导作用，使他们能在短期内掌握护理规范，避免处置的失当，保证护理流程的结局更安全、更有效，成为一种切实有效的护理管理模式。临床护理路径具有全面提高护理质量、推动并深入整体护理发展、规范护理工作流程、提升临床教学质量、推动专科护理发展、完善护理管理体系的作用。

三、临床护理路径在骨科的运用

（一）临床护理路径引入骨科的背景和原因

在我国，各级医院在骨科临床专业水平、护理及康复等方面都存在着显著差异，其专业分科日渐精细明朗，包括：脊柱、关节、创伤、足踝、肿瘤、小儿骨科等。骨科患者的年龄跨度大，疾病的诱因、种类、合并症及术后并发症多，患者往往承受着身体与心理的巨大痛苦，由此给家庭带来的经济负担也相对较重。因此，除了为患者提供相应的治疗外，还需要以患者为中心，针对患者自身的具体情况制定个体化的优质护理服务，促进患者早日恢复健康。

（二）临床护理路径在骨科的应用

目前国家卫生健康委员会已经对骨科常见疾病与损伤制定和出台了推荐实施的临床路径计划，体现了以患者为中心的多学科综合整体护理工作模式。由不同相关医护人员及辅助科室人员，如营养师、康复师、心理咨询师等整合成一个医疗团队，经由充分协调、沟通、讨论后，依据相同的临床护理路径实施医疗照顾计划，并随着路径的不断开展与实施和进行持续质量改进，可为患者提供更具专科特色、更切实有效的诊疗、护理及康复计划，改善临床护理工作的具体实施环节，降低术后并发症发生率，有利于患者早日康复。路径的实施实现了医疗护理行为的标准化和程序化、调动了患者参与治疗的主观能动性、促进了护理质量的优化和提高、提高了住院期间的满意度。

（三）临床护理路径在骨科的应用范畴

1. 专科疾病的围手术期护理 涵盖骨科各专科疾病，包括：腰椎间盘突出症、退行性腰椎管狭窄症、颈椎病、脊髓损伤、青少年特发性脊柱侧凸、骨肿瘤、骨折（四肢、髋部、脊柱等）、髋膝关节置换、关节脱位、关节感染、小儿骨科疾病等。

近年来，快速康复外科的理念在我国骨科迅速渗透传递，此理念广泛与骨科手术相结合，贯穿路径式的诊疗护理环节，以规范医疗行为和提升护理质量，进一步促进骨科快速康复的发展。例如，随着我国老龄化社会进程的加速，老年人股骨颈骨折、股骨头坏死的发生率逐年上升，髋关节置换术作为治疗髋部骨关节损伤的主要治疗手段，推进髋关节置换术患者快速康复的临床护理路径实施成为发展必经之路，得以实现大大缩短平均住院日，有效降低不良的应激反应，减轻患者疼痛程度，减少术后并发症，促进患者的康复进程。临床护理路径的贯彻有助于诊疗护理程序的标准化、科学化，为快速康复理念在临床骨科护理应用提供科学指导。

2. 症状护理 疼痛已成为继体温、脉搏、呼吸、血压之外的第五大生命体征，是围手术期骨科患者最常见的症状。由于原发疾病或手术创伤，患者往往在治疗过程中忍受着巨大的痛苦，这严重影响了患者正常的生活质量，降低了有效睡眠时间，容易产生一系列生理、心理的变化，包括血压升高、免疫功能下降、焦虑，烦躁等，使患者的康复功能锻炼停滞不前。有效的术后镇痛可以提高患者住院期间的生活质量，改善睡眠状况，缓解不安的心理因素，降低术后并发症发生，也有利于术后功能恢复。

调查研究发现，临床医护人员对疼痛的认知水平逐渐提高，将临床护理路径应用到疼痛护理中，建立科学的镇痛药物治疗临床护理路径，将每一个环节的疼痛护理内容细节化，做好相应的疼痛评估，根据患者的手术方案和术后不同的疼痛程度采取有效的护理措施和镇痛方法，缓解或消除患者的疼痛，将疼痛的控制与合理用药有机地结合起来，通过动态的评估适时调整疼痛路径护理方案，确保疼痛处理的时效性。规范围手术期镇痛药物选择、用法用量、给药途径，构建多模式个体化的镇痛给药路径方案，后续打造无痛病房是将是发展的必然趋势。如何通过科学规范的管理使其发挥出切实作用，使患者在无痛的条件下进行功能锻炼，合理有效使用镇痛药物，科学评价治疗效果,是在临床工作中需要探讨的重点难点问题。

3. 并发症护理 骨科患者由于疾病因素造成的畸形、疼痛、肿胀、手术创伤等,使得患者卧床时间长,全身血流变缓,血流动力学呈高凝状态,一定程度上增加了下肢深静脉血栓形成(deep vein thrombosis,DVT)发生率。DVT 的主要临床表现为患肢的疼痛、肿胀,栓子脱落易造成胸闷、胸痛、呼吸困难,甚至引发肺动脉栓塞的严重后果。临床护理路径应用于此并发症的护理,从患者入院起即收集 DVT 高危患者的相关资料,使得患者所涉及的关键性检查、治疗、护理等活动标准化,确保患者在正确的时间、正确的地点,得到正确的诊疗服务,以达到最佳治疗效果和照顾计划。研究表明,临床护理路径的干预及应用,对降低骨科患者术后 DVT 发生率具有重要的意义。

4. 康复锻炼计划 在我国,骨科临床专业技术水平和术后康复存在着发展极度不平衡的现象,严重影响了患者术后的患肢功能恢复。我国部分省市的康复医学起步较晚,医疗资源的有效利用率不高,部分医院没有设立专门的康复医学科,导致骨科患者术后早期的康复开展受限制,出现手术与康复脱节;缺乏康复医学专业人员的介入,无法形成系统专业的康复治疗和有针对性的监督指导,使得骨科术后患者的康复时间延长,功能恢复不理想,医疗费用增加,甚至增加致残率,给患者及社会造成严重的负担。因此,制定骨科疾病术后康复临床路径,积极推广康复一体化模式、前瞻性的多中心康复模式、路径式的分级康复方案,推进了我国骨科术后康复的标准化进程,对于我国骨科康复未来的发展具有重大的意义,也成为当前社会的迫切需求。

5. 健康教育指导 临床护理路径是针对某一类疾病患者所设定的标准化护理模式,它在执行过程中有严格时效性,指导护士有目的性、预见性地、主动地开展临床护理工作,同时也可以满足患者在疾病发生、发展、转归过程中的健康教育需求。健康教育是临床护理路径的重要组成部分,涵盖患者入院、检查、治疗、用药、术前、术后和出院等各个环节,体现健康教育工作的全程性和全面性,保证了健康教育内容在既定时间内得以实现并达到预期的效果。实施具体的护理干预措施,也提高了健康教育知晓率与患者自我护理能力,

实现了专科护理服务规范化,有助于提高骨科专科护理质量。

骨科患者由于专科疾病特点和发展阶段不同,对健康教育的需求与时间节点亦不相同,单纯运用某一种健康教育形式,如口头、文字、图片等方式均存在其片面性。例如术后如何正确翻身和抬臀、如何进行患肢功能锻炼、如何佩戴辅具并正确使用等,仅靠口头宣教患者较难理解,且患者的文化程度、对知识的接受能力、理解能力参差不齐,书面化方式导致宣教效果不佳。而视频健康教育作为一种文化传播介质,对信息传递更为直观易懂,通过更加生动的方式,强化了患者的记忆,提高了健康教育的时效性。由此可见,以患者为中心的多模式健康教育路径已经蓄势待发。

6. 护理教学 早在 1995 年美国哈佛医学院就已将临床路径应用于临床教学,认为此方法可以显著提高实习医师的临床动手能力,他们将临床路径纳入教学计划,使两者有机地结合起来。

在我国,传统带教模式下新护士的规范化培训存在弊端,带教老师的层级、知识结构水平、工作经验、工作习惯、工作能力等个体差异均会造成带教的偏差,难以确保带教质量的统一性。同时新护士很难做到将理论知识和实际工作融为一体,工作中缺乏对病情变化的观察和判断能力,容易忽视与患者间沟通,且有健康宣教的知识匮乏,服务意识与人文关怀不足等问题。采用临床路径带教模式对新护士进行规范化培训,按照不同专业病种将临床护理教学目标详细列出,避免了带教老师个体差异造成的遗漏,确保教学进程的合理性、程序性、科学性。将临床实践工作和教学的理论知识相结合,提升了新护士对患者病情的观察、分析、判断及处置能力,与患者间获得了更好的交流,能取得较好的教学效果。授教双方共同按照教学目标有计划、有目的地进行教学活动,有利于教学过程中的配合与沟通,使其在较短时间内掌握相关护理规范,融入临床兼具胜任力,提高双方的满意度。

7. 专科护理发展 随着医学知识与技术的日益进步,医护的分工逐渐精细,相互协调发展才能满足患者的不同需求。骨科患者从疾病发生至出院康复回归日常生活,均离不开骨科专科护理的支持和照护。骨科专科护士需要接受系统有序的培训,使得专业知识和技术更扎实,保持专业使

命感和服务意识的不断创新。护理人员需保持与时俱进的骨科护理专业素质，确保构建科学的骨科专科护理质量评价指标，以提升临床专科护理水平。

为了给患者提供更加优质而安全的医疗护理服务，骨科专科护理在临床护理路径的催化下不断发展。临床护理路径的实施体现以患者为中心的整体护理，护理人员在应用路径的同时完成了专科评估、病情观察、专科护理措施干预、并发症的观察等，在这个过程中可以发现护理质量的薄弱环节，及时采取改进措施，反馈专科服务效果，使专科护理质量得到持续改进。

8. 护理质量管理 护理质量是指为患者提供的技术和服务达到的优质程度。护理质量控制一直被护理管理者视为核心工作，它的高低对医疗安全、诊疗技术乃至整个医疗行业的声誉都产生深远影响。现行的护理质量管理存在质量检查流于形式、管理力度不够强、质控人员职责不明确、管理过程的透明度不高等问题，导致质控的实效性较差。

临床护理路径能够使护理人员有目的性、预见性地工作，提高工作效率的同时也提高了护理质量、管理质量，使预防问题重于处理问题，能调动每一位护理人员的积极性，体现全员参与的质控意识。应用护理路径于护理质量管理，建立合理的奖惩制度，明确责任分工，培训并建立正确的质控导向，可营造正面的护理环境，全员参与一级质控达到护理质量管理的全面持续质量改进，减少护理中的缺陷，提前预防护理服务中可能存在的不当行为，提高患者的认可和满意度，同时激发护理人员的工作热情，提升工作价值感、个人能力和职业前景。

四、临床护理路径的发展

（一）国内发展现状

在我国，1995 年中国台湾开始引入临床路径模式，至今已经开展了多个病种和手术的临床路径。同时，为了提高医院的营运效率，临床护理路径也得到医疗界及医疗提供者的广泛关注。1996年临床路径以关键路径模式开始进入我国大陆医疗体系，在借鉴国外成功经验的基础上，各省市医院逐步开展了部分病种的试点工程进行临床路径研究，对各学科、各专科疾病，包括单病种疾病在

内的临床路径的实践。2002 年在北京召开了"临床路径研讨会"，出版了《临床路径实施手册》，提出了在整体护理模式的基础上，将临床路径用于临床医疗护理服务，促进医疗护理质量的全面提高。国内众多医疗机构也以此为契机，将临床护理路径作为医院医疗质量管理与服务质量管理改革的一项重要举措，开展了若干病种的临床护理路径的试点医院，并取得了明显的成绩和卓越的效果。

（二）发展带来的启示

1. 基础信息化建设对临床护理路径的推广起到了关键性作用 想要实现护理、治疗等质量监控全面自动化需要一个良好的信息平台为基础，临床护理路径电子化管理则是借助现代化信息技术手段来实现的一种方法。它体现在医嘱信息的菜单化、工作流程的表格化，实现了临床数据的实时共享，使得医疗资源得到优化配置。

2. 以临床信息和数据为基础，实现信息化管理目标 临床护理路径得以顺利地实施和发展，是建立在医护人员大量开展的临床工作基础上的，它基于临床信息系统大量的信息及数据支持，该模块能够有效准确地进行收集、监控、管理，以及监测路径变异情况等；能够促使各项临床诊疗护理行为均可以在路径的执行系统中完成，提高了医护人员的工作效率，实现医院管理信息化的目标。

3. 效果评价需有完整的证据体系支持 临床护理路径在制定过程中需要通过信息系统来执行具体步骤，确保诊疗护理的时效性和更加高效便捷的临床工作流程，计划中涉及的每一个步骤及效果评价都必须有严格的证据体系支持，这些证据通过循证医学模式保证诊疗护理过程科学性、严谨性、合理性，保障医疗安全，提高护理服务质量。

（三）前景与展望

临床护理路径是伴随着临床路径应运而生的，它作为一种质量与效益并存的管理模式，不仅为护理学科的发展提供了机遇，同时也带来了新的思考。

目前，我国临床护理路径的研究尚属于初级阶段，仍有许多值得探讨和研究的地方，临床护理工作者应结合我国国情和医疗机构体制的具体情况不断地完善和发展，立足当前，展望长远，合理

使用有限的医疗卫生资源，借鉴已有的经验教训，建立适用于本机构的临床护理路径模式。护理工作者要掌控临床护理路径的相关内容，抓住由此带来的机遇和挑战，充分发挥其优势，满足人民群众越来越高的健康需求，体现护理工作的价值所在，努力探索临床路径在新的护理领域中的发展应用。

1. 依靠循证医学模式推动循证护理发展　临床路径管理是深化医疗改革、提高医疗服务质量及控制医疗费用的重要手段之一，循证评价和遴选已被证实是制定和实施临床路径管理的基础，以实现全民公平享有健康权为目标，临床护理路径的制定与实施必定以循证医学为基础，依据充分的循证证据制定标准化流程，真正实现其成本、质量和效益的价值统一，实现患者利益的最大化。循证医学与临床护理路径相辅相成，只有经过循证的临床护理路径才是最佳的途径。

2. 优化临床护理管理流程　应抛开以往经验式的照顾模式，把片段式的服务串联成整体的医疗护理服务流程。临床护理路径的实施优化了护理管理流程，包括护理、治疗及实施其他医疗项目的时效性、合理性、流程性及成本优化等。患者从入院至出院，从疾病知识到诊断治疗，从护理措施到康复指导都需要提供连续的医疗护理过程和有针对性的系统管理。

3. 实现跨学科的临床工作模式　临床护理路径的成功应用和推进不可或缺的是一个涵盖多学科、满足各层次需要的团体。小组成员都应该具备统一的思想理念，依照路径的指导共同实施整体照护计划，过程中应该充分发挥团队优势，精诚合作，进行有效地沟通互助，带动整体临床护理路径流程的推进和发展，进而实现未来全方位跨学科间的工作模式。

4. 护理人员充分发挥专科特长　护理人员是临床路径最早的倡导者和实践者，作为临床一线专业人员，在临床护理路径的制定和实施过程中起到了重要作用。护理人员也是患者最密切的接触者，肩负着患者病情的监测、各项临床治疗护理操作、各项健康宣教，伴随患者从入院到出院全过程。通过临床护理路径的实施可以提高护理工作的效率，把更多的时间回归到我们的专业知识、专科技能上。相信随着我国临床护理路径开展的不断深入，护理人员整体素质及护理管理水平也将不断提高，通过培训逐渐具备统筹协调与个案管理的能力，在临床路径实施中发挥更大的作用。

（贾晶丽）

第二节　品管圈在骨科护理的运用

一、概述

（一）发展历程

品管圈起始于 1950 年戴明（Deming）教授的统计方法课程，以及 1954 年朱兰（J.M.Juran）教授的质量管理课程。品管圈活动，由日本石川馨博士在 1962 年首次创立，美国于 1974 年开始引用，英国于 1978 年开始应用，我国在 1978 年引进品管圈管理方法，虽然引进时间相对于美国等国家较短，但近年来我国护理品管圈的研究日渐增多，品管圈在我国护理领域的研究逐渐走向成熟。

（二）应用现状

1. 国外　目前，世界上许多国家将品管圈作为质量管理的一种方法，不仅大规模应用于工业、科技等产业，也跨领域应用于医疗质量管理。当前医疗保健面临方方面面的挑战，医院也在不停地探寻一些新的管理策略和持续改进工作质量的措施。研究表明，品管圈在医院护理、药学等医疗中的应用，能有效提高工作人员参与管理的意识和工作能力，从而提高工作质量。

2. 国内　20 世纪 90 年代品管圈被引入我国内地，随后逐渐被医疗卫生领域认可并广泛应用，形成了一系列医院质量管理理念，对医院组织文化和发展起到积极的促进作用。近几年来品管圈的研究成果不胜枚举，在医疗行业内的应用主要涉及门诊、急诊、住院部、药剂科、检验科、手术室、重症医学科、医学临床实验室和行政后勤等，涉及护理、医疗、管理、药剂等多个工作岗位。内容主要包括护理质量管理、药事服务管理、医疗质量管理、社区卫生服务、环境文化建设等方面。

（三）品管圈活动

1. 概念　品管圈即品质管理圈（quality control circle，QCC），也称质量管理小组，是一种持续性地改善质量管理的组织形式。是指同一个工作场所的人员，为了解决问题，提高工作效率，自愿、自发组成一个小团体，通过轻松愉快的现场管理及全员参与的方式，持续不断地对工作现场进行改善与管理,是一种自下而上的管理方法。

品管圈作为全面品质管理的一环,在自我启发、相互启发下,活用各种质量控制手法、全员参与,对自己的工作现场不断地进行维持与改善活动,称为品管圈活动。

2.目标 医疗领域品管圈管理的直接目标是增强医疗人员发现和解决医疗问题的意识,提高员工工作士气,改善医疗工作环境;其间接目标是提升医疗质量,降低医疗管理成本,提高医疗服务效率等。

3.意义 在医院管理中开展品管圈活动,有利于提高关注问题、发现问题、解决问题的能力,使管理活动由点到面,使组织上下一致,创建尊重人性的组织环境和人文环境。品管圈以数据为主要依据,是提高工作人员解决问题能力的有效方式,可用于提高医院质量管理,提高患者满意度。

对基层员工而言,有机会接受训练,能使员工们自动自发地学习新知识新技能,做事更主动、更积极,其意见及建议将受到重视,获得成就感与自信心,能够培养其共同改善工作环境与方法的能力,使流程更顺畅。

对医院管理者而言,有利于发掘后备干部与执行人才,培养员工思考及独立改善作业的能力,提升员工满意度,提升组织服务质量,发挥组织的能力,健全常态化机制。

4.步骤与方法

(1)成立品管圈活动小组

1)圈组建立:以同一个工作性质的基层人员为主,人数在5~12人,避免人数太少意见无法充分表达,人数太多意见很难统一。由圈员推选出1名圈长、1名辅导员,圈长作为圈的代表人,领导圈员积极参与活动,整合、统一全体圈员的意见与做法;辅导员对圈活动计划给予指导及建议,协助解决困难。品管圈最重要的一点就是圈员的自发精神,通常医院高层领导不宜强制员工实施品管圈活动,只提供品管圈活动的条件和奖励机制。

2)圈会召开:圈会召开时间以1~2次/周为宜,每次不超过1h,地点可以是在医院办公室,也可以使用微信群、QQ群等通信工具。正式开会时,圈长要说明事项,充分采用头脑风暴法发言讨论,并做好记录。

3)设定圈名:圈名的设定没有一定的规定,由圈员集思广益,只要是圈员们达成的一个共识即

可。可以以部门的属性来命名;以体现凝聚力、向心力的文字来命名;以品管圈活动的主题来命名。由全体圈员讨论投票选取最终圈名。

4)设计圈徽:在确定圈名的同时,需要设计出与圈名相符的代表品管圈团队的圈徽。就像企业中的品牌效应一样,圈徽能一目了然、形象生动地表现出品管圈的意义。通过形态、颜色的设计,体现出与圈名的关系。

(2)基本步骤及常用工具:品管圈活动的基本步骤,一般都根据Deming循环(plan-do-check-action,PDCA),即计划、实施、检查与处置的程序来进行,整个过程由10个步骤组成,分别是:主题选定、计划拟定、现状把握、目标设定、解析、对策拟定、对策实施与检讨、效果确认、标准化、检讨与改进,两者的联系见图2-3。

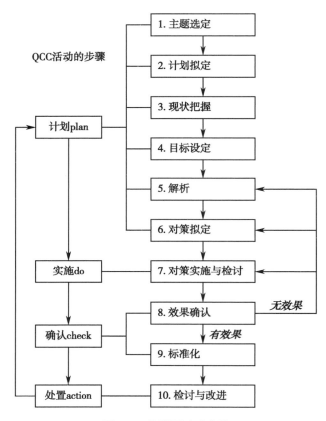

图2-3 品管圈活动步骤

以上介绍的模式为目前医疗界大部分品管圈的推行模式,可以归纳为:PDCA是基础,10个步骤是方法,解决问题是目的,同时解决问题有时间节点,通过品管圈活动开展前后的数据对比,使先前提出的问题的整改效果大为提高,所发现的问

题在规定时间节点内解决的比例达到 100%，不断地提高医疗质量。其中步骤 2 的"计划拟定"、步骤 3 的"现状把握"及步骤 4 的"目标设定"，可依推动或解决问题的实际情形做次序上的调整。

1）主题选定：主题选定是启动品管圈活动的第一个环节，极为重要。在主题选定前，必须发掘现场问题，再进行剖析。如果主题选择适当，则品管圈活动会顺畅且有效；反之，不但没有效果，活动进展也会困难重重。

运用头脑风暴法，收集到大量问题后，可以用亲和图进行整理，圈员对整理归纳出的问题加以讨论，运用评价法、投票法、排序法、共识法等方法，选出一个最恰当的问题作为本期活动主题。

2）计划拟定：制定有效的活动计划拟定表，对于管理品管圈活动至关重要。①预估各步骤所需时间，决定活动期限；②决定活动日程及工作分配；③拟定活动计划书，取得上级核准；④进行活动进度管控。

一般运用甘特图制作活动计划拟定表，纵轴表示工作顺序或活动内容，横轴表示时间，虚线代表计划线，实线代表实施线。

3）现状把握：现状把握是针对选定的主题，从工作现场出发，应用统计学掌握事实、了解问题的现状（率或分布）、严重程度，通过调查掌握问题的重点，为设定目标提供依据。

可以运用流程图，对工作进行归纳总结，便于查找原因和制定对策。根据 5W1H 原则（what，where，when，who，why，how）收集资料，然后用柏拉图进行分析。

4）目标设定：掌握现状后，根据实际情况设定目标值，目标值切忌太高而无法达到，可以依自己过去的数据设定。目标设定的目的，是让全员有努力的方向，并且随时监测对策是否达到目标。

目标值＝现况值±改善值

改善值＝现况值×改善重点×圈能力

现况值：即在现状把握阶段利用查验表收集到的数据。

改善重点：即现状把握中需改善的项目的累积影响度，数值可通过绘制柏拉图依照"80/20 法则"得到。

圈能力：即全体圈员发现问题、解决问题的能力。

目标值设定后，可绘制柱状图来进一步对目

标进行说明，直观地呈现出改善前数据（现况值）与改善后数据（目标值），同时用上升或下降的箭头标注改善情况，并标明具体改善的幅度。

5）解析：通过对产生问题的原因分析，运用科学的方法找出最主要的几个原因，通过现场、现物的数据统计，经过真因验证，找出产生问题的"真因"。

运用头脑风暴法、特性要因图（鱼骨图）、系统图、关联图等工具，调查分析结果，得出主要原因。

6）对策拟定：针对收集、分析数据得出的要因，根据二八定律（80/20 法则）及 5W1H 原则，详细拟定相应的对策，按照急迫性、可行性、圈能力等指标评价，选出针对性最明显、执行性最强的对策内容，做到有的放矢、集中力量解决问题，以达到最佳效果。

7）对策实施与检讨：在相应的对策拟定完成之后，应该对全体圈员进行培训，使之了解才能更好地执行。运用 PDCA 循环对对策实施过程加以记录。在实施过程中，应定期收集数据、定期检讨，若对策实施后效果不佳，应返回"解析"步骤重新拟定对策，重新实施。

8）效果确认：效果确认除了了解对策的实施状况外，也透过成效的评估决定此对策是否继续施行。效果又分成有形成果和无形成果。

有形成果一般运用柏拉图或柱状图来表示；无形成果往往是与有形成果相伴而生的，可运用雷达图呈现圈员个人的成长。

9）标准化：将最有成效的对策，以书面文字或图表方式记录下来，将每个步骤的操作标准及注意事项详加描述，使未参与改善者也能通过文字学会标准。标准化在品管圈活动中极为重要，是品管圈获得改善成果的重要步骤。

10）检讨与改进：检讨与改进是对品管圈活动实施的每个步骤进行反省与评价，提出本次品管圈活动过程中的优缺点，取得全体圈员共识，并整理本次活动资料，以作为今后活动的参考。明确本次活动中存在的新问题或残留的问题，追踪本次标准化的执行情况，定期检查是否有达到并维持预期的效果。

二、品管圈在骨科护理的运用

（一）品管圈在护理中的应用

1.背景　随着现代医学模式的转变以及健康

观念的更新，服务对象的需求不断变化。护理是临床治疗中重要组成部分，优质的护理不仅能促进患者恢复，还能避免患者恢复期间相关不良反应的发生，有效提高疾病治疗效果。而如何提高、改进护理质量，是临床护理管理中永恒的主题。

近年来国内各地护理管理者将品管圈引入医院护理管理工作中，对护理质量管理中出现的不完整、不全面、不到位的情况实施全程的监管，有效挖掘护理人员的管理才能，实现全员参与及质量持续改进，使每位护士在质量改进中既是管理者、又是实践者，通过营造正性文化，使更多护理人员参与护理质量的改进。这有利于护理人员提高对患者全面、全程、优质的护理服务，对临床护理质量控制起到了积极的作用。

在护理行业的应用，主要包括患者安全与护士职业暴露、护理质量改进与护理管理、临床护理和健康教育、护理教学质量改进等，当前更倾向于临床常见问题的应用分析和效果评价。

2.应用

（1）护理质量管理：护理质量是医院质量的重要组成部分，护理工作质量的优劣，直接影响到患者的康复和医院的整体服务质量。品管圈活动在护理质量管理中的应用，使护理质量管理成为全员管理。

多项研究结果表明，品管圈活动能够规范各项护理操作、提高护理质量、降低并发症发生率、提高护理服务满意度、提升护士综合素质、提升优质护理服务，是提高护理质量管理的一种有效手段。

（2）护理安全管理：医院是一个高风险的工作环境，工作环节的疏漏极易导致医疗事故的发生。而护理安全问题越来越受到业内外人士的广泛关注，成为护理质量管理的重点和核心。为确保医疗安全，品管圈被引入护理管理中，使得护理安全管理更加科学化、制度化、规范化、标准化；通过强化护理安全意识教育，树立了更加严谨的工作作风和实事求是的态度，可不断识别护理工作中现存的和潜在的安全隐患，以便积极采取管理对策，提高护士的综合职业素质，有效地保证了护理质量安全。

多项研究结果表明，品管圈活动的实施给护理安全管理带来了实实在在的效益，是把发生护理风险时的消极处理变成了发生前的积极预防，可达到与患者互利的效果。

（3）临床护理问题：目前临床护理工作不仅要求护理人员完成基本操作，还要求其应该从患者角度出发，保证患者安全，提高护理质量，保障服务水平，促进患者健康。

品管圈广泛应用于临床护理工作中，包括预防医院感染、加强护理操作技术效果、提高患者满意度等方面。

有诸多研究指出，品管圈活动在解决临床问题的同时，可以提高医护人员的依从性、加强护理人员理论知识储备、锻炼护理人员分析问题和解决问题的能力、能够挖掘出护理人员的管理潜能，是满足住院患者需求、持续提高护理工作质量行之有效的科学管理方法。

（4）健康教育管理：健康教育是一项有目标、有计划、有组织、有系统、有评价的教育活动，是社会发展和医学进步的产物，其根本目的是帮助患者和家属确立健康信念，建立健康行为，是护理工作的重要组成部分。近年来，随着优质护理的发展，护理健康教育正经历着一个迅速发展和崛起的阶段，良好的健康教育能够使患者对病房的认知度以及配合度得到显著提升。在改善护患关系，提高护理质量等方面有着重要的意义和价值。

而在对患者进行健康教育的实际工作中，普遍存在实施健康教育主动性差，教育形式不够丰富及内容枯燥等问题，患者对宣教内容仍然有不知晓的情况，对护理治疗和护理效果产生不良影响。品管圈活动的开展可有效解决这一护理难题。

有多项研究显示，品管圈活动的开展，可明显提高住院患者的健康教育知晓率，使护理人员能够根据患者个体差异，适时、适量、有计划地进行健康教育，教育内容具体，教育形式多样，语言通俗易懂，健康教育效果提高。

（5）护理教学质量管理：随着护理高等教育的不断普及，护生学历层次的普遍提高，要求教学医院不断强化临床护理教学质量。护生临床实习是理论联系实际、巩固和提高已学知识、走向未来工作岗位的有效途径，是护生成长的必经过程，也是护理教学的核心阶段。临床护理教师在护生临床实习过程中担负着重要的角色和任务，是保证临床实习带教质量、完成教学任务的关键。而在当前的护理带教工作中，无论是带教教师还是实习护士，都将实习作为一项任务，而没有意识到对于长远的临床工作的影响。在这种状况下，很难提高其主观能动性,保证学习和工作效益。

多项研究结果显示,品管圈活动的使用,能够有效提升实习护生的理论知识、操作能力、沟通能力等综合能力,减少护理差错的发生,增加对带教模式的满意度;带教老师的带教意识、教学能力和业务能力也都有显著提高。

(二)品管圈在骨科护理中的应用

1. 背景 在临床中,骨科患者的病种大多较为复杂,具有卧床、康复时间长、治疗方式多样、患者年龄差异大、疾病疼痛感强烈及术后并发症较多等特点,在影响患者治疗效果的同时,也降低了患者的舒适度。相对应的,骨科护理工作量大、专业性强、对护理人员的知识能力要求高,这些导致护患纠纷时有发生。而且骨科常常接诊急性创伤和老年患者,跌倒、坠床、压力性损伤等护理安全问题也不容忽视,加上患者的自我保护意识日益增强,使护理安全管理更有其现实意义。近年来,随着临床分科专业化和亚专科建设的推进,骨科可分支出脊柱、关节、创伤、足踝、肿瘤、小儿骨科等专科,日渐精细的专业分科也对骨科护士临床工作的专业化提出了更高的要求。

针对骨科而言,确保其护理过程中的护理质量是关键,是改善患者的生活质量、提高患者护理满意度的一个重要途径。品管圈是一种新型的团队管理方案,由护理人员自愿组成品管圈,以一定活动程序为依据,集思广益,通过科学品质管理方法解决问题,以提高护理质量,提高护理效果,确保患者能够得到全面、优质的护理服务。

2. 应用

(1)在骨科护理质量管理中的应用:自优质护理服务实行以后,临床护理质量管理一直是医院管理的一项重要内容,提高临床护理质量对于保证临床护理工作正常运行至关重要。有研究表明,通过加强对骨科护理人员品管圈相关内容的培训,实施品管圈活动提高了护理人员的业务水平和服务质量,明显提高了护理管理质量,保证了临床护理安全工作的真正落实,实现了优质护理服务。

有研究显示在骨科实施品管圈活动,能够显著提高各项护理核心制度的落实率、规范护理流程、降低护理不良事件发生率,从而提高骨科护理质量。

(2)在骨科护理安全管理中的应用:骨科接诊患者多为骨折、创伤或老年患者,多存在行动不便,极易发生坠床、跌倒、压力性损伤、管道滑脱等不良事件,严重影响患者安全。因此,安全护理工作在骨科尤为重要。

在骨科护理安全管理中应用品管圈活动,能够有效提高护理质量,减少并发症发生率,从传统的被动护理服务转变为主动护理服务,借助有效的管理手段,降低骨科不良事件的发生率。

(3)在骨科临床护理中的应用:随着医疗技术的不断进步,护理工作的重心由疾病转为患者,最终向人的健康方向发展,品管圈最初被人们应用于护理质量管理方面,近几年来,也逐渐被应用于临床护理工作中,不断丰富了临床护理的文化,提高了护理人员工作的积极性和主动性,从而推动护理工作的不断发展,最终达到有利于患者健康的目的。

1)在骨科基础护理中的应用:基础护理工作是护患沟通的桥梁,是满足患者基本生理、心理需求的保障,也是护士综合素质的具体体现。骨科患者具有病程长、疼痛强烈等特点,优质的基础护理可为患者提供一个好的住院环境,对促进患者康复具有重要作用。因此,基础护理的质量对于骨科临床护理工作质量至关重要。有研究发现品管圈活动显著提高了患者对护士基础护理服务的满意度。由此可见,品管圈活动能够提高骨科基础护理服务质量,提高患者满意度。

2)在骨科围手术期护理中的应用:骨科患者住院时间长,且多数患者需要进行手术治疗,患者术中、术后易出现不适及并发症,亟须加强围手术期护理。多项研究结果证实,品管圈活动在改善患者术后疼痛、预防术后并发症以及缩短患者住院时间上具有显著效果。可见,品管圈活动是能帮助护理人员寻求减轻患者围手术期不适的方法。

(4)在骨科护理教育管理中的应用:随着医疗服务的发展,护理人员必须不断地学习新技术、新知识,才能更好地服务患者。而护理教育工作是帮助护理人员学习的关键环节。骨科的护理工作对护士的专业理论和专业技能的要求较高,在护理教学的过程中,引入品管圈活动,可使实习护生的培训理论联系实际,培养新护士独立工作的能力,同时提高带教老师的教学积极性,促进带教老师综合素质的提高,实现教学的最佳效果。

多项研究结果显示,品管圈活动被应用于骨科实习护生和低年资护士教育培训、骨科专科护士培训、骨科护理带教质量管理中，实现了各层级护理人员专业知识、操作能力以及带教能力的提升。可见，将品管圈应用于护理教育工作，不仅能够有效提高教学质量，提高护生的职业能力，还对改善整个护理教育流程及环节具有重要意义。

（5）在骨科健康教育管理中的应用：健康教育是骨科护理工作的一项重要内容，贯穿入院、围手术期、功能锻炼、出院、居家康复训练等各时期，目的是为促进患者尽快恢复正常功能，缩短住院时间，要贯穿于患者从入院到出院的整个过程中。而骨损伤后的修复过程往往需要一个较长的愈合阶段，临床上大部分患者由于各种原因往往在疾病未愈时即要出院。由于我国社区康复医疗机构短缺，部分骨科患者出院后的康复工作不得不在家中进行。因此，如何运用好方法对骨科患者进行健康教育亦是保障整个护理工作及促进患者健康恢复的重要环节。

多项研究结果显示，将品管圈应用于骨科健康教育中，通过改善骨科患者的健康教育方式，提高骨科患者功能锻炼依从性，对减轻患者痛苦、提高护理质量、改善患者预后均有显著意义。

（三）小结

品管圈使护理管理实现了以物为中心的传统管理向以人为中心的现代管理的转变。通过品管圈活动，各成员全面参与、各司其职，共同协调，能提高护理人员的质控意识、问题意识以及解决问题的能力，有助于护理质量的持续改进。品管圈小组是为解决工作中存在的问题、突破工作绩效而自愿组成的小团体，全体成员不仅具有共同的目标，而且在发现问题、采取措施、评估成果的整个过程中全体成员也积极参与，加强了人员之间的沟通与交流。因此，品管圈工作方法不仅有利于措施的执行与效果，也有利于团队精神的建立，从而提高管理效益和执行力。

而品管圈活动应用于骨科住院患者不仅能够显著提高治疗效果，还可以减少早期功能锻炼缺陷的发生，提高术后功能锻炼的依从性，值得临床推广应用。但品管圈在国内骨科护理工作中的应用，目前还处于起步阶段，不够成熟，在推行过程面临着很多问题与挑战，因此还需要护理工作者不断去探索和研究，使品管圈在骨科护理工作中的应用更加成熟。

（唐 鑫）

第三节 医护一体化模式在骨科护理的运用

一、概述

医护一体化模式是近几年护理领域提出的一个新概念，在国外被称为医护合作（physician-nurse collaboration）。麻省总医院在病房开展的"院前—院中—院后"医护一体化服务体系极具规范性和完整性，此模式目前已成为美国医学会认可并推荐的护理工作模式。研究显示，良好的医护合作能有效降低患者病死率及并发症发生率，促进预后，提高患者满意度，减少医患纠纷，缩短患者平均住院日，降低医疗费用，并对提高护士工作满意度，降低离职率有积极作用。

（一）医护一体化定义

美国护理协会将医护合作定义为医护之间一种可靠的合作过程，医护双方都能认可并接受各自的行为和责任范围，保护双方利益有共同实现的目标。从概念中可看出，医护一体化需要医师和护士在平等自主、相互尊重和信任且具有一定专业知识和能力的前提下，通过开放的沟通与协调，共同决策，分担责任，为患者提供医疗护理服务的过程。

（二）医护一体化在国内的发展

医护一体化作为一个整体概念最早由国内学者甘如秀提出。1992 年，甘如秀将"医护一体化"这一概念应用于护理教学中，他提出在护理教学过程中将医护融为一个整体，将治疗与护理有机结合在一起，既重点突出又避免了不必要的重复，教学效果满意。从 2010 年开始，国内开始用医护一体化概念描述医护合作。国内各大医院在学习和吸收国外优秀经验的基础上进行探索，在普通外科、消化内科、血液科、口腔科、骨科、妇产科、精神科、手术室等大部分临床科室用以提高专科疾病护理质量；在急诊入院流程、手术室标本管理、病案管理、优化成本效益、医疗安全、医院感染等医院管理及护理管理方面均取得满意效果；对患者健康教育、疼痛管理、预防深静脉血栓、伤口管理等护理专项方面也取得了相应成绩。近年来，医护一体化在护理科研、教学、培训中的应用也取得了较多成果。

（三）不同类型医护一体化模式

医护一体化合作模式主要有医主护辅型、平等互补型、互为师生型三种类型，在不同情况下宜采用不同的类型。医主护辅型主要见于紧急救治患者时，医师快速判断并准确地下达抢救医嘱，护士明确医师的治疗意图，紧急配合执行医嘱，适当地对医师的抢救方案提出建议，共同协作完成抢救。平等互补型主要见于日常的医疗护理过程，目前多采用医护责任制分组模式。患者入院后医护一体化责任小组围绕患者的病情进行讨论，在综合治疗和护理意见的基础上为患者制定出最佳的治疗护理方案，医护共同查房，讨论病情，根据病情变化及时调整诊疗护理方案，从而保证诊疗方案正确、全面，治疗措施的及时、有效。互为师生型主要见于医护共同查房和疑难病例的讨论，查房和讨论中护士明确疾病的观察重点，病情并发症发生的原因及病理，病情观察会更加细致全面，提高了自身的业务水平；护士还可以从护理的角度对可能发生的问题进行预测提醒，对医师进行指导性建议，防患未然。

二、在骨科护理的应用

医护一体化模式强调医护双方共同参与，相互合作，相比医护双方各自工作的传统模式具有较大优势，主要应用于临床护理、护理管理、护理科研和护理教学培训等方面。

（一）医护一体化在骨科临床护理中的应用

医护一体化在临床护理的应用模式：①成立医护一体化工作管理小组。医护一体化首诊负责制，患者入院后采取医护共同评估和采集病史，共同进行入院宣教。护士将评估结果及体征监测情况汇报给医师，确立护理级别。同时康复师也会立即给予功能评定，制订康复方案。②医护共同进行交班、查房，共同对患者进行评估、诊断、计划、实施和评价。每天进行医护一体化查房，全面了解观察组患者的病情。制订手术及治疗护理康复方案、共同参与患者的健康教育、随访等。③建立查房记录本，动态沟通。每天查房后立即将上级医师的查房意见及治疗进展、注意事项、特殊治疗及检查整理记录，护士在护理治疗过程中有特殊情况及时反馈给医师，医护之间形成动态的快速康复计划。

1. 医护一体化血栓预防管理　医护一体化血栓预防管理包括成立医护一体化血栓预防小组，制定小组管理制度，工作计划；选择筛查表进行血栓高风险筛查，制定骨科大手术患者规范化抗凝流程及发生深静脉血栓的处理等；定期组织科室医护人员进行相关知识的培训与指南、专家共识学习，内容包括 DVT 评估，分层预防，基础、物理、药物预防的具体措施。

预防性流程为：入院筛查—围手术期监测—深静脉血栓预防—动态评价—出院延续护理，并对流程中所涉及的各阶段分流程进行细化和具体化处理。①风险评估：入院后由接诊医师立刻对其进行风险评估；根据评分完成静脉血栓栓塞症（venous thromboembolism，VTE）风险分度（0 分为极低度风险、1～2 分为低风险、3～4 分为中风险、≥5 分为高风险）；②预防：根据风险分级选择预防措施；③健康教育：由护士负责完成；④落实预防措施：基础预防由护士落实，物理预防及药物预防由医师主导，护士有责任提醒医师；⑤病情观察：以护士为主完成；⑥VTE 筛查：由医师主导，包括 D- 二聚体的检测、下肢静脉超声等；⑦术前确诊 DVT 的干预流程：根据是否属于急诊或限期手术，选择滤器置入或抗凝治疗；⑧DVT 护理。

2. 医护一体化无痛管理　医护一体化无痛管理是一种以患者为中心、多元化、无缝隙的超前管理模式，它摒弃了护理人员执行医嘱的传统模式，使护理人员参与进来，帮助医师及时了解患者疼痛程度，缩短反馈时间，可根据患者实际情况有针对性地制定无痛管理方案，有效降低镇痛药物的不良反应发生率，避免患者对药物产生依赖心理，解决患者因疼痛诱发的入睡困难问题，使患者重视疼痛，重新认识疼痛，进而提升生存质量。

3. 医护一体化伤口治疗模式　医护一体化伤口治疗模式强调医护互补，护士实时评估和管理伤口，医师运用专业医学知识，在疑难伤口的处理中积极发挥作用，患者伤口愈合情况较常规护理好，疼痛程度也较低，医护双方的满意度都有所提高。该模式同样满足输液港等静脉通路局部换药需求，可降低并发症的发生风险，提高患者的依从性和满意度。

4. 医护一体化院外延伸干预　①建立小组：成立院外干预小组；②建立联系平台：通过微信建立院外干预平台；③排班列表：主治医师 1 人

及责任护士 2 人为 1 小组,每小组连续在线 1 周,积极解答问题,回院复诊及提前预约;④内容推送:应用图文的方式制作宣传课件按时推送,内容包括用药指导、饮食指导、疾病预防、日常训练内容、成功病例、失败案例等。医护一体化院外延伸干预模式能够有效提升患者的治疗依从性,满意度高。

(二)医护一体化在骨科护理管理中的应用

1. 优化管理制度流程　优化门诊、急诊救治,住院流程。医院通过实行门诊—急诊—入院一体化的模式,优化就医流程;通过实行按专业分组的主诊医师负责制,为患者提供精湛的医疗服务;通过实行护士长—组长—责任组长—责任护士四级管理模式,对患者实行人性化护理。门诊设立术前准备室,将术前准备移到门诊。电子医嘱系统有利于患者住院数据的融合和共享。患者在门诊就医后,持入院证到术前准备室完成常规术前检查和术前健康宣教,护士通过共享的电子医嘱系统为患者办理住院手续,同时开辟门诊—住院部绿色通道,直接安排急症患者入院。

2. 提高医疗护理质量　医护一体化模式在规范病历管理、细化病房退药环节、手术室标本管理、医院感染控制、院前急救、危重症患者院内安全转运、危急值管理、提高骨科术前抗生素使用、护理质量控制等方面均取得了良好效果。医护一体化模式有助于不断完善改进信息系统,对患者在诊断和治疗过程中产生的信息实行网络化管理,科学重组诊疗、护理信息系统,实现患者资料共享,减少重复劳动,提高工作效率。医院管理者应重视医护一体化模式的应用,完善医护一体化服务制度和流程,医护之间建立有效的沟通,推动医护一体化全面实施。

3. 提升员工满意度　医师与护士的合作关系对工作满意度有积极的预测作用,而对辞职的可能性则有负面的预测作用,提高医师与护士之间的协作水平有助于提高工作满意度,减少护士的离职率。促进护士与医师合作的管理策略对于提高护士对团队的情感投入很重要,在个人层面,工作满意度和团队情感承诺是留住员工的重要因素;而在团体层面,与医师的良好合作有助于发展护士对团队的情感认同。

(三)医护一体化在骨科护理科研中的应用

医护一体化可提高护理科研能力,经医护一体化合作后,定期开展科研活动,如举办讲座,医护人员汇报各自在工作中发现的问题、科研思路,成立科研互助小组,创建临床资料据库,实现信息共享。医师提供护理科研的新思路,向护士讲解科学研究的步骤、方法及注意事项,解答其科研过程中遇到的疑难问题,帮助护理人员激发科研兴趣,提高科研能力。护士主动学习和参与科研的意识增强,培养包括科研选题、立题、医学文献检索、阅读及论文撰写等科研能力。医护共同收集临床资料,让掌握第一手患者资料的护士能更好发挥作用。通过医护一体化模式进行科研工作后,护士的科研意愿、对科研相关知识的知晓率有所提高,发表的论文数量也有所增加。

目前研究医护合作常用的量表有:协作实践量表,对护理决策的协作和满意度,ICU 护士 - 医师问卷,护士意见问卷和杰斐逊医师与护士合作态度量表 5 种。国外有学者研究表明护士和医师对两者的协作持不同看法。共享的决策、团队合作和沟通仍是主题,通过开设跨专业教育课程或实践计划,使医师和护士能够相互学习,改善沟通与协作,从而提高患者安全性。

(四)医护一体化在骨科护理教学和培训中的应用

1. 在护理教学中的应用　在护理实习生的教学中应用医护一体化教学模式结合多元化教学方法能够有效提高护生学习积极性和主动性,有利于开发护生潜能,提高护生的综合能力,教学效果良好。通过建立医护一体化教学小组,可设计医护一体化教学课程,明确带教小组职责,实施医护一体化教学,采用多元化教学方法,医护人员共同参与,以情景模拟、个案讨论、角色扮演、个案查房、问题导向等多种形式进行教学,医护全程参与护理教学活动。

医护一体化训练模式可由学生分别扮演医师和护士的角色,在案例练习的过程中,医师与护士共同分析案例,进行治疗和护理,帮助患者解决问题,有助于护生在掌握护理技能的同时,了解与技能操作有关疾病的临床基础知识,并将各种单项操作串联进真实的临床情境,从而选择正确的护理措施和操作。在这个过程中,将护生单一的思考方式转变为多元的思考方式,提高了他们的临床思维能力。

2. 在护理培训中的应用 构建涵盖提供全流程培训和运行评价的模拟医学融合平台，以 Salas 原则和 TeamSTEPPS 核心能力为导向设计内容和评估构建的科学性，应用迷你临床演练评估、临床操作直接观察评估、标准化患者和参与者 360° 评价等方法评价培训效果，应用 Miller 效度框架评价平台运行效果。模拟医学融合平台构建切合实际关注点的培训、评估和实际运行效果评价体系，表现出与实际临床实践较好的一致性；培训后参与者在流程化管理、风险预警、专业技能、沟通、团队合作等方面体现的能力均有所提升。医护一体化模式能显著提高护理人员专业知识技能，显著改善专科护理质量，有效提高护理人员临床操作能力、思维能力、人际关系、专业发展等方面的核心能力。

三、医护一体化展望

1. 制定标准化制度流程，优化人才梯队 当前不同等级、不同地域的医院医护一体化存在差异性，需要医护人员齐心协力不断探索适宜的模式，共同研究出可以推进的方案，实施中进一步形成统一、标准化的制度和流程。优化医疗、护理人才结构，尤其是培养配备高职称、高年资、高学历护理人员，发挥其能力价值。

2. 多学科融合工作模式 在多学科交叉合作的大背景下，医护一体化模式的研究热度在逐渐增高，需进一步探索和挖掘多学科合作的契合点和相关机制。尤其是在骨科，将康复的理念融入医护一体化，开展医、护、康复、营养等多学科一体化团队工作模式。建立院前服务中心、多学科合作治疗护理中心、开设临床护理专家专科门诊等创新护理服务模式，使护士的职业生涯发展有更多的可能性，充分调动护士的积极性。

3. 与加速康复外科相结合 医护一体化强调医护合作、共同为患者，与加速康复外科强调的多学科协作、减少术后应激与并发症，两者目标相一致，都是以服务患者为中心的诊疗理念。快速康复外科模式主要依靠外科、康复科医护人员、麻醉师、手术室护士共同制订动态合理的治疗方案。将医护一体化与加速康复外科两者相结合，相辅相成，可促进其在骨科的应用与发展。

（原艳丽）

第四节 集束化护理模式在骨科护理的运用

一、概述

随着循证医学理念的不断普及，"循证实践指南"在医疗护理服务过程中的作用显得尤其重要，关于如何使指南更好地指导临床工作，确保高证据的治疗及护理方法有效地服务于患者，国外学者提出了集束化（bundles）的理念。集束化干预的形成是将循证文化引入床边管理，并为重症患者普遍存在的某种疾病创造最佳的实践指南。集束化干预中的每一个护理措施都要有可靠的科学依据，必须是经过临床实践证明的、能够更好地改善患者结局的干预措施。它首先是作为预防呼吸机相关性肺炎（ventilator-associated pneumonia，VAP）的措施被引入护理领域，目前，在国外已普遍存在于急危重症护理中，并且效果显著。近年来，由于国内外专家的不断研究与探讨，集束化干预迅速广泛地运用于临床护理的多个领域，主要应用于感染的预防和控制，在外科等其他领域也逐渐开展，极大地促进了集束化干预在护理实践中的发展。

（一）集束化护理概念

集束化护理（care bundles），又称集束化干预、集束化治疗或捆绑式治疗，是指一系列有循证基础的相互关联的干预措施组合在一起所形成的护理方案，以处理某种难治的临床疾病。该理念是由美国健康研究所（Institute for Healthcare Improvement，IHI）于 2001 年首先提出的，它是有效实施"循证实践指南"的一种方法，其目的是帮助医务人员为患者提供尽可能优化的医疗护理服务。集束化护理也是提高医疗质量和患者结局的一种结构化方法。集束化护理方案通常包含 3～5 项简单明确且操作性强的循证实践措施，它们联合实施比单独实施更能改善患者结局，并且集束化护理重视每项措施必须有最佳的循证证据，且循证依据等级通常为Ⅰ级和Ⅱ级，但是集束化护理的内容不是一成不变的，随着新的证据及指南的出现，集束化护理的方案措施也在不断发展和调整。为确保集束化护理方案完整实施，对于每一个集束元素细小的改变都必须严格按照计划-执

行 - 研究 - 行动（plan-do-study-act，PDSA）循环进行执行，直至可以被临床应用。

（二）集束化护理特征

1. 集束化护理的目的在于持续提高所需的有效治疗及护理过程的可靠性。一个集束化方案是指跟某种疾病过程相关的一组干预措施，它们的共同实施比单独执行更能提高患者结局，其中的每个干预措施通常经过一个随机对照试验（randomized controlled trial，RCT）或是系统评价（systematic review，SR）的论证，被纳入的所有干预措施都是专家认为对提高患者临床结局具有必要性的。很多情况下，集束化方案中每一步的临床价值都是局限的，并且是不断变化发展的，其主要基于正在进行中的研究以及临床工作者的经验，不是所有可能的治疗措施都应该包括在某一个特定的集束化方案内，它不是所有可提供护理的综合罗列。

2. 集束化护理内所有元素的执行不具强制性。假如有临床不适或禁忌证者不应被强行实施。为保证所提供护理的可靠性，集束化护理内的所有元素都必须完成，假如其中一个步骤被遗漏，该方案就不算完成（"是"或"否"的原则）。评价集束化护理达标情况在于衡量每个过程的完成情况，而不是对临床结果的测量，应该使用能提高依从性的质量提高工具。

3. 集束化护理并不能应用于所有的临床情境。一个集束化护理推荐措施仅能在具有相同环境，并且患者的疾病和病情相似的情况下使用。如果误用集束化护理措施将无法达到提高医疗质量的目的。

（三）集束化护理的优点

1. 提高指南的可行性和依从性、促进落实指南的各项措施，确保治疗护理行为严谨、规范、科学。

2. 提高临床的护理质量，有效改善患者结局。

3. 基于研究证实的护理措施，护理人员更易接受，且能提高科室内的团体协作和交流；

4. 集束化护理措施的具体实施相对简单且成本低廉。

（四）构建集束化护理方案的步骤

构建集束化护理方案需要严格遵循循证实践的原则，基本步骤如下：

1. 明确需要关注的临床问题 实施集束化护

理措施前首先需要团队讨论研究，对解决的具体临床问题达成共识，确定实施集束化护理过程中的预期目标。

2. 构建支持系统 创建一个多学科的团队，罗列出所有利益相关人员并纳入团队中；明确实施该方案的优势、潜在的障碍、需要的资源；介绍促进临床人员行为改进的策略；建立数据库和报告系统以准确报告基线数据和资料动态变化情况。

3. 开展系统的文献检索 收集该领域的随机对照试验、系统评价、临床实践指南等证据资源；开展专家咨询，建立专业共识；构建该领域的3～5项基于证据的核心干预措施。

4. 制定集束化护理方案初稿 采用可靠、公开、透明的工具评鉴证据的外在效度和内在效度。

5. 通过实施和反馈，使集束化护理方案被临床质量管理者和专业实践人员认识、接受并推广。

6. 与持续质量改进领域的专家一同构建集束化护理方案的评价体系，以衡量对方案的依从性和执行力。实施集束化护理方案后的效果评价一般考虑以下因素：①患者是否直接获益；②是否缩短住院天数；③是否减少成本；④是否提高资源利用率。

7. 实施集束化护理方案后需要反馈结果并持续性促进临床实践，并最终改变临床实践文化。

二、集束化护理在骨科护理的运用

（一）预防压力性损伤

1. 骨科患者是压力性损伤的高危人群。压力性损伤是指皮肤或皮下组织在压力、复合有剪切力或摩擦力作用下，在骨隆突处发生局部缺氧缺血性损伤，致使皮肤失去正常功能，引起组织破坏和坏死。骨科股骨及股骨颈骨折、骨盆骨折、髋关节疾病等患者多因牵引、石膏、夹板固定及手术后不能自动变换体位，需长期卧床；脊柱骨折患者多需卧硬板床，导致局部皮肤受压，影响局部微循环及血液流动；部分脊柱骨折、四肢严重创伤患者伴有感觉或运动神经损伤，不能感觉到受压部位疼痛，不能自主翻身或告知他人协助翻身，导致骨隆突部位的皮肤长时间受压，这些情况使受压处缺血性坏死，发生压力性损伤。

2.国外学者在循证医学基础上制定不同的压力性损伤预防集束化护理模式,包括:①SKIN集束化护理模式,SKIN为首字母缩写,S(skin/surface type),指皮肤的检查、评估及床垫、坐垫等表面的类型,包括安全检查,垫子表面是否整齐、清洁等;K(keep pressure off/keep moving),指减少压力、剪切力、摩擦力,鼓励活动;I(incontinence/moisture),指尿失禁/潮湿的管理,即协助如厕,保持皮肤的清洁和干燥;N(nutrition),指营养,包括评估营养状态,确保最佳的食物和液体摄入,多喝水。②SRISAG集束化管理模式,SRISAG分别表示支持表面(surface)、变换体位(repositioning)、无法活动(immobility)、剪切力(shear)、年龄(age)、性别(gender)等。③REDFRAMES集束化管理模式,R(reduce/relieve/report),指减少危险因素、减轻局部压力、报告任何的压力损伤或意外事件;E(educate/evaluate),教育患者或陪护人员、评估皮肤及压力性损伤管理计划;D(document),为病情记录及出院时或转运时的记录。FRAMES分别是指感觉(felling)、体位更换(repositioning)、年龄(age)、潮湿(moisture)、饮食(eating)、基础疾病(sickness)的首字母缩写。在实际临床工作中,根据不同的目的、人群采用不同的集束化护理模式,进而减少压力性损伤的发生,显示出较好的成效。

3.国内学者在临床中具体的集束化护理措施主要包括:①定期按照Braden量表评估压力性损伤危险程度,消除其发生的根本原因,在评估的基础上按照预防压力性损伤流程中的每项内容及发生危险等级从患者的实际出发,制订个体化的护理计划和采取相应的护理措施。②最简单有效的措施就是间歇性缓解压力、避免局部皮肤长期受压:如使用气垫床、海绵垫床、水垫、棉圈等,主要是达到分散患者身体重量的目的;至少每2h翻身1次,建立床头翻身卡,翻身后记录时间、体位及皮肤情况;患者侧卧位时患者的身体与床面呈45°为宜,床头抬高<30°,以避免身体下滑,预防剪切力的产生,时间每次<30min;使用石膏、夹板固定的患者,衬垫要松软适度,注意观察患者的反应及听取主诉。在骨骼隆突易受压处放置海绵垫、软枕等,以防受压水肿;避免使用橡胶气圈等圈状垫,要注意避免新的圈式压力性损伤发生;对高龄、瘦弱、营养不良、肥胖、术后使用镇痛泵者及

合并糖尿病等患者应重点观察与监督,严格交接班。③加强基础护理,采取正确有效的护理措施加强卫生护理,夏季应保持病房温度适宜,在18～24℃,避免患者长期处于高温环境中。可在患者背部加放一条吸汗的棉质毛巾,及时擦干汗液;及时擦洗更衣,更换床单被套等,避免患者处于潮湿环境中。使用便盆时不要使用脱瓷的,同时避免生拉硬拽,可指导患者正确抬臀,必要时在便盆边缘垫布垫,以免擦伤皮肤。对长期卧床患者可指导抬臀运动,每天练习16～20次,每次持续2～3min。对行牵引固定的患者,经常巡视病房,及时调整牵引,保持体位正确有效,避免皮肤牵引带或固定带与皮肤直接接触,或在易卡压处放置海绵垫或纱布,减轻局部组织受到的压力。④加强营养支持,增强患者的饮食护理,引导患者进食高蛋白、高维生素、高热量饮食,尽快补充机体能量营养物质,有助于改善患者维持平衡以及全身营养状况,增强机体抵抗力。⑤重视心理护理,因压抑、情绪低落、高度紧张可引起淋巴管阻塞,导致无氧代谢产物聚集而诱发组织损伤。⑥普及健康教育,指导患者和家属掌握预防压力性损伤的相关知识及技巧,如肢体的被动活动、增进全身营养皮肤护理的方法等。

(二)预防下肢深静脉血栓

1.下肢深静脉血栓(LDVT) 是指由于各种原因导致血液在静脉内非正常地凝结,阻塞下肢静脉血液回流,并引起静脉壁的炎症改变性疾病。LDVT患者早期起病较隐匿,且症状不明显,而急性期出现的水肿、疼痛、红斑等都不具有特异性,很容易漏诊。LDVT所造成的后遗症及肺动脉栓塞,不仅增加了患者住院时间及治疗费用,影响患者的生活质量,甚至还威胁患者的生命安全。下肢静脉血栓是骨科常见并发症,严重影响患者的身体健康及生活质量,预防下肢静脉血栓在骨科护理领域受到极大的关注。研究结果显示,集束化护理在预防下肢深静脉血栓中取得了积极客观的效果,被认为是一种有效的护理工具,为预防外科术后下肢深静脉血栓形成、发生提供了新思路。

2.具体集束化护理措施

(1)健康教育:①针对患者和照顾者的差异,给予有针对性的、个体化的血栓预防教育,并需进行效果评价;②责任护士需密切关注和评估风

险因素、患者存在的症状和体征、目前治疗情况，向患者讲解实施这些流程的目的和预防血栓的重要性；③责任护士通过各种形式，如小讲座、分发手册、观看视频等方式为患者讲解早期活动的重要性，各项运动方式、饮食习惯、自我观察的方法等；④学会评估双下肢情况，发现肿胀、疼痛、皮肤温度和色泽变化及感觉异常等，及时通知医师并处理。

（2）活动指导：①根据患者情况提供适宜的活动指导。一般患者卧床时抬高双下肢，高于心脏平面 20～30cm，膝关节屈曲 10°～15°，同时避免膝下垫软枕；同时在术后患者耐受的情况下，提倡早期活动。但对于大手术后、血压波动较大、出血风险极高的患者应谨慎，可选择为患者床上按摩肢体等。②卧床患者每天进行踝泵运动。此运动简单，有效性也得到了证实。具体分解动作为：第 1 个屈伸动作，患者平躺或坐在床上，下肢伸展，大腿放松，将脚尖缓缓内勾，尽力使脚尖朝向自己，至最大限度时保持 5～10s，然后脚尖绷直下压，至最大限度时保持 5～10s，然后放松。第 2 个环绕动作，患者平躺或坐在床上，下肢伸展，大腿放松，以踝关节为中心，脚趾做 360° 环绕，尽力保持动作幅度最大。

（3）物理治疗：常见的物理治疗有周期性充气加压系统、压力抗栓泵、足底动静脉泵、医用弹力袜等。医用弹力袜联合充气压力泵能有效降低老年重症患者 LDVT 发生率。弹力袜使用简单、价格便宜，穿弹力袜早日下床活动是一种安全有效的静脉血栓预防方式。

（4）物理预防及药物预防的禁忌证：物理预防需筛查禁忌证，如患者有下列情况，禁用或慎用物理治疗：①充血性心力衰竭、肺水肿或下肢严重水肿；②下肢 DVT 形成、肺栓塞发生或血栓性静脉炎；③下肢局部异常（如皮炎、坏疽、近期接受皮肤移植手术）；④下肢血管严重动脉硬化或狭窄，其他缺血性血管病（糖尿病性血管疾病等）及下肢严重畸形等。

（5）药物预防：常用预防药物有普通肝素、低分子量肝素、Xa 因子抑制剂、维生素 K 拮抗剂等。普通肝素需常规监测活化部分凝血酶原时间，以调整剂量。维生素 K 拮抗剂（如华法林）治疗剂量范围窄，个体差异大，需常规监测国际标准化比值（international normalized ratio，INR）。调整剂量控制 INR 在 20～25，INR>30 会增加出血危险。使用药物预防需警惕患者有无药物禁忌证，如以下几个方面：①有肝肾功能损害；②椎管内操作前后；③近期有活动性出血及凝血障碍；④骨筋膜室综合征；⑤严重头颅外伤或急性脊髓损伤；⑥血小板水平低于 $20×10^9$/L；⑦既往有颅内出血、胃肠道出血；⑧急性颅内损害或肿物；⑨类风湿视网膜病；⑩妊娠妇女禁用华法林。用药期间需密切观察患者有无出血倾向和有无药物过敏反应，同时遵医嘱定期监测凝血、肝肾功能等。

（三）疼痛管理

在骨科疾病中，疼痛是普遍症状，对于骨科患者不管是实施保守治疗还是手术治疗，其过程中都会出现不同程度的疼痛，严重影响患者的生活质量。骨科患者的疼痛多为急性疼痛，可因患者的心理状态和其他多种因素直接影响疾病的发生、发展以及转归。因此，疼痛管理是骨科护理管理中的重要内容，对病情的尽早恢复及提高护理满意度均有重要的意义。集束化疼痛管理理念是由美国健康研究所（IHI）最早提出的，该疼痛管理模式主要是集合一系列有循证基础的治疗及护理方式来对疼痛进行干预。近年来，集束化疼痛管理被引入应用到骨科疾病患者的临床护理中，取得了良好的应用成效。

1. 疼痛管理的重点　疼痛是生命体征的重要指标，患者是自身疼痛的体验者和表述者，疼痛护理应建立在患者的主观感受基础之上，美国疼痛协会（American Pain Society，APS）2005 年推荐疼痛管理质量改进强调从以下 5 个方面入手：及时评估和处理疼痛、患者和家属积极参与疼痛管理、多模式缓解疼痛、按需评估和调整方案、检测疼痛管理流程和评价疼痛缓解结果。参照此要求，临床医务工作者要想更好地实现患者的疼痛管理应重点做好以下几点工作：①更重视临床数据资料的收集和总结；②更关注患者；③更重视对患者的教育；④更重视循证的治疗方案针对实际存在的问题和原因，构建患者疼痛管理模型，制订疼痛干预措施。

2. 集束化疼痛护理措施　①识别和评估疼痛症状：骨折患者的主诉是判断疼痛的关键，全面收集疼痛史，包括疼痛部位、发作时间、性质、程度、持续时间、减轻或加重因素、治疗史等。将其列入日常生命体征的观察测量中，采用面部表情测量图（face expressional scale，FES）和数字评分（numerical rating scale，NRS）对患者的疼痛程度进行综合评分。②疼痛健康教育：首先护理人员要向患者解释出现疼痛的原因，并告知患者术后疼痛是一种正常的现象，消除其由于疼痛加剧而担忧病情加重的不良情绪。其次护理人员要使患者认识到疼痛会对患者的骨折恢复产生一定的危害，从而促使患者积极地配合临床治疗。同时，护理人员要积极地向患者介绍疼痛知识及自我疼痛护理方式，促使患者提升自我疼痛管理能力，并指导患者掌握一些简单的自我疼痛缓解方法，比如深呼吸、抬高患肢、冷敷、按摩等。③体位护理：骨折初期需要合理制动以减少软组织损伤。可抬高肿胀的肢体，保持外展中立位，起到消肿止痛、改善血液循环的作用。护理人员对患者进行治疗、护理或移动时动作要轻柔，尽可能减少疼痛刺激。④心理减痛护理：鼓励患者积极倾诉，宣泄内心的不良情绪来缓解疼痛。最后实施分散注意力法，促使患者将注意力从疼痛上转移到自己感兴趣的事物上，同时教患者掌握暗示疗法和催眠疗法，进行自我疼痛缓解。⑤药物止痛：对于疼痛原因清楚、性质明确及严重创伤术后的患者，根据拟订方案给予定时用药或预防用药。药物镇痛的方式主要包括口服镇痛药、肌内注射、静脉用药、镇痛泵等几种方式。

（四）预防腹胀便秘

骨科疾病住院患者临床上主要采取手术治疗，手术带来疗效的同时，也带来了一系列并发症，其中腹胀便秘最为常见。对于骨科卧床患者来说，不适应床上解便，并且床上翻身困难和限制翻身的多种原因，使肠蠕动减弱，容易发生便秘；需采取手术治疗的患者，因手术后伤口疼痛，惧怕放置便器加重疼痛而不敢排便，使粪便在肠道蓄积过久而引起便秘。因此如何护理以改善患者对疾病的认知度，减少骨折患者术后便秘、腹胀发生风险成为了临床关注的重点。

具体集束化护理措施：①饮食指导：每天饮水量 2 000ml 以上，晨起饭前先喝 1 杯凉开水，主食粗细合理搭配，每天蔬菜、水果不少于 250g，避免鸡肉、猪肉为主食，忌辣椒食物。②腹部按摩：双手重叠置于右下腹部，沿升结肠、横结肠、乙状结肠方向反复推展按摩，使腹部下陷 1cm，1 次 /d，10min/ 次，于每天早餐前 30min 或排便前 20min 进行。③腹式呼吸：患者平卧，放松四肢，双手重叠放在腹部，先鼻子吸气，此时腹部膨隆，然后用嘴慢慢呼气，使气体缓慢逸出，此时，腹部缓慢回缩；吸呼时间之比为 1：2，每次训练 15min，3 次 /d，频率 16～20 次 /min。④肛门收缩运动：患者自行收缩肛门 5s，再舒张 5s，如此持续进行 5min，1 次 /d。⑤床上活动：除骨折处外，其余肢体、躯干都应做相应的活动，如抬臀、肢体活动、腰背肌活动，3 次 /d，定时操作。为了使患者准确锻炼动作要领，护理人员要查看患者具体实施腹式呼吸、腹部按摩等方法是否正确，饮食情况是否按要求进食，床上活动情况，以便及时纠正，强化宣教，直到患者能正确实施为止。

（五）预防术后感染

术后感染是外科手术治疗的严重并发症，不仅可能导致手术失败并直接影响患者的预后，而且增加患者的痛苦。国外学者 Hawn 等对相关文章进行检索，进行系统回顾和队列荟萃分析，结果表明，集束化护理干预策略对降低患者手术部位感染具有重要临床意义。国内学者的研究结果均指出集束化护理对预防术后感染的效果显著，如预防腰椎术后泌尿系统感染、膝关节置换患者术后感染以及骨科 I 类手术部位感染等。但是，外科术后及手术部位感染的集束化护理措施尚没有达成广泛共识，因此，对于集束化护理措施的规范性和系统性仍有较大的提升空间。

三、集束化护理实施过程常见问题

1. 集束化护理执行依从性欠佳　国内患者多，护理工作量大，临床工作中的护理人力资源往往达不到理想的配置。特别是夜班时间段，护士人数少，各项治疗任务繁重，确保集束化护理严格执行，存在一些实际问题。

2. 集束化护理措施与护理常规混淆　将一系列护理措施的汇总视为集束化护理方案，护理人员凭借以往经验和直觉进行集束化干预，护理措施缺乏证据来源，措施实施的可靠性缺乏循证证据支持。集束化护理方案执行顺序缺乏严谨性，集束化护理方案中的元素执行需按照严格标准的顺序。护理人员对各集束措施之间的关联性理解不够，各措施之间缺乏逻辑关联的理论论证和实践验证，不能达到整体大于局部的效应。集束化护理方案纳入的干预措施一般为 3～5 项，过多会影响人员对各项护理措施的依从性，反而达不到预期效果。

3. 错误认为集束化护理中的措施一成不变 根据证据的动态性原则，集束化护理的每项措施需要定期更新。应正确认识集束化护理的内容不是一成不变的，随着新的证据及指南的出现，组成集束的项目也应不断发展更新。

（陈巧灵）

第三章
新理论、新观念在骨科的运用

第一节 损伤控制骨科理论

一、概述

"损害控制"一词源自海军冲突，是一种用来描述管理受损军舰的方法，目的是维持适航性和作战状态，而不是修复所有的损害。这个概念引入医疗实践，用来救治严重创伤的伤员。损伤控制外科（damage control surgery，DCS）最早来源于普外科，由费城的外科学教授 Rotondo MF 于 1993 年提出，主要是对严重腹部损伤的患者采取分阶段的治疗，早期手术的目的是控制出血、缩短手术时间、控制污染，待患者血流动力学稳定后再行确定性手术治疗，这种治疗方式逐渐被用于抢救四肢损伤。近年形成了损伤控制骨科（damage control orthopaedics，DCO）理论，即第一阶段首先执行挽救生命的程序，重点控制出血，暂时稳定骨折，处理软组织损伤，同时尽量减少手术对患者的伤害程度。第二阶段包括 ICU 的复苏和监测。第三阶段则侧重于明确的骨折固定。

（一）损伤控制骨科的理论基础

1. 创伤后低体温 低体温常见于多发伤患者尤其是那些出血性休克患者。原因是机体受到严重创伤后极易引起失血性休克，在休克治疗期间大量的低温液体灌注导致机体热量大量丢失，再加上体腔的暴露会加速机体热量丢失，在麻醉期间，发热功能及外周血管收缩功能暂时性丧失，可能导致患者的核心温度降至 35℃ 以下，如果持续低温达到患者的体温极限（低于 32℃，超过 90min），机体损伤将不可逆，最终导致器官功能衰竭。体温过低可导致心律失常，外周血管阻力增加，氧解离曲线左移，组织缺血缺氧。还会通过

多种机制引起并加重凝血障碍。当体温低至 32～34℃ 时，凝血因子活性降低，每降低 1℃，凝血因子活性约降低 10%，同时血小板聚集抑制，加剧出血。因此，在每一个阶段都应该采取措施防止体温过低，并对体温过低者采取措施进行复温。

2. 创伤后免疫反应 创伤后免疫功能紊乱在临床的多发伤救治中一直是很棘手的问题，其原因是创伤后全身免疫系统激活，包括外周免疫系统的激活，与此同时神经内分泌系统也被激活和自身的免疫系统被破坏，免疫反应处于高度应激状态，激活巨噬细胞、中性粒细胞等固有免疫系统的效应细胞，同时机体产生的内源性免疫炎性因子，这一系列的免疫反应形成"瀑布效应"可能引起严重的全身炎症反应综合征（systemic inflammatory response syndrome，SIRS），此外，创伤后严重缺氧、毒性产物和免疫功能紊乱，导致机体进一步发展为多器官功能障碍综合征（multiple organ dysfunction syndrome，MODS）。在上述因素作用下，以及多发伤后早期手术引起的低血压、低体温及凝血功能障碍使炎症反应进一步加重，导致机体难以承受这种损伤，可能会引起机体的免疫抑制，为更好地解决这种矛盾，迫切需要做出一种妥当的救治方法。

3. 创伤后炎症反应 严重的骨折对机体的创伤很大，可引起机体强烈的应激及炎症反应，如果诊疗不及时，可并发急性呼吸窘迫综合征（acute respiratory distress syndrome，ARDS）或 MODS 等致死性并发症，严重危及机体生命安全。目前比较关注的炎性介质主要有白细胞介素 6（IL-6）、白细胞介素 10（IL-10）、肿瘤坏死因子 α（TNF-α）等。有研究证实，在创伤早期，机体内过度的炎症反应中，IL-6 和 TNF-α 水平明显增高，可抑制细胞调节性免疫，从而增加患者死亡的危险性。创伤早期在

T 淋巴细胞亚群中，CD3⁺、CD4⁺水平处于明显抑制状态，1 周后方可恢复正常水平，这为伤后手术治疗时机的选择提供了一定的依据。将损伤控制骨科技术应用于骨折，待炎症反应得到控制，机体生命体征恢复正常后再实施手术，可减少术后并发症，提高综合疗效。

4. 创伤后凝血功能障碍　凝血功能障碍产生的原因是低体温和酸中毒导致凝血酶、血小板计数和凝血因子 V、Ⅷ 合成的减少，以及纤溶酶激活。液体复苏引起的血液稀释可进一步加重凝血功能障碍，从而发展成不可控制的 DIC，严重危害患者的生命。

5. 乳酸酸中毒　乳酸酸中毒产生的机制是当血液 pH 值低于 7.25 时，身体处于持续低灌注状态，糖代谢的正常途径发生变化，无氧糖酵解将代替正常生理状态下的有氧代谢，导致乳酸在体内蓄积。因此，血液乳酸水平可以反映多发伤患者酸中毒的严重程度。

6. 创伤后二次打击　机体受到创伤后第一打击是由创伤直接导致的四肢骨折、开放性伤口伴大量失血、软组织缺损，而后引起一系列全身的炎性反应。二次打击是机体在生理状况极不稳定的情况下进行长时间的手术治疗，以及术中大量的输血、休克时大量液体复苏所引起的凝血功能障碍。对于多发伤伴严重骨折的患者，运用 DCO 理论来进行分阶段治疗可以明显减少患者创伤后并发症的发生。

（二）损伤控制骨科的适用人群

在临床治疗中，选择应用合理的治疗方式可以带来理想的疗效。治疗方式的选择应该基于患者的全身生理状况和损伤的复杂程度。然而，关于 DCO 应用的适应证，目前并没有一个统一的标准。Pape 等将严重多发伤患者分为 4 组，极端患者、不稳定患者、边缘患者和稳定患者。建议那些极端和不稳定患者在整个急救复苏过程中都应采用损伤控制的方法，对于边缘患者可根据生理状况的变化灵活应用该方法。

二、损伤控制骨科的应用

在骨折治疗领域，20 世纪 80 年代通过应用早期全面治疗（early total care，ETC）原则的早期内固定，有效地减少了肺部并发症，缩短了患者入住 ICU 时间和住院时间，削减了医疗费用，这是不争的事实。然而，到了 20 世纪 90 年代，人们逐渐发现，伴有多发外伤的骨折早期行髓内钉内固定后，发生 ARDS、MODS、SIRS 的现象不断增多。DCO 关注出血的控制、软组织损伤的处理、骨折早期的暂时性固定和患者生理状况的优化，避免长时间手术所引起的"第二次打击"，避免低体温、酸中毒和凝血机制障碍三联征的出现，待患者病情稳定后再做确定性骨折固定。损伤控制是一种管理重症患者和受伤患者的策略，运用 DCO 理论来进行分阶段治疗可以明显减少患者创伤后并发症的发生。

DCO 的适用原则为：①全身状态稳定且不伴有胸部外伤的病例可行 ETC 治疗；②临界期的高危患者边考虑向 DCO 转换边行 ETC 治疗；③可能伴有颈部外伤或不稳定的病例适用于 DCO 治疗。

达到下述指标的多发外伤，应转换为 DCO 治疗，其中最重要的指标是 ISS：损伤严重程度评分（injury severity score，ISS）>20 分、简易损伤定级标准（abbreviated injury scale，AIS）>2、腹部及骨盆外伤、出血性休克、两肺挫伤、平均肺动脉压 >24mmHg、髓内钉置入时肺动脉压上升 >6mmHg。

1. DCO 在脊柱创伤中的应用　研究表明，脊柱创伤早期手术可以有效降低患者并发症的发生率和死亡率。脊髓损伤因为常由高能量所致，所以常合并其他脏器和器官的损伤，因此可导致脊柱手术时间较长。由于短期内严重威胁生命，治疗的时间窗常常较短。也有研究表明，对血流动力学不稳定的骨折患者过早手术容易导致不良后果。因此，手术时机的选择至今仍未确定。

2. DCO 在骨盆骨折中的应用　重度骨盆骨折患者的治疗原则是抢救生命、控制污染、避免生理功能进行性耗竭，为确定性重建修复手术赢得时间。DCO 的方法是控制致命性大出血和骨折早期骨盆固定，在院前急救中根据患者受伤创面给予创口清理、骨盆填塞、负压封闭引流（vacuum sealing drainage，VSD）敷料包扎控制骨盆感染；大出血难控制可行介入暂时性髂内动脉血流阻断、血管造影栓塞以及早期骨盆外固定，入院时立即送 ICU 多方面监控及限制性液体复苏，纠正生理功能紊乱，提高体温，打破死亡三联征的恶性循环，待生命体征趋于稳定后分期进行重建修复手术和系统化治疗。

3．DCO 在多发性骨折中的应用　多发性骨折患者的救治仍然是一个具有挑战性的问题，20 世纪 80 年代广泛采取早期全面治疗的方法，早期对患者进行确诊并及时实行明确的固定术。但有大量研究表明，对于严重多发伤合并骨折患者，早期牢固固定的手术方式对后期治疗影响较大，甚至危及患者生命安全。所以 20 世纪 90 年代开始提出对于这类患者行 DCS 的方法，DCO 的说法也开始出现。具体治疗方法遵循上述 DCS 的原则，研究表明对于稳定型骨折和极端型骨折采用损伤控制性的方法是有效的，但对于边界型骨折患者是存在争议的。虽然有研究表明 DCS 治疗边界型严重多发性骨折的疗效显著，但也有学者提出 DCO 虽然可以降低"第二次损伤"的风险，但它需要对患者进行第二次手术，并在某种程度上延迟了患者的恢复，所以有学者提出应当根据患者的临床症状，在有经验丰富的外科医生在场时酌情选择早期固定手术；对于孤立的骨病变，尤其长骨，早期手术固定可减少并发症的发生，缩短住院时间并降低成本。

4．DCO 在救援现场的应用　近年来，损伤控制性理念在救援现场得到了广泛的运用，有效降低了严重创伤伤员的病死率及并发症发生率。然而，目前各种损伤控制性技术的适应证、操作规范仍存在争议，且尚无相关指南及共识，这在一定程度上削弱了救治效果。虽然损伤控制理念主要应用于严重创伤患者基本达成了共识，但是严重创伤伤员多为多重联合损伤，损伤部位及各个部位的损伤程度也各不相同，加之救援现场条件恶劣、医疗资源不足、伤员病情危重，在这种条件下进行救治及科研工作对医疗工作者来说是一个巨大挑战。

（何红艳）

第二节　循证医学在骨科的应用

一、概述

20 世纪以来，医学与科学之间的关系日渐紧密，新知识和新科技不断向临床诊断和临床治疗转化，医学的科学价值和专业权威被完全确立。20 世纪下半叶，计算机和网络技术的迅速发展，促使医学模式由单纯的生物医学模式向生物 - 心理 - 社会的医学模式转变，"以医学理论结合专家意见、个人经验为指导"的传统临床决策逐渐向"以更客观的疗效判定依据为基础、更能确保患者安全并符合患者价值"的新临床决策模式转化。以科学证据和人文关怀主导临床实践的循证医学（evidence based medicine，EBM）正式出现，成为解决临床问题和辅助临床决策的有效方法。

（一）循证医学的产生与定义

1990 年，JAMA 开辟"临床决策——从理论到实践"专栏，邀请全球著名流行病学家 David Eddy 撰写临床决策系列文章并展开讨论。同年，Gordon Guyatt 将经过严格评价后的文献知识用于帮助住院医生做出临床决策，产生了有别于传统临床决策模式的新模式，并选用"evidence based medicine"一词描述了其特点，该词首先出现在加拿大 McMaster 大学非正式的住院医师培训教材中，并于 1991 年正式发表在 *ACP Journal Club*。1992 年，Gordon Guyatt、Brian Haynes、David Sackett 等联合美国的医生成立了循证医学工作组，并在 JAMA 发表标志循证医学正式诞生的宣言文章 Evidence-based medicine. A new approach to teaching the practice of medicine。1996 年，David Sackett 在 BMJ 发表文章，定义循证医学是"慎重、准确、明智地应用所能获得的最好的研究证据来确定个体患者的治疗措施"。2000 年，其定义更新为"慎重、准确和明智地应用当前可得最佳研究证据，同时结合临床医师个人的专业技能和长期临床经验，考虑患者的价值观和意愿，将三者完美地结合在一起，制定出具体的治疗方案"。2014 年，Gordon Guyatt 在第 22 届 Cochrane 年会上，进一步完善循证医学定义为："临床实践需结合临床医生个人经验、患者意愿和来自系统化评价和合成的研究证据"。

（二）循证医学的特点

1．循证医学意为"遵循证据的医学"，是基于问题和需求的研究，是在医疗实践过程中优化医疗决策的标准和系统，是医学领域的创新思维和创新模式，是医学发展史上的一个重要里程碑。

2．循证医学坚持"从临床问题出发，将医生的临床技能、经验与当前可得的最佳证据结合，同时综合考虑患者价值观、意愿及临床环境后，做出最佳医疗决策"，其本质是科学哲学在评价医疗假说中的一种具体应用，也体现了人文关怀在医疗活动中的重要地位。

3. 循证医学强调医疗决策的科学化和成本效益的最优化，反思和重塑医学知识体系的认识论，是医学领域的思维创新和模式创新，已成为医学发展史上的一个重要里程碑。

4. 循证医学是一门研究证据的科学，其核心思想是依靠证据进行决策，涵盖生产证据、评价证据、利用证据进行决策的一系列方法学内容。证据产生于临床诊疗和临床研究活动中获得的各种数据，并依靠统计学方法完成数据的总结加工整合，转化后的证据可以被研究者根据需求分别加以利用，应用于医疗决策等工作实践。

循证医学的特点还包括：①基于问题的研究（健康维护、疾病预防、环境因素等）；②遵循证据的决策（证据分类分级，有证查证用证、无证创证用证）；③关注实践的结果；④后效评价、止于至善。强调在实践过程中要遵循提出问题、检索证据、严格评价、应用证据和后效评价的步骤。

二、循证医学在骨科中的应用

从诞生至今，循证医学以其独特的视角，科学的方法和创新的思维、模式，深刻影响了全球医疗卫生决策、实践、教育和研究等多个领域，并已在各专科疾病治疗及护理工作中得到了较成熟的应用，成为医疗卫生行业从业者和医学生应知应会的知识和技能之一。目前在医学上广泛推崇的"加速康复外科"理念也是以循证医学为依据的围手术期优化措施。

（一）循证医学在骨科临床护理中的应用

骨科疾病具有种类多、分型多、并发症多及影像学检查项目多等特点，使得骨科成为外科临床治疗及护理中难度较大的一部分。随着骨科医疗知识及技术的快速更新，护理的理念及方法也在不断更新、发展、成熟。目前，循证医学已在骨科护理的多个方面有了应用研究。

1. 循证医学在四肢骨折患者心理护理中的应用　四肢骨折是骨科常见的一类疾病，病痛和自主生活能力受限都给患者的心理造成了一定的压力，加上经济负担和对疾病治疗效果的担忧，绝大多数四肢骨折患者都存在有明显的紧张、焦虑、抑郁等负面情绪，不同程度上影响着患者的治疗效果和预后。随着护理学的进步，临床上逐渐意识到了患者心理状态干预的重要性，传统的心理护理缺乏可参考的文献依据，护理行为也缺乏规范性，更多的是依赖护士的个人工作经验和能力。循证医学则是在参阅大量文献报道的基础上，结合个人工作经验的一种工作模式，一方面体现了规范化、科学化的工作模式，另一方面也具有个性化服务的特点。对四肢骨折的患者进行基于循证医学的心理护理，能够有效改善患者的情绪状态及预后状况，提高治疗的依从性及患者的护理满意度，与传统护理比较，更加安全高效，值得在临床进行大范围地推广和普及。

2. 循证医学在脊柱脊髓损伤患者中的应用　脊柱脊髓手术因其手术时间长、创伤大、术中出血量大，且患者术中全身麻醉俯卧位时间长，胃肠道长时间受压，患者的创伤及消耗较大，故术后患者的饮食及营养管理非常重要。传统的方法认为术后应禁食6h或首次肛门排气后进食为宜，但随着"快速康复"理念在临床上的普及，已有研究显示术后早期进食是安全、有益且可行的。应用循证医学模式，通过文件检索、评析及综合整理等程序，对脊柱脊髓患者术后饮食管理进行相关研究，结果可表明术后循证实践饮食方案有利于减少患者口渴、饥饿等不良反应，可以更早地恢复胃肠道功能，对规范脊柱脊髓患者术后饮食的策略，具有较好的临床指导意义。

3. 循证医学在股骨颈骨折患者中的应用　股骨颈骨折常发生于老年人，其发病率日益增高，目前多采用外科手术进行治疗。但由于大多数高龄患者有各种慢性内科疾病，机体耐受性差，不仅在围手术期极易发生各种并发症，而且影响手术治疗效果，延迟患者康复时间，甚至危及生命。骨科常规围手术期护理具有一定局限性，在护理过程中患者很被动，另外由于未对患者的护理做出详细的计划，不仅会导致护理资源的浪费，而且会导致护理效率低下，延缓了患者康复进程。因此，对高龄股骨颈骨折患者围手术期采用优质现代护理模式是目前的研究热点。采用循证医学模式对高龄股骨颈骨折患者围手术期进行护理，以循证医学及文献等为基础，建立循证护理路径表，针对高龄患者的临床症状表现制定围手术期每天护理管理计划，依时间推进健康教育、心理指导、并发症护理、功能训练等在围手术期中的应用。实践证明，循证医学模式通过优化护理程序，建立优质干预措施的形式，可缩短高龄股骨颈骨折患者术后的康复时间,有效预防围手术期的并发症,并能使整体护理方式有序执行,从而可以更好地保证患者手术效果,加快患者康复进程,值得临床应用。

4．循证医学在腰椎间盘突出症患者中的应用　腰椎间盘突出症是导致腰腿痛最常见的原因之一,它是因腰椎间盘变性、纤维环破裂、髓核组织突出压迫和刺激腰骶神经根、马尾神经所引起的一种综合征。腰椎间盘突出症常发生于青、中年,男性多于女性。好发部位为 L_4/L_5、L_5/S_1,占 90% 以上。腰椎间盘突出症发病的基础是椎间盘的退行性变,因腰部外伤或工作、生活中反复的轻微损伤导致髓核突出产生症状。职业、体育运动、遗传与腰椎间盘突出症的发生相关。肥胖、吸烟等是易发因素。腰椎间盘突出症的预后较好,绝大多数经过康复治疗可达到临床症状的缓解及功能的改善,但可能复发。致残性腰椎间盘突出症少见,仅 10%～20% 的患者需手术治疗。针对此,中国医师协会康复医师分会制定了"腰椎间盘突出症的康复治疗"中国专家共识,用于指导临床并得到了广泛的应用。

5．循证医学在骨科疼痛患者中的应用　疼痛是骨科患者的重要主诉之一,根据持续时间不同分为急性疼痛和慢性疼痛。急性疼痛通常与骨骼肌肉系统、神经系统的外力或其他损伤有关,如术后疼痛或创伤性疼痛、感染源性疼痛等。骨科手术治疗或运动系统创伤所造成的急性疼痛,发生率近乎 100%,损伤程度和个体感受的差异、疼痛程度存在个体差异。而慢性疼痛主要受慢性退行性病变的影响或由神经损伤造成,如骨关节炎引起的关节疼痛、脊柱源性疼痛、术后慢性持续性疼痛和癌性疼痛等。疼痛不仅会对患者造成不愉快的情感体验,也是影响社会生产力的重要因素。规范化的疼痛管理可以在提高医疗质量的同时达到节约医疗成本的效果。当前国内外虽有多个骨科疼痛相关指南或共识,但还存在以下局限:①国内外骨科医生对疼痛的认识度不同;②国内外骨科医生临床实践环境不同;③国内外医生对不同种类镇痛药物的使用经验和了解程度不同;④国内不同地区医疗保险药品收录内容不同;⑤国内疼痛相关指南的方法学和报告质量低于国际水平,多未结合国内医疗体系以及医疗保险药品目录,多未采用国际通用指南制订方法。鉴于以上原因,针对中国骨科疼痛管理临床现状,全国专家组制

订了适合中国国情的《骨科常见疼痛管理临床实践指南》来指导骨科中常见疼痛的管理,该指南对骨科相关疼痛问题给予了相应的推荐意见。

（二）循证医学在骨科临床教学中的应用

相对于骨科临床护理,循证医学在骨科临床教学中的应用更为广泛,应用地位也日渐突出。

1．骨科循证医学教学是随着临床循证医学和骨科学的进步而发展的,它要求我们在强化基本知识和基本技能的基础上,注重培养医学生的自学能力、创新能力和临床解决问题的实践能力。骨科相对于其他专科而言,由于生物学、材料学等原因较为特殊且复杂,要求临床医师与护士不仅需具备扎实的理论知识,还需熟练掌握临床操作技能及解决临床常见问题的有效方法。因此,对骨科实习生如何进行高效地教学值得临床重视。

2．将循证医学模式引入骨科临床教学中改变了传统的老师按教学大纲课堂授课的教学模式,通过提出问题、循证、评价等一系列教学方法,总结实习生实习成绩和教学效果后发现,学生的理论知识及操作技能均可获得较高的得分,另外,学生对思维能力、自学能力及综合分析能力的评分均较高。

3．循证医学教学模式是一种"授人以渔"的教学模式,该教学模式通过引导其进行自主学习、文献查阅及课堂发言等,提高其寻找问题和解决问题的能力、实践能力和创新能力,从而为其日后参加骨科临床工作打下良好的基础。

三、循证医学在骨科中应用的现状与挑战

将循证医学应用于骨科患者的护理,以有价值的、更科学的研究结果为依据,针对护理问题寻找最佳的护理方法,使广大护理人员可以为患者提供个性化、规范化的护理措施,提升护理质量,提高治疗的效率,保障临床护理安全。

在国际上循证医学已经从证据的生产时期到了证据的使用时期,临床实践指南已经开始出现患者版,然而我国仍主要处于证据的生产阶段。循证医学的快速发展给医务工作者带来了机遇,也带来了挑战。

循证医学因需而生,因用而兴,因为真实而不完善,因为不完善而待进一步发展。医学工作者在实践循证医学的过程中应强化知识转化的理念,

并综合运用政策、经济和技术等系统性的手段来加速知识向临床实践的转化。

（黄 宇）

第三节 伤口湿性愈合理论在骨科的运用

一、概述

（一）伤口湿性愈合理论的起源与发展

伤口是正常皮肤（组织）在外界致伤因子，如外科手术、外力、热、电流、化学物质、低温以及机体内在因素，如局部血液供应障碍等作用下所导致的损害，常伴有皮肤完整性的破坏以及一定量正常组织的丢失，同时皮肤的正常功能受损。伤口愈合是一个复杂、有序的生物学过程，一般情况下需要数周或数月，伤口床基底层细胞先通过有丝分裂和细胞移行，形成新生上皮细胞将伤口覆盖，在此过程中需要各种生长因子和细胞因子的综合调控，从而使伤口在一定时间内愈合。

20 世纪 60 年代以前，人们普遍认为伤口愈合需要干燥环境和氧气的作用，长期应用干性愈合理论指导伤口护理，该理论认为开放伤口有大气氧的参与，可以供细胞生长的各种生化反应所需，促进伤口愈合，保持伤口干燥，促进伤口结痂。伴随着人们对伤口护理的不断研究发现：伤口环境对伤口愈合起着至关重要的作用。1958 年，Odland 教授首先发现有完整水疱的创面比水疱破裂的创面愈合速度明显加快。1962 年，伦敦大学的动物学家 Winter 博士在研究幼猪皮肤的浅表上皮形成速率和瘢痕的形成中发现，用聚乙烯膜覆盖猪的伤口，伤口的上皮化率增快了 1 倍，首次证实了与暴露在空气中的干燥环境的伤口相比，应用湿润且具有通透性的伤口敷料，创面的表皮细胞能更好地繁衍、移动和爬行，能够使伤口的愈合过程加速，促使伤口不经过一般的结痂过程而自然愈合。1963 年，Hinman、Maibach 在人体上进行试验，结果显示密封湿润伤口使表皮再生速度提高了 40% 左右，证实了湿润伤口比干燥伤口愈合快，这三项研究的重要发现标志着伤口湿性愈合环境理论的诞生，之后有诸多研究者对湿润环境与伤口愈合进行了更深入的研究。1972 年，Roveeti 等通过试验证实了清洁无结痂的湿润伤口的上皮细胞移行增生速度比结痂伤口要快得多，因为上皮细胞无法移行于干燥结痂的细胞层，必须花费时间向痂皮下的湿润床移行，从而在 Winter、Hinman 等人研究基础上提出了"湿性创面愈合"理论，即湿性创面环境能够加快上皮细胞增生移行的速度，促进创面愈合。1981 年，美国加州大学旧金山分校的 Knighton 等通过兔的动物实验发现伤口闭合可促进伤口上皮的增殖，首次发现伤口的氧含量与血管增生的关系，即在无大气氧存在下的血管增生速度为大气氧存在时的 6 倍，提出新血管的增生随伤口大气氧含量的降低而增加，局部氧疗不利于伤口的愈合的观点。直至 21 世纪初，美国食品药品监督管理局颁布的文件中，将湿性愈合理论划归为处理伤口的标准方法之一，由此，湿性愈合理论逐渐被人们接受。

（二）伤口湿性愈合理论核心

伤口的护理理念经过几十年的研究与发展发生了巨大变化，逐渐从传统的干性愈合理念转变为湿性愈合理念。干性愈合理论是指在伤口护理时尽量保持局部清洁干燥，常采用的护理方法有局部吹氧、烤灯及干纱布填塞等。在干性愈合理论指导下，由于纱布敷料的干燥性能使伤口渗液被其吸收，新生的肉芽组织容易黏附于纱布敷料，这就导致在伤口换药的过程中容易带走新生的肉芽组织，造成疼痛及出血。此外，干性愈合的创面脱水、结痂又不利于上皮细胞爬行，而且使生物活性物质丢失，造成愈合速度缓慢。2007 年 Fonder 等研究报告指出：以干燥的方式促使伤口愈合一直是伤口处理中的一个误区。与此同时，有关湿性愈合的研究，从动物实验到理论形成，均证实了湿性环境与伤口愈合呈正相关性。湿性愈合理念的核心是保持伤口适宜的温湿度、适当的 pH 值，并且合理地利用伤口渗液对伤口进行处理，伤口保持一定的湿润度，可以避免表皮细胞绕过痂皮下爬行，能维持创缘到创面中央正常的电势梯度，刺激内皮细胞、毛细血管及成纤维细胞的生长，有利于角质细胞的分裂增殖，同时促进了生长因子受体与生长因子结合，加速创面愈合。

（三）伤口湿性愈合理论的作用原理

伤口湿性愈合是指运用敷料和（或）药物使伤口保持湿润、密闭，给伤口提供一个湿性愈合的环境，增加细胞生长及移行速度，防止痂皮形成，促进伤口愈合，其作用原理主要包括以下几个方面：

1. 湿性环境利于坏死组织与纤维蛋白原的溶解，促进自溶性清创　伤口愈合时必须清除其中的坏死组织及伤口中的纤维蛋白原，伤口保持在一定的温度和湿度环境下，伤口渗液中含有的白细胞及蛋白溶解酶能将创面上的坏死组织水化、溶解、破坏，从而达到清创的目的。

2. 湿性密闭的环境有利于细胞的分化与移行　细胞增殖分化以及酶活性的发挥都需要水作为介质。适度湿润的环境可以促进多种生长因子的释放，如表皮生长因子（epidermal growth factor，EGF）、血小板源性生长因子（plateletderived growth factor，PDGF）、角质细胞生长因子（KGF-2）等；湿润环境下维持生长因子的活性，帮助生长因子和其他促进伤口愈合的因子扩散；可以帮助细胞移行，协助修补受损组织；加快表皮细胞移行的速度。

3. 低氧的环境促进血管的生长　伤口局部低氧/无氧的微环境可以刺激巨噬细胞释放生长因子，使血管形成加速；在低氧时成纤维细胞的生长速度最快；低氧环境形成的氧梯度差可以刺激毛细血管的生长，从而改善创面局部的血流，促进创面的愈合。

4. 微酸的环境促进胶原蛋白的产生和肉芽组织的生长　正常的皮肤呈弱酸性，是理想的创面愈合环境。开放伤口中 pH 值>7.1，而密闭环境下伤口局部呈弱酸性（pH 值为 6.4±0.5），在弱酸性环境下，促进成纤维细胞产生胶原，胶原蛋白是基本的构建蛋白，是肉芽组织的主要成分。

5. 降低伤口感染率　闭合性敷料对外界环境的微生物具有阻隔作用，形成屏障，感染机会下降。研究显示，在湿性环境下，伤口感染率只有 2.6%；而干性环境下感染率为 7.1%。

6. 避免二次损伤　湿性愈合环境，创面不形成结痂，避免再次机械性损伤，减少疼痛。

（四）伤口敷料的发展

伤口敷料即处理伤口的材料，敷料的应用能为伤口修复、促进愈合提供良好的环境，是伤口治疗最基本的方法之一。第二次世界大战后，人们使用普通纱布和油性纱布处理各类伤口，沿用至今已有 150 多年的历史，因此普通纱布和油性纱布被称为"传统敷料"。伴随着湿性愈合理论的产生，人们对伤口愈合病理生理认识的深入以及工业、科技的进步，催生了一系列新型敷料的发展，包括水胶体敷料、水凝胶敷料、藻酸盐敷料、泡沫敷料、半透膜敷料、含银敷料等，这些新型敷料不仅可以保护伤口不被感染、吸收渗液，还可以主动刺激细胞增生和促进上皮细胞爬行，提升伤口治疗的水平。

理想的敷料应满足三大需求：①生物学需求：创造伤口湿润环境、吸收和管理渗液、保持局部恒温、利于伤口血液循环、保护新生组织、防止细菌感染；②患者需求：减轻伤口处理时的痛苦、减少更换次数、减少伤口异味、提升舒适感、缩短治疗时间、价格便宜；③医护人员需求：不粘连伤口、易清洁、操作简便、容易储存、安全性好。但是，目前没有一种敷料具有所有理想敷料的特点，也没有一种敷料适用于伤口愈合的所有阶段，因而医护人员要掌握各种敷料的基本特性、功能、优缺点及使用方法，根据伤口具体情况选择合适的敷料，总的原则是敷料必须具有以下 3 个特点：①锁住水分防止二次污染；②透气性、无创、安全性；③可靠的吸收能力。其次在使用湿性敷料时必须注意伤口不同时期选择不同湿性敷料；不同湿性敷料的联合运用。

二、伤口湿性愈合理论在骨科的应用

伤口愈合的过程主要为新生的毛细血管、成纤维细胞所组成的肉芽组织以及上皮组织完成修复再生的过程。愈合过程受年龄、自身营养状态、血液循环、潜在疾病、用药依从性、药物选择及治疗方法等多因素影响。因此，及时对伤口情况做出准确判断与评估，是实施护理计划和治疗方案的基础。随着医疗技术的不断进步，基于湿性愈合理论的湿性愈合及湿性疗法逐渐应用于临床，并已成为促进伤口愈合的重要方法之一，其主要通过运用各种新型敷料和（或）药液保持伤口湿润，为伤口营造湿性密闭的愈合环境，目前不少学者应用伤口湿性愈合理论预防和治疗压力性损伤、急性伤口和慢性伤口，均取得了良好效果。

（一）伤口湿性愈合理论在骨科患者压力性损伤的预防与治疗中的应用

压力性损伤（pressure injury，PI）是活动障碍、慢性病及老年骨科患者常见的并发症之一，可能导致患者疾病恢复的延期、严重感染甚至死亡。PI 的预防与护理一直是临床的难题，受到普遍关注。

现今有越来越多的实践研究证实，遵循循证决策，在骨科患者压力性损伤的预防与治疗中，湿性愈合疗法明显优于干性愈合疗法，它们以目前常用的伤口分类系统对患者的伤口初期进行针对性评估，按照 TIME 原则（即软组织的处理工作；控制感染或炎症的方法；保持湿性环境；对伤口的边缘进行保护），采用湿性愈合理论进行清创，控制感染，做好湿性平衡管理，促进肉芽 / 上皮组织爬行及周围皮肤的保护，同时根据伤口进展选用合适的新型敷料，根据动态变化制订相对应的处理目标，对不同分期压力性损伤给予相应伤口处理，发现应用湿性愈合理论护理压力性损伤患者，换药时间缩短，患者痛苦明显减轻。

（二）伤口湿性愈合理论在骨科急性伤口中的应用

应用湿性愈合理论，开展湿性疗法治疗骨科急性伤口，能有效避免干痂形成，加快上皮再生修复，降低创面感染发生，大大缩短伤口愈合时间，同时减轻患者疼痛，减少护理人员工作量，提高临床经济效益。此外，伴随湿性愈合理论催生的一系列新型敷料，如水胶体敷料、泡沫敷料以及亲水性纤维含银敷料等，在外伤性急性创面治疗的应用过程中，应根据创面具体情况综合应用湿性敷料。首先结合创面的位置、大小、有无渗液及感染迹象，对外伤性创面局部情况进行评估，同时考虑患者的疼痛评分、局部皮肤、皮下组织损伤程度等，最终也验证了湿性敷料在外伤性创面愈合中疗效确切。近年来也有研究将湿性敷料联合碱性成纤维细胞生长因子应用于开放性骨折伤口护理，发现患者伤口愈合时间显著缩短，伤口愈合质量亦明显提高。

（三）伤口湿性愈合理论在骨科慢性 / 感染伤口中的应用

世界伤口愈合协会将"不能通过正常、有序、及时的过程修复，且修复后不能恢复解剖结构和功能"的伤口定义为慢性伤口。慢性伤口常常持续1个月以上不愈合。近年来，慢性伤口的命名也有了新的改变，将持续3个月以上不愈合的慢性伤口称为复杂伤口。

骨科慢性伤口的主要特征是局部缺血缺氧、继发感染和形成细菌生物膜，使伤口持续治疗1个月以上而久治难愈，慢性伤口感染症状隐匿，不容易识别，常有多重细菌生长且对抗生素耐药，难以被清除。骨科慢性伤口处理首先按照全身整体干预和局部湿性治疗原则，选择适宜的伤口敷料，先用生理盐水对慢性伤口进行清洗，保守性锐器清创分次逐步清除坏死组织，再选用纳米银等新型抗感染敷料覆盖或填充，从而有效抑制慢性伤口的细菌生长，促进伤口愈合。

针对骨科感染伤口治疗，首先基于患者个体情况，利用湿性伤口愈合理念制定伤口护理计划，对感染伤口进行充分的清创处理，清除坏死组织，创造良好的伤口床环境，必要时可经冲洗管路用生理盐水反复冲洗，尽量去除脓性分泌物。其次，感染伤口初步处理后可采用抗菌敷料或藻酸盐敷料控制伤口感染及渗液，促进肉芽组织生长，待伤口在渗液控制后换用水胶体敷料，从而有利于上皮细胞爬行，促进感染伤口完全愈合。

综上所述，湿性愈合理念在骨科伤口愈合中的应用越来越广泛，伴随着湿性愈合理念的发展，大量的新型功能性敷料亦应运而生，临床医护人员应不断更新伤口愈合知识，适时掌握各种敷料的效用，积极应用湿性愈合理论处理伤口，动态评估伤口情况，结合伤口进展选用新型敷料，做好湿性平衡管理，促进伤口愈合。

（徐迎莹）

第四节　神经源性膀胱的管理新理念

一、概述

（一）定义

神经源性膀胱（neurogenic bladder，NB）是一类由于神经系统病变导致膀胱和 / 或尿道功能障碍（即储尿和 / 或排尿功能障碍），进而产生的一系列下尿路症状及并发症的疾病总称。

膀胱和尿道的主要功能有：①以较低的膀胱内压和较高的尿道压力储存尿液；②规律地排出尿液。储尿和排尿均为反射活动，在中枢神经和周围神经（交感、副交感和躯体神经）的控制下协调完成。当神经系统损伤或疾病导致神经功能异常，引起膀胱的储存和排空机制发生障碍时，即发生神经源性膀胱。

（二）病因

所有可能累及储尿和 / 或排尿生理调节过程的神经系统病变，都有可能影响膀胱和 / 或尿道功能。诊断神经源性膀胱必须有明确的相关神经系统病史。

常见的病因有外周神经病变、神经脱髓鞘病变（多发性硬化症）、老年性痴呆、基底核病变、脑血管病变、额叶脑肿瘤、脊髓损伤、椎间盘疾病、医源性因素等。

二、脊髓损伤患者神经源性膀胱的管理

在骨科领域，神经源性膀胱是脊髓损伤患者康复过程中最常见的并发症，占 65.96%。脊髓损伤（spinal cord injury，SCI）由各种原因导致椎管内神经结构（包括脊髓和神经根）及其功能的损害，出现损伤水平及以下脊髓功能（运动、感觉、发射等）障碍。据文献报道，全球脊髓损伤的患病率为 236/100 万～1 009/100 万，年发病率为 10.4/100 万～83.0/100 万。我国脊髓损伤年发病率为 23.7/100 万～60/100 万，每年新增病例约 5 万人。国内外研究指出，80%～97.3% 的脊髓损伤患者曾经历过神经源性膀胱。

（一）评定

1. 病史采集　必须进行详细的病史采集，注意泌尿系统、肠道、神经系统及性功能等既往史及现病史。注意有无血尿、尿频、尿急、尿痛及发热等可提示特异性诊断的症状。

2. 体格检查　详细检查神经系统，尤其会阴部、鞍区感觉及反射，检查肛门直肠的感觉、肛门括约肌的收缩功能及盆底功能。

3. 辅助检查　尿常规、尿细菌培养、泌尿系统超声、膀胱尿道造影、肾功能检查。上尿路泌尿系统 MR 成像或 CT 三维重建成像，可以显示肾盂输尿管积水扩张程度及迂曲状态，也能显示肾皮质的损害程度。

4. 尿流动力学检查　影像尿流动力学检查是诊断评估神经源性膀胱尿路功能障碍的金标准。

（二）分类

随着对排尿生理机制认识的日益深化，对神经源性膀胱功能障碍的分类也在发展。国际常用的分类包括根据临床表现和尿流动力学特点制订的分类方法：欧洲泌尿外科学会提供的 Madersbacher 分类方法（图 3-1）及国际尿控协会（International Continence Society，ICS）下尿路功能障碍分类（表 3-1）。这两种分类方法均较好反映了膀胱和尿道的功能状态及临床症状，但没有反映上尿路状态及相应的神经系统病变。廖利民在此基础之上，提出了一种涵盖上 / 下尿路功能状态的分类方法（表 3-2），对肾盂、输尿管积水扩张提出了分度标准，此分类方法可为评估、描述、记录上 / 下尿路的病理生理变化以及制定治疗和随访方案提供全面、客观和科学的基础，但仍然缺乏对相应神经系统病变的描述。

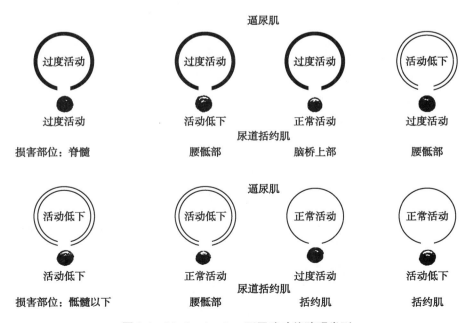

图 3-1　Madersbacher 下尿路功能障碍类型

表 3-1 ICS 下尿路功能障碍分类

储尿期	排尿期
膀胱功能	膀胱功能
逼尿肌活动性（detrusor activity）	逼尿肌收缩性
正常或稳定（normal detrusor function）	正常（normal）
过度活动（detrusor overactivity）	低下（underactive）
特发性（idiopathic）	无收缩（acontractile）
神经源性（neurogenic）	尿道功能
膀胱感觉（bladder sensation）	正常（normal）
正常（normal）	梗阻（obstruction）
增强或过度敏感（increased or hypersensitive）	过度活动（urethral overactivity）
减弱或感觉低下（reduced or hyposensitive）	机械梗阻（mechanical obstruction）
缺失（absent）	
非特异性（non-specific）	
膀胱容量	
正常（normal）	
高（high）	
低（low）	
顺应性	
正常（normal）	
高（high）	
低（high）	
尿道功能	
正常（normal）	
不全（incompetent）	

表 3-2 神经源性膀胱患者上 / 下尿路功能障碍全面分类标准

下尿路功能		上尿路功能
储尿期	排尿期	
膀胱功能	膀胱功能	膀胱输尿管反流
逼尿肌活动性	逼尿肌收缩性	无
正常	正常	有：单侧（左、右），双侧
过度活动	收缩力低下	程度分级
膀胱感觉	无收缩	Ⅰ
正常	尿道功能	Ⅱ
增加或过敏	正常	Ⅲ
减退或感觉低下	梗阻	Ⅳ
缺失	功能性梗阻（尿道过度活动）	Ⅴ
逼尿肌漏尿点压力	逼尿肌 - 尿道外括约肌协同失调	肾盂输尿管积水扩张
≥40cmH$_2$O	逼尿肌 - 膀胱颈协同失调	无
<40cmH$_2$O	括约肌过度活动	有：单侧（左、右），双侧
膀胱容量	括约肌松弛障碍	程度分度
正常（300～500ml）	机械梗阻	1
增大（>500ml）		2
减小（<300ml）		3
安全膀胱容量		4

续表

下尿路功能		上尿路功能
储尿期	排尿期	
膀胱顺应性		膀胱壁段输尿管梗阻
正常（20～40ml/cmH₂O）		无
增高（>40ml/cmH₂O）		有：单侧（左、右），双侧
降低（<20ml/cmH₂O）		肾功能
尿道功能		正常
正常		GFR≥50ml/min，左肾、右肾
括约肌无收缩		肾功能不全
功能不全		GFR<50ml/min，左肾、右肾
膀胱颈（内括约肌）		代偿期
外括约肌		GFR，左、右肾；血肌酐<133μmol/L
		失代偿期
		GFR，左、右肾；血肌酐≥133μmol/L

GFR：肾小球滤过率（glomerular filtration rate）；1cmH₂O=0.098kPa

（三）治疗目标及治疗原则

1. 神经源性膀胱治疗目标

（1）首要目标：保护上尿路功能（保护肾脏功能），确保储尿期和排尿期膀胱压力处于安全范围内。

（2）次要目标：恢复/部分恢复下尿路功能，提高控尿/排尿能力，减少残余尿量，预防泌尿系统感染，提高患者生活质量。

2. 神经源性膀胱治疗原则

（1）首先要积极治疗原发病，在原发的神经系统病变未稳定以前应以保守治疗为主。

（2）选择治疗方式应遵循逐渐从无创、微创、再到有创的原则。

（3）单纯依据病史、症状和体征、神经系统损害的程度和水平不能明确尿路功能状态，影像尿动力学检查对于治疗方案的确定和治疗方式的选择具有重要意义。制订治疗方案时还要综合考虑患者的性别、年龄、身体状况、社会经济条件、生活环境、文化习俗、宗教习惯、潜在的治疗风险与收益比。

（4）神经源性膀胱患者的病情具有临床进展性，因此对神经源性膀胱患者治疗后应定期随访，随访应伴随终生，病情进展时应及时调整治疗及随访方案。

（四）护理

1. 导尿

（1）间歇性导尿术：间歇性导尿术指不将导尿管留置于膀胱内，仅在需要时插入膀胱，排空后即拔除。间歇性导尿术被国际尿控协会推荐为治疗神经源性膀胱功能障碍的首选方法。间歇性导尿术包括间歇性无菌导尿和间歇性清洁导尿（clean intermittent catheterization，CIC）。间歇性清洁导尿对于神经源性膀胱患者的近期和远期都是安全的，间歇性无菌导尿更有助于减少泌尿系统感染和菌尿的发生。

间歇性导尿术目的：可使膀胱规律性充盈与排空接近生理状态，防止膀胱过度充盈；规律排出残余尿量，减少泌尿系统和生殖系统的感染；使膀胱间歇性扩张，有利于保持膀胱容量和恢复膀胱的收缩功能。

间歇性导尿术宜在病情基本稳定、不需要大量输液、饮水规律、无尿路感染的情况下开始，一般于受伤后早期（8～35d）开始。推荐使用12～14Fr的导管，导尿频率4～6次/d，导尿时膀胱容量<400ml。

导尿间隔时间取决于残余尿量，一般为4～6h。根据简易膀胱容量及压力测定评估，每次导尿量以不超过患者的最大安全容量为宜，一般每天导尿次数不超过6次；随着残余尿量的减少可逐步延长导尿间隔时间。当每次残余尿量<100ml时，可停止间歇性导尿术。

目前普遍采用的按时间歇性导尿术以饮水计划为基础，根据残余尿量变更导尿频率。文献报道通过5年的随访研究发现，高达50%的患者出院后放弃间歇性导尿术。由于按时导尿存在的不足，不少学者提出以安全容量为依据的"按需"导尿。导尿过程中用膀胱扫描仪进行指导，当患者尿量少于安全容量的 1/3 时，每 2h 扫描 1 次，尿量为安全容量的 1/3～2/3 时每小时扫描 1 次，尿量达到安全容量后给予间歇性导尿术并记录导尿时间、尿量、扫描尿量，以此来确定导尿的时机。膀胱容量扫描仪指导间歇性导尿术可减少 78% 不必要的插管次数，降低泌尿系统感染，同时可减少患者的不适感，减少护理工作量，降低医疗费用。不管是按时间歇性导尿术还是按需间歇性导尿术均把 40cmH$_2$O 视为安全压力的上限，其对应的膀胱容量被认为是安全容量。

脊髓损伤神经源性膀胱患者实施"时间型"结合"容量型"间歇性导尿术等综合尿控管理措施，患者出科后神经源性膀胱症状总分呈下降趋势，临床症状明显改善，满意度与生活质量提升。患者性别、病程、尿管留置时间对神经源性膀胱症状产生影响，其中性别、尿管留置时间是影响神经源性膀胱症状的主要因素。

（2）留置导尿：留置导尿是用无菌技术经尿道将大小合适的导尿管插入膀胱，以引流尿液。对于神经源性膀胱患者而言，原发神经系统疾病急性期时短期留置导尿是安全的。长期留置导尿有较多并发症，包括：①尿路感染；②尿道憩室形成，多因持续感染或尿道出血被发现，严重时可形成尿道脓肿和尿道皮肤瘘；③尿道狭窄；④损伤性尿道下裂；⑤膀胱结石，主要与长期留置导尿所致感染有关；⑥膀胱癌，与长期留置导尿有关。

2. 膀胱康复训练

（1）行为训练：主要包括定时排尿和提示性排尿。

定时排尿是指在规定的时间间隔内排尿，主要适用于由于认知或运动障碍导致尿失禁的患者，同时也是针对大容量、感觉减退膀胱的首选训练方法（例如糖尿病性神经源性膀胱）。

提示性排尿指教育患者想排尿时能够请求他人协助，需要第三方的协助方能完成，该方法适用于认知功能良好、但高度依赖他人协助的患者。推荐将行为训练作为其他治疗方法的辅助。具体膀胱训练方案应根据患者具体情况，参照排尿日记、液体摄入量、膀胱容量、残余尿量以及尿动力学检查结果等指标制定，目前尚无统一定论。

（2）盆底肌功能训练：主要包括凯格尔（Kegel）训练和阴道锥训练。

Kegel 医生于 1950 年将凯格尔训练应用于产后尿失禁患者，以加强盆底肌肉收缩力，大约 1/4 的患者尿失禁得以改善。训练方法如下：①患者在不收缩下肢、腹部及臀部肌肉的情况下自主收缩盆底肌肉（会阴及肛门括约肌），每次收缩维持 5～10s，重复 10～20 次/组，3 组/d；②在指导患者呼吸训练时，嘱患者吸气时收缩肛门周围肌肉，维持 5～10s，呼气时放松；③患者可在桥式运动下做收缩肛门的动作，这时可用一些引导式的话语帮助患者维持收缩肛门的动作 5～10s，如让患者想象自己尿急，但还找不到卫生间，要先憋住尿（想象疗法）；④患者坐在椅子上，由后向前缓慢地把肛门、阴道、尿道周围等盆底肌收缩上提，感觉想阻止肛门排气，从 1 数到 10，然后缓慢放松；⑤患者可以坐在马桶上，两腿分开，开始排尿，中途有意识地收缩盆底肌肉，使尿流中断，如此反复排尿、止尿，重复多次，使盆底肌得到锻炼。

阴道锥训练较凯格尔训练复杂，该方法将阴道锥置入患者阴道内、肛提肌以上，当重物置于阴道内时，会提供感觉性反馈，通过收缩肛提肌维持其位置保证阴道锥不落下，依次增加阴道锥重量，从而提高盆底收缩力。该方法的患者满意率为 40%～70%。

（3）盆底电刺激：目的是促进盆底肌肉的反射性收缩，教育患者如何正确收缩盆底肌肉并提高患者治疗的依从性。对于盆底肌及尿道括约肌不完全去神经化的患者，推荐使用经阴道或肛门电极进行盆底电刺激，以改善尿失禁，同时抑制逼尿肌不稳定收缩。盆底电刺激结合生物反馈治疗可以在增加盆底肌肉觉醒性的同时使肌肉被动收缩。

（4）生物反馈：是一种评价和治疗盆底功能障碍的高级训练方法。生物反馈作为盆底肌肉康复训练的一部分，可以让患者了解盆底肌肉的生理状态。生物反馈的形式包括视觉、触觉、听觉和语言。由于去神经病变可能导致感觉障碍，医生和患者可能无法感觉到肌肉活动，推荐应用肌电图生物反馈指导训练盆底肌，能够加强肌肉收缩后放松的效率和盆底肌张力，巩固盆底肌训练的效果。

（5）手法辅助排尿：患者群有限，应严格遵循指征，慎重选择。

挤压法（Crede 手法）排尿指将双手置于耻骨联合上方膀胱顶部，缓慢按摩向膀胱体部挤压，将尿液挤出。瓦尔萨尔瓦（Valsalva）排尿是指排尿时通过瓦尔萨尔瓦动作增加腹压将尿液挤出。扳机点排尿指骶上脊髓损伤的患者，通过叩击耻骨上膀胱区、挤压阴茎、牵拉阴毛、摩擦大腿内侧、刺激肛门等刺激，诱发逼尿肌收缩和尿道括约肌松弛排尿。

Crede手法排尿和Valsalva排尿均为通过外力挤压膀胱促进排空。扳机点排尿的本质是刺激诱发骶反射形成反射性排尿，其前提是具备完整的骶神经反射弧。由于手法辅助排尿可能导致膀胱压力超过安全范围，该类方法存在诱发或加重上尿路损害的潜在风险，因此不推荐常规使用此类方法。实施手法辅助排尿前必须通过影像尿动力学检查明确下尿路功能状态，以确定其安全性。

3. 并发症护理

（1）尿路损伤、出血：操作时动作轻柔，选择合适的导尿管及润滑剂，每天行间歇性导尿术次数不超过6次，如尿道损伤或假道形成，一般通过留置导尿（6周左右）和用抗生素（5d左右）可治愈。

（2）泌尿系统感染：只需治疗有症状的泌尿系统感染，在间歇性导尿术开始阶段，每周查尿常规、尿液细菌培养及尿细菌涂片镜检1次，以后根据情况延长到2～4周1次，选择软硬程度合适的亲水性涂层导尿管以减少对尿道黏膜的机械性损伤和刺激，男性使用型号10～12Fr，女性使用型号12～14Fr。

合理安排间歇性导尿术的时间和频率，每次做到完全排空膀胱。保持会阴部的清洁，进行良好的卫生教育，恰当的导尿频率，避免膀胱过度充盈和维持低压膀胱是预防尿路感染重要的护理措施。

（3）尿路结石：进行早期活动，经常变换体位，限制饮食中的钙含量以防结石形成；治疗性站立和步行可以减少骨钙的丢失，从而减少钙从泌尿系统的排泄；在无禁忌的情况下多饮水，勤排尿，每天摄入水量2 000～3 000ml；保证每天尿量在1 500ml以上。

（4）膀胱输尿管反流：影像尿流动力学检查可以确诊有无膀胱输尿管反流，判断反流程度、确定反流时膀胱压力、了解膀胱功能障碍类型。

在实施抗反流治疗前或抗反流治疗时应纠正导致膀胱输尿管反流的诱发因素。在诱因去除后膀胱输尿管反流仍不消失者，应进行外科治疗，定期进行影像学随访，每年至少应进行2次B超检查、1次影像尿流动力检查，根据情况决定进一步检查。

4. 健康指导　文献报道能够较好地掌握膀胱管理方法的脊髓损伤患者只有不到50%，加强对SCI患者后期并发症的教育，能够提高患者出院后的自我护理水平。

医护人员给予患者疾病知识指导：①该疾病的定义、膀胱解剖结构及主要功能、排尿反射过程；②该疾病的演变过程以及预后；③上尿路损害的危险因素，如膀胱管理方式、尿动力学变化；④间歇性导尿术、膀胱训练方法及膀胱自理技术相关知识。临床医护人员定期对患者开展健康讲座、组织开展病友会，患者进行互动讨论与经验交流，向患者赠送资料，如健康宣传手册、有关神经源性膀胱管理的操作视频等。

临床医护人员向患者强调要终身随访。定期随访参考时间：出院后3个月，每月1次；3个月后每季度1次；6个月后每半年1次。随访检测的内容包括：感染监测、肾功能检查、影像学检查、尿流动力学检查、膀胱镜检查。

国内学者通过行间歇性导尿术、膀胱功能训练及饮水计划，使用盆底生物反馈、穴位按摩、电针等干预方式，改善了脊髓损伤神经源性膀胱患者的排尿功能，提高了其生活质量。同时，通过循序渐进的系统健康教育、行动学习法、品管圈活动及健康教育路径表单的应用，提升了患者的自我膀胱管理能力。

（五）常用量表

临床上常用国际尿失禁咨询委员会尿失禁问卷简表、尿失禁影响问卷简表评估排尿状况和对患者的影响程度，主要受试人群为中老年女性，集中评估患者的尿失禁症状；膀胱过度活动症常表现为尿急，常伴有尿频和夜尿，膀胱过度活动症症状评分表主要评估膀胱过度活动症状以及对日常生活质量的影响；以上量表未能有效评估完全不能排尿及排空不全患者的症状。

2013年Blayne Welk通过半结构式访谈和专家意见，基于脊髓损伤、多发性硬化和脊柱裂患者具体症状和临床表现，研制了神经源性膀胱症状评分表，包括24个条目，涵盖失禁、储存和排空、泌尿系统并发症3个主要领域，具有适当的心理测量学特性，集中反映患者神经源性膀胱功能障碍的严重程度和相关并发症,同时也涵盖患者生活质量的评价。该表是衡量神经源性膀胱症状和后果可靠、有效的工具,可以根据临床需要单独使用。2017年Blayne Welk又专门针对脊髓损伤患者再次进行了有效性和可靠性的验证,认为这是一个非常适合评估脊髓损伤神经源性膀胱症状的工具,能够区分和评估不同水平的膀胱症状和实施干预后的变化。国内赵蕊首次将其引进,汉化后再次行信度和效度检验,同时神经源性膀胱症状调查结果显示:影响症状的主要因素包括损伤部位、损伤分级、损伤病程、排尿方式,这可以解释神经源性膀胱症状69.6%的变异。

(原艳丽)

第五节 神经源性肠道的管理新理念

一、概述

神经源性肠道功能障碍(neurogenic bowel dysfunction,NBD)是由于神经损伤或出生缺陷而丧失或缺乏正常的肠道功能,其特点为无法控制粪便从身体排出。病因多为脊髓损伤、多发性硬化、卒中、帕金森病、先天性疾病如脊柱裂、脑瘫等。在骨科领域,脊髓损伤患者具有高发生率、高致残率、高耗费和低龄化的特点。脊髓损伤后结肠动力下降、大脑对肛门括约肌控制的丧失,以及躯体大范围肌力的衰减等相互影响,使排便管理成为直接影响患者生活质量的难题,也是脊髓损伤患者重新调整进入家庭与社会的主要困难。NBD作为脊髓损伤的严重并发症之一,是常见而又容易被忽略的问题。建立一个有效的肠道管理模式可以显著降低各种肠道并发症的发生率,提高患者的生活质量及社会参与能力。

(一)基本概念

脊髓损伤NBD是脊髓损伤后肠道失去中枢神经支配造成感觉、运动障碍,使结肠活动和肛门、直肠功能发生紊乱,导致结肠通过时间延长,肛门括约肌失去自主控制,直肠平滑肌与盆底横纹肌协调性被打乱,表现为便秘、大便失禁等肠道并发症。

(二)流行病学现况

全世界范围内脊髓损伤的发生率为10/100万~40/100万。目前约有250万人生活在脊髓损伤所带来的巨大痛苦中。美国每年脊髓损伤发生率达40/100万,即每年约新增12 000名脊髓损伤患者,其中80.7%为男性,一半以上患者年龄在16~30岁之间。我国亦为脊髓损伤高发生率国家,但尚无全国性范围的统计。北京市2002年脊髓损伤发生率为60.6/100万,天津市2004—2008年脊髓损伤发生率为23.7/100万。国外研究数据表明,58%的脊髓损伤患者有严重的便秘,95%的患者需要至少1种方法来刺激排便,50%患者的排便需要依赖他人的帮助才能完成,49%的患者每次排便需费时30min以上,54%的患者主诉肠功能障碍是引起心理抑郁的原因之一。

(三)病理生理

排便正常的生理过程是通过肠蠕动将粪便推入直肠时刺激直肠壁内的感受器发生冲动,经盆神经和腹下神经传至脊髓腰骶段的初级排便中枢,同时上传到大脑皮质,引起便意和排便反射,通过盆神经传出冲动,使降结肠、乙状结肠和直肠收缩,肛门内括约肌扩张;同时,阴部神经冲动减少,肛门外括约肌舒张。此外支配腹肌和膈肌的神经兴奋,腹肌、膈肌收缩,腹内压增加,使粪便排出。而脊髓损伤后,肠道与大脑之间的神经联络受到严重破坏,肠壁受到刺激时产生的冲动无法上传至大脑排便中枢,肠道则失去了中枢神经系统的控制调节,肠道有关反射性和随意性的活动受到损害,同时支配肠壁平滑肌的副交感神经功能受损后肠蠕动减少,肠内容物推行变慢,水分吸收时间延长造成大便干燥进而出现便秘。脊髓损伤后肠道功能障碍的严重程度取决于脊髓损伤的程度及水平。脊髓损伤平面在T12以上,保留了排便基本反射弧,当大便充盈直肠时可以有完整的排便反射弧,但是与高级中枢大脑之间的联系中断,无便意的产生,整个排便过程不受大脑意识的控制调节,这种形式称为反射型肠道;另一种是脊髓损伤在T12以下,使得位于S2~S4的脊髓初级弧同时受到损害,肠道受到刺激引发的冲动不能传至脊髓,排便反射及便意都消失,大便在直肠内积聚,肠腔扩张,容量增加,这种形式称为失反射型肠道。而对于不完全性脊髓损伤的患者,可以表现为两种形式并存。总之,肠内容物在肠腔滞留时间延长,最终发展为便秘。对于患者来说,排便时间、地点、形式的不固定性使其生活质量受到严重影响,对其心理的影响也是不可估量的。

二、临床应用

（一）神经源性肠道功能障碍的评估方法

1.一般情况 NBD的严重程度与脊髓损伤的节段、程度、年龄、牵引、手术以及精神状态等因素有关，应予以记录。护理人员还应了解患者的饮食、睡眠、排便习惯以及药物使用情况，着重记录大便的量、性质、颜色，排便频率以及排便时间等。此外，在病史采集过程中还需注意询问患者的排便感、是否存在精神病病史以及家族便秘史等。

2.体格检查 包括叩诊（检查肠气）、触知粪块以及直肠触诊。在评估脊髓损伤NBD时，应注意观察患者肛门括约肌反射是否存在，腹部有无胀气，还应注意在脐部周围听诊肠鸣音以了解肠蠕动情况。注意通过患者的脊髓损伤节段、程度以及综合情况评估其独立排便能力，进而综合评估患者的NBD。

3.临床检查

（1）粪便常规：粪便常规检验可以明确肠道中有无细菌、病毒以及寄生虫感染。粪便常规检验包括化验粪便中有无虫卵、红细胞与白细胞，细菌敏感试验以及潜血试验等。粪便常规检验对于判断NBD是必要而又基本的检验项目。

（2）腹部超声：腹部超声可以测量肠道的直径和面积，可作为一个重要的参数来评估脊髓损伤患者的肠道状况。与下运动神经元性损伤相比，上运动神经元性损伤肠道的直径和面积更小，排便后肠道的直径和面积减少，用腹部超声测量直肠的直径和面积有助于区别神经源性肠道的种类，从而有助于评估脊髓损伤后神经源性肠道功能障碍。

（3）腹部X线片及CT：影像学检查中，腹部X线片可快速、便捷地评估肠道粪便的分布和肠腔扩张的状态，可用于评估肠道的严重程度以及是否存在肠梗阻，必要时可拍摄腹部CT以进一步了解肠道状况。

（4）结肠镜及直肠镜：因脊髓损伤患者便秘、大便干结、结肠扩张以及结肠中水分吸收增加，其肛裂、痔疮、憩室病以及结直肠癌风险明显升高。结肠镜及直肠镜可在直视下观察肠道有无结构性改变，并可在必要时取活组织进行检验，因此也用于评估脊髓损伤患者的NBD。

（5）表面肌电图：表面肌电图是运用表面电极从被检测肌肉的皮肤表面获得的神经肌肉系统活动时的生物电时间序列信号。该信号源自大脑皮质运动区，为众多外周肌肉运动单位电位的总和，即运动单位动作电位（motor unit action potential，MUAP），能够反映神经肌肉的活动状态，并且具有方便灵敏、数据客观等特点，在神经肌肉功能评定等方面具有重要的实用价值。由于盆底肌在调节排便规律以及控制排便等方面有重要的作用，因此表面肌电图可以作为评估脊髓损伤后神经源性肠道功能状况和盆底肌功能的量化指标，对进一步评估脊髓损伤患者盆底肌功能训练计划，改善神经源性肠道功能障碍具有一定的临床应用价值。

（6）其他临床检查：粪便造影检查、肠道动力测量、肠道屏障功能、肠道通透性测量以及肠道传输功能测定等检查目前多应用于脊髓损伤后神经源性肠道功能障碍相关科学研究之中，尚未在临床中广泛普及。

（二）常用的指南和评分系统

《国际胃肠病学组织（Organisation Mondiale de Gastro-entérologie，OMGE）临床指南》《便秘外科诊治指南》《中国慢性便秘诊治指南》《便秘评估与管理临床实践指南》《美国临床实践指南》《罗马Ⅱ诊断标准》《国际脊髓损伤生活质量基础数据集》，Cleveland便秘评分（constipation scoring system，CSS），St. Mark's大便失禁分级系统（fecal incontinence grading system，FIGS），神经源性肠道功能紊乱得分（NBD），青少年大便失禁和便秘症状指数（fecal incontinence and constipation symptom index，A-FICSI）。

（三）康复与治疗的策略

每名脊髓损伤患者的情况都是独特的，入院后24h内须对其进行肠道功能评估。肠道管理计划的制定需要个性化。肠道管理使用的方法和需要的药物很大程度上取决于神经损伤水平、病损程度、对肠道功能的后续效应等。此外还应重新评估排便方法的有效性，并根据需要进行修改。对于S2节段以下损伤的患者，其既不存在脊髓反射性肠蠕动容易发生粪便嵌塞，又不存在肛门外括约肌（external anal sphincter，EAS）张力容易产生粪便失禁，处理较为困难，一天需多次清洁直肠，护理耗时。S2节段以上损伤，常可利用残留的骶段脊髓反射协助排便，处理较为容易。

（四）脊髓损伤患者NBD的康复护理干预

1. 心理干预 脊髓损伤患者直肠功能康复耗时较长，因此对患者实施早期心理干预介入的意义重大，训练前应向患者及其家属讲解相关的病理生理基础知识和训练目的，让患者认识和找出对便秘的不正确认识和行为；调动患者的亲近家属共同参与训练，使患者及家属充分地配合。在训练1周后，可由家属自主操作，护士床旁进行指导；当病情许可时鼓励患者自行人工排便，运用系列的心理暗示，采用鼓励、赞赏的语言对患者进行劝导，增强其康复的信心，减少患者对护士和家属的依赖，增加依从性。

2. 排便时间的管理 充分与患者沟通，帮助患者建立好排便习惯，基本原则是不超过3d排便1次。患者取坐位为佳。指导患者每天饭后（早餐或晚餐）1h内定时排便，以餐后30～45min最佳，持续15min左右，保持在每天的同一时间进行，建立规律的定时肠道排便习惯，便于建立反射。

3. 饮食管理 NBD患者可以通过调整饮食结构控制大便的性状。增加膳食纤维食物的摄入量可增加大便的体积和含水量；增加水分摄入可以软化大便；某些液体也有刺激肠蠕动和通便的作用（如橙汁、柠檬汁、杏仁露等）。合理安排饮食结构，指导患者进食纤维含量高的食物，保证10～25g/d的纤维素（如玉米、全麦面包、坚果、新鲜蔬菜和水果等）；保持一定的饮水量（需要根据膀胱功能调整），计算公式为40ml/kg+2 000ml，有助于防止粪便干燥。近年研究发现，Cameron K J等提出脊髓损伤患者饮食中增加纤维可能有相反的作用，如产气、腹胀等；有关纤维素的摄入量有待进一步研究测定。庄妹提出饮食中忌食辛辣刺激、油腻及易产气食物，如豆制品、牛奶、甜饮料及含糖多的食物等。

4. 护理操作

（1）手指直肠刺激（digital rectal stimulation，DRS）操作：谢燕崧等研究显示应用手指定时对直肠黏膜进行接触刺激，一方面激发结肠产生强烈推进蠕动，另一方面使肛门外括约肌松弛，引起排便。通过指力直肠刺激、手指定时辅助排便，可引起肛门直肠的兴奋性反射，能及时保护残存的肠道功能。向患者解释相关程序并保护患者隐私；辅助患者左侧卧位，嘱其深呼气；戴手套，示指涂以适量润滑油；检查肛门有无痔疮或直肠出血；插入一根手指，注意观察括约肌的任何阻力和反射性收缩；轻轻旋转手指，观察有无大便排出或肠内有无积气；将佩戴手套并涂润滑剂的手指插入肛门2.5～4.0cm，轻轻抠出存于直肠内的粪便；必要时可使用直肠栓剂并等待10～15min；手指沿肠管壁做循环运动15～20s以刺激肠道（实现DRS）；重复上述步骤3次，每次间隔1～2min；注意患者排便过程中突然出现的血压升高、心率加快、面色苍白等异常情况，及时终止护理措施。

（2）盆底肌训练：患者在不收缩下肢、腹部及臀部肌肉的情况下自主收缩盆底肌肉（会阴及肛门括约肌），每次收缩维持5～10s，重复10～20次/组，每天3组。在指导患者呼吸训练时，嘱患者吸气时收缩肛门周围肌肉，维持5～10s，呼气时放松。患者可在桥式运动下做收缩肛门的动作，这时可用一些引导式的话语帮助患者维持收缩肛门的动作（5～10s）。患者坐在椅子上，由后向前缓慢地把肛门、阴道、尿道周围等盆底肌收缩上提，感觉想阻止肛门排气，从1数到10，然后缓慢放松。患者可以坐在马桶上，两腿分开，开始排尿，中途有意识地收缩盆底肌肉，使尿流中断，如此反复排尿、止尿，重复多次，使盆底肌得到锻炼。

（3）腹部按摩术：薛明等研究显示，对患者行腹部按摩使腹胀缓解时间、肠鸣音恢复时间、第1次肛门排气及排便时间明显缩短。腹部按摩前先让患者排空膀胱，然后让患者取仰卧位或半卧位，操作者将手掌放在患者脐上方，用除拇指外的四指从右向左，沿升结肠-横结肠-降结肠做环形按摩。当按摩到左下腹时，加强指的压力，向骶部强压，力度以患者不感到疼痛为度。同时患者尽量配合做肛提肌运动，以增强肠蠕动。每天早晚各1次，也可便前20min或餐后2h进行，每次15～20min。对腹部按摩的研究近几年较多，腹部按摩对腹胀、排便排气都有一定作用，但按摩的深度、速度等方面的研究不够深入，可作为今后研究的重点方向。

（4）肛门括约肌训练术：患者侧卧、放松，操作者四指并拢或手握拳于肛门向内按压5～10次。两手或单手于肛周有节律地往外弹拨，使肛门外括约肌收缩-扩张-收缩，左右方向各10～20次，刺激直肠、肛门括约肌，诱发便意。

（5）肛门牵张技术：示指或中指戴指套涂润滑剂，缓慢插入肛门，把直肠壁的肛门一侧缓慢持续的牵拉，以缓解肛门括约肌的痉挛，利于粪团排出。每天定时做 1～2 次，10～15 个 / 次，可有效刺激肛门括约肌，引起肠蠕动，建立反射性排便。

（6）低桥式运动：患者仰卧，双腿屈曲，双臂平放于身体两侧，以脚掌及肩部支撑，靠腹肌及盆腔肌的力量，将臀部及腰腹部抬起离床，持续 5s 左右还原，重复 10～20 次。

5. 药物护理　目前使用的药物通常有以下几种：栓剂（开塞露）、缓泻剂（聚乙二醇、液状石蜡）、肠蠕动促进剂（西沙必利、比沙可啶）等。徐青等研究表示，新司的明是有效的治疗药物，该药主要作用于副交感神经而增加对结肠的副交感神经冲动的传入；西沙必利等可减少脊髓损伤患者的便秘，缩短传输时间，长期使用可导致心律失常的发生；刺激性的缓泻剂可增加肠道的动力以缩短水分的再吸收时间；比沙可啶也有相似的作用，常被制成栓剂刺激排便；但会发生剂量依赖，如腹绞痛、腹泻、电解质紊乱。长期使用刺激性轻泻剂，特别是番泻盐，可能导致进行性无反应；渗透性轻泻剂，如乳果糖能吸收水分到结肠内，使粪便更加液化，引起腹绞痛；脊髓损伤患者使用缓泻剂的频率比正常人高 10 倍，且使用频率随病程的增加而增加。李轩等研究发现骶管注射二甲弗林（回苏灵）及维生素 B_1 出现自主排便和排便次数的增加，但具体疗效和机制尚不明确。冼庆林等采取肉毒素肛门直肠环注射后，结果显示每周排便次数增加，平均每次排便耗时减少。目前有效的药物治疗研究尚不充分，对 NBD 患者的特效药有待进一步研究。

6. 电、磁刺激　电刺激躯体神经系统可改变内脏功能。短时间肛周电极电刺激可导致肛门括约肌收缩压力增加。脊髓损伤后神经信号抑制降低，导致骶髓内排便反射中心过度活跃，这可能被躯体感觉信号的输入所改变。电刺激、非侵入性磁刺激骶神经根诱导脊髓损伤患者排便，可应用于治疗大便失禁。

7. 对症治疗　对腹胀较重者可遵医嘱予肛门排气，严重者禁食水、胃肠减压、维持水电解质平衡；对其他排便手段无效时可采用灌肠法或行人工协助排便。秦雄等提出温生理盐水较肥皂水对肠道刺激小，临床上较为常用。李佳研究表明患者左侧卧位时采纳一次性吸痰管（规格：FB12）尾部连接开塞露灌肠通便可使药液直接到达乙状结肠并延长保留在肠内的时间，对患者刺激小，软化粪便效果好。对于存在顽固性便秘或失禁的患者，经综合的康复治疗方案无效时，可采用结肠造瘘术、肠缩短吻合术等外科手术治疗。选择何种造口术则依赖于结肠运输试验结果。

（五）健康教育

确定辅助患者排便的实施者，并对实施者和患者进行肠道管理健康教育，制订健康教育资料。

1. NBD 肠道管理知识　包括消化和排泄的解剖、预防和处理自主神经反射等并发症、如何建立规律的排便习惯、饮食的合理搭配、人工干预排便的重要性、通便药物的作用、不良反应等。

2. NBD 肠道管理技术　排便日记的记录、手指直肠探查、手指直肠刺激、腹部按摩、体位摆放、排便辅助设施的使用、排便时皮肤的保护等。

3. 健康教育反馈强化　即在护理查房时询问家属及患者对 NBD 护理知识的掌握情况，强化理解。

在实际工作中，应根据患者的个体情况进行个性化的综合康复护理，帮助脊髓损伤后 NBD 患者提高自我效能，建立有效的肠道管理模式。目前如何进一步改进 NBD 患者治疗手段、制订更加规范、综合、个性化的护理措施将是后续 NBD 研究的重点。

（王丽慧）

第六节　身心并护理念在骨科的运用

一、概述

身心并护是将患者作为一个生理、心理、精神等多层面融合在一起的社会人来照顾、关怀及护理，将心理护理和精神护理的重要性提高到与身体护理相等的位置上来，它强化了护理人员对生命的尊重，更好地体现了医疗护理的救治性、照护性、安抚性。简言之，身心并护是医学模式转变和身心整体护理前提下，以人为本理念在护理实践中的体现，也体现了护理对人生命的敬畏及心灵的关怀。

身心并护理论源于特定的社会背景、先进的医学理论基础、多年的临床实践。中国人民解放军总医院提出的身心并护理论，源于医院 60 余年来的临床实践，源于一代代护理前辈经验的传承和总结。身心并护的理念旨在及时评估患者需求，及时主动、合理解决患者在就诊和住院期间的各个环节中所面临的个性化身心健康问题。

（一）重视个体护理需求

身心并护模式是在整体护理发展的基础上，更加重视体现人文关怀的护理新模式。个性化身心护理期望将患者作为一个有病求医，同时具有自我性格和家庭社会特征的完整个体来看待，无论是内科、外科、专科的护理人员，都能针对患者的性别、年龄、病情诊断、心理特征进行全面分析，形成身心护理的关键内容。具体做法：在患者住院的各个阶段，结合临床护理路径，及时全面评估患者生理、心理方面的问题，形成个性化的护理方案，及时给予针对性的人文关怀及个性化护理措施，并及时评估护理效果。

（二）融合身与心并护理念

身心并护强调在对患者的健康照护中，融入人文护理理念，应用科学的护理方法，为患者提供个性化护理。特别强调针对患者心理情绪问题，将普通心理及音乐、理疗、放松方法、康复训练等护理措施融合到日常护理工作中，疏解患者心理情绪问题，提供个性化的精神心理支持与帮助。要求护理人员在关注多元化文化需求的基础上，提供诚心、耐心、细心、爱心、用心为一体的身心护理。

（三）身心并护的护理行为

在身心并护模式实施过程中，护理人员需要充分运用心理学知识和方法为患者健康服务，强调通过护理团队的工作态度、言语、行为影响患者的感受和认知，改变患者的不良心理状态和行为，达到促进健康的目的。要求全体护理人员自觉遵守国家、医院、科室的规章制度，在临床实践中应用人文关怀理念和循证思维、评判性思维解决实际问题，不断提升专科护理能力，通过护理人员表现出来的高尚情操和护理技能去影响患者的心理，使患者体验到一个良好的护理环境，从而树立战胜疾病的信心。

二、身心并护理念在骨科中的应用

结合身心并护理念的内涵，如何将身心并护应用到骨科临床实践，成为护理研究的重要内容。鉴于骨科手术患者大多有疼痛、焦虑的心理特点，身心并护理念的运用能更好地促进患者的康复，满足患者在住院期间的生理健康需求和精神满足需求。重视个体护理需求，需要强调个性化护理；在健康照护中融入人文护理理念，需要重视患者心理情绪问题，在实践中可以采用情感账户管理来实施优质护理服务；护理行为的专业化需要转变固有思维，在实践中可以采用术前模拟训练来达到健康宣教的目的。

（一）个性化护理在骨科患者身心并护中的实践

患者个性化需求分析是身心并护工作模式发展的基础。个性化护理就是针对患者性别、年龄等多个方面，进行相应针对性的护理措施，以满足患者在住院期间的生理健康需求和精神满足需求。身心并护理念是体现了以"患者为中心"的一种护理理念，在临床护理工作中，注重应用个性化护理方法，能更好地促进患者的康复，适应临床护理工作。个性化护理在骨科不同专科患者中的应用，均促进了患者康复，提高了护理效果和质量。

1. 个性化护理在关节外科患者身心并护中的实践　骨科常见的关节损伤性疾病如半月板损伤、髋关节置换术后患者以及骨关节疾病如老年膝骨性关节炎术后患者，根据不同关节疾病患者的具体生理状态如病情不同、康复需求不同、关节功能状况不同，在常规骨科护理的基础上制定个性化、针对性的康复计划，如根据患者关节功能状况和不同康复进度由康复师制定个性化康复计划，对部分康复效果较好的患者可加大锻炼强度或动态调整锻炼计划，协助其找到合适强度、节奏的康复锻炼计划，加快关节功能恢复；针对康复效果较慢的患者，给予心理疏导，帮助其树立恢复的信心；针对不同症状患者选择个性化治疗方法，疼痛明显的患者给予相应的镇痛措施，关节肿胀僵硬明显的患者则给予冰敷、按摩等措施，个性化的康复护理模式能够有效缓解患者的疼痛症状、促进关节活动功能恢复，提升患者对疾病的认知，缓解负面心理，提高生活质量。同时能够密切医、护、患的关系，提高护理效果和质量。

2. 个性化护理在创伤骨科患者身心并护中的实践　创伤骨科中骨折手术的患者比例较大，骨折给患者带来的生理和心理上的不适尤其需要护理人员的重视。疼痛是困扰骨折患者的最大问题，疼痛评估是控制疼痛极为关键的一步，术前个性化的患者健康宣教，使患者能够正确、及时表达疼痛，以此为依据才能选择适当的镇痛剂，辅助药物治疗并制订合理的治疗方案，从而提高手术治疗效果。骨折患者术后疼痛实施个性化护理后，解除了患者的紧张情绪，使患者心情放松，肌肉放松，同时护理人员能够重视、认可患者的疼痛主诉，采取合适体位、心理护理和音乐疗法等个性化护理干预措施，明显减轻患者术后疼痛焦虑情绪的程度，改善患者睡眠质量，提高其生活质量，促进患者的康复，提高患者护理满意度。

（二）情感账户管理在骨科患者身心并护中的实践

骨科护理工作繁重且风险大，患者需求存在多元化，在骨科病区中，采取手术治疗的患者占比较大，手术会导致患者心理和身体上比较痛苦，术后患者的康复，不仅要从治疗上标本兼治，还需要在护理上进行干预，身心并护的理念特别强调针对患者心理情绪问题，护理人员应该将普通心理及音乐、放松方法、康复训练等优质护理措施融合到日常护理工作中，疏解患者心理情绪问题，提供个性化的精神心理支持与帮助，促进患者康复，得到患者的信任和认可。

情感账户是对于人际关系的一种比喻，史蒂芬·柯维在《高效能人士的七个习惯》一书中指出："你必须把每一次人际交往，都看成是在他人情感账户内存款的一个机会"。在骨科护理服务中，"情感账户"是存在于护患关系中的信任总数，每一次护患之间的互动就好比是在该账户内"存款"或"取款"。"存款"代表优质的护理服务，有助于建立和谐护患关系，减少护患纠纷，减少并发症的发生；而"取款"代表不良的护理服务，是在降低信任，妨碍构建和谐护患关系。通过对患者满意度调查表、抑郁自评量表和焦虑自评量表评价实施护理前后心理状态情况、护理工作质量等指标进行效果评价，研究结果表明骨科护理管理中实施情感账户管理可提高护理质量，更好地改善患者不良心态，改善护患关系，提高对护理的满意度。

（三）术前管道模拟训练在骨科患者身心并护中的实践

骨科疾病种类众多，各病区的患者以手术为主，术后患者均带有相应的管道，术后常见的吸氧管、尿管、输液管道以及专科的管道如颈腰椎术后

的伤口引流管、髋膝关节置换术后的伤口引流管、创伤骨科的负压封闭管道，通过转变思维模式应用手术前管道模拟训练方法，解决患者对术后各管道焦虑的心理问题，可提高患者对管道的认知，缓解患者的焦虑心理，增强患者保护管道的意识，有利于护士对患者开展管道宣教，提升专科护理能力。

在骨科病房中应用术前模拟管道训练方式进行整体护理，模拟用具使用教学专用的实际管道，如尿管、中心静脉导管、伤口引流管等实际使用的管道，以便增加模拟场景真实性。根据患者的具体病情，术前讨论评估完成后，确定术后方式及留置管道种类及数量，由责任护士按照术后实际管道给予患者进行健康宣教，让患者了解术后留置的管道的种类和数量，将管道粘贴于患者相应部位，引导患者用双手触摸感觉各种管道走行的位置和质地，讲解相应管道名称、位置、作用、引流液性状，缓解患者术后对带管环境的紧张情绪；在患者触摸管道并确认的同时，引导患者做牵拉管道动作，感受拉扯拔除管道的力度，介绍牵拉可能引发的疼痛以及非计划拔管的危害、引起的不良并发症等；协助患者变换各种体位时引流管位置的变化，培养患者床上改变卧位时保护管道的意识，提高术后带管期间舒适度。通过对管道护理效果、患者满意度及管道宣教知晓率的评价比较，表明术前模拟管道训练可降低术后留置管道非计划拔管的发生率，可以提高骨科患者对护理宣教内容的知晓率、提高了骨科患者对护理服务满意度，同时激发护士对术前宣教的主动性和积极性，有利于护士对患者开展围手术期的宣教工作。

综上所述，身心并护有着丰富的内容和深刻的内涵，不仅是一种工作方法，更是一种服务理念，在骨科临床护理工作中，护理人员可以运用个性化护理、情感账户管理、术前管道模拟训练护理措施对患者进行身与心的护理，用扎实的理论知识和操作技术、全面细致的健康指导，从身和心两个方面共同维护患者的健康，同时转变固有思维模式，用人文关怀理念和循证思维、评判性思维解决临床工作中实际问题，不断提升专科护理能力，将身心并护的理念在每天护理工作中细细体会、用心实践。

（苏明慧）

第七节 思维导图在骨科的运用

一、概述

（一）思维导图的概念

思维导图（mind map，mind mapping）是一种有效使用大脑的发散性思考方法，它模拟人脑神经网络放射结构，以视觉形象化图示展现认知结构，外化大脑思维图谱，亦称脑图、心智图、脑力激荡图、树状图或思维地图等，是一种图像式思维的工具，以及一种利用图像式思考辅助工具来表达思维的工具。思维导图由英国著名的心理学家、脑力开发专家东尼•博赞（Tony Buzan）于 20 世纪 70 年代发明并提出，其核心理念是将逻辑思维和形象思维相结合，最大化地调动左右半脑的潜能，以主题为中心，借助关键词、图像、颜色和线条等形式，把复杂、无序的思维过程分层次、有组织、放射式地用简单明了的图形建立教育框架，使条理清晰，重点突出，层次分明，利于理解应用。

（二）思维导图的构建

思维导图展现的是人脑思维的过程，建构的是知识的结构，它是一种提高创造性思维和知识素养的图形化技术，将大脑中所想的以图文并茂的方式"绘制出来"，有一个中心关键词，再向四周扩散，形成各级分支，用线条、符号、词汇和图像等建成记忆链接，一目了然地展现出中心关键词和各级主题之间的层次关系，将枯燥乏味的信息变成了组织性强、容易记忆、色彩分明的树枝状。思维导图利用文字、色彩、图画、代码等多种形式从多角度来展现思维图谱，使人们关注焦点集中于中央主题或图形上，增强了记忆效果，也能使制图者产生无限联想，使思维更具创造性。

思维导图的创作既可手工绘制，亦可用软件绘制。手工绘制工具为大白纸和色彩明亮的涂色笔，绘制方法一般是：①以图形的形式把最大的主题画在纸中心；②从主题延伸出子主题，二级和三级主题依次延伸，线条近粗远细，不断延展；③在各分支线条上添加各关键词或内容，随时可以补充或删减构图的分支；④各分支之间用箭头把信息相关联的部分连起来，最后使用颜色、文字、图画等表达，亦可添加一些小图案或符号，以作标记，增加思维导图的清晰性和趣味性。随着人们对思维导图的不断研究探索，其绘制不再限于手工，目前研发的思维导图软件主要有 iMindMap、MindMannager、MindMaster、MindMapper、FreeMind、Xmind、NovaMind、Inspiration 等，有中文、日语、英语等多个版本，在软件的使用下，思维导图的优势更为明显，使用更加简单、清晰、灵巧。

（三）思维导图的发展及应用

自 1971 年思维导图创始人东尼•博赞将他的研究成果集结成书后，思维导图就因其丰富的内涵和结构化特征受到人们的高度重视，尤其是引起教育工作者的广泛关注。思维导图起始是在训练"学习障碍者"的实践中逐步形成的，后来发现它具有强大的可视功能和思维功能，可以协助记笔记、知识管理、个人思考、创作性思维培养等，很快广泛应用于课程教育、行政管理、人员培训等领域。随着信息技术的发展，思维导图在技术领域中的作用也日益凸显，越来越多思维导图的绘图软件亦应运而生，而绘图软件的开发利用也进一步促进了思维导图在教育领域的研究。

国外关于思维导图在护理中应用的研究最早出现于 1994 年，由 Rooda 把思维导图运用于护理教育中，让护生把大量的概念通过有趣的图形联系起来加以理解运用，这种创造性的教学策略帮助学生理清思路、弄清概念，提高了学生的学习兴趣，使教学效果更加满意。Kotcherlakota 等将思维导图运用于护理研究生的教学，帮助学生理清了研究思路，为学生以后进行深入研究奠定了很好的基础，促进了人才培养。Mower 将思维导图和围手术期护理计划紧密结合，可以使护理人员根据患者的护理诊断及年龄制订个性化的护理计划，解决术中和术后风险，使护理效果达到最佳状态。Kerm 等的研究论证了思维导图可以直观地展示护理诊断、护理干预措施和结果之间的关系，在护理计划中使用思维导图，可以让学生的注意力集中在患者的每个护理诊断上，促进了学生批判性思维及整体思维的发展。

思维导图自 20 世纪 90 年代开始被引进我国，逐渐应用于护理专业课程教学、临床教学、新护士培训等，在教育领域它被认为是一种有效的思维模式，不仅显著提高了学习者对教学内容的理解和记忆，还因为其完整的逻辑架构及全脑思考方法，提升了学习者的思考技巧及记忆力，增强了组织力和创造力。此外，在临床护理领域，思维导图也被证实是一种重要的干预模式,思维导图式健康教育一方面可以使护士对需沟通的内容记忆深刻、条理清晰、避免遗漏;另一方面利用图形及色彩效果,吸引了患者的注意力,使患者在宣教过程中能够积极关注,提高了护患沟通交流质量,增强了患者对相关疾病知识的认知度,提高了遵医行为依从度。

二、思维导图在骨科的应用

(一)思维导图在骨科护理教学领域中的应用

在传统的护理教学中,教师常常采用"教师讲、学生听"的教学模式,这种方法往往让学生处于被动接受状态,很难由点及面,在脑中形成一个富有逻辑的完整体系。思维导图作为一种可视化的教学辅助工具,在信息传递性和有效性上,相较视听宣教、传统口头或书面宣教具有明显优势,因此越来越多被应用于临床护理教学领域。思维导图的形成是一个动态过程,通过不同学习阶段制定的思维导图,能够在知识与能力上获得成长,基于思维导图具有强烈的个性化色彩,也便于发现知识盲点及思维的薄弱环节。另外,将思维导图式护理教学纳入形成性评价,既丰富了教学评价内容,也会增强学习动机。

在骨科护理教学实施中,有学者将思维导图与"3W+5H"教学模式结合到一起,3个 W:①What 骨折是什么(定义);②Why 骨折为什么发生(病因);③What presentation 骨折有什么表现(临床症状和体征);5个 H:①How to happen 骨折是如何发生的(发病机制);②How to diagnose 骨折如何诊断(诊断标准及辅助检查);③How to treat 骨折如何治疗(处理原则);④How to intervene 骨折要如何干预(护理评估、诊断和措施);⑤How to precaution 疾病该如何预防(健康教育),由案例和问题导入,引导学生思考"3W+5H"问题,结合思维导图绘制模式进行有效思考,证实思维导图与"3W+5H"混合教学模式有利于调动学生学习积极性,提高逻辑思维能力和归纳总结能力。同时思维导图自学法在骨外科护理教学中的应用也发现,思维导图自学法有利于学生对骨外科护理知识的系统整合、理解及记忆,能提升学习效率及效果,发挥主体能动性。因而思维导图作为一种认知工具,可以帮助学生提高学习效率,亦可提高教学效率。

(二)思维导图在骨科临床护理中的应用

1. 思维导图式术前访视对骨科手术患者术前焦虑的影响　术前访视是提高患者及家属对疾病认知程度的重要手段。采用思维导图进行术前访视管理,可以降低患者术前对疾病不确定感,减轻其焦虑情绪,提高访视满意度。在实施过程中首先针对患者手术方式设计术前访视思维导图,将术前访视内容归纳在图中,突出思维内容的中心和层次,采用简洁的关键词(术前访视)、彩色的线条、生动的图片以放射状的图将以上内容显现出来,吸引患者注意力。此外,可以设计不同一级分支,包括手术室环境、手术流程、术前评估、入室前注意事项、心理疏导等,每个一级分支又可以根据其内涵发散出二级及三级分支(均为相关的知识点)。思维导图用绘图软件制作好后,再综合分析思路与具体实施方法,特别是对二级分支中存在的项目进行分析,让术前访视者知晓思维导图的目的,提高访视责任心,从而保障术前访视的最终效果。

2. 思维导图对指导骨折患者术后功能恢复的影响　对骨折患者的治疗方法以复位内固定和关节置换术为主,术后的康复训练和医疗服务过渡是保证患者康复的关键。照顾者作为骨折术后患者主要的陪伴者和指导者,对患者术后功能恢复有着决定性的影响。将思维导图干预模式应用于骨折患者照顾者中,由医师及护理骨干组成思维导图干预小组,共同制订思维导图式的康复训练指导,内容包括健康宣教、康复训练、康复环境、心理指导为一级分支,并将其内容细化,分散出二级分支和三级分支,通过分支让骨折照顾者详细了解术后功能康复的主要方法和技巧。思维导图的一级分支内容可以制定成培训短视频,再将二、三级分支内容进行详细演示,对照顾者进行思维导图系统培训,让照顾者能够准确掌握术后功能恢复的知识点。思维导图干预模式应用于骨折患者照顾者中,可以提升照顾者相关康复知识的认知,改善患者术后髋关节功能,提高患者生活能力。

3. 思维导图对术后康复患者遵医行为及出院准备度的影响　应用思维导图方式进行健康教育,可以有效提高患者对疾病相关知识的掌握程度,提高患者术后康复遵医行为依从性,促进康复,提高生命质量。运用思维导图对腰椎间盘突出症术后患者进行健康教育,绘制思维导图时可分为3个模块，中心关键词分别为腰椎间盘突出症、功能锻炼、术后康复，"腰椎间盘突出症"这个关键词可再进一步发散出二级分支，包括：疾病简介、功能锻炼、饮食指导、院外护理，然后利用图片、颜色、线条连接各二、三、四级分支，相较于传统健康教育，保留了关键文字信息，采用中心关键词、图片、颜色和曲线对指导内容进行梳理和压缩，将健康教育内容有重点、分层次地呈现给患者，帮助患者接受和记忆。在这一过程中健康教育者通过培训学习，借助思维导图的梳理，条理更加清晰，知识点也不易遗漏，同时也提高了患者对疾病的认知能力，进而逐步建立良好的遵医行为，提高患者出院准备度。

（三）思维导图在骨科患者自我管理中的应用

骨科中的常见疾病脊髓损伤，是一种不可治愈的疾病，患者因脊髓损伤导致的神经功能障碍会引起肢体、膀胱和肠道等功能障碍，不仅造成患者生理及心理上的极大痛苦，也影响其生活质量。将思维导图与操作演示相结合的健康宣教方式应用于脊髓损伤患者，首先设计以脊髓损伤、反射性肠道护理和迟缓性肠道护理为中心主题的思维导图以及相关健康教育内容，可以有效促进患者更好地掌握疾病相关知识，促进患者主动参与到肠道管理中，最终改善患者肠道功能，提高康复护理质量。

跌倒作为骨科住院患者常见不良事件之一，也是一项重要的护理质量敏感指标。运用思维导图对骨科病房跌倒管理中存在的问题进行分析，确定质量改善项目，制作跌倒思维导图，内容包括患者发生跌倒的原因、危害、预防措施和改进方法，应用思维导图对高危跌倒风险患者及陪护进行健康教育，并对临床工作者进行培训，发现思维导图运用于住院患者防跌倒管理，既可提高临床工作者对跌倒评估的准确性，也可以降低患者跌倒发生率。

综上所述，思维导图在我国护理领域的应用尚处于起步阶段，目前关于思维导图的研究主要针对于护理理论及学校教育，而对思维导图在临床患者疾病管理以及患者自我管理的研究报道较少，同时应用及效果的研究还存在样本量偏少、干预时间短等问题，且研究较模式化，以描述性研究为主，缺乏深入研究，希望今后能够进一步扩大样本量，进行长期的前瞻性的队列研究，评价思维导图的长期应用效果，使思维导图能够更好地应用于护理教学和临床评价。

（徐迎莹）

第四章

骨科护理常用评估工具

第一节 日常生活能力评定量表

一、量表简介

日常生活能力评定量表（activity of daily living scale，ADL）由美国的 Lawton 和 Brody 于 1969 年制定，由躯体生活自理量表（physical self-maintenance scale，PSMS）和工具性日常生活活动量表（instrumental activities of daily living scale，IADL）组成。该量表项目细致，简明易懂，内容具体，便于询问，不受年龄、性别、经济状况等因素影响，能较全面、准确、迅速地反映受试者的日常生活能力。适用于各种职业、文化阶层及年龄段的正常人或各类精神疾病患者，包括青少年患者、老年患者和神经症患者。

二、评定项目和标准

ADL 共有 14 项，包括两部分内容（表 4-1）：一是躯体生活自理量表（PSMS），共 6 项：上厕所、进食、穿衣、梳洗、行走和洗澡；二是工具性日常生活能力量表（IADL），共 8 项：打电话、购物、备餐、做家务、洗衣、使用交通工具、服药和自理能力。

评分共 4 个等级，按自己完全可以做、有些困难、需要帮助、根本没办法做，分别计 1～4 分。评定结果可按总分、分量表分和单项分进行分析。总分 20 分为完全正常，大于 20 分表示有不同程度的功能下降。单项分 1 分为正常，2～4 分为功能下降。

三、应用评价

该量表评定采用李克特分级计分法，易于记录和统计，可以较全面地了解并概括患者日常生活的各项基本功能状况。应用 ADL 量表，能帮助护士对患者进行科学、准确的评估，为实施基础护理和预防压疮、摔倒不良事件提供切实可行的理论依据，也可作为阿尔茨海默病早期诊断和疗效评估的有效工具。

四、使用方法及注意事项

1. 评定时按表格逐项询问，如被试者因故不能回答或不能正确回答（如痴呆或失语），则可根据家属、护理人员等知情人的观察评定。

2. 量表中的行走一项，是指室内和附近短距离的步行；洗澡不包括准备洗澡水。

3. 如果无从了解或从未做过的项目，例如没

表 4-1 日常生活能力评定量表

评分指标	分值	评分指标	分值
1. 使用公共车辆	1 2 3 4	8. 梳头、刷牙等	1 2 3 4
2. 行走	1 2 3 4	9. 洗衣	1 2 3 4
3. 做饭菜	1 2 3 4	10. 洗澡	1 2 3 4
4. 做家务	1 2 3 4	11. 购物	1 2 3 4
5. 吃药	1 2 3 4	12. 定时上厕所	1 2 3 4
6. 吃饭	1 2 3 4	13. 打电话	1 2 3 4
7. 穿衣	1 2 3 4	14. 处理自己钱物	1 2 3 4

注：1. 自己完全可以做；2. 有些困难；3. 需要帮助；4. 根本无法做。

有电话也从来不打电话,记"9",以后按研究规定处理。

4.日常生活能力受多种因素的影响,年龄、视、听或运动功能障碍,躯体疾病,情绪低落等均影响日常生活功能。因此,对 ADL 结果的解释应谨慎。

（于 宁）

第二节 膝关节功能评估工具

一、KSS 量表

（一）量表简介

美国膝关节协会评分（American knee society score,KSS）是 1989 年由美国膝关节协会（American knee society system,AKS）提出的膝关节综合评分标准。其全面评估了膝关节整体功能和形态,更精确地评价了关节自身条件。

（二）评定项目和标准

KSS 评分量表分为膝关节评分（表 4-2）和膝关节功能评分（表 4-3）两大部分,总分各 100 分。膝关节评分又分为疼痛（50 分）、活动度（25 分）和稳定性评分（25 分）；膝关节功能评分包括行走能力（50 分）和上下楼能力的评分（50 分）,分数越高表明患者功能状态越好。KSS 评分评估:≥85 分为优,70～84 分为良,60～69 分为一般,低于 60 分为差。该评分量表包括 75% 的主观评估和 25% 客观评估。

二、HSS 量表

（一）量表简介

Insall 等人于 1976 年提出一个总分为 100 分的美国纽约特种外科医院（hospitalfor special surgery,HSS）评分系统,主要包括疼痛、功能、关节活动度、肌力、膝关节屈曲畸形、膝关节不稳定性等 6 个方面。其可以全面评价髌骨关节的运动情况,对于评估术前及术后的功能改善准确度较高。

（二）评定项目和标准

HSS 评分评估（表 4-4）:满分为 100 分,疼痛30 分、功能 22 分、活动度 18 分、肌力 10 分、屈曲畸形 10 分、关节稳定性 10 分。总分≥85 分为优,70～84 分为良,60～69 分为一般,低于 60 分为差。HSS 评分主要用于全膝关节置换术后的近期疗效

评价,近年来也逐渐用于评价膝关节单髁置换、髌骨关节置换、股骨远端骨折、胫骨平台骨折、交叉韧带损伤修复术后的疗效。

表 4-2 KSS 评分量表（膝关节评分）

评分指标	分值
1. 疼痛	
无	50
轻微或偶尔	45
上下楼梯时疼痛	40
行走和上下楼梯时疼痛	30
中等疼痛,偶尔	20
中等疼痛,持续	10
剧烈	0
2. 活动范围（每 5° 加 1 分,最多 25 分）	
左_____ 右_____	
3. 屈曲挛缩畸形	
<5°	0
5°～10°	−2
10°～15°	−5
16°～20°	−10
>20°	−15
4. 伸直滞缺（被动伸直达 0°,主动伸直受限）	
无	0
<10°	−5
10°～20°	−10
>20°	−15
5. 外翻力线	
5°～10°	0
4°～11°	−3
3°～12°	−6
2°～13°	−9
1°～14°	−12
0°～15°	−15
内翻或>15°	−20
膝关节评分:左_____ 右_____	

表 4-3 KSS 评分量表（膝关节功能评分）

评分指标	分值
1. 功能 - 行走	
不受限	50
>1 000m	40
500m	30
<500m	20
室内活动	10
不能行走	0

续表

评分指标	分值
2. 功能 - 上下楼梯	
正常上下楼梯·················· 50	
正常上楼，下楼时需扶栏杆 ······ 40	
上下楼时都需扶栏杆············ 30	
可扶栏杆上楼，无法下楼 ······· 15	
不能上下楼·················· 0	
3. 功能 - 支撑物	
不需要·················· 0	
手杖·················· −5	
双手杖·················· −10	
扶双拐或使用助步器··········· −20	
膝关节功能评分：左_____ 右_____	

（杨 辰）

第三节 髋关节功能评估工具

一、Harris 髋关节评分量表

（一）量表简介

Harris 髋关节评分（Harris hip score，HHS）是目前国际上普遍应用的一种全髋关节置换术后的关节功能评分方法。该方法从疼痛程度、行走距离、步态、日常生活、畸形和髋关节活动范围等方面来对髋关节的置换效果进行评估。

（二）评定项目和标准

Harris 髋关节评分（表 4-5）是国际通用的髋关节功能判定指标，内容包括疼痛程度、行走距离、步态、日常生活、畸形和髋关节活动范围等。量表总分为 100 分，将髋关节功能恢复情况分 4 个等级：90～100 分为优，80～89 分为良，70～79 分为一般，70 分以下为差。分值越高，髋关节功能恢复程度越好。

二、国际髋关节结果工具量表

（一）量表简介

国际髋关节结果工具（international hip outcome tool，iHOT-12）是 2012 年 5 月由欧美的研究机构提出的评分系统。欧美 MAHORN（multicenter-arthroscopy of the hip outcomes research network）保髋小组在设计出体系后，经过实践进行简化，形成当前的评分项目。其中前面的 7 个项目主要涉及疼痛等自我评价，而后面 5 项则主要从精神和心理

表 4-4 HSS 评分量表

评分指标	分值
1. 疼痛（30 分）	
任何时候均无疼痛	30
行走时无疼痛	15
行走时轻微疼痛	10
行走时中等疼痛	5
行走时严重疼痛	0
休息时无疼痛	15
休息时轻微疼痛	10
休息时中等疼痛	5
休息时重度疼痛	0
2. 功能（22 分）	
1）行走，站立无限制	22
行走 5～10 街区（2 500～5 000m）	10
行走 1～5 街区（500～2 500m）	8
行走少于 1 街区（500m）	4
不能行走	0
2）能上楼梯	5
上楼梯，但需支具	2
屋内行走，不需要支具	5
屋内行走，需要支具	2
3. 活动度（18 分）	
每活动 8 度得 1 分，最高 18 分	
4. 肌力（10 分）	
优：完全能对抗阻力	10
良：部分对抗阻力	8
中：能带动关节活动	4
差：不能带动关节活动	0
5. 屈膝畸形（10 分）	
无畸形	10
小于 5°	8
5°～10°	5
大于 10°	0
6. 稳定性（10 分）	
正常	10
轻微不稳 0°～5°	8
重度不稳 5°～10°	5
严重不稳，大于 15°	0
7. 减分项目	
单手杖 −1 分　伸直滞缺 5°−2 分　每 5° 外翻 −1 分	
单拐杖 −1 分　伸直滞缺 10°−3 分　每 5° 内翻 −1 分	
双拐杖 −3 分　伸直滞缺 15°−5 分	

表 4-5 Harris 髋关节评分量表

评分指标		分值: 左	右
1. 疼痛	无 / 可忽略	44	44
	轻微、偶尔,活动无受限	40	40
	轻度,日常活动不受影响		
	一般活动后疼痛,服用 NSAID	30	30
	中度,可忍受,工作轻度受限		
	偶服可待因类药物	20	20
	疼痛明显,功能严重受限	10	10
	功能完全丧失	0	0
2. 功能	(1)跛行		
A. 步态	无	11	11
	轻度	8	8
	中度	5	5
	重度	0	0
	(2)支具		
	无	11	11
	手杖长距需要	7	7
	手杖总距需要	5	5
	扶单拐	4	4
	双手杖	2	2
	扶双拐 / 不能行走	0	0
	(3)长距离行走		
	不受限	11	11
	>1 000 米	8	8
	500 米	5	5
	室内活动	2	2
	卧床和坐轮椅	0	0
B. 功能锻炼	(1)上楼梯		
	正常	4	4
	使用扶手可正常上楼	2	2
	使用其他任何方法可上楼	1	1
	不能上楼	0	0
	(2)穿袜子 / 系鞋带		
	很轻松	5	5
	困难	3	3
	不能	0	0
	(3)坐		
	任何椅子,1h	5	5
	高椅子,0.5h	3	3
	不能	0	0
	(4)交通		
	乘公共交通工具 / 小汽车	1	1
	不能使用交通工具	0	0

续表

评分指标		分值：左	右
3. 畸形表现	无	4	4
	固定内收畸形>10°	0	0
	固定内旋畸形>10°	0	0
	下肢不等长>3cm	0	0
	屈髋挛缩畸形>30°	0	0
4. 活动范围（小于以下度数不要划√）	屈曲（>90°）	1	1
	外展（>30°）	1	1
	内收（>20°）	1	1
	外旋（>20°）	1	1
	内旋（>15°）	1	1

5. 大腿痛

　　　　　　　　　　　左　　　　　　　　　　右
A 发生　　　□有　□无　　　　　□有　□无
B 频率　　　□每天□每周□每月　□每天□每周□每月
C 严重程度（10= 疼痛最大程度）
　　　　　　0 1 2 3 4 5 6 7 8 9 10　　0 1 2 3 4 5 6 7 8 9 10
Harris 评分　左：_____　右：_____

等多个方面进行评价。iHOT-12 反映了髋关节疼痛、功能受限以及对日常活动的影响。

（二）评定项目和标准

iHOT-12 评分体系目前共 12 项（表 4-6），其中前 7 项是关于疼痛和功能的自我评价，后 5 项是对精神和心理的自我评价。同时反映了髋关节疼痛、功能受限以及对日常活动的影响。患者在 10cm 长横线上用短斜线标记，交叉点位置来表示不同状况。每 1cm 代表 10 分，10cm 代表 100 分。每项评分按照提示，最左侧为 0 分，最右侧为 100 分，无法回答的问

表 4-6　iHOT-12 评分量表（中文翻译版）

姓名：　　　　　　　　出生日期：

填表日期：　　　　　　侧别：左侧○　　　/　　　右侧○

请回顾近 1 个月以来的准确感受来回答下列问题。

1. 您髋部或腹股沟区是否频繁疼痛？

非常频繁 ·· 从来没有

2. 您能否很轻松地蹲下和站起？

非常困难 ·· 很轻松

3. 长距离行走对您来说是否困难？

非常困难 ·· 很轻松

4. 您髋关节的摩擦感、绞锁、弹响对您是否有影响？

影响严重 ·· 毫无影响

5. 搬运重物对您来说是否困难？

非常困难 ·· 很轻松

6. 您是否害怕在体育或娱乐活动时突然急停或突然转变方向？

非常害怕 ·· 一点也不怕

7. 活动后，描述您感觉到髋部的疼痛程度。

疼痛剧烈 ·· 无疼痛

8. 您是否担心因为您髋部疾病而影响到照顾小孩？

□我不存在这样的顾虑

非常担心 ·· 毫不担心

9. 您髋部的疾病对您的性生活是否有影响？

□无性生活

严重影响 ··· 毫无影响

10. 您是否能经常意识到您的髋部存在问题？

非常频繁 ··· 未意识到

11. 您是否为您不能达到理想的健康水平而担心？

非常担心 ··· 毫不担心

12. 您是否为您髋部的疾病而沮丧？

非常沮丧 ··· 无影响

填表说明：

1）以上问题主要针对于您的髋关节疾病，以及这些疾病对您日常生活和情绪的影响。

2）请在相应问题下面的横线上划一短斜线，表明相应问题的严重程度。

①如果短斜线划在最左端，说明您感觉问题极其严重，如下所示：

极其严重 /——————————————————— 没有影响

②如果短斜线划在最右端，说明您感觉相应的问题对您没有任何影响，如下所示：

极其严重 ———————————————————/ 没有影响

③如果短斜线划在中间，说明您感觉相应的问题存在，并且是中等程度；也就是说介于"极其严重"和"没有影响"之间。能够反映问题严重程度的短斜线的划线位置非常重要。

④如果近期没有参加相应的活动，可以想象或尝试一下之后的感受。

题不必划"/"；在计算平均分值时剔除未选项，其评分不受影响。患者根据自己的实际情况进行打分。各项评分均为分值越高，对患者的生活影响越小。

（杨　辰）

第四节 脊柱脊髓损伤评估工具

一、脊髓损伤 ASIA 分级工具

（一）脊髓损伤 ASIA 分级工具简介

近年来，脊髓损伤治疗的多中心临床研究得以广泛开展，应用统一标准进行神经学评估是其重要前提。美国脊髓损伤学会（American spinal injury association，ASIA）于 1982 年首次推出脊髓损伤神经学分类标准，其第 4 版（1992）开始被国际脊髓学会（International Spinal Cord Society，ISCoS）认定为脊髓损伤神经学分类国际标准。其后的修订使之更加严密、精确而被全世界广泛应用至今。ASIA 神经功能分级其主要是根据脊髓损伤后的感觉、运动功能进行评估，从而了解损伤平面以及严重程度，信效度研究显示其可信度较高，对脊髓损伤敏感度也较高。

（二）评定项目和标准

脊髓损伤的分级目前采用 ASIA 的神经病损

分级法进行分级（表 4-7）。可分为 A、B、C、D、E 五级。ASIA A 级为完全性损伤，（感觉和运动功能完全损伤）；不完全性损伤有 ASIA B 级、ASIA C 级、ASIA D 级，其中 ASIA B 级为感觉不完全性损伤，运动完全性损伤，因此属于不完全性损伤；ASIA C 级为损伤平面以下半数以上的关键肌的肌力<3 级；ASIA D 级为损伤平面以下半数以上的关键肌的肌力≥3 级；ASIA E 级为基本正常。

表 4-7　脊髓损伤 ASIA 分级

分级	损伤程度	临床表现
A	完全性损伤	在脊髓损伤神经平面以下，包括骶段 S4～S5 无任何运动及感觉功能保留
B	不完全性损伤	在脊髓损伤神经平面以下，包括骶段 S4～S5 区有感觉功能保留，但无任何运动功能保留
C	不完全性损伤	在脊髓损伤神经平面以下，有运动功能保留，一半以上的关键肌肌力<3 级
D	不完全性损伤	在脊髓损伤神经平面以下，有运动功能保留，一半以上的关键肌肌力≥3 级
E	正常	感觉和运动功能正常，可有痉挛状态

（三）注意事项

1. C 级或 D 级的患者，必须在骶段 S4～S5（鞍区）有运动功能的保留，也就是如果鞍区没有感觉和运动了，就属于 A 级（排除脊髓震荡和脊髓休克），无论肢体是否残留有一些运动功能。

2. C 级或 D 级的患者必须具备以下两项之一：①肛门括约肌有自主收缩；②脊髓损伤神经平面的运动水平以下有 3 个节段以上保留有运动功能。

二、TLICS 评分量表

（一）量表简介

胸腰椎骨折是脊柱骨折中最为常见的疾病，以 Vaccaro 教授主导的美国脊柱损伤研究小组，在 2005 年提出了一套胸腰椎脊柱脊髓损伤程度评分系统（thoracolumbar injury classification and severity score，TLICS），TLICS 评分系统根据严重程度进行量化评分，分为 3 个方面（表 4-8）：骨折形态、后方韧带复合体（posterior ligamentous complex，PLC）的完整性、神经功能状态，分项目评分后根据不同的损伤程度计算总分，最终指导临床决策。该评分系统分类方法简明、实用性强，可提供更清晰的骨折分类框架，是国际上普遍接受的分类评估方法。TLICS 最大的优点在于将神经损伤和后纵韧带复合的状态与单纯的骨折形态学相结合，总体评估胸腰椎损伤的程度，并根据总体的评分决定

治疗方案，指导临床治疗。但其最大的缺点在于对后方韧带复合体损伤状态的判断一致性较差。

（二）评定项目和标准

骨折形态分为四种：压缩型（1 分）、爆裂型（2 分）、平移 / 旋转型（3 分）和牵张型（4 分）；PLC 状态：PLC 的完整性可分为无损伤（0 分）、不确定（2 分）和断裂（3 分）；神经功能状态：无损伤（0 分），神经根损伤（2 分），完全性脊髓 / 圆锥损伤（2 分），不完全性脊髓 / 圆锥损伤（3 分），马尾神经损伤（3 分）。各项目评分后计算总分决定治疗方案。治疗选择：总分≤3 分保守治疗；总分 =4 分保守 / 手术治疗，是否手术治疗取决于患者并存疾病以及医生经验等因素；总分≥5 分手术治疗。

（三）量表使用方法及注意事项

1. TLICS 应用的最大的难点在于后方韧带复合体损伤状态的判断。后方韧带复合体包括棘上韧带、棘间韧带、黄韧带及小关节囊。后方韧带复合体的损伤容易造成脊柱的不稳定，且由于其愈合能力较骨性结构差，往往需要手术干预。损伤后的典型表现为棘突间距增宽和小关节脱位或半脱位，可通过触诊棘突间隙、X 线片或三维 CT 重建来判断，MRI 可大大提高诊断的敏感性。当缺乏后方韧带复合体完全断裂的征象（棘突间隙增大），但 MRI 又存在损伤表现时，可定义为不确定性损伤。

表 4-8　胸腰椎脊柱脊髓损伤程度评分系统（TLICS）

	评分依据	分值
骨折形态 （injury morphology）	压缩型（compression）	1
	爆裂型（burst）	2
	剪力及旋转型（translation/rotation）	3
	牵张型（distraction）	4
后方韧带复合体 （posterior ligamentous complex）	无损伤	
	不确定	
	断裂	
神经损伤状态 （neurological status）	无损伤（intact）	0
	神经根损伤（never root）	2
	脊髓或圆锥完全损伤 （cord, conus medullaris, complete）	2
	脊髓或圆锥不完全损伤 （cord, conus medullaris, incomplete）	3
	马尾神经损伤（cauda equine）	3
治疗选择（总分） ［treatment options（total score）］	非手术治疗（nonoperative treatment）	≤3
	非手术或手术治疗（nonoperative or surgery）	4
	手术治疗（surgical intervention）	≥5

2．当存在多发性骨折时必须进行分别评分，将以最高分来决定治疗方式。

三、ODI 量表（Oswestry 功能障碍指数问卷表）

（一）量表简介

Oswestry 功能障碍指数（Oswestry disability index，ODI）问卷表由 John O'Brien 在 1976 年制定，1980 年由 Fairbank J C 等首次发表，专家们经过多次修改后于 1980 年公开发表 ODI 1.0 版本，自 1981 年巴黎国际脊柱研讨会后得到广泛应用。英国医学研究委员会（Medical Research Council，MRC）在 1989 年对 ODI 1.0 版本进行改进后提出了 ODI 2.0 版本。虽然后续演变出现多种版本，应用最广泛的仍是 2.0 版，该量表中主要包括疼痛（疼痛程度、疼痛对睡眠的影响）、单项功能（提／携物、坐、站立、行走）和个人综合功能（日常活动能力、性生活、社会活动和郊游）3 个方面的评定，效度和信度较高，此表在国外已使用 20 多年，在脊柱外科方面应用非常广泛，被作为金标准。

郑光新等研究的汉化版 Oswestry 功能障碍指数问卷表，鉴于国人忌讳回答性方面问题的习惯，删除了"性生活"1 项，将原表中的 10 项选择答案改为 9 项；并对 ODI 原表中"行走"项中的"1 英里、1/2 英里和 100 码"距离改为"1 000m、500m 和 100m"3 种距离，以便更符合国情，利于患者评估。汉化后的 Oswestry 功能障碍指数问卷调查表，重复测试的信度高达 0.95，与国外研究 ODI 的相关系数在 0.90～0.99 之间一致，因此，汉化后的 Oswestry 功能障碍指数是稳定可靠的。目前，国内广泛使用的是汉化版。

（二）量表使用及评分标准

Oswestry 功能障碍指数问卷表（ODI）是由 10 个问题组成（表 4-9），每个问题 6 个备选答案（分值 0～5 分，0 分表示无任何功能障碍，5 分表示功能障碍最明显），每个问题的最高得分为 5 分，选择第一个选项得分为 0 分，依次选择最后一个选项得分为 5 分，假如有 10 个问题都做了问答，记分方法是：实际得分 /50（最高可能得分）×100%。假如有一个问题没有回答，如郑光新等的汉化 ODI 功能障碍问卷表，计算 ODI 指数则为受试者实际得分占 9 项最高分合计（45 分）的百分比，记分方法是：实际得分 /45（最高可能得分）×100%，如越高表明功能障碍越严重。

表 4-9　Oswestry 功能障碍指数问卷表（ODI 汉化版）

指导语：这个问卷的设计旨在帮助医务人员了解您的腰痛（或腿痛）对您日常活动的影响。请根据您最近一天的情况，在每个项目下选择一个最符合或与您最接近的答案，并在左侧的方框内打一个"√"。

1. 疼痛的程度（腰背痛或腿痛）
□无任何疼痛
□有很轻微的痛
□较明显的痛（中度）
□明显的痛（相当严重）
□严重的痛（非常严重）
□痛得什么事也不能做

2. 日常活动自理能力（洗漱、穿脱衣服等活动）
□日常活动完全能自理，一点也不伴腰背或腿痛
□日常活动完全能自理，但引起腰背或腿疼痛加重
□日常活动虽然能自理，由于活动时腰背或腿痛加重，以致小心翼翼，动作缓慢
□多数日常活动能自理，有的需要他人帮助
□绝大多数的日常活动需要他人帮助
□穿脱衣物、洗漱困难，只能躺在床上

3. 提物
□提重物时并不导致疼痛加重（腰背或腿）
□能提重物，但导致腰背或腿疼痛加重
□由于腰背或腿痛，以至不能将地面上的重物拿起来，但是能拿起放在合适位置上的重物，比如桌面上的重物
□由于腰背或腿痛，以致不能将地面上较轻的物体拿起来，但能拿起放在合适位置上较轻的物品，比如放在桌面上的
□只能拿一点轻东西
□任何东西都提不起来或拿不动

4. 行走
□腰背或腿痛，但一点也不妨碍走多远
□由于腰背或腿痛，最多只能走 1 000m
□由于腰背或腿痛，最多只能走 500m
□由于腰背或腿痛，最多只能走 100m
□只能借助拐杖或手杖行走
□不得不躺在床上，排便也只能用便盆

5. 坐
□随便多高椅子，想坐多久，就坐多久
□只要椅子高矮合适，想坐多久，就坐多久
□由于疼痛加重，最多只能坐 1h
□由于疼痛加重，最多只能坐 0.5h
□由于疼痛加重，最多只能坐 10min
□由于疼痛加重，一点也不敢坐

6. 站立
□想站多久，就站多久，疼痛不会加重
□想站多久，就站多久，但疼痛有些加重
□由于疼痛加重，最多只能站 1h
□由于疼痛加重，最多只能站 0.5h
□由于疼痛加重，最多只能站 10min
□由于疼痛加重，一点也不敢站

续表

7. 睡眠

□半夜不会被痛醒

□有时晚上会被痛醒

□由于疼痛，最多只能睡 6h

□由于疼痛，最多只能睡 4h

□由于疼痛，最多只能睡 2h

□由于疼痛，根本无法入睡

8. 社会活动

□社会活动完全正常，决不会因为这些活动导致疼痛加重

□社会活动完全正常，但是这些活动会加重疼痛

□疼痛限制剧烈活动，如运动，但对参加其他社会活动没有明显影响

□由于疼痛限制了正常的社会活动，以致不能参加某些经常性的活动

□由于疼痛限制参加社会活动，只能在家从事一些社会活动

□由于疼痛，根本无法从事任何社会活动

9. 旅行（郊游）

□能到任何地方去旅行，腰背或腿一点也不痛

□可以到任何地方去旅行，但会导致疼痛加重

□由于受疼痛限制，外出郊游超不过 2h

□由于受疼痛限制，外出郊游最多不超过 1h

□由于受疼痛限制，外出郊游最多不超过 30min

□由于疼痛，除了到医院，根本就不能外出郊游

（三）使用方法及注意事项

ODI 功能障碍指数问卷表简单易懂，通常患者能在 5min 内可完成测试并可在 1min 内计算出分数。2.0 版本明确指出患者需对问卷调查当日的疼痛及功能情况做出回答。基于 ODI 评分对患者的功能障碍程度评估的时效性及准确性，护理前对患者进行 ODI 评分分级，再给予个体化护理，可较常规护理更具针对性、有效性。有研究表明：以 ODI 评分为系统指导的个性化护理，可有效促进腰椎术后患者的快速康复。

（陈巧灵）

第五节 疼痛评估工具

目前在国际上使用的疼痛评价量表种类很多，各有优缺点，临床上可以根据患者的特点及实际情况，选择有效、可行的疼痛评价量表。各种疼痛评估工具都存在各自的缺点，没有一种疼痛评估工具可以完全正确地评估所有的患者。所以，应该针对不同患者选择合理有效的疼痛评估工具进行评估。

一、视觉模拟量表

（一）量表简介

视觉模拟量表（visual analogue scale，VAS）又称视觉模拟评分法。Sehtt 和 Huskisson 提出 VAS 是一条 0～10cm 的直线量尺，0 表示无痛，10 表示剧痛。使用时由患者将疼痛感受标记在直线上，线左端至患者所画竖线之间的距离即为该患者主观上的疼痛强度（图 4-1）。

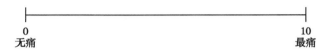

|———————————————————————————|
0   10
无痛   最痛

图 4-1 视觉模拟量表（示意图）

（二）量表使用及评分标准

目前已经有了多种改良版本，比如在量尺上增加可以自由滑动的游标和将量尺设置成竖直形式以便于卧床患者应用，以及将 VAS 与其他的评估工具融合为一种测量工具等。VAS 评价疼痛，广泛采用的方法是使用一条长约 10cm 的游动标尺，一面标有 10 个刻度，两端分别"0"分端和"10"分端，"0"分表示无痛，"10"分代表难以忍受的最剧烈的疼痛，临床使用时将有刻度的一面背向患者，让患者在直尺上标出能代表自己疼痛程度的相应位置，医师根据患者标出的位置为其评出分数，VAS 是将疼痛用"无痛（0）""轻微痛（1）""中度痛（2）""重度痛（3）"和"极其重度痛（4）"表示。VAS 具有简单、快速、准确、方便操作等特点，被广泛应用于临床。VAS 的信度已经被许多研究所证实，可应用于各种手术后的患者。虽然 VAS 是一种简单有效的测量方法，但需要抽象思维，用笔标记线时需要必要的感觉、运动及知觉能力，因此，VAS 可能不适合于文化程度较低或认知损害者。

二、0～10 数字疼痛强度量表

（一）量表简介

0～10 数字疼痛强度量表（number rating scale，NRS），又称数字评分法。NRS 是在 VAS 基础上发展而来的，可及时、准确、直观地评估患者的疼痛程度，目前是应用最广泛的工具（图 4-2）。

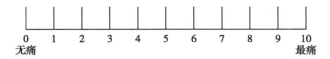

图 4-2 0 ~ 10 数字疼痛强度量表（示意图）

（二）量表使用及评分标准

此方法由 0～10 共 11 个点组成，数字从低到高表示从无痛到最痛。如：0 分表示不痛，10 分表示剧痛，由患者自己选择不同分值来量化疼痛程度。其程度分级标准为：0 分为无痛；1～3 分为轻度疼痛；4～6 分为中度疼痛；7～8 分为重度疼痛，10 分为疼痛最剧烈。此方法在国际上较为通用。NRS 适用于各种患者的疼痛评估，但此方法受限于患者年龄、认知功能和文化程度，不适用有认知障碍的患者。

三、Wong-Baker 面部表情量表

（一）量表简介

Wong-Baker 面部表情量表（Wong-Baker face pain scale，FPS）由 Donne Wong 和 Connie M.baker 于 1981 年研制应用于临床疼痛评估，是用 6 种面部表情从微笑至哭泣的不同表情来描述疼痛（图 4-3）。

（二）量表使用及评分标准

疼痛评估时要求患者选择一张最能表达其疼痛的脸谱。0 分代表无痛；2 分代表有点痛；4 分代表轻微疼痛；6 分代表疼痛明显；8 分代表疼痛严重；10 分代表疼痛剧烈。越靠左的表情疼痛越轻，越靠右的表情疼痛越严重。这种评估方法简单、直观、形象易于掌握，不需要任何附加设备，特别适用于急性疼痛者、老人、小儿、文化程度较低者、表达能力丧失者及认知功能障碍者，是目前临床上应用广泛的量表之一。

四、口述分级评分法

（一）简介

口述分级评分法（verbal rating scale，VRS）由

McGill 疼痛量表节选而成，是最早应用于疼痛评估的方法，每一分级均对疼痛程度进行描述，该评分方法由一系列描述疼痛程度的形容词组成，按照最低程度到最高程度排列。疼痛评估时，由患者从中选择一个最能描述其疼痛程度的词语。常用的有四点口述分级评分法（VRS-4）和五点口述分级评分法（VRS-5）。此类方法简单，适用于临床简单的定量测评疼痛强度及观察疗效。

（二）使用及评分标准

1. 四点口述分级评分法（VRS-4）

0 级：无疼痛。

1 级（轻度）：有疼痛但可忍受，生活正常，睡眠无干扰。

2 级（中度）：疼痛明显，不能忍受，要求服用镇静药物，睡眠受干扰。

3 级（重度）：疼痛剧烈，不能忍受，需用镇静药物，睡眠受干扰，可伴自主神经紊乱或被动体位。

2. 五点口述分级评分法（VRS-5）

0 级：无疼痛。

1 级：轻度疼痛可忍受，能正常生活睡眠。

2 级：中度疼痛，适当影响睡眠，需用镇静药。

3 级：重度疼痛，影响睡眠，需用麻醉镇静药。

4 级：剧烈疼痛，影响睡眠较重，伴有其他症状。

5 级：无法忍受，严重影响睡眠，伴有其他症状。

通常将程度最轻的词记为 0，每增进一级增加 1，依此类推，医护人员或研究者在进行统计时，需要将不同程度的词语转化为数字来记录。VRS 适用于急慢性疼痛的测量，尤其是术后疼痛评估。在门诊、急诊、时间、沟通条件均有限的情况下，推荐使用 VRS 等分级方法直接判断患者疼痛程度。

五、"长海痛尺"评定法

原第二军医大学附属第一医院赵继军等在研究了 NRS 和 VRS 的相关性后对两者进行组合形成了"长海痛尺"（图 4-4），它综合了 NRS 和 VRS

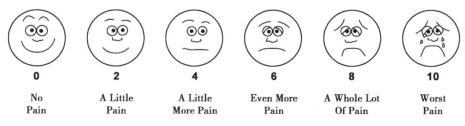

图 4-3 Wong-Banker 面部表情量表（示意图）

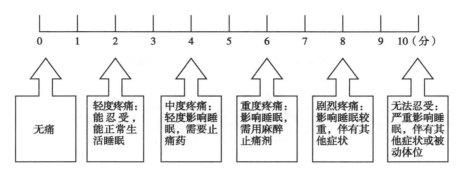

图 4-4　长海痛尺

两者的优点，在 VRS-5 的基础上，对疼痛标尺做出具体解释，使患者更容易接受，结果相对准确，减少疼痛评估误差。目前该痛尺得到了国内外专家的认可，并在临床上得到广泛的应用，尤其适合于手术后急性疼痛的患者，使用简单，评估迅速，为最大限度地减轻患者的疼痛程度，提高护理质量创造了有利条件。

各种疼痛评估工具都存在各自的缺点，没有一种疼痛评估工具可以完全准确地评估所有的患者。因此需要针对不同患者选择合理有效的疼痛评估工具进行评估。

（张美红）

第六节　生存质量评估工具

一、量表简介

SF-36 生存质量量表（the MOSitem short from health survey，SF-36），由 Stewartse 在 1988 年研制的医疗结局研究量表（medical outcomes study short form，MOS-SF）的基础上，由美国波士顿健康研究中心研发。1992 年浙江大学医学院社会医学教研室翻译了中文版的 SF-36；2002 年李鲁等引进 SF-36 量表；2008 年薛源探索了 SF-36 量表在关节置换术患者中应用的信效度。SF-36 量表是评价生活质量最常用的一种普适性量表，主要针对 14 岁以上人口健康测量，从定量的角度上更加直观，因其体现了人群的健康状态并且便于管理和操作，而被广泛应用于普通人群的生存质量测定、临床试验效果评价以及卫生政策评估等领域。

二、量表的使用

SF-36 量表从生理功能（PF：physiological function）、生理职能（RP：role physical）、躯体疼痛（BP：bodily pain）、总体健康（GH：general health）、活力（VT：Vitality）、社会功能（SF：Social Function）、情感职能（RE：role of emotion）以及精神健康（MH：mental health）8 个健康指标，36 个条目全面概括了被调查者的生存质量。PF：测量健康状况是否妨碍了正常的生理活动；RP：测量由于生理健康问题所造成的职能限制；BP：测量疼痛程度以及疼痛对日常活动的影响；GH：测量个体对自身健康状况及其发展趋势的评价；VT：测量个体对自身精力和疲劳程度的主观感受；SF：测量生理和心理问题对社会活动的数量和质量所造成的影响，用于评价健康对社会活动的效应；RE：测量由于情感问题所造成的职能限制；MH：测量四类精神健康项目，包括激励、压抑、行为或情感失控、心理主观感受。

其中，生理功能、生理职能、躯体疼痛、总体健康 4 个维度与生理相关，又被称为生理维度；活力、社会功能、情感职能、心理健康 4 个维度与心理相关，又被称为心理维度。除了以上 8 个维度外，SF-36 还包含另一项健康指标：健康变化（HT：reported health transition），用于评价过去一年内健康状况的总体变化情况（表 4-10，表 4-11）。

三、评定项目和标准

采用国内统一标准计分，根据各条目的权重，计算各维度中条目积分之和，得到各维度的原始分（实际得分），利用公式将原始分转换为 0～100 的标准分。生存质量总分为各维度平均分，50 分

表 4-10 SF-36 生活质量量表

1. 总体来讲,您的健康状况是
   (1)非常好　　　　(2)很好　　　　　(3)好　　　　　(4)一般　　　　　(5)差
   (权重或得分依次为 5,4,3,2,1)

2. 跟 1 年以前比您觉得自己的健康状况是
   (1)比 1 年前好多了　　　(2)比 1 年前好一些　　　(3)跟 1 年前差不多
   (4)比 1 年前差一些　　　(5)比 1 年前差多了
   (权重或得分依次为 5,4,3,2,1)

3. 以下这些问题都和日常活动有关。请您想一想,您的健康状况是否限制了这些活动? 如果有限制,程度如何?
   (1)重体力活动,如跑步举重、参加剧烈运动等
   　　1)限制很大　　　　2)有些限制　　　　3)毫无限制
   (权重或得分依次为 1,2,3;下同)
   (2)适度的活动,如移动一张桌子、扫地、打太极拳、做简单体操等
   　　1)限制很大　　　　2)有些限制　　　　3)毫无限制
   (3)手提日用品,如买菜、购物等
   　　1)限制很大　　　　2)有些限制　　　　3)毫无限制
   (4)上几层楼梯
   　　1)限制很大　　　　2)有些限制　　　　3)毫无限制
   (5)上一层楼梯
   　　1)限制很大　　　　2)有些限制　　　　3)毫无限制
   (6)弯腰、屈膝、下蹲
   　　1)限制很大　　　　2)有些限制　　　　3)毫无限制
   (7)步行 1 500 米以上的路程
   　　1)限制很大　　　　2)有些限制　　　　3)毫无限制
   (8)步行 1 000 米的路程
   　　1)限制很大　　　　2)有些限制　　　　3)毫无限制
   (9)步行 100 米的路程
   　　1)限制很大　　　　2)有些限制　　　　3)毫无限制
   (10)自己洗澡、穿衣
   　　1)限制很大　　　　2)有些限制　　　　3)毫无限制

4. 在过去 4 个星期里,您的工作和日常活动有无因为身体健康的原因而出现以下这些问题?
   (1)减少了工作或其他活动时间　　　　　　　　　1)是　　2)不是
   (权重或得分依次为 1,2;下同)
   (2)本来想要做的事情只能完成一部分　　　　　　1)是　　2)不是
   (3)想要干的工作或活动种类受到限制　　　　　　1)是　　2)不是
   (4)完成工作或其他活动困难增多(比如需要额外的努力)1)是　　2)不是

5. 在过去 4 个星期里,您的工作和日常活动有无因为情绪的原因(如压抑或忧虑)而出现以下这些问题?
   (1)减少了工作或活动时间　　　　　　　　　　　1)是　　2)不是
   (权重或得分依次为 1,2;下同)
   (2)本来想要做的事情只能完成一部分　　　　　　1)是　　2)不是
   (3)干事情不如平时仔细　　　　　　　　　　　　1)是　　2)不是

6. 在过去 4 个星期里,您的健康或情绪不好在多大程度上影响了您与家人、朋友、邻居或集体的正常社会交往?
   (1)完全没有影响　　　　(2)有一点影响　　　　(3)中等影响
   (4)影响很大　　　　　　(5)影响非常大
   (权重或得分依次为 5,4,3,2,1)

7. 在过去 4 个星期里，您有身体疼痛吗？

    (1) 完全没有疼痛　　　　　　(2) 有一点疼痛　　　　　　(3) 中等疼痛

    (4) 严重疼痛　　　　　　　　(5) 很严重疼痛

    (权重或得分依次为 6, 5.4, 4.2, 3.1, 2.2, 1)

8. 在过去 4 个星期里，您的身体疼痛影响了您的工作和家务吗？

    (1) 完全没有影响　　　　　　(2) 有一点影响　　　　　　(3) 中等影响

    (4) 影响很大　　　　　　　　(5) 影响非常大

    (如果 7 无 8 无，权重或得分依次为 6, 4.75, 3.5, 2.25, 1.0；如果为 7 有 8 无，则为 5, 4, 3, 2, 1)

9. 以下这些问题是关于过去 1 个月里您自己的感觉，对每一条问题所说的事情，您的情况是什么样的？

    (1) 您觉得生活充实

        1) 所有的时间　　　　　　2) 大部分时间　　　　　　3) 比较多时间

        4) 一部分时间　　　　　　5) 小部分时间　　　　　　6) 没有这种感觉

    (权重或得分依次为 6, 5, 4, 3, 2, 1)

    (2) 您是一个敏感的人

        1) 所有的时间　　　　　　2) 大部分时间　　　　　　3) 比较多时间

        4) 一部分时间　　　　　　5) 小部分时间　　　　　　6) 没有这种感觉

    (权重或得分依次为 1, 2, 3, 4, 5, 6)

    (3) 您的情绪非常不好，什么事都不能使您高兴起来

        1) 所有的时间　　　　　　2) 大部分时间　　　　　　3) 比较多时间

        4) 一部分时间　　　　　　5) 小部分时间　　　　　　6) 没有这种感觉

    (权重或得分依次为 1, 2, 3, 4, 5, 6)

    (4) 您的心里很平静

        1) 所有的时间　　　　　　2) 大部分时间　　　　　　3) 比较多时间

        4) 一部分时间　　　　　　5) 小部分时间　　　　　　6) 没有这种感觉

    (权重或得分依次为 6, 5, 4, 3, 2, 1)

    (5) 您做事精力充沛

        1) 所有的时间　　　　　　2) 大部分时间　　　　　　3) 比较多时间

        4) 一部分时间　　　　　　5) 小部分时间　　　　　　6) 没有这种感觉

    (权重或得分依次为 6, 5, 4, 3, 2, 1)

    (6) 您的情绪低落

        1) 所有的时间　　　　　　2) 大部分时间　　　　　　3) 比较多时间

        4) 一部分时间　　　　　　5) 小部分时间　　　　　　6) 没有这种感觉

    (权重或得分依次为 1, 2, 3, 4, 5, 6)

    (7) 您觉得筋疲力尽

        1) 所有的时间　　　　　　2) 大部分时间　　　　　　3) 比较多时间

        4) 一部分时间　　　　　　5) 小部分时间　　　　　　6) 没有这种感觉

    (权重或得分依次为 1, 2, 3, 4, 5, 6)

    (8) 您是个快乐的人

        1) 所有的时间　　　　　　2) 大部分时间　　　　　　3) 比较多时间

        4) 一部分时间　　　　　　5) 小部分时间　　　　　　6) 没有这种感觉

    (权重或得分依次为 6, 5, 4, 3, 2, 1)

    (9) 您感觉厌烦

        1) 所有的时间　　　　　　2) 大部分时间　　　　　　3) 比较多时间

        4) 一部分时间　　　　　　5) 小部分时间　　　　　　6) 没有这种感觉

    (权重或得分依次为 1, 2, 3, 4, 5, 6)

续表

10. 不健康影响了您的社会活动（如走亲访友）

（1）所有的时间　　　　　（2）大部分时间　　　　　（3）比较多时间

（4）一部分时间　　　　　（5）小部分时间　　　　　（6）没有这种感觉

（权重或得分依次为 1，2，3，4，5）

11. 请看下列每一条问题，哪一种答案最符合您的情况？

（1）我好像比别人容易生病

1）绝对正确　　　　　2）大部分正确　　　　　3）不能肯定

4）大部分错误　　　　5）绝对错误

（权重或得分依次为 1，2，3，4，5）

（2）我跟周围人一样健康

1）绝对正确　　　　　2）大部分正确　　　　　3）不能肯定

4）大部分错误　　　　5）绝对错误

（权重或得分依次为 5，4，3，2，1）

（3）我认为我的健康状况在变坏

1）绝对正确　　　　　2）大部分正确　　　　　3）不能肯定

4）大部分错误　　　　5）绝对错误

（权重或得分依次为 1，2，3，4，5）

（4）我的健康状况非常好

1）绝对正确　　　　　2）大部分正确　　　　　3）不能肯定

4）大部分错误　　　　5）绝对错误

（权重或得分依次为 5，4，3，2，1）

表 4-11　SF-36 生活质量评分统计

题号	计分	题号	计分	题号	计分	题号	计分
1		3-9		7		9-9	
2		3-10		8		10	
3-1		4-1		9-1		11-1	
3-2		4-2		9-2		11-2	
3-3		4-3		9-3		11-3	
3-4		4-4		9-4		11-4	
3-5		5-1		9-5			
3-6		5-2		9-6			
3-7		5-3		9-7			
3-8		6		9-8		合计	

为正常平均分数，0 分最低，100 分最高，得分越高，表示生存质量越好。具体如下：

1. SF-36 计分方法

（1）基本步骤：①量表条目编码；②量表条目计分；③量表健康状况各个方面计分及得分换算。

得分换算基本公式为：

$$换算得分 = \frac{实际得分 - 该方面可能的最低得分}{该方面可能的最高得分与最低得分之差} \times 100$$

关于缺失值的处理：有时受试者没有完全回答量表中所有的问题条目，我们把没有答案的问题条目视为缺失。建议在健康状况的各个方面所包含的多个问题条目中，如果受试者回答了至少一半的问题条目，就应该计算该方面的得分。缺失条目的得分用其所属方面的平均分代替。

2. 健康状况各方面得分及换算（表 4-12～表 4-20）

表 4-12　生理功能（PF：physiological function）

问题条目：3
（1）重体力活动（如跑步、举重物、激烈运动等） （2）适度活动（如移桌子、扫地、做操等） （3）手提日杂用品（如买菜、购物等） （4）上几层楼梯 （5）上一层楼梯 （6）弯腰、屈膝、下蹲 （7）步行 1 500 米左右的路程 （8）步行 800 米左右的路程 （9）步行约 100 米的路程 （10）自己洗澡、穿衣

条目编码及计分		
答案	条目编码	条目计分
有很多限制	1	1
有一点限制	2	2
根本没限制	3	3

方面计分及换算：
　　将各个条目得分相加的实际得分，再按下式算得最终得分 PF。PF 得分越高，健康状况越好。

$$PF = \frac{实际得分 - 10}{20} \times 100$$

表 4-13　生理职能（RP：role physical）

问题条目：4
（1）减少了工作或其他活动的时间 （2）本来想要做的事情只能完成一部分 （3）想要做的工作或活动的种类受到限制 （4）完成工作或其他活动有困难（比如，需要额外的努力）

条目编码及计分		
答案	条目编码	条目计分
有	1	1
没有	2	2

方面计分及换算：
　　将各个条目得分相加的实际得分，再按下式算得最终得分 RP。RP 得分越高，健康状况越好。

$$RP = \frac{实际得分 - 4}{4} \times 100$$

表 4-14　躯体疼痛（BP：bodily pain）

问题条目：7，8
7. 在过去 4 个星期里，您有身体上的疼痛吗？ 8. 在过去 4 个星期里，身体上的疼痛影响您的正常工作吗（包括上班工作和家务活动）？

条目7的编码及计分		
答案	条目编码	条目计分
根本没有疼痛	1	6.0
有很轻微疼痛	2	5.4
有轻微疼痛	3	4.2
有中度疼痛	4	3.1
有严重疼痛	5	2.2
有很严重疼痛	6	1.0

条目8的编码及计分——如果对条目7和8均做了回答			
答案	条目8的编码	条目7的编码	条目8的计分
根本没有影响	1	2至6	6
根本没有影响	1	1至6	5
有一点影响	2	1至6	4
有中度影响	3	1至6	3
有较大影响	4	1至6	2
有极大影响	5	1至6	1

条目8的编码及计分——如果对条目7没有做回答		
答案	条目编码	条目计分
根本没有影响	1	6.0
有一点影响	2	4.75
有中度影响	3	3.5
有较大影响	4	2.25
有极大影响	5	1.0

方面计分及换算:

将各个条目得分相加的实际得分,再按下式算得最终得分BP。BP得分越高,健康状况越好。

$$BP = \frac{实际得分 - 2}{10} \times 100$$

表4-15 总体健康(GH:general health)

问题条目:1,10

1. 总体来讲,您的健康状况是

(1)我好像比别人容易生病

(2)我跟我认识的人一样健康

(3)我认为我的健康状况在变坏

(4)我的健康状况非常好

条目1,10.1~10.4的编码及计分			
问题条目1	答案	条目编码	条目计分
	非常好	1	5.0
	很好	2	4.4
	好	3	3.4
	一般	4	2.0
	差	5	1.0

问题条 10.1, 10.3	答案	条目编码	条目计分
	绝对正确	1	1
	大部分正确	2	2
	不能肯定	3	3
	大部分错误	4	4
	绝对错误	5	5
问题条 10.2, 10.4	答案	条目编码	条目计分
	绝对正确	1	5
	大部分正确	2	4
	不能肯定	3	3
	大部分错误	4	2
	绝对错误	5	1

方面计分及换算

　　将各个条目得分相加的实际得分,再按下式算得最终得分 GH。GH 得分越高,健康状况越好。

$$GH = \frac{实际得分-5}{20} \times 100$$

表 4-16　活力(VT : vitality)

问题条目：9.1, 9.5, 9.7, 9.9

9.1　您觉得生活充实吗?

9.5　您精力充沛吗?

9.7　您觉得筋疲力尽吗?

9.9　您感觉疲劳吗?

条目的编码及计分

问题条目 9.1, 9.5	答案	条目编码	条目计分
	所有的时间	1	6
	大部分时间	2	5
	比较多时间	3	4
	一部分时间	4	3
	小部分时间	5	2
	没有此感觉	6	1
问题条目 9.7, 9.9	答案	条目编码	条目计分
	所有的时间	1	1
	大部分时间	2	2
	比较多时间	3	3
	一部分时间	4	4
	小部分时间	5	5
	没有此感觉	6	6

方面计分及换算：

　　将各个条目得分相加的实际得分,再按下式算得最终得分 VI。VI 得分越高,健康状况越好。

$$VI = \frac{实际得分-4}{20} \times 100$$

表 4-17 社会功能（SF：social function）

问题条目：6，9.10
6. 在过去的四个星期里，您的身体健康或情绪不好在多大程度上影响了您与家人、朋友、邻居或集体的正常社交活动？
9.10 您的健康限制了您的社交活动（如走亲访友）吗？

条目的编码及计分

问题条目6	答案	条目编码	条目计分
	根本没有影响	1	5
	很少有影响	2	4
	有中度影响	3	3
	有较大影响	4	2
	有极大影响	5	1
问题条目9.10	答案	条目编码	条目计分
	所有的时间	1	1
	大部分时间	2	2
	比较多时间	3	3
	一部分时间	3	3
	小部分时间	4	4
	没有此感觉	5	5

方面计分及换算：

将各个条目得分相加的实际得分，再按下式算得最终得分 SF。SF 得分越高，健康状况越好。

$$SF = \frac{实际得分 - 2}{8} \times 100$$

表 4-18 情感职能（RE：role of emotion）

问题条目：5
（1）减少了工作或其他活动的时间
（2）本来想要做的事情只能完成一部分
（3）做工作或其他活动不如平时仔细

条目的编码及计分

答案	条目编码	条目计分
有	1	1
没有	2	2

方面计分及换算：

将各个条目得分相加的实际得分，再按下式算得最终得分 RE。RE 得分越高，健康状况越好。

$$RE = \frac{实际得分 - 3}{3} \times 100$$

表 4-19 精神健康（MH：mental health）

问题条目：9.2，9.3，9.4，9.6，9.8
9.2 您是一个精神紧张的人吗？
9.3 您感到垂头丧气，什么事都不能使您振作起来吗？
9.4 您觉得平静吗？
9.6 您的情绪低落吗？
9.8 您是个快乐的人吗？

条目的编码及计分			
问题条目 9.2, 9.3, 9.6	答案	条目编码	条目计分
	所有的时间	1	1
	大部分时间	2	2
	比较多时间	3	3
	一部分时间	4	4
	小部分时间	5	5
	没有此感觉	6	6
问题条目 9.4, 9.8	答案	条目编码	条目计分
	所有的时间	1	6
	大部分时间	2	5
	比较多时间	3	4
	一部分时间	4	3
	小部分时间	5	2
	没有此感觉	6	1

方面计分及换算：

将各个条目得分相加的实际得分,再按下式算得最终得分 MH。MH 得分越高,健康状况越好。

$$MH = \frac{实际得分-5}{25} \times 100$$

表 4-20　健康变化（HT：Reported Health Transition）

问题条目：2	
跟一年前相比,您觉得您现在的健康状况是：	
条目的编码及计分	
答案	条目编码
比一年前好多了	1
比一年前好一些	2
和一年前差不多	3
比一年前差一些	4
比一年前差多了	5

计分及换算：

将各个条目得分相加的实际得分,再按下式算得最终得分 MH。MH 得分越高,健康状况越好。

$$HT = \frac{实际得分-1}{4} \times 100$$

四、量表使用注意事项

1. 每一个条目的权重一样,没有必要对它们标准化。

2. SF-36 评分量表的内容带有一定主观性。

（张慧慧）

第七节　睡眠质量评估工具

匹兹堡睡眠质量指数

（一）量表简介

匹兹堡睡眠质量指数量表（Pittsburgh sleep

quality index，PSQI）是美国匹兹堡大学精神科医生 Buysse 博士等人于 1989 年编制，当前在全球应用最为广泛的睡眠质量评估量表，中文版由刘贤臣等人于 1996 年翻译，并进行信效度的检验，经研究证实，该量表的 Cronbach α 系数为 0.845，重测信度为 0.994，证实在我国人群中具有较高的信效度，结果认为该量表适合国内患者。其主要是对睡眠的质量和数量的综合评估，该量表适用于睡眠障碍患者、精神障碍患者，用于评价其睡眠质量，同时也适用于一般人睡眠质量的评估。

（二）量表应用

PSQI 量表共有 24 个问题，包括 19 个自评条目和 5 个他评条目，其中第 19 个自评条目和 5 个他评条目不参与计分，仅供临床参考。被试者完成试问需要 5～10min。

主要介绍参与计分的 18 个自评条目，有 9 个问题。前 4 题为填空题，后 5 题为选择题，其中第 5 题包含 10 道小题。以下是自测题（表 4-21）。

表 4-21　PSQI 量表自测题

下面一些问题是关于最近 1 个月的睡眠情况，请选择或填写最符合近 1 个月实际情况的答案。请回答下列问题：

1. 近 1 个月，晚上上床睡觉通常是_____点钟

2. 近 1 个月，从上床到入睡通常需要_____分钟

3. 近 1 个月，通常早上_____点起床

4. 近 1 个月，每夜通常实际睡眠_____小时（不等于卧床时间）

对下列问题请选择 1 个最适合的答案

5. 近 1 个月，因下列情况影响睡眠而烦恼

　（1）入睡困难（30 分钟内不能入睡）

　　1）无　　　　　2）<1 次 / 周　　　　3）1～2 次 / 周　　　　4）≥3 次 / 周

　（2）夜间易醒或早醒

　　1）无　　　　　2）<1 次 / 周　　　　3）1～2 次 / 周　　　　4）≥3 次 / 周

　（3）夜间去厕所

　　1）无　　　　　2）<1 次 / 周　　　　3）1～2 次 / 周　　　　4）≥3 次 / 周

　（4）呼吸不畅

　　1）无　　　　　2）<1 次 / 周　　　　3）1～2 次 / 周　　　　4）≥3 次 / 周

　（5）咳嗽或鼾声高

　　1）无　　　　　2）<1 次 / 周　　　　3）1～2 次 / 周　　　　4）≥3 次 / 周

　（6）感觉冷

　　1）无　　　　　2）<1 次 / 周　　　　3）1～2 次 / 周　　　　4）≥3 次 / 周

　（7）感觉热

　　1）无　　　　　2）<1 次 / 周　　　　3）1～2 次 / 周　　　　4）≥3 次 / 周

　（8）做噩梦

　　1）无　　　　　2）<1 次 / 周　　　　3）1～2 次 / 周　　　　4）≥3 次 / 周

　（9）疼痛不适

　　1）无　　　　　2）<1 次 / 周　　　　3）1～2 次 / 周　　　　4）≥3 次 / 周

　（10）其他影响睡眠的事情

　　1）无　　　　　2）<1 次 / 周　　　　3）1～2 次 / 周　　　　4）≥3 次 / 周

如有，请说明：

6. 近 1 个月，总的来说，认为自己的睡眠质量

　（1）很好　　　　（2）较好　　　　　（3）较差　　　　　（4）很差

7. 近 1 个月，用药物催眠的情况

　（1）无　　　　　（2）<1 次 / 周　　　（3）1～2 次 / 周　　　（4）≥3 次 / 周

8. 近 1 个月常感到困倦吗

　（1）无　　　　　（2）<1 次 / 周　　　（3）1～2 次 / 周　　　（4）≥3 次 / 周

9. 近 1 个月，做事情的精力不足吗

　（1）没有　　　　（2）偶尔有　　　　（3）有时有　　　　　（4）经常有

评定项目和标准：参与计分的 18 个自评条目组成 7 个成分，即 A. 睡眠质量因素、B. 入睡时间因素、C. 睡眠时间因素、D. 睡眠效率因素、E. 睡眠障碍因素、F. 催眠药物因素和 G. 日间功能障碍因素。每个成分按 0～3 等级计分，累计各成分得分为 PSQI 总分，即 PSQI 总分 = 成分 A+ 成分 B+ 成分 C+ 成分 D+ 成分 E+ 成分 F+ 成分 G 分，总分范围为 0～21，得分越高，表示睡眠质量越差。一般总分>7 分，表明睡眠质量差；5～7 分之间，表明睡眠质量一般；<4 分，表明睡眠质量良好。具体如下：

A. 睡眠质量：根据条目 6 的应答计分

1. "很好"计 0 分　　2. "较好"计 1 分
3. "较差"计 2 分　　4. "很差"计 3 分

B. 入睡时间：

1. 条目 2 的计分为 "≤15" 计 0 分，"16～30" 计 1 分，"31～60" 计 2 分，"≥60"计 3 分

2. 条目 5a 的计分为 "无" 计 0 分，"<1 次 / 周" 计 1 分，"1～2 次 / 周" 计 2 分，"≥3 次 / 周" 计 3 分

3. 累加条目 2 和 5a 的计分，若累加分为 "0" 计 0 分，"1～2" 计 1 分，"3～4" 计 2 分，"5～6" 计 3 分

C. 睡眠时间：根据条目 4 的应答计分

1. ">7h" 计 0 分　　2. "6～7h" 计 1 分
3. "5～6h" 计 2 分　　4. "<5h" 计 3 分

D. 睡眠效率：

1. 床上时间 = 条目 3（起床时间）- 条目 1（上床时间）

2. 睡眠效率 = 条目 4（睡眠时间）/ 床上时间 ×100%

3. 成分 D 计分百分位，睡眠效率>85% 计 0 分，75%～84% 计 1 分，65%～74% 计 2 分，<65% 计 3 分

E. 睡眠障碍：根据条目 5b 至 5j 的计分

1. "无" 计 0 分，"<1 次 / 周" 计 1 分，"1～2 次 / 周" 计 2 分，"≥3 次 / 周" 计 3 分

2. 累加条目 5b 至 5j 的计分，若累加分为 "0" 计 0 分，"1～9" 计 1 分，"10～18" 计 2 分，"19～27" 计 3 分

F. 催眠药物：根据条目 7 的应答计分

1. "无" 计 0 分
2. "<1 次 / 周" 计 1 分
3. "1～2 次 / 周" 计 2 分
4. "≥3 次 / 周" 计 3 分

G. 日间功能障碍：

1. 根据条目 8 的应答计分，"无" 计 0 分，"<1 次 / 周" 计 1 分，"1～2 次 / 周" 计 2 分，"≥3 次 / 周" 计 3 分

2. 根据条目 9 的应答计分，"没有" 计 0 分，"偶尔有" 计 1 分，"有时有" 计 2 分，"经常有" 计 3 分

3. 累加条目 8 和 9 的得分，若累加分为 "0" 计 0 分，"1～2" 计 1 分，"3～4" 计 2 分，"5～6" 计 3 分

（三）量表使用注意事项

1. 受试者近 1 个月内睡眠质量的自我评估。

2. 可以用于评估普通人的睡眠质量，也可以应用于临床患者的睡眠质量评估。

3. 主要观察指标 PSQI 量表评分容易受患者对量表条目的认知、家人对患者指导量表的解读不同、患者进行量表测评时心情的好坏、患者是否对访问者有意隐瞒真实测评情况等主客观因素影响，故而观察结果存在一定的偏倚。

（张慧慧）

第八节　静脉血栓栓塞症风险评估工具

一、Caprini 血栓风险因素评估量表

（一）量表简介

Caprini 血栓风险因素评估量表最初由美国外科医生 Caprini 及其团队依据外科患者的特点于 1991 年开发出来，在 2005 年正式出版，用于评估住院患者血栓发生的风险。该量表是基于临床经验和循证医学证据设计的一个有效且简单可行、经济实用的静脉血栓栓塞（venous thromboembolism，VTE）风险评估工具，评估信息容易识别。

（二）量表的使用

美国胸科医师学会第 9 版《抗栓治疗及血栓预防指南》推荐 Caprini 血栓风险评估量表评估 PTE 的发生风险，其中 0～1 分为低危、2 分为中危、3～4 分为高危、≥5 分为极高危，该风险评估模型已经过广泛性验证，能够在多个手术人群预测 VTE 发生的风险。Caprini 风险评估模型也定期更新，2010 年形成新版的 Caprini 风险评估模型。2016 年版《中国骨科大手术静脉血栓栓塞症预防指南》在众多风险因素评估方法中，推荐使用 2010 版 Caprini 血栓风险因素评估量表（表 4-22）评估骨科

大手术后的 VTE 风险。Caprini 风险评估的 VTE 风险因素评分分为 1、2、3、5 分项，每项评分可累加，临床应用时，应权衡抗凝与出血风险后进行个体化预防。根据 Caprini 评分情况分为低危、中危、高危和极高危 4 个等级。接受骨科大手术的患者是 VTE 发生的极高危人群，应采取积极、安全、有效的预防措施（表 4-23）。

在 2020 年最新发布的《静脉血栓栓塞症机械预防中国专家共识》中也推荐对手术患者建议采用 Caprini 评分量表（表 4-24），最终评分为 0～2 分为低危，3～4 分为中危，≥5 分为高危，进行了 VTE 风险评估的患者，还需要进一步完善出血风险的评估。

表 4-22 Caprini 血栓风险因素评估量表

A1 每个危险因素 1 分	B 每个危险因素 2 分	C 每个危险因素 3 分	D 每个危险因素 5 分
年龄 40～59 岁	年龄 60～74 岁	年龄≥75 岁	脑卒中（1 个月内）
计划小手术	大手术（<60min）*	大手术持续 2～3h*	急性脊髓损伤（瘫痪）（1 个月内）
近期大手术	腹腔镜手术（>60min）*	肥胖（BMI>50kg/m²）	选择性下肢关节置换术
肥胖（BMI>30kg/m²）	关节镜手术（>60min）*	浅静脉、深静脉血栓或肺栓塞病史	髋关节、骨盆或下肢骨折
卧床的内科患者	既往恶性肿瘤	血栓家族史	多发性创伤（1 个月内）
炎症性肠病史	肥胖（BMI>40kg/m²）	现患恶性肿瘤或化疗	大手术（超过 3h）*
下肢肿胀		肝素引起的血小板减少	
静脉曲张		未列出的先天或后天血栓形成	A2 仅针对女性（每项 1 分）
严重的肺病疾病（含肺炎）（1 个月内）		抗心磷脂抗体阳性	妊娠期或产后（1 个月）
肺功能异常（慢性阻塞性肺疾病）		凝血酶原 20210A 阳性	口服避孕药或激素替代治疗
急性心肌梗死（1 个月内）		凝血因子 V Leiden 阳性	原因不明的死胎史，复发性自然流产（≥3 次），由于毒血症或发育受限原因早产
充血性心力衰竭（1 个月内）		狼疮抗凝物阳性	
败血症（1 个月内）		血清同型半胱氨酸酶升高	
输血（1 个月内）			
下肢石膏或支具固定			
中心静脉置管			
其他高危因素			
危险因素总分：			

（引自：田伟. 中国骨科大手术静脉血栓栓塞症预防指南[J]. 中华骨科杂志，2016.）

注：每个危险因素的权重取决于引起血栓事件的可能性，如癌症的评分是 3 分，卧床的评分是 1 分，前者比后者更易引起血栓；*只能选择 1 个手术因素；评分 0～1 分为低危，评分 2 分为中危，评分 3～4 分为高危，评分≥5 分，为极高危。

表 4-23 VTE 的预防方案（Caprini 评分）

危险因素总分	DVT 发生风险	风险等级	预防措施
0～1 分	<10%	低级	尽早活动，物理预防
2 分	10%～20%	中危	药物预防，物理预防
3～4 分	20%～40%	高危	药物预防，物理预防
≥5 分	40%～80%，1%～5% 死亡率	极高危	药物预防，物理预防

表 4-24　Caprini 评分量表（手术患者静脉血栓栓塞症风险评分表）

1 分	2 分	3 分	5 分
年龄 41～60 岁	年龄 61～74 岁	年龄≥75 岁	脑卒中（<1 个月）
小手术	关节镜手术	VTE 病史	择期关节置换术
体重指数（BMI）>25kg/m²	大型开放手术（>45min）	VTE 家族史	髋、骨盆或下肢骨折
下肢肿胀	腹腔镜手术（>45min）	凝血因子 V Leiden 突变	急性脊髓损伤
静脉曲张	恶性肿瘤	凝血酶原 G20210A 突变	
妊娠或产后	卧床（>72h）	狼疮抗凝物阳性	
不明原因或习惯性流产史	石膏固定	抗心磷脂抗体阳性	
口服避孕药或激素替代疗法	中心静脉通路	同型半胱氨酸升高	
脓毒症（<1 个月）		肝素诱导的血小板减少症	
严重肺病，包括肺炎（<1 个月）			
肺功能异常			
急性心肌梗死			
充血性心力衰竭（<1 个月）			
炎症性肠病病史			
卧床			

二、Pudua 血栓风险因素评估量表

（一）量表简介

Pudua 血栓风险因素评估量表（表 4-25）是由意大利帕多瓦大学血栓栓塞中心专家 Barbar 等于 2010 年在整合 Kucher 模型的基础上设计开发。该量表主要用于评估内科住院患者的 VTE 风险度，包含 11 个危险因素：活跃癌症，VTE 病史，活动度降低，血栓形成倾向的病情，创伤手术（1 个月内），高龄（≥70 岁），心/肺衰竭，急性心肌梗死/卒中，急性感染/风湿性疾病，肥胖（BMI≥30），正在进行激素治疗。每项危险因素的评分 1～3 分，评分结果将患者分为高危和低危两组，高危≥4 分，低危<4 分。

（二）量表的使用

美国胸科医师学会第 9 版《抗栓治疗与血栓预防指南》和我国《内科住院患者静脉血栓栓塞症预防中国专家建议（2015）》均推荐该评估量表作为内科患者 VTE 的风险评估工具。其主要的优点为根据所致 VTE 的风险性给出了不同的分值，只要按照项目进行打分即可决定是否进行预防。2020 年最新发布的《静脉血栓栓塞症机械预防中国专家共识》也建议非手术患者采用 Pudua 血栓风险因素评估量表，并将其中的危险因数肥胖（体重指数）更改为体重指数≥35kg/m²。近年来，越来越多的研究发现 Padua 血栓风险因素评估量表同样适用于外科手术患者，有助于筛选出术后 DVT 高危患者。

表 4-25　Pudua 血栓风险因素评估量表

危险因素	分数
活动性恶性肿瘤，患者先前有局部或远端转移和（或）6 个月内接受过化疗及放疗	3 分
既往静脉血栓栓塞症病史	3 分
制动，患者因身体原因或遵医嘱需卧床休息至少 3d	3 分
有血栓形成倾向，抗凝血酶缺陷症，蛋白 C 或蛋白 S 缺乏，凝血因子 V Leiden、凝血酶原 G20210A 突变，抗磷脂抗体综合征	3 分
近期（≤1 个月）创伤或外科手术	2 分
年龄≥70 岁	1 分
心脏和（或）呼吸衰竭	1 分
急性心肌梗死和（或）缺血性脑卒中	1 分
急性感染和（或）风湿性疾病	1 分
肥胖（体重指数≥30kg/m²）	1 分
正在进行激素治疗	1 分

注：该评估量表将患者分为高危和低危两组，高危≥4 分，低危<4 分。

除此之外《内科住院患者静脉血栓栓塞症预防中国专家建议（2015）》还推荐了另一种 VTE 风险评估方法，对下列内科住院患者进行 VTE 预防：40 岁以上因急性内科疾病住院患者，卧床>3d，同时合并下列病症或危险因素之一：呼吸衰竭、慢性阻塞性肺疾病（chronic obstructive pulmonary disease，COPD）急性加重、急性脑梗死、心力衰竭（美国纽约心脏病学会心功能分级Ⅲ或Ⅳ级）、急性

感染性疾病（重症感染或感染中毒症）、急性冠脉综合征、VTE 病史、恶性肿瘤、炎性肠病、慢性肾脏疾病、下肢静脉曲张、肥胖（体重指数>30kg/m²）及年龄>75 岁。此种方法不需要进行评分，只要符合 3 个条件，即需要进行 VTE 的预防，使用起来相对简便，并且其中 VTE 预防方法推荐：建议对所有符合上述条件的内科住院患者和（或）Padua 评分≥4 分的 VTE 高风险内科住院患者进行预防。根据个体情况选择一种机械预防和（或）一种药物预防措施；预防一般需 6～14d，目前无临床证据表明需延长预防时间。预防过程中应对患者的 VTE 和出血风险进行动态评估。

（张美红）

第九节　骨科疾病患者连续护理认知水平调查问卷

（一）量表简介

该问卷是基于连续护理的要求，测评的目的是全面了解医疗机构（包括医院、卫生所）骨科疾病患者对连续性康复及护理知识和技能的掌握情况，为完成出院后患者的康复护理（rehabilitative nursing）做好前期准备工作。调查对象为医疗机构骨科疾病的患者，问卷采用无记名方式填写，在 30min 内完成。

（二）评定项目和标准（表 4-26、表 4-27）

在连续护理的原则下，本着满足骨科疾病患

表 4-26　骨科疾病患者连续护理认知水平调查问卷第一部分：一般资料

1. 性别：□男；□女
2. 年龄：_____岁
3. 军龄：_____年（地方人员不必填写。）
4. 职级：□离退休干部；□师级及以上干部；□团级及以下干部；□士官（____级）；□列兵；其他_____（地方人员不必填写。）
5. 文化程度：□无；□小学；□中学；□中专；□大专；□本科；□研究生
6. 婚姻状况：□未婚；□已婚；□离异；□丧偶
7. 是否有疾病家族史：□无；□有
8. 是否吸烟：□是（每天吸烟量：_____支）；□否；□戒烟（戒断时间：_____）
9. 是否饮酒：□是（每天饮酒量：_____两）；□否；□戒酒（戒断时间：_____）
10. 个人饮食（目前）：□无特殊；□特殊饮食_____
11. 个人收入（元/月）：□<1 000；□1 000～3 000；□3 001～5 000；□5 001～7 000；□7 001～10 000；□>10 000
12. 生活自理能力：□完全自理；□部分自理；□完全不能自理
13. 运动情况：意愿：□主观愿意运动；□被动参加运动 频率：□不参与运动；□每周运动 3d；□每天运动；□其他_____ 时间：□<30 分钟；□3～4h；□>4h
14. 居住方式：□与爱人居住；□与子女居住；□与父母居住；□独自居住；□干休所居住；□其他：_____
15. 本次住院次数：□第 1 次；□第 2 次；□第 3 次；□第 4 次及以上
16. 疾病种类：□脊柱退行性病变；□髋关节骨性关节炎；□膝关节骨性关节炎；□膝关节类风湿关节炎；□膝关节半月板损伤；□骨质疏松症；□膝关节韧带损伤；□脊柱骨折伴截瘫和骨肿瘤 关节周围骨折（□髋关节周围骨折，□肩关节周围骨折，□膝关节周围骨折，□踝关节周围骨折，□肘关节周围骨折）□其他_____
17. 是否伴有其他系统疾病：□是（□糖尿病；□肿瘤；□高脂血症；□高血压；□痛风；□代谢综合征；□肝功能不全；□慢性肾功能不全；□其他_____）；□否
18. 目前疾病状况：主观感觉 □良好；□好转；□无变化；□持续加重；疼痛情况 □无；□轻度；□中度；□重度
19. 是否接受骨科手术：□是（手术名称：_____）；□否
20. 是否安装内植物：□是（安装时间：_____内植物名称：_____）；□否
21. 骨科疾病确诊时间：_____
22. 是否接受过骨科疾病相关的健康教育：□是；□否
23. 所在单位是否开设"家庭病床"：□是；□否

表 4-27　骨科疾病患者连续护理认知水平调查问卷第二部分：骨科疾病患者连续护理知识测评指标

一级维度	二级维度	三级维度	选项				
			非常熟悉	比较熟悉	熟悉	稍有了解	完全不知道
治疗相关知识	用药	知道常用药物的名称、剂量、服用方法、服药时间、注意事项等	□	□	□	□	□
		知道服用药物的价格	□	□	□	□	□
		知道服用药物副作用的表现以及如何处理	□	□	□	□	□
		知道调整服药剂量的时机、方法	□	□	□	□	□
		知道药物的保存方法	□	□	□	□	□
	复诊	知道复诊的时间	□	□	□	□	□
		知道复诊的地点	□	□	□	□	□
		知道复诊的项目	□	□	□	□	□
		知道复诊前的准备工作，如：携带医保卡、门诊病历等	□	□	□	□	□
		知道绿色通道，如：急诊入院	□	□	□	□	□
		知道急诊就诊的指征，如：肿胀、疼痛、功能障碍等	□	□	□	□	□
	伤口护理	知道拆线的时间	□	□	□	□	□
		知道伤口发生感染的指征	□	□	□	□	□
		知道伤口的清洗方法	□	□	□	□	□
		知道特殊情况下伤口护理的注意事项，如：洗澡、流汗等	□	□	□	□	□
		知道伤口的常见意外情况以及如何紧急处理，如：伤口裂开、红肿、化脓等	□	□	□	□	□
	病情评估	知道发病的典型症状，如：活动异常，剧烈疼痛、肿胀等	□	□	□	□	□
		知道发病时的注意事项，如：活动、体位等	□	□	□	□	□
康复相关需求	饮食与排便	知道所患疾病的饮食注意事项	□	□	□	□	□
		知道需要摄入食物量、营养素要求	□	□	□	□	□
		知道不良饮食习惯	□	□	□	□	□
		知道如何通过饮食调节排便情况	□	□	□	□	□
		知道排便的注意事项，如：坐便的高度、关节屈曲的角度、关节的活动程度等	□	□	□	□	□
	睡眠	知道如何评价睡眠质量	□	□	□	□	□
		知道影响睡眠的因素，如：疼痛、体位等	□	□	□	□	□
		知道睡眠障碍的应对方法，如：调节体位、应用药物等	□	□	□	□	□
	心理	知道对待疾病的正确态度	□	□	□	□	□
		知道如何简单评估自己的焦虑、抑郁情况，如：情绪、判断能力等	□	□	□	□	□
		知道出现焦虑、抑郁时如何处理	□	□	□	□	□
	康复锻炼	知道石膏、支具、绷带等固定的时间及注意事项	□	□	□	□	□
		知道如何正确选择辅助设施、锻炼的形式和方法，如：扶单拐、双拐	□	□	□	□	□
		知道如何正确把握锻炼的进度何时锻炼哪组动作	□	□	□	□	□
		知道如何正确把握锻炼的强度	□	□	□	□	□

一级维度	二级维度	三级维度	选项				
			非常熟悉	比较熟悉	熟悉	稍有了解	完全不知道
康复相关需求	活动时间	知道首次床上坐起和床边站立的时间、条件	☐	☐	☐	☐	☐
		知道在协助下行走的时间、条件 如：拔出引流管后、扶拐、助行器辅助行走等	☐	☐	☐	☐	☐
		知道短时间独立行走的距离、条件如：有人监护、平地行走、助行器辅助行走等	☐	☐	☐	☐	☐
		知道他人陪伴下外出行走较长距离的时间、条件	☐	☐	☐	☐	☐
		知道停止活动的指征，如：关节肿胀、酸痛、活动度的改变等	☐	☐	☐	☐	☐
	康复知识	掌握康复基本知识、技能，如：肌肉的锻炼方法，推髌骨练习等	☐	☐	☐	☐	☐
		能够简单判断关节功能、疼痛评估	☐	☐	☐	☐	☐
		知道安装内植物的康复注意事项	☐	☐	☐	☐	☐
		知道如何循序渐进地进行康复活动（按照活动进阶表）	☐	☐	☐	☐	☐
社会生活需求	医疗保障	知道特殊医疗项目及大病用药医疗统筹经费补助申报手续	☐	☐	☐	☐	☐
		知道自己检查、用药的保障范围及标准	☐	☐	☐	☐	☐
		知道就诊的流程	☐	☐	☐	☐	☐
		知道就诊相关手续	☐	☐	☐	☐	☐
		特殊情况者的特定康复需求，如：空巢老人家庭、临终关怀者等	☐	☐	☐	☐	☐
	回归社会	知道自己适合从事的工作岗位，如：人工关节置换后不宜从重体力工作	☐	☐	☐	☐	☐
		知道可从事的劳动强度	☐	☐	☐	☐	☐
	社会活动	增加疾病相关知识，如：疾病预防、治疗、康复等知识的讲座	☐	☐	☐	☐	☐
		恢复适宜的娱乐休闲，如：太极拳、慢跑、骑自行车、游泳、钓鱼等	☐	☐	☐	☐	☐
		积极参加病友联谊会	☐	☐	☐	☐	☐
	疾病转归	知道疾病发展后患者有权选择治疗方案及手段	☐	☐	☐	☐	☐
		知道疾病终末期患者的治疗愿望应该受到尊重	☐	☐	☐	☐	☐
		尊重疾病终末患者对医疗机构的选择，如：医院、家庭等	☐	☐	☐	☐	☐
		知道患者病危抢救时，患者及家属应当履行的义务	☐	☐	☐	☐	☐

注：主观题

1. 您对出院后康复方面的知识和技能还有哪些需求？

2. 您希望通过什么途径获得连续护理知识？

3. 您希望专业人员以什么方式告知连续护理知识？

者需求为出发点，参考生活质量综合评定量表 SF-36、Harris 髋关节评分、HSS 膝关节评分、Lysholm 功能评分表、ODI 评分、美国膝关节外科学会人工膝关节置换术后评分法，NRS 数字模拟评分法（numerical rating scale），面部表情评分法（faces rating scales），结合文献检索，制定了包括 3 个一级维度、14 个二级维度和 57 个三级维度的出院患者连续护理知识测评指标。

（张 岚 司晓莉）

第十节　压力性损伤风险评估工具

一、Braden 压疮风险评估量表

（一）量表简介

Braden 压疮风险评估量表主要适用于卧床患者、截瘫患者、大小便失禁患者、坐轮椅患者、大手术后患者、营养不良患者、危重患者及意识不清患者等。此量表由美国的 Braden 和 Bergstrom 两位博士于 1987 年制订，该量表有明显的预测价值，其计分标准详细，可操作性强，护士易于掌握，不足之处在于：①营养指标只包含了摄入部分，对营养代谢障碍和吸收不良等情况无法体现；②拒绝翻身和强迫体位的患者不适合用 Braden 评分。

（二）评定项目和标准

该量表的评估项目分为感觉、潮湿、活动、移动、营养、摩擦力和剪切力 6 部分。各条目得分均为 1～4 分，总分 6～24 分，得分越高，压疮风险越小（表 4-28）。

结果评定：①Braden 评分<9 分提示极度危险，10～12 分为高度危险（简称高危）、13～14 分为中度危险（简称中危）、15～16 分为低度危险（简称低危）。②1987 年 Bergstrom 等应用 Braden 量表在 ICU 进行了研究，结果表明诊断界值为 16 分，即 Braden 评分<16 分提示有发生压疮的可能性。为

表 4-28　Braden 压疮风险评估量表

项目			分值
感觉	未受损害	对口头指令有反应，没有感觉限制及表达疼痛不适的感觉缺陷	4 分
	轻度受限	对口头指令有反应，但不能表达不适或需求	3 分
	十分受限	只对疼痛刺激有反应，呻吟或躁动	2 分
	完全受限	对疼痛刺激无反应	1 分
潮湿	很少潮湿	皮肤经常性保持干燥，只需常规更换床单位	4 分
	偶尔潮湿	皮肤偶尔潮湿，每天需至少更换 1 次床单位	3 分
	经常潮湿	皮肤经常，但不总是潮湿，每班至少更换 1 次床单位	2 分
	持续潮湿	由于汗液、尿液等，皮肤总呈潮湿状。每当患者更换体位或翻身时均能观察到潮湿	1 分
活动	经常步行	每天至少在房间外活动 2 次，日间 2h 在房间至少活动 1 次	4 分
	偶尔步行	能步行一段距离，大部分时间卧床或坐在椅子上	3 分
	局限于坐位	不能独立站立，必须在协助下坐在椅子或轮椅上	2 分
	卧床不起	限制于床上	1 分
移动	不受限	不需要帮助即可进行大部分的、频繁的移动动作	4 分
	轻度受限	身体或远端肢体能独立进行小的、频繁的移动	3 分
	严重受限	身体或远端肢体能偶尔轻微移动，但不能独立频繁移动或做明显的动作	2 分
	完全不能	没有帮助时，身体或远端肢体不能做任何轻轻微移动	1 分
营养	良好	能进食几乎整份饭菜，从不拒绝进食	4 分
	适当	能进食半份以上的食物，或以鼻饲或全肠道营养来维持营养需求	3 分
	可能不足	通常只能吃 1/2 份食物，偶尔能吃完 1 份饭；或摄入的流质或鼻饲饮食低于最佳需要量	2 分
	非常差	从未吃完 1 份饭，很少能进食超 1/3 份饭；喝水很少，未进流质饮食或禁食，或只能喝水，或静脉补液 5d 以上	1 分
摩擦力和剪切力	无明显问题	在床或椅子上能独立移动，在移动时肌肉有足够的力量支持，所有时间能保持良好的体位	3 分
	有潜在问题	自主移动微弱或需要小部分帮助；在移动时，皮肤可能与床单、座椅、约束带或其他器械摩擦；相对来说，大部分时间能在椅子或床上保持良好的体位，只是偶尔会滑下来	2 分
	有问题	活动时需要中等到大部分帮助；不借助床单的摩擦不能完全抬起身体的某个部分；经常滑下床或椅；痉挛/挛缩和振动导致持续摩擦	1 分

进一步评估该量表的预测效度,于 1998 年进行了大样本的多中心研究,确定 18 分是合适的诊断界值。Pang 和 Wong 在我国香港以亚洲人为对象进行了研究,结果也表明 18 分是最佳的诊断界值。

(三)使用方法及注意事项

1. 护理人员根据评估的结果对患者进行有针对的护理干预。摩擦力和剪切力是导致压疮发生的重要因素。因此,解除压力是预防压疮的有效措施。在协助患者翻身的过程中,注意控制其翻身的角度。研究发现,进行 90° 左右的翻身会导致股骨的粗隆部及外踝承受很大的压力,因此,在协助半卧位患者翻身时,应使其身体向左或向右倾斜 30°;在协助取仰卧位患者翻身时应适当地将其床头抬高 5°～15°。另外营养不良是导致压疮形成的重要原因。护理人员应告知患者要多吃高热量及富含蛋白质、维生素的食物、多喝水,并遵医嘱为其静脉输注血浆蛋白,以提高其机体的抵抗力。

2. 需重点评估骨隆突处。对于使用医疗器械(如护颈圈、腹带、梯度压力袜、吸氧管、经鼻导管、桡动脉导管、气管插管及其固定支架、血氧饱和度监测指夹、无创面罩、连续加压装置、夹板、支架、尿管等)的患者,评估医疗器械与皮肤接触的部位。

3. 需重点评估的高危人群为神经系统疾病患者(如昏迷、瘫痪、自主活动丧失、长期卧床、使用镇静剂的患者)、肥胖或水肿患者、70 岁以上的老年人、手术患者、重症患者、石膏固定的患者、大小便失禁患者、高热患者。

二、Norton 压疮危险性评估表

(一)量表简介

Norton 压疮危险性评估表是目前应用比较普遍的预测、筛选压疮高危人群的一种评估表。因量表纳入了经典的危险因素,在病因上保证了评估的全面性,在临床上有较好的信度和效度,用于压疮预警干预效果较好。通过对患者发生压疮的可能性进行数据化评估,能较准确地发现高危人群,从而根据不同的情况采取针对性的措施,减少护理工作的盲目性和被动性,提高护士的风险预测能力。

(二)评定项目和标准

该量表的评估项目分为身体状况、精神状态、活动情况、运动情况、大小便失禁情况 5 个部分。每项评分分值均为 1 分(严重)到 4 分(正常)。4 分为无危险性,≤3 分为有危险性,分值越小危险性越高。总分最高为 20 分,最低为 5 分(表 4-29)。

表 4-29　Norton 压疮风险评估量表

项目			分值
身体状况	好	病情稳定,一般情况良好,营养良好	4 分
	一般	病情稳定,皮肤完整,营养中等	3 分
	差	病情不稳定,一般情况差	2 分
	极差	病情严重	1 分
精神状态	清醒	定向力良好,认识周围事物	4 分
	淡漠	运动减少,定向力尚可,呼之有反应	3 分
	模糊	有时有定向力障碍	2 分
	昏迷	完全无反应	1 分
活动情况	活动自如	活动自如,不需要帮助	4 分
	扶助行走	行走时需要扶助	3 分
	能坐轮椅	能下床,但仅能坐	2 分
	卧床不起	不能下床	1 分
运动情况	运动自如	能自行走动	4 分
	轻度受限	稍需要扶助	3 分
	严重受限	在协助下能活动	2 分
	运动障碍	完全不能活动,不能改变体位	1 分
大小便失禁情况	未发生	完全自控	4 分
	偶尔发生	1～2 次 /d	3 分
	小便失禁	3～6 次 /d	2 分
	大小便均失禁	大小便均失禁	1 分

结果评定：①评估分值>18分者为无压疮发生的风险；②分值14～18分为压疮发生的高危患者；③9～13分为压疮发生的极高危患者。

（三）使用方法及注意事项

压疮发生因素可分为外源性因素、内源性因素。外源性因素是对软组织的机械力，包括压力、剪切力及摩擦力；内源性因素决定软组织对机械力的敏感性，包括营养不良、大小便失禁、感染、移动能力受限等。由于Norton压疮危险性评估表的5项内容包含了上述内源性因素的内容，因此，评估后能确实反映患者发生压疮的危险度。对于Norton压疮危险性评估表<14分的患者，护士要根据患者的具体情况及时填写压疮评估单，制定皮肤护理计划，建立翻身卡，实施针对性预防措施，使用防压疮用品并及时告知患者、家属，以取得其积极配合；制订预警干预计划，采取有效的干预措施，定期评估预警干预效果，对无效或效果不良者分析原因，提出修正措施动态评估，评分显示无压疮危险者，可终止评分，病情变化时随时进行评估。早期将Norton压疮危险性评估表应用于患者的护理，计划中对患者大有好处，并且增强了护理干预的效果，使得护理工作有的放矢，有针对性。

三、Waterlow压疮风险评估表

（一）量表简介

Waterlow压疮风险评估表是目前国外被科学方法证实具有良好信度，符合测量学标准的压疮风险评估工具之一。因其涵盖项目最全，且每类指标包含相应的描述及对应的分值，并因高灵敏度而被广泛使用。该量表对预测重症患者压疮具有较高的临床使用价值。国外研究显示，Waterlow压疮风险评估表在预测ICU压疮时的灵敏度为0.82，且因考虑了更多的ICU压疮相关因素，使用较其他压疮风险评估表更为广泛。但因特异度尚不理想，并有过度预测的可能，使用时仍需结合压疮发生的其他危险因素；国内王久清等报道显示，Waterlow压疮风险评估表灵敏度为0.828，并因包含了骨科疾病相关的危险因素，研究数据显示适合于骨科患者。

（二）评定项目和标准

该量表的评估项目分为性别、年龄、皮肤类型、体形、组织营养不良、大小便失禁情况、运动能力、食欲、手术、神经功能障碍和药物治疗9个部分。各条目得分为0～8分，使用累计分值来识别压疮风险、高度风险与极高度风险的患者，随着压疮评分的增高，压疮发生的危险性增加（表4-30）。

表4-30 Waterlow压疮风险评估表

项目	评分标准	评分
性别	男	2分
	女	1分
年龄	14～49岁	1分
	50～64岁	2分
	65～74岁	3分
	75～80岁	4分
	>81岁	5分
皮肤类型	健康	0分
	薄如纸	1分
	干燥	1分
	水肿	1分
	潮湿	1分
	颜色差	2分
	裂开/红斑	3分
体形	正常	0分
	>正常	1分
	肥胖	2分
	<正常	3分
组织营养不良	恶病质	8分
	贫血-血红蛋白<80g/L	2分
	吸烟	1分
	外周血管病	5分
	单脏器衰竭	5分
	多器官衰竭	8分
大小便失禁情况	完全控制	0分
	偶有失禁	1分
	小便或大便失禁	2分
	大小便均失禁	3分
运动能力	完全	0分
	烦躁不安	1分
	冷漠	2分
	迟钝	3分
	限制	4分
	固定	5分
食欲	正常	0分
	差	1分
	鼻饲	2分
	流质	2分
	禁食	3分
	厌食	3分

续表

项目	评分标准	评分
手术	整形外科/脊柱	5分
	手术时间>2h	5分
	手术时间>6h	8分
神经功能障碍	运动/感觉缺陷	4~6分
	糖尿病	4~6分
	截瘫	4~6分
	心脑血管疾病	4~6分
药物治疗	使用大剂量类固醇/细胞毒性药物/抗生素	4分

评估标准：总分≥10分表示有风险，需要采取预防措施；<15分表示低风险；总分15~19分表示高风险；总分≥20分表示极度风险。

（三）使用方法及注意事项

护士使用 Waterlow 压疮风险评估表进行压疮评估时，更应关注到患者入院后体重指数、皮肤类型、大手术或创伤以及药物等因素对患者的影响，从而更准确地识别出导致压疮发生的相关因素，提前给予干预，如给予大手术的重症患者术中预防压疮措施、协助大手术后的重症患者早期进行床上被动活动，减少局部受压的时间，进而减少压疮的发生。Waterlow 压疮危险因素评估表除在患者入院时进行评估外，还强调在入院后定期或随时进行，随着患者病情的变化和治疗的实施，入院时不存在的或潜在的危险因素也会产生并表现出来，护理人员应随时采取相应措施预防压疮的发生。

（于　宁）

第十一节　失禁性皮炎评估工具

一、会阴部评估工具

（一）量表简介

会阴部评估工具（perineal assessment tool，PAT）是用于评估失禁患者发生失禁性皮炎危险程度的预测工具。PAT 共包含 4 个方面，1min 即可完成，适合用于临床护理人员对失禁患者进行失禁性皮炎风险评估的初步筛查。但是量表的简短、方便等特点往往与其全面性的要求相矛盾，因此，使用者应根据自己的需求权衡量表各方面的利弊，选取合适的评定量表。

（二）评定项目和标准

该量表从 4 个方面评估患者发生失禁性皮炎的风险：即刺激物类型和强度、皮肤暴露于刺激物的时间、会阴部位皮肤状况和相关影响因素：如低蛋白血症、滥用抗生素、管饲饮食、艰难梭菌感染等。该量表使用 Likert 3 级计分法进行评分，量表中各条目的评分从最差至最佳为 1~3 分，总分 4~12 分，≤6 分则属于低风险（表 4-31）。

表 4-31　会阴部评估工具（PAT）

评估项目	1分	2分	3分
刺激物类型和强度	成形的粪便或尿液	软便混合或混合尿液	水样便或尿液
刺激的时间	床单/尿布至少8h更换	床单/尿布至少4h更换	床单/尿布至少2h更换
会阴部皮肤状况	皮肤干净、完整	红斑、皮肤合并或不合并念珠菌感染	皮肤脱落、糜烂合并或不合并皮炎
影响因素低蛋白血症、滥用抗生素、管饲饮食、艰难梭菌感染	0~1个影响因素	2个影响因素	3个以上影响因素

二、失禁相关性皮炎风险评估量表

（一）量表简介

失禁相关性皮炎（incontinence-associated dermatities，IAD）风险评估量表于 1993 年由国外学者 Brown D S 以会阴部风险因素概念框架为依据，通过文献回顾，筛选与失禁性皮炎相关的风险因素初步拟定。2016 年国内学者吴娟等以 Brown D S 构建的住院患者失禁性皮炎风险因素的概念框架为理论依据，初步建立了针对我国成年失禁患者的 IAD 风险评估量表。该量表可靠、有效、灵敏，从定量化的角度全面、具体、准确反映了失禁性皮炎风险因素的内涵，可供我国临床护理人员使用。不足之处在于该量表的 Cronbach,sα 系数偏低，提示其内部一致性不高。

（二）评定项目和标准

该量表包括组织耐受性、会阴部环境、自理能力 3 个维度，量表共计 86 分，分值越高提示患失禁性皮炎的风险越大。临床可以将 46 分作为失禁患者发生失禁性皮炎风险的最佳预测界值（表 4-32）。

表 4-32 失禁相关性皮炎风险评估量表

一级条目	二级条目	分值	评分标准	评分
组织耐受性	低蛋白血症（白蛋白）	12	<20g/L	12
			20g/L≤X<30g/L	8
			30g/L≤X<35g/L	4
	组织缺氧（血氧饱和度）	11	<60%	11
			60%≤X<80%	8
			80%≤X<96%	4
	发热（腋温）	10	≥39.1℃	10
			38.1℃≤X≤39℃	6
			37.3℃≤X≤39℃	3
会阴部环境	失禁类型	14	稀便	13
			水样便	14
			小便失禁	13
			双失禁	14
	更换床单或垫子的频率	12	≤2h	12
			2h≤X<3h	8
			3h≤X<4h	4
	摩擦力（Braden 评分摩擦力、剪切力）	12	有问题	12
			有潜在问题	6
自理能力	昏迷（GCS 评分）/偏瘫或截瘫	15	GCS≤8 或偏瘫或瘫痪	15
			GCS：9~12	10
			GCS：13~14	5

（王金云）

第十二节 跌倒风险评估工具

一、Morse 跌倒风险评估量表

（一）量表简介

Morse 跌倒风险评估量表（Morse fall scale，MFS）是由美国宾夕法尼亚大学 Janice Morse 教授于 1989 年研发的专门用于测量住院患者跌倒风险的评估量表，目前其已被翻译为多种语言在全世界各地的医疗机构广泛使用。Morse 跌倒风险评估量表构成的条目少，问题简单，评估者与被评估者均容易理解，只需要通过询问和观察就可以完成评估内容。

（二）评定项目和标准

Morse 跌倒风险评估量表由 6 个条目组成，每个条目有不同的分类及相应分值，总分为 125 分，得分越高表示跌倒风险越大（表 4-33）。

表 4-33 Morse 跌倒风险评估量表

量表条目	评分标准	评分
跌倒史	无	0 分
	有	25 分
超过 1 个医学诊断	无	0 分
	有	25 分
使用助行器具	没有需要／卧床休息／坐轮椅／护士帮助	0 分
	拐杖／手杖／助行器	15 分
	依扶家具	30 分

续表

量表条目	评分标准	评分
静脉输液／肝素锁	无	0 分
	有	20 分
步态	正常／卧床休息／轮椅	0 分
	虚弱	10 分
	受损	20 分
精神状态	正确评估自我能力	0 分
	高估或忘记限制	15 分

注：1. 评分说明：得分 0～24 分为低危险；25～44 分为中度危险；45 分及以上为高危险，得分越高，跌倒风险越高；2. 评估时机：患者入院时评估：得分≥24 分至少每天评估 1 次；患者病情发生变化或者口服了会导致跌倒的药物时需要评估。

（王金云）

参 考 文 献

[1] 周阳，张玉梅，贺爱兰，等. 骨科专科护理［M］. 北京：化学工业出版社，2020.

[2] 田伟. 实用骨科学［M］. 北京：人民卫生出版社，2008.

[3] 胥少汀，葛宝丰，卢世璧. 实用骨科学［M］. 4 版. 郑州：河南科学技术出版社，2019.

[4] 张洪，张轶超. 骨科围手术期管理［M］. 北京：人民军医出版社，2018.

[5] 裴福兴，翁习生. 现代关节置换术加速康复与围手术期管理［M］. 北京：人民卫生出版社，2017.

[6] 李明子. 临床路径的基本概念及其应用［J］. 中华护理杂志，2010，45（1）：59-61.

[7] 杨春玲，张瑞敏. 临床护理路径［M］. 北京：军事医学科学出版社，2009.

[8] 江会，马丽莉，李王莺，等. 临床路径护理文本的设计与应用［J］. 中华护理杂志，2011，46（9）：891-893.

[9] 陈凛，陈亚进，董海龙，等. 加速康复外科中国专家共识及路径管理指南（2018 版）［J］. 中国实用外科杂志，2018，38（1）：1-20.

[10] 张玎，孙慧勤，王琴. 基于临床护理路径的快速康复护理模式在膝关节置换患者中的应用［J］. 齐鲁护理杂志，2020，26（22）：42-44.

[11] 诸琳. 快速康复护理路径对骨科手术患者术后患肢功能及康复进程的影响分析［J］. 实用临床护理学电子杂志，2017，2（48）：98-100.

[12] 姚岚. 临床路径在创伤骨科无痛病房患者疼痛护理中的应用［J］. 中医药管理杂志，2017，25（21）：131-132.

[13] 黄天雯，肖萍，张伟玲，等. 临床护理路径结合视频健康教育在骨科患者围手术期的应用［J］. 护理学杂志，2017，32（6）：101-104.

[14] 郑元. 临床路径模式下新护士规范化培训的实践探索［J］. 中国护理管理，2014，14（1）：94-96.

[15] 李幼平，苏冠月，喻佳洁. 循证评价对临床路径管理的作用：思考与探索［J］. 中国循证医学杂志，2016，16（11）：1250-1255.

[16] 李春香，王斌全，康凤英. 品管圈的历史与发展现状分析［J］. 护理研究，2017，31（9）：1140-1142.

[17] 朱素娟，莫蓓蓉，秦玉菊. 护理品管圈活动的研究进展［J］. 护理研究，2015，（26）：3217-3220.

[18] 权开花. 浅谈品管圈在护理管理中的应用研究［J］. 实用临床护理学电子杂志，2019，4（36）：166，173.

[19] 徐慧霞. 基于品管圈活动的骨科护理带教措施与效果［J］. 中医药管理杂志，2017，25（13）：112-113.

[20] 徐贵. 品管圈活动在骨科患者中的应用效果观察［J］. 齐鲁护理杂志，2015，21（12）：46-47.

[21] 叶小燕，李林枝. 品管圈管理在骨科护理质量持续改进中的应用［J］. 现代医药卫生，2014，30（22）：3455-3456.

[22] 刘丽. 骨科护理管理中风险管理理念的应用［J］. 护理实践与研究，2014，11（3）：100-101.

[23] 唐洪钦，赵丽，谭小云，等. 品管圈在骨科患者基础护理服务中的实践效果［J］. 解放军护理杂志，2013，30（10）：52-54.

[24] 刘凤青. 品管圈活动对骨科手术患者术后护理效果分析［J］. 泰山医学院学报，2016，37（8）：939-940.

[25] 诸葛恒艳，陶峰琴. 品管圈在骨科优质护理服务中的应用［J］. 解放军医药杂志，2016，28（6）：109-110.

[26] 李素云. 美国麻省总医院骨科创新病房工作模式见闻［J］. 护理学杂志，2013，28（16）：34-35.

[27] CYPRESS BS. Exploring the concept of nurse-physician communication within the context of health care outcomes using the evolutionary method of concept analysis［J］.

Dimens Crit Care Nurs，2011，30（1）：28-38.

[28] ZHANG L，HUANG L，LIU M，et al. Nurse-physician collaboration impacts job satisfaction and turnover among nurses：A hospital-based cross-sectional study in Beijing [J]. Int J Nurs Pract. 2016 Jun；22（3）：284-290.

[29] GALLETTA M，PORTOGHESE I，CARTA MG，et al. The Effect of Nurse-Physician Collaboration on Job Satisfaction，Team Commitment，and Turnover Intention in Nurses[J]. Res Nurs Health.2016 Oct；39（5）：375-85.

[30] 甘如秀. 医护一体化教学法在讲授中应用[J]. 护理学杂志，1992，5（1）：232-233.

[31] 彭宇阁，邱武英，尚丽丽. 医护一体化模式对专科护士核心能力的影响[J]. 河南医学研究，2020，29（6）：1121-1123.

[32] 嘉志雄，赵贤哲，田杏音，等. 模拟医学融合平台建设在医护一体化培训中的应用与评价[J]. 中国护理管理，2020，20（7）：979-984.

[33] 钟起，李玉红，张柳，张凤凤，等. 医护一体化训练模式在《基础护理学技能》课程教学中的实践效果[J]. 中国校医，2020，34（2）：81-83，158.

[34] HOUSE S，HAVENS D. Nurses' and Physicians' Perceptions of Nurse-Physician Collaboration：A Systematic Review[J]. J Nurs Adm.2017 Mar；47（3）：165-171.

[35] 吴蒙，李振南，于洋，等. 医护康一体化相关研究热点与发展现状的可视化分析[J]. 护理管理杂志，2020，18（24）：3222-3224.

[36] 郭晓明，张春苗，刘阳，等. 集束化护理应用研究进展[J]. 护理研究，2015，29（2）：647-649.

[37] HAWE C S，ELIS K S，CAIRNS CJ，et al.Reduction of ventilator assoeiated pneumonia：active versus passive guideline implementation [J]. Intensive Care Med，2009，35（7）：1180-l186.

[38] 纪玉桂，杨春娜，刘雁. 集束化护理理念在中心静脉导管护理中的应用研究进展[J]. 护理研究，2016，（8）：904-906.

[39] 李翠翠，胡靖，苏向妮，等. 集束化护理理念及其在外科护理中应用的研究进展[J]. 中华现代护理杂志，2017，23（30）：3813-3816.

[40] 黄雪飞，罗玲. 集束化护理预防下肢深静脉血栓的研究进展[J]. 现代医药卫生，2019，35（5）：679-682.

[41] 侯春蕾，张碟，邓颖，等. ICU护士对镇静镇痛集束化护理知信行的现状调查[J]. 中华护理杂志，2019，54（10）：91-96.

[42] GORDON D B，DAHL J L，MIASKOWSKI C. American pain society recommendations for improving the quality of acute and cancer pain management：American Pain Society Quality of Care Task Force[J]. Arch Intern Med，2005，165（14）：1574-1580.

[43] 王咏梅. 集束化护理对胸腰椎骨折术后腹胀便秘患者的影响[J]. 国际护理学杂志，2017，36（17）：2350-2352.

[44] HAWN M T，VICK C C，RICHMAN J. Surgical site infection prevention：time to move beyond the surgical care improvement program[J]. Ann Surg，2011，254（3）：494-499.

[45] 刘爽，王磊，王斌全. 护士气管切开术后集束化护理知信行问卷的编制及信效度检验[J]. 护理研究，2020，34（6）：35-41.

[46] 黄云平. 集束化护理干预在骨科Ⅰ类手术部位感染控制中的效果研究[J]. 中国医药指南，2017，15（7）：246-247.

[47] 吴密彬，胡雁. 集束化护理的误区分析与正确应用[J]. 护理学杂志，2013，28（18）：84-86.

[48] 阳世伟，谢宛茹，杨花峰，等. 妇科肿瘤根治术后尿潴留集束化护理措施的构建与应用[J]. 中华现代护理杂志，2020，26（6）：759-763.

[49] 金谷文则，岩本幸英（著），田伟，吴春明，张卫国（译）. 损伤控制骨科：多发伤的治疗策略及手术技巧[M]. 河南科学技术出版社，2020：1-2.

[50] CROSSAN L，COLE E.Nursing challenge with a severely injured patient in critical care[J]. Nurs Criti Care，2013，18（5）：236-244.

[51] KAAFARANI H M，VELMAHOS G C.Damage Control Resuscitation In Trauma[J]. Scand J Surg，2014，103（2）：81-88.

[52] 宗兆文，钟鑫. 战时损伤控制外科的理念进展和组织实施[J]. 第三军医大学学报，2019，41（3）：183-186.

[53] 刘丽县，金桂云. 损伤控制性手术在临床的应用现状与进展[J]. 临床急诊杂志，2017，18（7）：496-499.

[54] 王南南，陈冠男，余飞，等. 救援现场损伤控制性技术的研究进展[J]. 中华灾害救援医学，2017，5（8）：474-477.

[55] 喻佳洁，李琰，陈雯雯，等. 循证医学的产生与发展：社会需求、学科发展和人文反思共同推动[J]. 中国循证医学杂志，2019，19（1）.

[56] 刘丽霞，刘召琼，张静，等. 基于循证医学理念的护理对四肢骨折患者情绪及预后的影响[J]. 国际精神病学

杂志, 2018, 45 (3): 559-562.

[57] 刘晶晶, 张晓玲, 陈正香, 等. 循证护理实践程序在脊柱脊髓患者术后饮食管理中的应用[J]. 中国实用护理杂志, 2018, 34 (22): 1701-1706.

[58] 孙元丽. 循证医学模式对高龄股骨颈骨折患者术后康复时间及并发症的影响[J]. 现代临床医学, 2020, 46 (1): 21-23.

[59] 周谋望, 岳寿伟, 何成奇, 等. "腰椎间盘突出症的康复治疗"中国专家共识[J]. 中国康复医学杂志, 2017, 32 (2): 129-135.

[60] 邱贵兴, 裴福兴, 唐佩福, 等. 骨科常见疼痛管理临床实践指南 (2018 版)[J]. 中华骨与关节外科杂志, 2019, 12 (3): 161-167.

[61] 秩荣昆, 沈骏, 周建鸿, 等. 循证医学教学模式在骨科临床教学中的应用效果探析[J]. 当代医药论丛, 2019, 17 (8): 221-222.

[62] 付小兵, 王德文. 创伤修复基础[M]. 北京: 人民军医出版社, 1997: 173-177.

[63] ODLAND G F.The fine structure of the interrelationship of cells in the human epidermis[J]. J Biophys Biochem Cytol, 1958, 4 (5): 529-538.

[64] WINTER GD.Formation of the scab and the rate of epithelization of superficial wounds in the skin of the young domestic pig[J]. Nature, 1962, 193 (4812): 293-294.

[65] HINMAN CD, MAIBACH H, WINTER GD.Effect of air exposure and occlusion on experimental human skin wounds[J]. Nature, 1963, 200 (4904): 378-379.

[66] KNIGHTON DR, SILVER IA, HUNT TK.Regulation of wound-healing angiogenesis effect of oxygen gradients and inspired oxygen concentration[J]. Surgery, 1981, 90 (2): 262-270.

[67] FONDER MA, MAMELAK AJ, LAZARUS GS, et al.Occlusive wound dressings in emergency medicine and acute care[J]. Emerg Med Clin North Am, 2007, 25 (1): 235-242.

[68] 王泠, 胡爱玲. 伤口造口失禁专科护理[M]. 北京: 人民卫生出版社, 2018: 7-8.

[69] 李建军, 杨明亮, 杨德刚, 等. "创伤性脊柱脊髓损伤评估、治疗与康复"专家共识[J]. 中国康复理论与实践, 2017, 23 (3): 274-287.

[70] 中国康复医学会康复护理专业委员会. 神经源性膀胱护理实践指南 (2017 年版)[J]. 护理学杂志, 2017, 32 (24): 1-7.

[71] 蔡文智, 励建安, 陈晓玲, 等. 神经源性膀胱护理指南 (2011 年版)[J]. 中华护理杂志, 2011, 46: 104-108.

[72] 中国残疾人康复协会脊髓损伤康复专业委员会, 国际脊髓学会中国脊髓损伤学会, 中华医学会泌尿外科学分会尿控学组. 脊髓损伤患者泌尿系管理与临床康复指南[J]. 中国康复理论与实践, 2013, 19 (4): 301-317.

[73] 廖利民. 神经源性膀胱患者上/下尿路功能障碍的全面分类标准[J]. 中华泌尿外科杂志, 2015, 36 (2): 84-86.

[74] PATEL DP, MYERS JB, LENHERR SM. How to Measure Quality-of-Life Concerns in Patients with Neurogenic Lower Urinary Tract Dysfunction[J]. Urologic Clinics of North America, 2017, 44 (3): 345-353.

[75] WELK B, LENHERR S, ELLIOTT S, et al. The Neurogenic Bladder Symptom Score (NBSS): a secondary assessment of its validity, reliability among people with a spinal cord injury[J]. Spinal Cord, 2018, 56 (3): 259-264.

[76] 徐青, 高飞, 王磊. 脊髓损伤后肠道功能障碍: 美国临床实践指南解读[J]. 中国康复理论与实践, 2010, 16 (1): 83.

[77] National Spinal Cord Injury Statistical Center.Spinal cord injury facts and figures at a glance[J]. Am Paraplegia Soc, 2014, 36 (6): 243-244.

[78] 朱黎婷, 朱毅. 脊髓损伤神经源性肠道功能障碍的诊断、评价和康复治疗现况[J]. 中国康复医学杂志, 2013, 28 (12): 1163-1167.

[79] 程乔, 李武平. 脊髓损伤患者神经源性肠道功能紊乱研究进展[J]. 护理研究, 2017, 31 (30): 3779-3783.

[80] KIM GW, WON YH, KO MH, et al. Ultrasonic measurement of rectal diameter and area in neurogenic bowel with spinal cord injury [J]. J Spinal Cord Med, 2016, 39 (3): 301-306.

[81] 关榴燕. 脊髓损伤神经源性直肠的康复护理研究进展 [J]. 世界最新医学信息文摘, 2019, 19 (8): 161-162.

[82] 蒋玮, 李青, 张欢欢, 等. 美国肠道管理指南在脊髓损伤神经源性肠道功能障碍患者中的应用研究[J]. 重庆医学, 2016, 45 (34): 4877-4879.

[83] 皮红英, 马燕兰, 王玉玲. 身心并护临床实践[M]. 北京: 科学出版社, 2019.4.

[84] 宋雁宾, 皮红英, 施金芬. 等. "身心并护"护理模式的构建与体会[J]. 护理管理杂志, 2012, 12 (12): 905-906.

[85] 袁芹. 基于个性化理念的康复护理干预在老年膝骨性关节炎患者中的应用[J]. 世界最新医学信息文摘, 2020, 20(11): 282-284.

[86] 刘慧玲, 魏水华, 潘文霞. 个性化护理干预措施在多发性肋骨骨折患者中应用效果[J]. 中国伤残医学, 2014, (9): 218-220, 221.

[87] 张克艳. 情感账户管理在骨科优质护理中的应用效果分析[J]. 中外医疗, 2018, 37(12): 152-154.

[88] 叶珍, 王宝枝, 郑欢欢. 情感账户管理在骨科护理管理中的应用价值[J]. 中医药管理杂志, 2019, 27(8): 139-141.

[89] 张丽萍, 侯惠如, 刘志英. 等. 术前管道模拟训练在老年外科病房整体护理中的应用[J]. 中华现代护理杂志, 2015, (20): 2415-2417.

[90] 东尼•博赞. 思维导图[M]. 北京: 中信出版社, 2009.

[91] KOTCHERLAKOTA S, ZIMMERMAN L, BERGER AM.Developing scholarly thinking using mind maps in graduate nursing education[J]. Nurs Educ, 2013, 38(6): 252-255.

[92] 王梅, 陈艳美, 常丽. 基于思维导图的 PBL 教学在消化内科护生临床护理教学中的应用[J]. 护理实践与研究, 2019, 16(18): 131-133.

[93] AHN JH, POWER S, THICKETT E, et al.Information retention of orthodontic patients and parents: A randomized controlled trial[J]. Am J Orthod Dentofacial Orthop.2019, 156(2): 169-177.

[94] 史凌云, 张荣, 王红, 等. 思维导图与"3W+5H"教学方式在骨科护理教学中的应用[J]. 新疆医学, 2020, 50(4): 415-417.

[95] 李秋菊, 王东雪, 刘婷, 等. 思维导图自学法对在校护生骨外科护理应用效果评价[J]. 吉林医学, 2019, 40(9): 2134-2136.

[96] 卫继珍. 照顾者思维导图干预模式对骨折患者术后功能恢复及生活能力的影响[J]. 国际护理学杂志, 2020(8): 1497-1500.

[97] 魏畅, 王建荣, 冯志英, 等. 不同护理等级住院患者护理服务要求的调查[J]. 中华现代护理杂志, 2011, 17(1): 7-11.

[98] 薛梅华. 日常生活活动量表在老年护理中的应用[J]. 中华现代护理杂志, 2010, 16(3): 336-337.

[99] 侯岩芳, 张艳峰, 池金凤, 等. 日常生活能力量表在分级护理管理中的应用研究[J]. 中国实用护理杂志, 2007, 23(28): 6-8.

[100] 金宏亮, 白广超, 李宽新, 等. 全膝关节置换术后疗效评分系统的研究进展[J]. 生物骨科材料与临床研究, 2018, (15)1: 64.

[101] 刘瑞宇, 王坤正, 王春生, 等. 不同程度髋关节发育不良继发骨性关节炎的全髋关节置换术疗效分析[J]. 中国矫形外科杂志, 2008, (16)21: 1613.

[102] 罗殿中, 张洪, 程徽, 等. 简化国际髋关节评分量表在髋臼周围截骨术评价中的应用 69 例报告[J]. 中国骨与关节杂志, 2016, (5)2: 105.

[103] 张辉良, 罗殿中, 程徽, 等. 盂唇处理对髋臼周围截骨术临床疗效影响的研究[J]. 中国骨与关节杂志, 2017, (6)9: 674.

[104] CHAFETZ RS, GAUGHAN JP, VOGEL LC, et al. The international standards for neurological classification of spinal cord injury: intra-rater agreement of total motor and sensory scores in the pediatric population[J]. J Spinal Cord Med, 2009, 32(2): 157-161.

[105] WARING WP 3RD, BIERING-SORENSEN F, BURNS S, Et al. 2009review and revisions of the international standards for the neurological classification of spinal cord injury[J]. J SpinalCord Med, 2010, 33(4): 346-352.

[106] 李建军, 王方永译. 脊髓损伤神经学分类国际标准(2011 年修订)[J]. 中国康复理论与实践, 2011, 17(10): 963-972.

[107] 张志成, 任大江, 李放, 等. MRI 检查对胸腰段损伤 TLICS 评分系统的影响和作用[J]. 实用骨科杂志, 2015(4): 301-304.

[108] 何玉宝, 徐执扬, 任龙喜, 等. TLICS 和 AO-TLICS 评分在临床中应用的对比研究[J]. 国际外科学杂志, 2019, 46(7): 465-470.

[109] KOPEC JA.Measuring functional outcomes in persons with back pain: a review of back-specific questionnaires[J]. Spine, 2000, 25(24): 3110-3114.

[110] FAIRBANK JC, PYNSENT PB.The Oswestry disability index[J]. Spine, 2000, 25(22): 2940-2952.

[111] 郑光新, 赵晓鸥, 刘广林, 等. Oswestry 功能障碍指数评定腰痛患者的可信性[J]. 中国脊柱脊髓杂志, 2002(1): 13-15.

[112] 赵智娴, 唐敏, 代群莉. 采用 ODI 评分系统指导腰椎术后患者个体化护理的效果观察[J]. 当代护士(学术版), 2019, 26(1): 37-40.

[113] 王姝南, 田甜, 孟令华. 运用 ODI 评分系统对腰椎术后患者实施个体化护理实践[J]. 中国矫形外科杂志, 2017, 25(5): 477-480.

[114] FIGUEIREDO RR, AZEVEDO AA, OLIVEIRA PDE M.Correlation analysis of the visual-analogue scale and

the Tinnitus Handicap Inventory in tinnitus patients[J]. Braz J Otorhinolaryngol, 2009, 75(1): 76-79.

[115] 赵继军. 疼痛护理手册[M]. 北京: 人民卫生出版社, 2011.

[116] PUNTILLO K, PASEROC, LI D, et al . Evaluation of pain in ICU patients[J]. Chest, 2009, 135(4): 1069-1074.

[117] 韩济生. 疼痛学[M]. 北京: 北京大学医学出版社, 2012.

[118] JENNINGS PA, CAMERON P, BERNARD S. Measuring acute pain in the prehospital setting[J]. Emerg Med J, 2009, 26(8): 552-555.

[119] CASTARLENAS E, SANCHEZ-RODRIGUEZ E, VEGA RD, et al. Agreement Between Verbal and Electronic Versions of the Numerical Rating Scale (NRS-11)when Used to Assess Pain Intensity in Adolescents[J]. Clin J Pain, 2015, 31(3): 229-234.

[120] 赵继军, 陆小英, 赵存凤. 数字疼痛量表和描述疼痛量表的相关性研究和改进[J]. 中国现代护理, 2002, 8(9): 660-661.

[121] 周非非, 张一龙, 李舒扬, 等. SF-36 量表用于国人脊髓型颈椎病的信度分析及其与神经功能的相关性研究[J]. 中国脊柱脊髓杂志, 2020, 30(3): 256-262.

[122] 马启裕, 段筱勇, 郭友忠. 椎板切除减压联合植骨融合与椎弓根内固定手术治疗腰椎管狭窄症疗效观察[J]. 海南医学, 2020, 31(13): 1687-1690.

[123] 汪林, 韩山山, 曹家俊, 等. 经皮经孔内镜椎间盘切除术后联合康复治疗对腰椎间盘突出症患者临床疗效影响[J]. 中国骨与关节杂志, 2020, 9(3): 233-239.

[124] 邱莹. 改良康复护理模式结合中医综合护理干预在腰椎间盘突出手术患者临床护理中的应用效果[J]. 反射疗法与康复医学, 2020, 29(3): 123-124.

[125] 中华医学会外科学分会, 中华医学会麻醉学分会. 加速康复外科中国专家共识及路径管理指南(2018 版)[J]. 中国实用外科杂志, 2018, 38(1): 1-20.

[126] 谢静颖, 宁宁, 陈佳丽, 等. 我国核心期刊骨科加速康复的文献计量学分析[J]. 华西医学, 2019, 34(9): 1017-1021.

[127] 沈彬, 翁习生, 廖刃, 等. 中国髋、膝关节置换术加速康复围手术期疼痛与睡眠管理专家共识[J]. 中华骨与关节外科杂志, 2016, 9(2): 91-97.

[128] 魏晨慧, 郭锦丽, 程宏, 等. 不同类别骨科手术患者围手术期睡眠质量及影响因素分析[J]. 护理研究, 2020, 34(12): 2120-2125.

[129] 王玉珠, 柳莹, 李晓宇, 等. 关节置换患者围手术期睡眠质量及影响因素研究[J]. 中华骨与关节外科杂志, 2020, 13(4): 312-318.

[130] 高小雁. 高远. 秦柳花. 医院内骨科静脉血栓栓塞症护理与管理[M]. 北京: 北京大学医学出版社, 2020.

[131] 罗勤, 贺文, 宁宁, 等. 围手术期静脉血栓栓塞危险度量化评估及分级预防护理[J]. 护理研究, 2013.27(27): 3014-3016.

[132] MOTYKIE G D, ZEBALA L P, CAPRINI J A, et al. A guide to venous thromboembolism risk factor assessment[J]. J Thromb Thrombolysis, 2000, 9(3): 253-262.

[133] CAPRINI J A. Risk assessment as a guide to thrombosis prophylaxis[J]. Curr Opin Pulm Med, 2010, 16(5): 448-452.

[134] CAPRINI J A. Thrombosis risk assessment as a guide to quality patient care[J]. Dis Mon, 2005, 51(2-3): 70-78.

[135] 中华医学会骨科学分会. 中国骨科大手术静脉血栓栓塞症预防指南[J]. 中华骨科杂志, 2016.36(2): 65-71.

[136] 刘晓涵, 卢根娣. 国外静脉血栓栓塞症风险评估工具的研究进展[J]. 护理学杂志, 2014, 29(12)94-96.

[137] 石波, 刘家开, 李景, 等. 彩色多普勒超声联合 Padua 预测量表对老年全膝关节置换后下肢深静脉血栓形成的诊断价值分析[J]. 中国医学前沿杂志(电子版), 2020, 12(4): 85-88.

[138] 易冬娟, 蔡艺辉, 杨梅琼, 等, Norton 评估表在压疮预警管理中的应用[J]. 医学理论与实践, 2013, 26(24): 3355-3356.

[139] 张慧, 绳宇, 周瑛, 等, ICU 患者压疮发生危险因素分析[J]. 中国护理管理, 2014, 14(7): 590-693.

[140] 何海燕, 康秀华, 黄华平, 等. 失禁性皮炎风险评估工具的研究现状[J]. 全科护理, 2018, 16(33): 4130-4132.

[141] 洪洋, 吴娟. 失禁相关性皮炎评估量表的研究进展[J]. 全科护理, 2017, 15(23): 2857-2860.

[142] 吴娟, 张娜, 谢春晓, 等. 失禁相关性皮炎风险评估量表的构建与评价[J]. 中华现代护理杂志, 2016, 22(23): 3293-3297.

[143] BROWN DS, SEARS M.Perineal dermatitis: a

conceptual framework［J］. Ostomy Wound Manage，
1993，39（7）：20-25.

[144] MORSE J M，BLACK C，OBERLE K，et al. A prospective
study to identify the fall-prone patient［J］. Soc Sci
Med，1989，28（1）：81-86.

[145] 魏丽君，黄慧根. 自制住院患者跌倒评估量表与
Morse 量表的应用比较研究［J］. 护理研究，2017，31
（14）：1717-1721.

[146] 林嘉琪，吴桂丽. Morse 跌倒风险评估量表的临床应
用研究进展［J］. 护理学报，2018，25（13）：42-45.

第二篇

实践篇

第五章
脊柱退行性疾病

第一节 颈椎退行性疾病

一、颈椎病

颈椎病（cervical spondylosis）指因颈椎间盘退变及其继发性改变，刺激或压迫相邻脊髓、神经根、颈动脉、血管和食管等组织，并引起的相应症状和体征。又称颈椎退变症、颈椎骨关节病或颈椎综合征，是导致颈部疼痛的疾病之一，是中老年人的常见病和多发病，男性多见，好发部位为 C_4～C_5、C_5～C_6。

【疾病特点】

（一）病因

1. 退行性变　是颈椎病发生和发展最基本的原因。颈椎活动度大，随年龄增长，椎间盘逐渐发生退行性变，使椎间隙狭窄，关节囊、韧带松弛，脊柱活动时稳定性下降，进一步发展引起椎体、椎间关节及其周围韧带发生变性、增生、钙化，最后致相邻脊髓、神经、血管受到刺激或压迫。

2. 外伤　急性损伤使已退变的颈椎和椎间盘损害加重而诱发颈椎病；慢性损伤可加速其退行性变的发展过程。

3. 先天性颈椎管狭窄　颈椎管的矢状内径对颈椎病的发展有密切关系。先天性颈椎管矢状径小于正常（14～16mm）时，即使仅有轻微退行性变，也可出现临床症状和体征。

（二）症状及体征

1. 神经根型颈椎病　颈部疼痛及僵硬，短期内加重并向肩部及上肢放射。用力咳嗽、打喷嚏及颈部活动时疼痛加重。皮肤可有麻木、过敏等感觉改变。上肢肌力减退、肌肉萎缩，手指动作不灵活。

2. 脊髓型颈椎病　四肢麻木、乏力，走路或者持物不稳，胸部和腰部有一种紧束感，好像缠着布条带一样。随着病情逐渐严重，可能发生自上而下的肢体瘫痪、大小便失禁。

3. 椎动脉型颈椎病　如果患者原有动脉硬化，颈部病变压迫椎基底动脉，容易发生本型颈椎病。

（1）眩晕：最常见，多伴有复视、耳鸣、耳聋、恶心呕吐等症状，头颈部活动和姿势改变可诱发或加重眩晕。

（2）猝倒：本型特有的症状，表现为四肢麻木、软弱无力而跌倒，多在头部突然活动或姿势改变时发生，倒地后再站起来可继续正常活动。

（3）头痛：表现为发作性胀痛，以枕部、顶部为主，发作时可有恶心、呕吐、出汗、流涎、心慌、憋气以及血压改变等自主神经功能紊乱症状。

4. 交感神经型颈椎病　主要表现为头颈部疼痛、眼窝胀痛、睑裂大小不等、耳鸣耳聋、一侧面部无汗或多汗、心慌及胃肠胀气等。

【治疗原则】

神经根型、椎动脉型和交感神经型颈椎病以非手术治疗为主；脊髓型颈椎病由于疾病自然史逐渐发展使症状加重，故确诊后应及时行手术治疗。

（一）非手术治疗

原则是去除压迫因素，消炎镇痛，恢复颈椎稳定性。

1. 枕颌带牵引　常作为神经根型、椎动脉型和交感型颈椎病的首选疗法。脊髓型颈椎病者不适宜牵引。患者取坐位或卧位，头前屈10°，牵引重量为2～6kg，1～1.5h/次，每天2次；若无不适，可行持续牵引，6～8h/d，2周为1个疗程。

2. 颈围　可限制颈椎过度活动，且不影响患者日常生活。

3．推拿按摩 可减轻肌肉痉挛，改善局部血液循环。推拿按摩应由专业人士操作，以防发生颈椎骨折、脱位和脊髓损伤，脊髓型颈椎病忌用此法。

4．理疗 采用热疗、磁疗、超声疗法等，达到改善颈肩部血液循环、松弛肌肉、消炎镇痛的目的。

5．药物治疗 对症治疗，如非甾体类抗炎药、肌松弛剂及镇静剂等。

（二）手术治疗

1．指征

（1）保守治疗半年无效或影响正常生活和工作。

（2）神经根性剧烈疼痛，保守治疗无效。

（3）上肢某些肌肉，尤其手内在肌无力、萎缩，经保守治疗4～6周后仍有发展趋势。

2．目的

（1）切除突出的椎间盘、骨赘、韧带或椎管扩大成形，使脊髓和神经得到充分减压。

（2）通过植骨、内固定行颈椎融合，获得颈椎稳定性。

（3）方法：颈椎间盘摘除、椎间植骨融合术、前路侧方减压术、颈椎半椎板切除减压或全椎板切除术、椎管成形术等。

【护理】

（一）术前护理

（1）提供心理支持。

（2）患者宜进高蛋白质、低脂肪、高热量、富含维生素和果胶成分且易消化的食物。

（3）戒烟。

（4）给予颈托或颈围制动、理疗、牵引，必要时予药物镇痛。

（二）术后护理

1．体位 术后2h内去枕平卧，颈部沙袋制动，搬动和翻身时勿使颈部扭曲、旋转。颈椎内固定术后，若无异常，术后第2天在颈围固定下可采取半坐卧位，并逐渐下床活动。

2．饮食 术后24～48h内指导食温凉食物，以减轻咽喉部的充血水肿；饮食应以流质、半流质、软食、普食为序。

3．病情观察

（1）观察伤口渗出及引流液的颜色、量及性状。

（2）观察并记录患者神志、面色、生命体征及四肢感觉、运动、大小便情况。

4．呼吸道管理

（1）保持呼吸道通畅。

（2）监测呼吸频率、深度和血氧饱和度。

（3）及时清除呼吸道分泌物。

（4）雾化吸入每天2～3次，保持室内空气湿润、清新。

（5）床头常规备气管切开包及吸痰用物。

（三）并发症观察及护理

1．严密观察患者呼吸情况，有无声音嘶哑和颈部肿胀。

2．注意饮食护理，勿呛咳。

3．若出现呼吸极度困难、口唇发绀及鼻翼扇动，立即配合医生在床边剪开缝线，清除积血。

（四）康复护理

1．自我监测 若出现颈部压痛，活动受限，肢体麻木、无力，感觉异常，大小便功能障碍等，应及时就诊。

2．活动与休息 出院后3个月内起床活动时需佩戴颈托，避免颈部前屈、左右旋转。平卧睡眠时头颈两侧仍需用2kg沙袋或米袋制动，以防内固定松动。

3．定期复诊。

（五）注意事项

颈椎病多由颈部姿势不正、受凉等引起。工作和生活中避免这些因素可预防颈椎病的产生和复发。

1．姿势应正确 颈部的姿势决定着颈椎的形态结构，正确的姿势使颈椎保持在一个正确的结构，则颈部活动自如有度，功能正常。如果长期姿势不正，则颈椎结构发生改变，影响其功能活动，致颈部活动不利，甚至受限。

2．枕头高低应合适 枕头的高低直接影响颈椎的结构，枕头高低合适，放置合理，颈椎就能保持良好的姿势和生理曲度。一般来说，枕头选择标准为：中间低两端高、颈部高头部低、透气性好、长度超过肩宽10～16cm，高度以头颈部压下后一拳头高为宜。枕头的最高处托扶颈部，而不是头部，颈部放在枕头上，能使头保持略后仰的姿势，侧身睡时枕头与肩宽同高。

3．避免受凉 颈部受凉导致颈部血管、肌肉收缩致使颈部血液供应不足，这是颈椎病产生的重要因素。因此在工作和生活中，应注意颈部保暖。

二、颈椎间盘突出症

颈椎间盘突出症（cervical disc herniation）是由于退行性变、颈部创伤等因素引起纤维环破裂，髓核从破裂处脱出，刺激或压迫颈神经根或脊髓等组织而引起相应的症状和体征。颈椎间盘突出症发病率仅次于腰椎间盘突出症，多见于 40 岁以上中壮年，男性多于女性，病变部位以 $C_5 \sim C_6$ 最为多见，其次为 $C_4 \sim C_5$ 与 $C_6 \sim C_7$。

【疾病特点】

（一）病因

1. 退行性变 由髓核、纤维环和椎体上、下软骨板三者构成的椎间盘为一个完整解剖单位，使上、下两节椎体紧密连结，并保证颈椎生理功能的进行。一旦出现变形，由于其形态改变可失去正常的功能，以致最终影响或破坏颈椎骨性结构的内在平衡，并直接影响椎骨外在的力学结构。因此，颈椎间盘的退行性变常被视为颈椎间盘突出发生与发展的主要因素。

2. 慢性劳损 是指超过正常生理活动范围最大限度或局部所能耐受值的各种超限活动所带来的损伤，因其有别于明显的外伤或生活、工作中的意外，故易被忽视。但事实上，这是构成颈椎骨关节退变最为常见的因素，并与颈椎间盘突出的发生、发展、治疗及预后等都有着直接关系。

3. 头颈部外伤 各种全身性外伤对颈椎局部均有影响，但与颈椎间盘突出的发生与发展有直接关系的是头颈部外伤。

（二）症状及体征

根据颈椎间盘向椎管内突出的位置不同，其临床表现有所差异。

1. 中央突出型

（1）症状 不同程度的四肢无力，且下肢重于上肢，表现为步态不稳；严重时可出现四肢不完全性或完全性瘫痪，大小便功能障碍，表现为尿潴留和排便困难。

（2）体征 不同程度的肢体肌力下降；深、浅感觉异常，可因椎间盘突出内节段不同而显示不同的平面；肢体肌张力增高，腱反射亢进，并出现病理现象。

2. 侧方突出型

（1）症状 后颈部疼痛、僵硬、活动受限；颈部后伸时疼痛加剧，并向肩臂部放射；一侧上肢有放射性疼痛或麻木。

（2）体征 颈部活动受限；病变节段相应椎旁压痛、叩击痛；臂丛牵拉试验阳性；受累的脊神经支配区感觉异常、肌力减退、肌肉萎缩、反射改变等。

3. 旁中央突出型 除有侧方突出型颈椎间盘突出症的症状、体征外，还可有不同程度的单侧脊髓受压症状，表现为患侧下肢无力、活动不便、踩棉花感等。

【治疗原则】

（一）非手术疗法

为本病的基本疗法。主要适用于：

1. 椎间盘突出症早期。

2. 颈椎间盘突出症仅表现为神经根型症状者。

3. 颈椎间盘突出症表现为脊髓压迫症状，但患者无法耐受手术治疗者。

（二）手术治疗

1. 神经症状反复发作，经非手术治疗无效者。

2. 上肢症状重于颈部症状，且经至少 6 周的保守治疗无效者。

3. 出现明显脊髓压迫症状且呈进行性加重者。

4. 影像学表现有明确的椎间盘突出，与临床表现相一致。

【护理】

（一）术前护理

1. 心理护理 向患者解释病情，告知其治疗周期较长，术后恢复可能需要数月甚至更长时间，让患者做好充分的思想准备；对患者焦虑的心情表示理解；介绍治疗方案、手术的必要性、手术目的及优点，使其充满信心地接受手术；重视社会支持系统的影响，尤其是亲人的关怀和鼓励。

2. 呼吸功能训练 由于颈髓受压致呼吸肌功能降低，加上有些患者长期吸烟或患有慢性阻塞性肺病等，常伴有不同程度的肺功能低下。因此，术前指导患者练习深呼吸、行吹气泡或吹气球等训练，以增加肺的通气功能；术前 1 周戒烟。

3. 安全护理 患者肌力下降致四肢无力时应防烫伤和跌倒，指导患者不要自行倒开水；穿平跟鞋，保持地面干燥，走廊、浴室、厕所等日常生活场所安装扶手，以防患者步态不稳而摔倒。

（二）术后护理

1. 体位护理 行内固定植骨融合的患者，加强颈部制动。患者取平卧位，颈部稍前屈，两侧颈肩部置沙袋以固定头部，侧卧位时枕与肩宽同高；在搬动或翻身时，保持头、颈和躯干在同一平面上，维持颈部相对稳定；下床活动时，需行头颈胸支具固定颈部。

2. 病情观察　包括生命体征、伤口敷料、伤口引流管、疼痛情况等。

（三）并发症观察及护理

1. 呼吸困难　是颈椎前路手术最危急的并发症，多发生于术后1～3d内。常见原因如下。

（1）切口内出血压迫气管。

（2）喉头水肿压迫气管。

（3）术中损伤脊髓。

（4）移植骨块松动、脱落压迫气管等。术后应加强患者呼吸频率、节律的观察，一旦出现呼吸困难、张口状急迫呼吸、应答迟缓、口唇发绀等表现，立即通知医师，并做好气管切开及再次手术的准备。因此，颈椎前路手术患者床旁应常规准备气管切开包。

2. 术后出血　颈椎前路手术常因骨面渗血或术中止血不完善而引起伤口出血量大、引流不畅时，可压迫气管导致呼吸困难甚至危及生命。颈深部血肿多见于术后当日，尤其是12h内。因此术后应注意观察生命体征、伤口敷料及引流液。如24h内出血超过200ml，检查是否有活动性出血；若引流量多且呈淡红色，考虑有脑脊液漏发生，及时通知医师处理；注意观察颈部情况，检查颈部软组织张力。若发现患者颈部明显肿胀，并出现呼吸困难、烦躁、发绀等表现时，通知并协助医师剪开缝线、清除血肿。若血肿清除后呼吸仍不改善应尽快实施气管切开术。

3. 脊髓神经损伤　手术牵拉、周围血肿压迫均可损伤脊髓及神经，患者出现声嘶、四肢感觉运动障碍以及大小便功能障碍。手术牵拉所致的神经损伤为可逆的，一般在术后1～2d内明显好转或消失；血肿压迫所致的损伤为渐进性的，术后应注意观察，以便及时发现问题并处理。

4. 植骨块脱落、移位　多发生在手术后5～7d内，系颈椎活动不当时椎体与植骨块间产生界面间的剪切力使骨块移动、脱出。

（四）康复护理

1. 功能训练　指导肢体能活动的患者做主动运动，以增强肢体肌肉力量；肢体不能活动者，病情许可时，协助并指导其做各关节的被动运动，以防肌肉萎缩和关节僵硬。一般术后第1天，开始进行各关节的主被动功能锻炼；术后3～5d，引流管拔除后，可戴支具下地活动，做坐位和站立位平稳训练及日常生活活动能力的训练。

2. 纠正不良姿势　在日常生活、工作、休息时注意纠正不良姿势。最佳的伏案工作姿势是保持颈部正直，微微前倾，不要扭转、倾斜；工作时间超过1h，应休息几分钟，做些颈部运动或按摩，以缓解颈部肌肉的慢性劳损；不宜头靠在床头或沙发扶手上看书或看电视，不垫高枕头，使用颈椎专用枕。

3. 颈部保暖　在秋冬季节尽量穿高领衣服；天气稍热，夜间睡眠时应注意防止颈部受凉；炎热季节，空调温度不宜太低。

4. 避免外伤　行走或劳动时注意避免损伤颈肩部。一旦发生损伤，尽早诊治。乘坐机动车时佩戴颈托保护，避免乘坐高速汽车，以防止紧急制动引起挥鞭性损伤而致高位截瘫。

三、颈椎后纵韧带骨化症

颈椎后纵韧带骨化症（ossifiation posterior longitudinal ligament，OPLL）又称颈椎后纵韧带钙化症，是指因颈椎的后纵韧带发生骨化，从而压迫脊髓和神经根，产生手足及躯干的感觉异常、运动麻痹、膀胱直肠功能障碍等神经症状的疾病。病程为慢性进行性，治疗比较困难。骨化韧带凸向椎管，可产生脊髓损害症状，与脊髓型颈椎病难以区别。

【疾病特点】

（一）病因

后纵韧带骨化的确切病因尚不明确，但糖尿病、创伤因素与该病发病有着密切关系，OPLL患者较普通人群有较高的甲亢、糖尿病、肢端肥大症、佝偻病、脊椎骨骺发育不良的风险。

（二）症状及体征

与颈椎管狭窄症、颈椎病的临床表现十分相似，既可有脊髓压迫症状，也可有神经根受压等症状。

1. 一般特点　颈椎后纵韧带骨化症的发生与发展一般均较缓慢。多在中年以后发病，早期可不出现任何临床症状，但当骨化到一定程度引起颈椎椎管狭窄时，或是病变进程较快及遇有外伤时，则可造成对脊髓、神经或脊髓血管的压迫，逐渐出现症状。OPLL 的起始症状视病变的不同而有差异，上肢的感觉迟钝、疼痛及颈部疼痛多见。

2. 局部表现　早期颈部可无不适，随着骨化的进展，进而可出现轻度酸痛及不适；颈椎活动大多正常或轻度受限，由于后纵韧带张力的降低，头颈后伸受限为多见。检查时，被动活动颈椎可引起颈痛或酸胀感。

3. 脊髓压迫症状　程度轻重不同，可有间歇期，呈慢性进行性痉挛性四肢瘫痪。由于病变多呈慢性、由前向后逐渐发展，故瘫痪一般先从下肢开始逐渐出现上肢症状；少数病例病程发展较快者，或血管性改变为主的患者亦可先出现上肢症状，或四肢同时发病。

（1）上肢功能障碍：主要是双侧或一侧手部或臂部肌力减弱，并出现麻木、无力及手部灵活性减退等症状；严重者不能持笔或系钮扣等；握力大多减退，肌肉呈中度或轻度萎缩，尤以大小鱼际为明显；检查可发现有痛觉障碍，腱反射多亢进，霍夫曼征多为阳性。

（2）下肢功能障碍：主要是双下肢行走无力，肌张力增高，抬举困难，呈拖步步态或步态不稳，有踩棉花感，并可因痉挛而疼痛，内收肌痉挛明显者，行路呈剪式步态。同时可有双下肢麻木、无力及痉挛，严重者不能自行起坐及翻身，可有深感觉及浅感觉减退。下肢腱反射亢进或活跃，髌阵挛、踝阵挛阳性，病理反射多为阳性。

（3）其他：主要是括约肌功能障碍，表现为排尿困难、无力或小便失禁；排便功能亦多低下，常有便秘及腹胀或大便习惯改变，多为次数减少，胸腹部可有束带感。直肠指诊可发现肛门括约肌松弛。腹壁反射及提睾反射减弱或消失。

【治疗原则】

（一）非手术治疗

对颈椎后纵韧带骨化患者应首先采取保守治疗。对于症状轻微或症状明显，但经休息能得到缓解者，以及年龄较大、有器质性疾病者均可采用非手术疗法。常用的有持续头颅牵引、卧床休息、颈托固定、理疗和药物治疗等方法。药物疗法除注射消炎止痛、神经营养药物之外，近年来有人运用神经生长因子，并取得一定的疗效。

（二）手术治疗

若经过一段时间的保守疗法仍无效时考虑手术治疗。手术方式分为颈前路手术、颈后路手术以及前后路联合入路。对于孤立性的颈椎后纵韧带骨化症患者，可选择前路减压手术；对于 3 个以上节段的连续性或者混合性后纵韧带骨化症，行颈椎后路单开门或者双开门椎管成形术和全椎板切除术；必要时前后路联合入路。

【护理】

护理及康复参见本节颈椎病。

（朱玲玲　徐　翠）

第二节　胸椎退行性疾病

一、胸椎间盘突出症

胸椎间盘突出症（thoracic disc hemiat）是胸椎间盘各部分因发育异常或椎间盘退变、外伤等原因突出于后方的椎管内，引起的脊髓或脊神经受压。其临床表现较为复杂且缺乏特异性，一旦发病，脊髓压迫症状多呈进行性发展，致残率较高。

【疾病特点】

（一）病因

1. 脊柱外伤和慢性损伤　这是最常见的原因，如从高处坠落、摔倒、旋转扭伤等。

2. 脊柱姿势的改变　如先天和后天的脊柱畸形。

3. 胸椎及椎间盘的退行性改变。

以上原因可以是单方面的存在，也可以相互作用，使椎间盘突出对周围组织产生压迫或刺激，并引起相应的症状。

（二）症状及体征

1. 疼痛可为腰痛、胸壁痛或一侧、两侧下肢痛。咳嗽、打喷嚏或活动增加疼痛症状加重，休息后减轻，也可发生不典型的根性放射性疼痛如 T11、12 间盘突出可产生腹股沟及睾丸疼痛。

2. 肌力减退，肌张力增高或肌肉痉挛，反射亢进，下肢病理征阳性，异常步态和感觉障碍。

3. 大、小便功能障碍。

【治疗原则】

（一）非手术治疗

适用于轻型病例，尤其是年迈体弱、髓核已经钙化或骨化无再移位发展可能者，主要措施包括休息、胸部制动、非甾体药物治疗、理疗等对症处理。

（二）手术治疗

适应于进行性脊髓病变；下肢无力或麻痹；根性疼痛经非手术治疗无效。主要手术方式包括胸椎管减压固定融合术、胸椎环形减压术。

【护理】

（一）术前护理

1. 评估患者的神经功能。

2. 对神经功能障碍的患者，应做好防护，预防跌倒、烫伤。

（二）术后护理

1. 术后即可取舒适卧位，每 2h 轴线翻身，预防皮肤压力性损伤。在病情允许的情况下，可适当抬高床头。

2. 评估术中出入量，密切观察生命体征，尤其血压、呼吸的变化，准确记录尿量。

3. 观察肢体的感觉活动情况，动态评估感觉平面及肌力，并和术前比较，发现异常随时通知医生。

4. 观察引流液的量及颜色，引流液量过少或过多应查明原因并通知医师。如引流液持续每小时大于 100ml，连续 3h，且颜色鲜红，应警惕活动性出血。

5. 保持切口处敷料干燥，观察切口周围有无肿胀及渗出。

（三）并发症观察及护理

1. 脑脊液漏　术后 1～3d 引流出淡红色液体且进行性增多，颜色变浅或转清，患者出现头痛、头晕等低颅压症状则提示脑脊液漏。

2. 脊髓损伤　术后即出现原有的神经症状加重或术前脊髓神经功能正常的患者出现双下肢麻木、疼痛、活动障碍、括约肌功能障碍等症状。麻醉清醒后立即观察双下肢的活动、感觉，如出现异常，应立即报告医师及时处理。

3. 硬膜外血肿　术后早期出现下肢疼痛、麻木、无力症状进行性加重，可伴或不伴切口周围肿胀明显，伤口渗血增多，张力增大，需立即通知医生并做好手术准备。

4. 腹胀　在护理人员指导下每天顺时针按摩腹部 2～3 次，每次 20～30min，必要时给予热敷或行肛管排气、灌肠等，如腹胀反复出现或逐渐加重，应暂禁饮食、胃肠减压及肠外营养支持。

（四）康复护理

1. 积极进行呼吸功能及咳嗽训练。

2. 术后即可在床上做股四头肌等长收缩锻炼。

3. 双下肢关节主动运动及直腿抬高练习。

（五）注意事项

1. 根据病情及手术方式指导患者下地活动的时间，下地活动时需佩戴支具。

2. 卧床期间坚持床上的功能锻炼，如关节主动运动、上肢力量练习、股四头肌等长收缩锻炼、直腿抬高练习等。

3. 术后 1、3、6 个月门诊复查，根据复查结果决定是否继续佩戴支具，如患者出现神经症状加重应及时就诊。

二、胸椎管狭窄症

胸椎管狭窄症（thoracic spinal stenosis）是指由胸椎椎管内韧带肥厚与骨化、椎间盘硬性突出、椎体后缘骨赘、椎管发育性狭窄等病理改变中的一种或多种因素作用导致胸椎管容积减小、胸脊髓和（或）神经根受到压迫而产生的一组临床综合征。

【疾病特点】

（一）病因

该病为退变性疾病，其病因主要来自发育性胸椎管狭窄和后天退行性变所致的综合性因素。积累性劳损、代谢异常、炎症、家族性因素等也被认为是本病的发病原因之一。

（二）症状及体征

1. 单一肢体或双下肢麻木、僵硬，不灵活，步态不稳，休息后症状减轻，劳累后症状加重。

2. 胸腹部有束紧感或束带感。

3. 胸闷、腹胀，如病变平面高且严重者可伴有呼吸困难。

4. 半数患者有腰背痛，1/4 的患者伴腿痛。

治疗及相关护理、并发症预防及处理、功能锻炼、健康指导同胸椎间盘突出症。

（朱玲玲　徐　翠）

第三节　腰椎退行性疾病

一、腰椎间盘突出症

腰椎间盘突出症（prolapse of lumbar intervetteral disc）是指由于椎间盘变性，纤维环部分或全部破坏，髓核组织突出刺激或压迫马尾神经或神经根所引起的一种综合征，是导致腰腿疼最常见的原因之一,也是临床上常见的一种脊柱退行性疾病。

【疾病特点】

(一)病因

导致腰椎间盘突出症的病因既有内因也有外因,内因主要是腰椎退行性变,外因则有外伤、劳损、受寒受湿等。

1. 椎间盘退行性变 是腰椎间盘突出的基本病因。随着年龄增长,纤维环和髓核水分减少,弹性降低,椎间盘变薄,易于脱出。

2. 长期震动 驾驶员在驾驶过程中,长期处于坐位及颠簸状态,腰椎间盘承受的压力过大,可导致椎间盘退变和突出。

3. 过度负荷 当腰部负荷过重时,髓核向后移动,引起后方纤维环破裂。长期从事重体力劳动者,因过度负荷易造成纤维环破裂。

4. 外伤 是腰椎间盘突出的重要因素。特别是儿童与青少年的发病与之密切相关。

5. 妊娠 妊娠期间体重突然增加,腹压增高,而韧带相对松弛,易使椎间盘突出。

(二)症状及体征

1. 腰痛 大部分人有腰痛,腰痛可出现在腿痛之前,亦可在腿痛之后或同时出现。

2. 坐骨神经痛 95% 左右的椎间盘突出发生在 L_4/L_5 及 L_5/S_1 间隙故多半有坐骨神经痛。坐骨神经痛多为逐渐发生,疼痛为放射性,由臀部大腿外侧、小腿外侧至足跟部或者足背。

3. 马尾综合征 中央型的腰椎间盘突出可压迫马尾神经,出现大小便障碍,鞍区感觉异常。

4. 腰椎侧凸 是一种为减轻疼痛的姿势性代偿畸形,具有辅助诊断价值。

【治疗原则】

(一)非手术治疗

1. 绝对卧床 3 周。

2. 药物治疗 包括营养神经、消炎镇痛类、活血化瘀的药物等。

3. 理疗。

4. 牵引。

5. 硬膜外或神经根封闭局部注射可抑制神经根的炎症,可有效缓解疼痛。

(二)手术治疗

手术方式:椎板减压髓核摘除;椎板减压、椎间融合、椎弓根钉内固定术。

【护理】

(一)术前护理

1. 重点指导患者轴线翻身,练习床上排便。

2. 评估双下肢感觉、肌力及反射情况。

(二)术后护理

1. 观察伤口渗血、渗液情况,保持切口敷料的清洁干燥。有引流管者,观察并记录引流是否通畅,引流量及引流液的颜色性质。

2. 观察双下肢感觉、肌力及反射情况、下肢症状恢复的情况与术前对比。

3. 观察引流液的量及颜色,如引流液过少或者过多查明原因及时通知主管医生。

4. 指导患者床上活动及训练腰背肌功能,术后第 1 天即可开始指导患者直腿抬高练习,预防术后神经根粘连。术后第 3 天拔出引流管后,可进行腰背肌功能锻炼。

(三)并发症观察及护理

1. 脑脊液漏 术后 1~5d 引流出淡红色液体,且颜色变淡或者转清,则提示脑脊液漏。

2. 硬膜外血肿 是否出现双下肢活动障碍并且有麻木、疼痛等进行性加重的神经症状。及时向主管医师报告,行 MRI 检查,做好手术探查的术前准备。

3. 伤口感染 术后 5~7d 体温升高,血常规里白细胞升高、伤口红肿、分泌物细菌培养阳性,给予对症抗生素治疗,必要时置管冲洗。

(四)康复护理

1. 股四头肌等长收缩练习 收缩大腿肌肉,收紧膝关节,保持 5s,再放松 2s,如此反复练习,直到大腿疲惫为止。

2. 直腿抬高训练 收紧大腿肌肉,尽量收紧膝关节,用力抬高足部,足部离床 10~20cm,保持 5s,再缓慢放低。如此反复练习,直到大腿疲惫为止。

(五)注意事项

1. 出院后定期切口换药,保持敷料干燥,2 周拆线。

2. 术后能饮食时,应由流食过渡到普食,在保证高热量、高蛋白、高维生素的饮食基础上,多进食蔬菜,并保证足够的水分,给予腹部按摩促进肠蠕动,预防便秘。

3. 出院后应取舒适卧位,正确使用腰围,建议佩戴时间 3 个月。根据患者的恢复情况行腰背肌锻炼,可带腰围适当下地活动。

二、腰椎管狭窄症

腰椎管狭窄症（lumbar spinal stenosis）是指腰椎管由各种原因引起的骨质异常增生或纤维结构异常，导致不同范围管腔内径狭窄，制压迫马尾神经或神经根受压所引起的相应的临床症状。

【疾病特点】

（一）病因

1. 原发因素　由先天发育因素所致椎管腔狭小者，即为原发性椎管狭窄，出现症状者较少见。

2. 继发因素　后天多种因素所致的椎管腔狭小，即为继发性椎管狭窄。多数继发性椎管狭窄的病例本身就有发育性狭窄。随着年龄增长，性别的差异及职业不同，可继发椎管的骨性结构增生、纤维组织增厚，造成椎管的骨纤维性管腔进一步狭窄，出现临床症状、体征。

3. 医源性因素　脊柱外科手术导致的椎管狭小称为医源性椎管狭窄。

（二）症状及体征

1. 间歇性跛行。

2. 神经支配区域的感觉异常、肌力减退、反射下降。

3. 马尾受压鞍区感觉异常，大小便功能障碍。

【治疗原则】

（一）非手术治疗

同腰椎间盘突出症。

（二）手术治疗

适应证：经过 2~3 个月的保守治疗效果不明显；严重的神经压迫或进行性神经功能障碍；马尾综合征者。

【护理】

同腰椎间盘突出症。

三、腰椎滑脱症

腰椎滑脱症（lumbar spondylolisthesis）是指腰椎体间因各种原因造成骨性连接异常而发生的上位椎体相对于下位椎体部分或全部的滑移，以 L_4、L_5 滑脱多见。

【疾病特点】

（一）病因

主要是因各种过度的机械应力引起，诱因包括搬运重物、举重、足球、体育训练、外伤、磨损和撕裂。由于腰椎各种结构老化而发生结构异常，从而导致退行性腰椎滑脱，通常发生于 50 岁以后，这种滑脱通常伴有腰椎管狭窄，多需要手术治疗。

（二）症状及体征

1. 下腰痛　特点是腰痛与姿势、活动有关。

2. 神经源性间歇性跛行　腰椎滑脱常常伴有椎管的狭窄，从而出现腰椎管狭窄症表现。

3. 单纯的下肢放射痛、麻木。

4. 合并严重的椎管狭窄者，也可表现出马尾神经损害症状，主要表现为鞍区麻木、大小便功能障碍。

【治疗原则】

（一）非手术治疗

参阅腰椎间盘突出症。

（二）手术治疗

1. 单纯减压术　主要适用于下肢疼痛，尤其是单侧症状为主无腰痛或腰痛症状很轻者。

2. 单纯的融合术　随着融合技术的成熟越来越受到重视。

3. 减压＋融合内固定术　重建脊柱稳定性的同时给予坚强的内固定，增加融合的成功率。

【护理】

同腰椎间盘突出症护理。

【注意事项】

1. 避免早期下地活动及负重，建议患者严格卧床休息 1 个月，再逐渐下床活动。

2. 可在床上行肢体功能锻炼及腰背肌训练。

（朱玲玲　徐　翠）

第六章
骨　折

第一节　颈椎骨折

颈椎骨折（cervical spine fracture）是由于外力造成的颈椎骨质连续性和（或）完整性中断。由于颈椎序列存在生理弯曲，活动范围大，容易遭受损伤，且常伴有神经损伤，好发于第4～6椎间节。以头、颈痛，颈部肌肉紧张，活动受限，患者常用两手托住头部，局部压痛、肿胀，但后凸畸形不甚明显为主要表现。

【疾病特点】

（一）病因

从事体操、跳水等运动，以及高处坠落、车祸、地震、塌方、爆炸等都可使头颈部受到重力撞击而造成颈椎骨折。

1. 根据损伤病程分类　①慢性颈椎损伤：损伤3周以上，软组织已初步愈合；②急性颈椎损伤：损伤3周内。

2. 根据损伤部位分类　①上颈椎骨折：包括枕颈关节损伤、寰枢关节脱位、寰枢椎骨折、齿状突骨折、Hangman骨折；②下颈椎骨折：包括多种损伤，如椎体楔形压缩性骨折、爆裂性骨折、单侧或双侧小关节脱位、前方脱位等。

（二）症状及体征

1. 局部疼痛　颈椎骨折的患者可有头颈部疼痛，头颈部旋转受限，不能活动伤员，常用两手扶住头部。

2. 局部压痛和肿胀　损伤部位肿胀，有明显压痛，未获治疗或治疗不当，可出现进行性脊髓压迫症状。

3. 活动受限和脊柱畸形　颈部肌肉痉挛，活动受限，严重者合并脊髓损伤可致肢体瘫痪和呼吸困难，短期内死于呼吸衰竭。

【治疗原则】

及早解除对脊髓的压迫是保证脊髓功能恢复的首要问题。治疗目的是复位并获得脊柱的稳定性；预防未受损神经的功能丧失并促进神经功能的恢复；获得早期的功能恢复。

（一）急救搬运

1. 要有专人托扶头部，沿纵轴向上略加牵引，使头、颈随躯干一同滚动。或由伤员自己双手托住头部，缓慢搬移。

2. 严禁随便强行搬动头部。

3. 患者平卧于木板或硬质搭架后，用沙袋或折好的衣物放在颈的两侧加以固定，条件允许时使用颈围。

（二）非手术治疗

包括枕颌带牵引、颅骨牵引、颈围或头颈胸支具固定等。颈椎骨折脱位压缩或移位较轻者，无神经压迫的稳定型颈椎损伤，用颌枕吊带卧位牵引复位；复位后随即用坚固的头颈胸支具固定，固定时间约3个月。

（三）手术治疗

无论有无神经损伤，对不稳定的颈椎损伤一般都需要手术治疗。手术的目的在于早期获得颈椎的稳定性，并恢复或扩大损伤节段的椎管，防止以后慢性压迫的出现。可通过前路、后路或前后路结合，对陈旧性寰枢椎后脱位且引起脊髓腹侧压迫者，可采取前方经口腔入路手术。

【护理重点】

（一）术前护理

1. 心理护理　与患者沟通取得信任；说明牵引和手术治疗的目的、注意事项，取得配合；介绍同种病例的手术效果，给予信心，打消顾虑；同时要帮助及时解决生活上的各种需求。

2. 术前准备　按照术前常规进行准备外，需注意以下 4 点。

（1）颈后路手术者术前皮肤准备从前额发髻到肩胛骨下缘，剃光头发，需植骨者应准备取骨区皮肤。

（2）经口咽行寰枢关节脱位手术者应重视口腔准备，及早治疗口咽感染灶，抗生素超声雾化。

（3）对于上颈椎骨折涉及高位脊髓手术者，由于术中单靠头架支撑不够稳定，为防止因体位不稳而出现脊髓损伤造成呼吸骤停。术前应准备头颈胸石膏背心，以保持术中颈椎中立位。

（4）物品准备：颈椎手术危险性大，随时可能需要抢救，床旁常规备沙袋、氧气、吸引器、气管切开包、心电监护仪等。

（二）术后护理

1. 密切观察病情及生命体征 由于术中失血量过多可致血容量不足，应严格监测血压脉搏情况，同时视病情调节输液输血速度。

2. 密切观察患者呼吸 保持呼吸道的通畅，术后要严密观察患者的节律及面色变化，必要时吸出呼吸道分泌物，痰液黏稠、喉头水肿者给予雾化吸入。

3. 观察伤口敷料及引流液的变化 引流管一般放置 24～48h。保持负压引流有效，防止堵管及逆行感染。如血性引流液每小时超过 100ml、连续 3h，提示有出血可能，需立即报告医生；如引流物颜色为淡血性或洗肉水样，24h 引流量超过 500ml，应考虑有脑脊液漏。

4. 体位护理 正确搬运，协助患者佩戴颈围，搬运时至少有 3 人，并保证头颈中立位。

5. 饮食护理 术后 24～48h 内指导患者适量饮用冷饮，以减轻咽喉部充血水肿；进清淡易消化半流质饮食，避免辛辣刺激食物及甜食，以减少呛咳和痰液。

（三）并发症观察及护理

1. 颈部血肿 主要由于血管结扎不牢固、止血不彻底、术后引流不畅或患者凝血功能不良所致的创口出血而引起的血肿。术后 48h，尤其是在 12h 内，除严密观察生命体征外，应密切注意颈部外形是否肿胀，引流管是否通畅，有无呼吸异常，及时巡视。

2. 喉上、喉返神经损伤 因手术暴露过程误夹、误切、牵拉过久所致。若发现患者进流食出现呛咳，应告知患者暂禁食流质，并报告医生给予

增加输液量，根据情况给予固体食物，嘱咐细嚼慢咽，一般都能自行恢复；对声音嘶哑者做好解释安慰解除顾虑。

3. 脑脊液漏 后纵韧带与硬膜囊粘连严重，手术分离或切除后纵韧带时损伤硬膜囊所致。应立即将切口负压引流改为普通引流袋引流，去枕平卧，术后采取严格的颈部制动、切口局部用 1kg 沙袋加压。对头晕、呕吐患者，抬高床尾 30°～45°，予头低脚高位。

4. 植骨块部分滑脱 颈椎植骨融合术后患者可因术中固定不结实、术后护理不当等原因引起植骨块滑脱，如骨块压迫使食管、气管，可引起吞咽或呼吸困难，需手术取出；如植骨块滑脱压迫脊髓，可引起瘫痪或死亡，应术中固定，术后睡硬板床或用颈托，翻身时注意颈部制动。术后勿过早进食固体食物，以免吞咽动作过大，颈部过屈造成植骨块滑脱。

5. 睡眠型窒息 易造成严重后果，多发生于术后，常见于 C_3～C_4 水平以上脊髓创伤。主要症状为直立性低血压、心动过缓，呼吸功能不稳。必须严密观察生命体征的变化，尤其是高位截瘫的患者。

（四）康复护理

1. 术后 6h 内去枕平卧，颈部用沙袋制动，6h 后协助仰卧和 45° 半侧卧，每 1～2h 交替轴向翻身，保持头、颈、胸成一直线。术后第 1 天，可摇高床头 15°，或垫薄枕保持颈椎生理前凸。第 2 天拔出颈部伤口引流管，拍片复查内固定位置良好，可予颈围固定，鼓励患者半坐位活动。按照先 90° 坐位→床旁坐位→床旁站立→床周行走→病室内行走的顺序进行。起床活动必须佩戴颈托，以确保颈部不扭曲、避免剧烈旋转。

2. 支具穿戴护理 术后 5d 为患者量身定做头颈胸支具，护士教会患者家属正确的穿戴方法。

（五）护理注意事项

1. 保持呼吸道通畅 尤其是 C_6 以上的完全性脊髓损伤者，更有可能由于呼吸肌麻痹而造成呼吸困难，肺部痰液无法咳出，导致呼吸衰竭，必要时应尽早气管切开，采用机械辅助呼吸。

2. 保持有效牵引 护士每班检查牵引的体位、重量是否正确，牵引绳的松紧程度是否合适，是否在轴线上；了解患者四肢感觉、运动功能和反射情况；有无胸闷、吞咽困难，了解食欲及大小便

等情况,如有异常及时通知医生处理。

3. 预防感染 颅骨牵引穿针处用酒精滴入,2次/d,观察有无渗液、红肿,如有痂皮形成不可自行去除以免造成感染。

4. 皮肤护理 骶尾部和后枕部是主要着力点,护理中要注意保持床单平整清洁;指导并协助患者抬臀,对骶尾部、枕后及下颌皮肤进行按摩。鼓励患者床上主动活动四肢。

（六）护理健康指导

1. 压疮的预防 指导家属掌握翻身的要求、方法、间隔时间。翻身时保持脊柱平直,头、脊柱、下肢呈直线,以防翻身不当造成不应有的损伤。保持床单位干净、平整、无渣屑。无感觉部位禁用冷、热敷,防止冻伤和烫伤。

2. 泌尿系统感染的预防 鼓励患者每天饮水 2 000ml 以上,指导家属掌握预防尿路感染的措施。

3. 肺部感染的预防 鼓励深呼吸、有效咳嗽、咳痰。翻身时叩击背部,有助痰液排出。教会家属叩击背部的方法和要求。

4. 肌肉萎缩的预防 向患者及家属讲解功能锻炼的重要性,指导患者进行关节主动或被动活动,进行肌肉按摩,鼓励做力所能及的生活自理工作。

5. 出院指导 告知患者出院后 3 个月内起床活动时需佩戴颈托或穿戴支具,避免颈部前屈、左右旋转。平卧睡眠时头颈两侧仍需用 2kg 沙袋制动,以防内固定松动。于术后 1 个月、3 个月、6 个月、12 个月拍片复查随访,了解内固定效果和植骨融合程度。

6. 自我监测 如出现感觉平面异常上升、四肢疼痛、麻木加重、肌力下降、大小便异常等,应及时就诊。

（刘 丽 王效影）

第二节 锁 骨 骨 折

锁骨骨折（fractured of the clavicle）多发生于儿童及青壮年,主要为间接暴力引起,发生率约占全身骨折的 2.2%,占肩关节损伤的 44%,其中男女比例约为 2∶1。锁骨干较细,有弯曲呈"S"形。内侧半弯凸向前,外侧半弯凸向后。内端与胸骨相联构成关节,外侧与肩峰相联构成肩锁关节,横架于胸骨和肩峰之间,是肩胛带与躯干唯一联系支架。

【疾病特点】

（一）病因

1. 间接暴力 常见为侧方摔倒,肩部着地,暴力传导至锁骨,发生斜行骨折;也可因手或肘部着地,暴力经肩部传导至锁骨,发生斜形或横形骨折。

2. 直接暴力 常由胸上方撞击锁骨,导致粉碎性骨折,但较少见。

（二）症状及体征

1. 局部肿胀 意外或暴力打击导致骨折部位软组织损伤,引起炎症反应,最终导致局部肿胀。

2. 淤血 局部软组织损伤出血,引起皮下淤血。

3. 疼痛 局部肌肉损伤及炎症反应均可引起疼痛。

4. 畸形 断裂的锁骨肉眼看起来会感觉不协调,甚至会连累锁骨其他组织,引起患者在正常生活中不能有效利用肢体活动。

5. 功能障碍 伤侧肢体活动受限,患者往往表现出肩部下垂,上臂贴胸不敢活动。

6. 骨摩擦感（音） 锁骨骨折时,骨折断端接触面不平整,摩擦力大,会出现骨端摩擦的感觉或嘎吱作响的声音。

【治疗原则】

（一）非手术治疗

1. 儿童的青枝骨折、成人的无移位骨折 三角巾悬吊患肢 3～6 周。

2. 有移位的锁骨中段骨折 手法复位后采用横形"8"字绷带或锁骨带固定 4 周。

3. 保守治疗应遵循的原则 支持肩部,使骨折远端向上、向外和向后;向下压折近端;维持复位后的稳定;尽可能地使患侧肘关节和手早期活动。

（1）牵引手法复位:一般可以先予以局部麻醉,操作者与助手一起对患部进行对抗牵引,将远侧骨折牵开,然后进行手法复位,使两骨折段的轴线在一直线上,一般不要求完全对位,更不宜暴力复位,以免骨折端刺伤皮肤或血管。

（2）"8"字绷带固定:"8"字(棉纱、石膏)及树脂绷带固定为传统治疗方法,优点在于有广泛的适应证,简便易行,上肢可以活动,而且限制在有限范围内。

（3）颈腕吊带固定治疗:为临床常见非手术治

疗方式，对于位移不明显的锁骨骨折患者可采用颈腕吊带固定治疗，患者可以在能够忍受的疼痛范围内适当活动，以避免引起肩关节活动障碍。

（二）手术治疗

手术治疗指征：开放性骨折；合并有神经、血管损伤者；有穿透皮肤风险的难复位骨折；骨折畸形愈合影响功能者；不愈合或少数要求解剖复位者。可根据骨折类型和部位等不同行切开复位内固定术。

（三）药物治疗

主要包括镇痛药，如非甾体抗炎药、非阿片类中枢性镇痛药。

【护理重点】

（一）术前护理

1. 了解患者心理活动和需要，向患者及家属详细说明治疗方法、注意事项等，使患者保持良好的心理状态积极配合。

2. 给予高蛋白、高维生素、高钙及粗纤维饮食。

3. 对于疼痛明显的患者，必要时遵医嘱给予镇痛剂，以减轻患者的痛苦。

（二）术后护理

1. 给予全身麻醉术后护理常规，严密观察病情。

2. 观察局部敷料包扎的松紧度，伤口渗血、渗液、肿胀情况。

3. 观察上肢皮肤颜色是否发白或发绀，温度是否降低，感觉是否麻木。

4. 术后患侧上肢用前臂吊带或三角巾悬吊于胸前，卧位时去枕，在肩胛区垫枕使两肩后伸，同时在患侧胸壁侧方垫枕，防止患侧上肢下垂，保持上臂及肘部与胸部处于平行位。

5. 体位护理

（1）仰卧位：术后保持去枕仰卧位2～3周，双侧肩胛区垫4～6cm软枕，使两肩后伸，以患者舒适为度。

（2）半卧位：用三角巾将患肢悬吊于胸前，不低于心脏水平。

（3）端立位：用三角巾将患肢悬吊。

6. "8"字绷带或锁骨带固定的护理 保持有效固定和松紧适宜，禁止肩关节前屈、内收，避免腋部血管、神经损伤和压力性损伤的发生。

7. 合并伤的观察与处理 高能量创伤（如机动车碰撞）致锁骨骨折时，可并发包括肩胛骨骨折，肋骨骨折，血胸，气胸，锁骨下动静脉、颈内静脉等血管损伤，以及臂丛神经损伤，最易损伤尺神经，必须对所有锁骨骨折患者行神经、血管和肺部检查寻找其他损伤。

（三）并发症观察及护理

1. 胸部损伤由于暴力所致锁骨骨折，常引起胸部损伤。应观察局部有无血肿、淤青，患者的神志、呼吸的频率，如患者出现憋气，呼吸频率加快，呼吸困难，应高度警惕气胸的发生。

2. 血管损伤（主要是锁骨下动、静脉，腋动脉损伤）因有锁骨的保护作用，锁骨下动、静脉损伤多为锐器伤。主要临床表现为患侧上肢远端缺血、肿胀、无脉、扩张性血肿、血胸以及压迫性臂丛神经伤。观察局部皮下有无血肿，瘀斑，肢体远端动脉搏动及末端血运等情况。

3. 臂丛神经损伤外伤时可引起臂丛神经损伤的可能。石膏固定后可引起腋下神经、血管的压迫。观察患侧上肢皮肤颜色是否发白或发绀，温度是否降低，感觉是否麻木，有异常时及时报告医生，对症处理。

（四）康复护理

1. 早期（术后1～2周） 功能锻炼以肩关节被动、缓慢活动为主。锻炼方法：术后第2天开始，患肢在三角巾悬吊保护下，行主动钟摆练习、伸屈肘关节及双手叉腰后伸练习；被动前屈上举练习，被动外旋、外展、内收、内旋练习。

2. 中期（术后3～6周） 在早期的基础上，逐渐由肩关节被动活动转为主动活动。锻炼方法：继续三角巾悬吊保护患肢，肩关节各方向的活动度、肌力、耐力，以及日常活动训练，鼓励患者参与日常活动。

3. 后期（术后6周以后） 加强患肢关节的主动活动和负重练习，恢复受累关节的活动度，增加肌肉的力量，恢复肢体功能。锻炼方法：在中期的基础上，增大肩关节各方向的活动度、训练的强度、范围运动量和持续时间，行负重练习，酌情参加日常活动和体育运动。

（五）护理注意事项

1. 术后注意事项 术后应注意保持骨折部位制动，避免伤口或患处移动，不利于骨折愈合。如有组织损伤，应注意避免伤口感染。如果有其他不适，应及时告知医生。

2．用药注意事项 用药期间可出现恶心、呕吐、乏力等不良反应，一般都可忍受，若症状严重应及时告知医生。

（六）护理健康指导

1．给予积极的心理支持，帮助患者树立信心，转变角色，为痊愈积极锻炼。

2．鼓励早期活动盂肱关节，一旦症状允许则应尽早开始锻炼，以防出现肩关节周围炎（冻结肩）。可在肩肘吊带悬吊患肢的情况下，开始关节活动度训练。初期采取钟摆样运动有益康复：患者向前弯腰，使上肢悬荡于吊带中，轻轻画圈。

3．"8"字绷带或锁骨带固定后应嘱患者经常保持挺胸提肩姿势，练习手部及腕、肘关节的各种活动，并行肩关节外展、后伸运动，如做双手叉腰及挺胸动作，以缓解对双侧腋下神经血管的压迫。禁忌做肩关节前屈，内收等动作。

4．无论是否需要手术治疗，患者均可正常饮食，日常要注意多吃优质蛋白食物，如鸡蛋、豆类、牛肉、骨头汤等补充足够的钙质。日常少吃辛辣、油腻食物。

5．如出现患肢麻木、手指颜色改变、温度低时需随时复查，术后 1 个月拍摄 X 线片复查，了解骨折愈合情况，内固定物于骨折完全愈合后取出。

6．保持大便通畅，避免用力排便，如大便干燥或排便困难，应在医生指导下使用软化大便药物。

7．吸烟、饮酒均不利于骨折的愈合，应戒烟、戒酒。

（刘 丽 王效影）

第三节 胸腰椎骨折

脊柱胸腰段是指 T_{11}～L_2 节段，活动范围大，载荷集中，是最容易受伤的部位。胸椎骨折指由于外力导致胸椎骨质的连续性中断。腰椎骨折指由于外力导致腰椎骨质的连续性中段。

【疾病特点】

（一）病因

1．间接暴力 高处坠落，足、臀着地躯干猛烈前屈，产生屈曲暴力弯腰工作时重物打击背、肩部，致使胸腰椎突然屈曲。高空坠落时，中途背部被物体阻挡而使脊柱过伸，造成伸直型损伤。根据发病机制大致可分为屈曲型、伸直型、旋转型、侧屈型。屈曲型较常见，占胸腰椎骨折的 90% 以上。

2．直接暴力 暴力直接撞击胸腰部，或因枪弹直接致伤等。

（二）症状及体征

1．疼痛 表现为锐痛，腰背部肌肉痉挛，不能起立，翻身困难，感觉腰部软弱无力，活动或搬动时疼痛加剧，患者多采取被动体位或拒动。

2．活动受限 无论何种类型骨折，均可因疼痛而引起椎旁肌保护性肌紧张，活动受限。

3．神经症状 胸腰椎骨折、脱位伴有脊髓损伤者，可在损伤平面以下出现不同程度的感觉、运动、反射或括约肌功能障碍。

4．腹痛、腹胀或急性尿潴留 可由后腹膜血肿，刺激神经丛引起腹痛，腹肌紧张或腹胀，酷似急腹症。另外，除脊髓损伤外，单纯胸腰段骨折，有时由于后腹膜出血也可引起反射性急性尿潴留。

5．其他 可伴有出血、休克及内脏损伤。

【治疗原则】

（一）保守治疗

仅限于 A1 及 A2 型骨折，其指征为：①无神经损伤；②脊柱三柱中至少两柱未受损；③后凸角度 <20°；④椎管侵占 <30%；⑤椎体压缩不超过 50%。

保守治疗是胸腰椎骨折的一种基本治疗方法，主要方法是支具外固定或者卧床休息治疗，包括一段时间的卧床休息直到全身症状的缓解，接着应用支具固定 10～12 周，并逐步进行功能锻炼。

（二）手术治疗

手术指征：①有神经损伤；②所有 C 型骨折；③A3 型及 B 型中成角超过 30°、椎体压缩超过 50%、椎管侵占超过 30%；④MRI 证实有椎间盘损伤。

与支具外固定或者卧床治疗相比，手术治疗有几方面的优点。首先，对于那些不能耐受支具或者卧床的患者可以提供即刻的稳定。多发创伤的患者，长期的卧床将可能会产生严重的危及生命的并发症。及时的外科手术可以允许患者早期坐起和康复治疗；其次，外科手术可以很好地恢复脊柱的序列，纠正畸形。最后，解除对神经系统的压迫。

【护理重点】

（一）术前护理

1．急救和搬运 禁用搂抱或一人抬头、一人抬足的方法，以免增加脊柱的弯曲，加重椎骨和脊髓的损伤，卧硬板床定时轴线翻身。定时轴线翻身，可预防肺炎、压力性损伤等并发症。

2．心理护理　护士应及时全面了解患者伤情，加强与患者的沟通，针对性地进行心理疏导。

3．练习深呼吸　腰椎骨折后因后腹膜血肿、骨折疼痛等，影响患者的呼吸功能。故术前要鼓励患者多做深呼吸运动，尤其年龄较大者，要预防术后肺部的并发症。

4．严密观察下肢疼痛、感觉、运动情况。

5．术前备皮，上至肩胛骨下缘，下至臀裂顶点，左右两侧至腋中线。

6．必要时遵医嘱使用镇痛药。

（二）术后护理

1．给予全麻术后护理常规，严密观察病情。

2．观察伤口有无渗血、渗液，有无红、肿、热、痛等表现，若存在需及时报告给医生。

3．术后24h内应卧床休息，减少活动，以防止伤口开裂及伤口感染，若出现异常情况应及时告知医生，切不可自行处理。

4．遵医嘱制动，保持适当体位，预防畸形。

5．注意皮肤干燥，定时按摩受压部位，防止压疮。定时进行全身关节全范围的被动活动和按摩以促进循环。

6．密切观察双下肢感觉、运动情况应检查截瘫患者肢体运动与反射、皮肤感觉、肛门括约肌和膀胱功能；观察感觉平面的变化，发现异常立即报告医师。

（三）并发症观察及护理

1．脊髓和神经根损伤　是脊柱手术中最严重的并发症，多见于手术止血不彻底，血肿压迫引起或减压时操作的震动对脊髓的冲击、基础疾病影响；神经根的损害多源于器械的刺激、直接挫伤或对神经的过度牵引引起。术后应注意观察四肢的感觉活动及大小便情况，以便及时发现异常，报告医生处理。

2．脑脊液漏　多因陈旧性骨折或原有椎管严重狭窄，后纵韧带与硬膜囊粘连严重，手术分离或切除后纵韧带时损伤硬膜囊所致。一旦出现引流物淡血性或洗肉水样，24h引流超过500ml，立即将切口负压引流改为普通引流袋引流，去枕平卧，切口局部用1kg砂袋加压。对头晕、呕吐患者，抬高床尾30°～45°，予头低脚高位，同时报告医生，遵医嘱静脉滴注等渗液，必要时予拔管、切口加密缝合。

3．胃肠道并发症　腰椎前路手术早期，脊柱固定于伸展位时；卧床使肠蠕动减慢，常出现腹胀、腹痛、便秘等症状。对腹胀严重者应禁食，在排除急腹症后，可热敷腹部，或口服番泻叶、大黄水，必要时给予持续胃肠减压、灌肠。指导患者进行腹肌的收缩锻炼，告知患者养成床上排便及定时排便习惯。

4．切口感染　多发生于术后3～5d。主要原因有患者全身情况差，术前准备不充分，术中无菌操作不严格，术后未及时拔除引流管导致逆行感染等原因。控制感染的关键在于预防，包括正确使用围手术期抗生素，术中注意无菌操作，术后密切观察切口情况，换药和更换引流管严格执行无菌操作，加强营养支持。

（四）康复护理

1．术后24h开始进行四肢各关节的主动运动　截瘫患者行双下肢被动运动，3～4次/d，20～30min/次，循序渐进，以能耐受为度。并进行肌肉按摩，由远端到近端，促进血液循环，预防关节僵硬、肌肉萎缩、深静脉血栓形成，并能通过消耗体能来促进食欲。

2．四肢锻炼

（1）麻醉清醒后即可鼓励患者进行手、足部活动，根据患者术后恢复程度进行四肢功能锻炼，手术当日做手、手指、腕关节、足趾及踝关节活动；以后每天可做肢体抬高、关节屈伸运动，3～4次/d，15～30min/次，逐日增加。

（2）腰椎术后1～2d无禁忌证者，可以行直腿抬高训练，预防神经根粘连。

（3）术后2周切口拆线后可穿戴胸腰骶躯干前后托支具，按照先90°坐位→床旁坐位→床旁站立→床周行走→病室内行走的顺序进行活动。

3．术后3d指导进行腰背功能锻炼　方法有挺胸、仰卧"五点支撑法"和俯卧飞燕式锻炼。

4．腰背肌锻炼

（1）锻炼时机：患者在伤后1周内可进行腰背肌锻炼，但在脊柱骨折伴腰背肌有严重的挫伤或撕裂伤时，其锻炼应推迟到3～4周。

（2）锻炼原则：方式先易后难，时间由短到长，范围由小到大，动作由轻到重；忌粗暴剧烈，防加重损伤。

（3）锻炼方法：①复位期：垫枕1～2周，练习主动挺腹；②伤后1周，开始腰背肌功能锻炼，仰卧位锻炼"五点支撑法";③伤后 2～3 周,开始练习"三点支撑法";④伤后 3～4 周,开始练习"四点支撑法";⑤伤后 5～6 周,开始练习俯卧背伸,练习"飞燕点水法"。

（4）锻炼步骤：每次锻炼 5～10min,2～3 次 /d,可逐渐增加到每次锻炼 15～20min,每次锻炼后重新放置垫枕。

（五）护理注意事项

1. 术后 6h 内去枕平卧,6h 后协助翻身侧卧时要掌握保持躯体上下一致的原则,用手扶着患者的肩部和髋部同时翻动,要保持腰背部固定,不弯曲,不扭转,防止腰部扭伤。

2. 术后要重视观察患者截瘫平面、四肢感觉、运动及肌力情况,用手触摸患者脚趾检查下肢活动、感觉,并与术前进行比较。如发现有麻木加重、活动障碍及时通知医生。

3. 密切观察切口有无红肿、渗液、渗血等情况,保持引流有效,防止堵管及逆行感染。

4. 本病需卧床治疗,食物应易于消化和吸收,同时,为了更快、更好地促进骨折愈合,患者还应根据骨折愈合的早、中、晚 3 个阶段,随着病情的发展,配以不同的食物,以促进血肿吸收或骨痂生成。

（六）护理健康指导

1. 预防呼吸道感染 每天做深呼吸,有效咳嗽、勤翻身、叩背、有痰要咳出,防止着凉、戒烟、清洁口腔、注意空气流通、减少探视。如痰液黏稠时可予雾化吸入。

2. 排便训练 截瘫患者长期卧床可出现腹胀、顽固性便秘。指导患者进食高纤维素食物,多饮水,适当使用缓泻剂,促进肠蠕动预防便秘。

3. 出院指导 嘱患者出院后应持之以恒进行功能锻炼,但应注意循序渐进,避免劳累。加强饮食营养增强体质。为保证内固定的稳定性,3 个月内起床下地活动时必须穿戴支具,站立行走时间不宜过长。定期门诊复查,如有腰背部不适及时就诊。

（刘 丽 王效影）

第四节 肱骨干骨折

肱骨干骨折（fracture of shaft of humerus）系指肱骨外科颈以下 1～2cm 至肱骨髁上 2cm 之间的骨折,多发于骨干中部,其次为下部,上部最少。肱骨中下 1/3 骨折易合并桡神经损伤,下 1/3 骨折易发生骨不连。

【疾病特点】

（一）病因

1. 直接暴力 如打击伤、挤压伤或火器伤等,多发生于中 1/3 处,多为横行骨折、粉碎性骨折或开放性骨折,有时可发生多段骨折。

2. 间接暴力 如跌倒时手或肘着地,地面反向暴力向上传导,与跌倒时体重下压暴力相交于肱骨干某部即发生斜行骨折或螺旋形骨折,多见于肱骨中下 1/3 处,此种骨折尖端易刺插于肌肉,影响手法复位。

3. 旋转暴力 投掷手榴弹、标枪或其他需要扭转前臂的动作,可引起肱骨螺旋形骨折。

（二）症状及体征

1. 疼痛 上臂局部疼痛,传导叩痛等（叩击骨折周围外上肢部位,也可引起骨折处疼痛）,一般均较明显。

2. 肿胀 完全骨折,尤其粉碎性者局部出血可多达 200ml 以上,加之创伤性反应,因此局部肿胀明显。

3. 畸形 在创伤后,患者多先发现上臂出现成角及短缩畸形,除不完全骨折外,一般多较明显。

4. 异常活动 多于伤后立即出现。

5. 血管神经损伤症状及体征 患者神经干紧贴骨面走行,甚易被挤压或刺伤;周围血管亦有可能被损伤。因此在临床检查及诊断时务必对肢体远端的感觉、运动及桡动脉搏动等加以检查,并与对侧对比观察。

【治疗原则】

（一）非手术治疗

肱骨干有较多肌肉包绕,骨折轻度的成角或短缩畸形不影响外观及功能者,可采取非手术治疗。

1. 上臂悬垂石膏 依靠石膏的重量牵引达到骨折复位并维持对位。采用悬垂石膏,应每周摄 X 线片,以便及时矫正骨折端分离或成角畸形。2～3 周后应改用其他外固定治疗。

2. "U" 形接骨夹板 适用于横断形骨折及无明显移位的斜行螺旋形骨折,起维持骨折对位对线的作用以利于骨折愈合。

3. 维耳波上肢支持带制动 适用于儿童及老年人很少移位的肱骨干骨折。用以维持骨折对位,患者感觉舒适，不需要行骨折手法复位。

4．小夹板固定　适用于移位、成角畸形不大、对线较好的肱骨干中部骨折。夹板置于患肢后，用 3～4 根布带分别绑扎，并应随时调节绑扎带的松紧，避免影响伤肢血液循环及发生压疮。

5．肩人字石膏　骨折复位后，为了维持复位后的位置，需要将上肢制动于外展外旋位时，需用肩人字石膏。但石膏较重，影响呼吸、热天易导致出汗等，患者感觉很不舒适，故现已少用或以肩外展支架来替代。

6．尺骨鹰嘴骨牵引　适用于长时间卧床的和开放粉碎性肱骨干骨折患者，或短期内无法进行手术治疗的患者。

7．功能支架　是一种通过软组织的牵拉使骨折复位的装置。但功能支架不宜用于有广泛软组织损伤、骨缺损、骨折端对线不良及不合作的患者。功能支架可应用于骨折早期或伤后 1～2 周。急性期使用时应注意肢体的肿胀程度，神经血管的状况。应保持上臂悬垂于胸前，防止骨折端成角畸形。成人固定 6～8 周、儿童固定 4～6 周。

（二）手术治疗

1．开放性骨折　应早期行软组织和骨的清创及骨折内固定。

2．合并血管、神经损伤的骨折　应用骨折内固定及神经血管的修复。

3．漂浮肘　肱骨干中下 1/3 骨折伴有肘关节内骨折时，手法复位及维持复位均比较困难，应行切开复位内固定。

4．双侧肱骨干骨折　非手术治疗可造成患者生活上不便及护理上的困难。应行内固定术。

5．手法复位不满意的骨折　如螺旋形骨折，骨折端间嵌入软组织，即使骨折对线满意，也会导致不愈合，应行内固定术。

6．非手术治疗效果不满意　如横断骨折应用悬垂石膏治疗，因过度牵引导致骨折不愈合；短斜形骨折用非手术治疗骨折端有明显移位者，也应行手术内固定。

7．多发伤合并肱骨干骨折　非手术治疗很难维持骨折端满意的对位对线。一旦病情稳定，应积极行手术治疗。

8．病理性骨折　手术治疗可使患者感到舒适及增加上肢的功能。

（三）急救治疗

将患侧手臂用布条绑于木条、铁棍等硬物或躯干上，以避免活动致骨折端移位，争取时间送医治疗。

【护理重点】

（一）术前护理

完善术前各项化验，检查及准备工作，应用颈腕吊带制动，减轻疼痛和骨折移位。

（二）术后护理

1．给予术后护理常规，严密观察病情。

2．内固定术后，以半卧位为宜，平卧位时可于患肢下垫一软枕，使之与躯体平行以促进血液回流，减轻肿胀。局部麻醉患者可下地活动，患肢用颈腕吊带制动。

3．观察伤口及患肢的血运、渗血情况，及时更换敷料，观察引流量，颜色，保持引流管通畅。

（三）并发症观察及护理

1．桡神经损伤　肱骨中段骨折容易合并桡神经损伤。手法整复可能伤及桡神经。应观察上肢指端血供和皮肤温度及感觉情况，如有麻木、感觉异常及时对症处理。

2．血管痉挛的可能　行神经修复和血管重建术后，可能出现血管痉挛。①避免一切不良刺激，严格卧床休息，石膏固定患肢 2 周。患肢保暖，保持室温 25℃左右，不在患肢测量血压。镇痛，禁止吸烟。②1 周内应用扩血管、抗凝药，保持血管的扩张状态。③密切观察患肢血液循环的变化，检查皮肤颜色、温度、毛细血管回流反应、肿胀或干瘪、伤口渗血等。

3．肱动脉、肱静脉的损伤　上臂的主要动静脉是肱动脉、肱静脉，外伤后易引起肱动脉、肱静脉的损伤。观察患侧上肢远端有无缺血、肿胀、无脉、扩张性血肿、血胸以及臂丛神经压迫等症状。如有损伤，积极做好术前准备。

（四）康复护理

1．早期（1 周内）　做患肢上臂肌肉主动舒缩活动，以加强两骨折端在纵轴上的挤压力，做握拳、伸指、屈腕、伸腕及主动耸肩动作 10～20 次，练习强度和频率以不感到疼痛和疲劳为主。禁止做上臂旋转运动，防止再移位。伴有桡神经损伤者，安装伸指及伸腕弹性牵引装置，使屈肌群能经常被动伸展。

2．中期（第 2～3 周）　开始练习肩、肘关节活动。

（1）悬吊患肢站立位上体向健侧侧屈，前倾30°。患肢在三角巾胸前悬吊带支持下自由下垂10～20s，做5～10次。

（2）伸屈肩、肘关节健侧手握住患侧腕部，使患肢向前伸展，再屈肘，后伸上臂。

（3）旋转肩肘关节身体向前倾斜，屈肘90°，使上臂与地面垂直，以健手握患侧腕部，做划圆圈动作。

（4）双臂上举，两手置于胸前，十指相扣，屈肘45°，用健肢带动患肢，先使肘屈曲120°，逐渐双上臂同时上举，再慢慢放回原处。

3．后期（4周及之后）　全面练习肩关节活动。

（1）外展、外旋运动（举臂摸头）：用患侧手触摸头顶后逐渐向对侧移动，去触摸对侧耳朵及枕部。

（2）外展、内旋、后伸运动（反臂摸腰）：将患侧手置于背后，然后用健侧手托扶患侧手去触摸健侧肩胛骨（肩内旋），用患侧手指背侧触摸腰部（后伸运动）。

（3）肩关节环转：如划圆圈，向前弯腰，使上臂自然下垂，顺时针在水平面圆圈活动上肢。

（4）双臂轮转（划船动作）：此法练习可使肩、肘、腰、腿、颈部均得到锻炼。

（5）手爬墙练习。

（6）外固定解除后，逐步达到生活自理，帮助患者不断提高生理自理能力。

（五）护理注意事项

1．夹板或石膏固定者，观察伤口及患肢的血运、渗血情况，及时更换敷料，观察引流量及颜色，保持引流管通畅。如出现患肢发绀、肿胀、剧痛等应立即报告医生处理。

2．伴有桡神经损伤者，应观察其感觉和运动功能恢复情况。通过检查汗腺功能，可了解自主神经恢复情况。

3．如骨折后远端皮肤苍白、皮温低，且摸不到动脉搏动，在排除夹板或石膏固定过紧的因素外，应考虑有肱动脉损伤的可能。如前臂肿胀严重，皮肤发绀、湿冷，则可能有肱静脉损伤。出现上述情况应及时报告医生处理。

（六）护理健康指导

1．积极康复训练，防止肘关节僵硬和上臂肌肉萎缩。

2．饮食注意多食高蛋白、高维生素、含钙丰富的饮食。

3．对桡神经损伤后行外固定者，应确保外固定的稳定，以保持神经断端于松弛状态。悬吊石膏固定的患者2周内不能平卧，只能取坐位，睡眠时取半卧位，应向患者讲解这种体位的治疗意义，取得合作。

4．肱骨干骨折伴有桡神经损伤时，患肢伸腕、伸指动作障碍，短期内症状改善不明显，治疗周期长，患者心理压力大，易产生急躁悲观的情绪。可介绍治疗措施，如口服营养神经药物并配合理疗1～2个月；介绍成功病例，鼓励患者树立战胜疾病的信心，主动配合治疗。

5．继续功能锻炼　骨折4周内严禁做上臂旋转活动，外固定解除后逐步达到生活自理。定期复查骨折愈合情况，日常生活中应避免过度用力。

6．复查指征及时间　"U"形石膏固定的患者，在肿胀消退后，石膏固定会松动，应及时来医院复诊。悬吊石膏固定2周后来医院更换长臂石膏托，维持固定6周左右再拆除石膏。术后定期复查X线片，了解骨折移位或愈合情况。伴有桡神经损伤者，定期复查肌电图，了解神经功能恢复情况。内固定术后1年回医院拆除。

（刘　丽　王效影）

第五节　肱骨近端骨折

肱骨近端骨折（proximal humerus fracture）是指累及肱骨外科颈及其以上部位的肱骨骨折。发病率位于髋部骨折和桡骨远端骨折之后，是第三常见的四肢骨折，约占所有骨折类型的5%，而其中3/4以上患者年龄在60岁以上，女性发病率是男性的3倍之多。

【疾病特点】

（一）病因

常发于老龄骨质疏松患者，多由低能量暴力导致。这部分患者骨折移位往往较轻微，采取保守治疗可取得较好疗效。年轻患者遭遇较高能量的暴力才会引起肱骨近端骨折，常合并严重的软组织损伤和骨折移位。

（二）症状及体征

1．疼痛　表现为局部疼痛、环状压痛及传导叩痛等，一般均较明显。

2．肿胀　完全骨折，尤其粉碎性骨折者局部出血较多，加之创伤性反应导致局部水肿、渗出，因此局部肿胀明显。

3.肩关节活动受限　不能自由活动，患者就诊时常用健侧上肢将患侧上肢固定于侧胸壁。外展型骨折时远端肢体成外展位，似肩关节脱位，但肩峰下不空虚。

4.畸形、骨擦音、骨擦感。

【治疗原则】

（一）非手术治疗

1.部分骨折无移位或者轻微移位、年纪大伴有较多内科疾病的患者，可以采用保守治疗，多使用肩手吊带或者石膏悬吊固定制动4～6周，视骨折愈合情况进行患肢功能锻炼。如骨折稳定性很好，可在1周内开始钟摆式功能锻炼。

2.肱骨近端骨折中80%属于无移位或微小移位型，这部分骨折采用保守治疗，可取得满意的疗效。

3.对于Neer分型中的第1部分骨折等，上肢三角巾悬吊时间为：儿童2～3周，成人4～5周；有移位者复位后小夹板固定3～4周；如不允许或暂不允许复位，尺骨鹰嘴牵引3～4周。

（二）手术治疗

手术治疗方法一般分为内固定术和关节置换术，目前多数主张进行内固定术。少数严重骨折、无法修复的老年患者采用关节置换术。

1.对于年轻患者首选是内固定；而对于老年人，需要考虑的情况更多一些。当老年患者合并严重的粉碎性骨折时，可以选择肩关节置换，将粉碎的骨质去除，更换为人工肩关节；如果因为各种原因不能或者不愿意做人工肩关节置换，而选择做切开复位内固定术的，则必须尽可能地把移位的骨块复位，提供充分稳定的内固定。

2.内固定术多数采用肱骨近端锁定板进行固定，该锁定板能够提供牢固的固定和支撑，患者术后能够早期进行患肢功能锻炼，促进康复。特别对合并有骨质疏松的老年患者有重要意义。

【护理重点】

（一）术前护理

1.遵医嘱给予止痛药，安置患者舒适体位，局部制动，抬高患肢处于功能位。

2.观察疼痛的部位、性质、发作持续时间和剧烈程度、耐心倾听。

3.术前常规准备皮肤，更衣，备皮时注意误损伤皮肤并做好皮肤清洁工作。

（二）术后护理

1.密切监测患者生命体征变化，发现异常及时报告。

2.患者清醒后取平卧或健侧卧位，平卧时肩下可垫1个薄枕，有利于消肿。不能向患侧卧位，站立或下床行走时可用腕颈吊带屈肘固定，并保持肩关节轻度外展位，抬高患肢，患肢屈肘90°，放在胸前高于心脏水平。

3.观察引流液量及性质，注意术区出血情况，出血多时及时告知医生做出处理。

4.观察患者局部血运情况及手指活动情况。

5.保持敷料清洁干燥，及时换药，注意无菌操作。

6.肩外展支架固定患者站立位时，将肩关节固定在外展、前屈、内旋和肘关节屈曲、腕关节功能位，预防骨不连的发生，固定时间4～6周。

（三）并发症观察及护理

1.神经损伤　多在肩部的钝性创伤或骨折脱位牵拉时损伤。神经损伤时可出现该神经支配区的感觉和活动异常，早期的神经损伤中靠临床症状和体征来诊断，肌电图检查通常需要2～4周以后才出现异常表现，但可采用肌电图观察神经损伤恢复的进程。

2.血管损伤　老年患者由于血管硬化、血管壁弹性较差，较易发生血管损伤。动脉损伤后局部形成膨胀性血肿，疼痛明显，偶可触及腋窝的异常肿胀和搏动性肿块。肢体苍白或发绀、皮肤感觉异常。

3.胸部损伤　高能量所致肱骨近端骨折，如发生车祸、快速移动中摔倒、坠落伤等时，常合并多发损伤，应注意除外肋骨骨折、血胸、气胸等，根据受伤的具体情况，有时还需要详细检查排除头颅、腹部等部位损伤。

4.骨折不连接　创伤及反复多次的复位使骨折处的骨膜及周围软组织受到严重损害、手术过程中过多剥离软组织，导致骨折修复所需的营养供应中断，影响骨折的愈合。此外，吸烟也可能影响骨折愈合。

5.畸形愈合　对于移位严重且不稳定的骨折，如治疗不能达到骨折功能复位的要求，则会严重破坏上肢生物力学关系，肩部可能遗留较大的疼痛和活动障碍，影响生活质量。

6. 肩、肘关节功能障碍 伤后关节周围瘢痕或移位的骨块、畸形愈合造成肩关节活动时的撞击，或有腋神经损伤、肩袖撕裂等合并症，会导致肩关节功能障碍。此外，治疗过程中固定时间过长也会出现肩肘关节僵硬、活动受限。

（四）康复护理

1. 康复训练应尽早开始，术后一旦疼痛的症状缓解之后，就可以进行适当的功能锻炼。

2. 术后当天麻醉过后即可进行手肘的活动，包括握拳、前臂的旋转以及肘关节的伸屈活动，要求所有关节活动都要达到最大范围。活动应在肩关节得到有效保护的情况下进行，一般为上臂贴于体侧，并一直持续到康复结束。同时为了预防上肢的肿胀，术侧的肢体应保持远端高于心脏，以促进血液和淋巴回流。

3. 术后 1 周开始被动活动肩关节，钟摆及环转练习。弯腰 90°，后背与地面平行，患侧手臂放松，在健侧的带动下进行前、后、左、右四个方向的摆动，每个方向活动到稍微痛的角度即可换方向。

4. 术后 2 周内，肩周的肌力训练以等长收缩为主，通过健侧肢体或他人提供的阻力，术侧肩部发力做抬起、后伸、外展、内收的动作趋势，要求肌肉有收缩，但是关节没有活动，只是绷紧。

5. 术后 2～6 周，锻炼时去除肩带，在健侧或外力的帮助下，做肩关节各个方向的活动，直到逐渐恢复正常活动范围。在体侧和肩外展 90° 的情况下，加强肩关节旋转的动作包括内旋和外旋的动作。比如可以做摸后背、摸对侧耳朵和摸后脑勺的动作，每天 2～3 次，每次 10～20 下。同时可以做患者前爬墙和侧面爬墙的训练。

6. 术后 6 周～3 个月，继续以上练习，主动活动肩关节，逐渐开始负重，可以使用弹力带抗阻做肩周肌群的收缩训练。可以适当地做一些家务，尽早回归家庭生活。

7. 建议术后每 2～4 周拍肩关节正位及侧位 X线片，了解骨折愈合情况。

（五）护理注意事项

1. 患者清醒后取平卧或健侧卧位，平卧时肩下可垫 1 个薄枕，有利于消肿。不能向患侧卧位，站立或下床行走时可用腕颈吊带屈肘固定，并保持肩关节轻度外展位。

2. 移动患者或进行各种操作时，动作应轻柔准确，防止粗暴剧烈，加重患者的疼痛。

3. 患者在早期，即术后 1 周内应注意避免肩关节的主动活动锻炼。

4. 保持敷料清洁干燥，及时换药，注意无菌操作，防止感染。

5. 饮食方面需要禁忌辛辣刺激性食物，戒烟、戒酒。

（六）护理健康指导

1. 术后须保持切口干燥，如果必须洗澡，用防水塑料膜包裹在敷料外层。

2. 给予高蛋白、清淡易消化饮食，加强营养。

3. 请勿使用患侧手臂支撑从床上或椅子上起身。3 周内不在浴缸里站立，以防滑倒时患肢不能支撑。

4. 每天进行腕关节、肘关节屈伸活动，3 次 /d，30min/ 次，术后 1 个月避免肩关节主、被动功能锻炼，术后复查视情况进一步康复锻炼。

5. 在术后 2～3 周内，不做锻炼期间佩戴悬吊带，术后、伤后 6 周内，请勿用患肢拿重物，6 周内不能驾驶，至少 10 周内不能游泳。定期门诊随访。

（刘 丽 王效影）

第六节 肘关节恐怖三联征

肘关节恐怖三联征（terrible triad of the elbow）是指一种可累及肘关节周围软组织，造成大量并发症的肘关节后脱位伴桡骨头和尺骨冠状突骨折，是复杂的肘关节损伤，多见于年轻人。

【疾病特点】

（一）病因

通常为高能量损伤，其中高处坠落、车祸、新生儿不当牵拉伤是发病的主要原因。因此，高空作业者、矿工、司机、乘客、新生儿容易发生肘关节恐怖三联征。

（二）症状及体征

1. 症状 伤后肘关节局部疼痛、肿胀，前臂屈曲旋转活动受限。

2. 体征 患侧肘关节后方空虚，肘关节脱位。肘后三角（肘关节屈曲呈直角时，肱骨内、外上髁和尺骨鹰嘴之间构成的等腰三角形区）消失，鹰嘴部明显向后凸出。

【治疗原则】

以往对肘关节恐怖三联征多采取保守治疗，一般很难维持肘关节稳定性并有再脱位的倾向，现在学者们多主张采取积极的手术治疗。首先行手法复位肘关节后脱位，石膏托外固定，待合并伤稳定及相关检查完善后再行手术。全麻或臂丛麻醉，一般于肘外侧进行入路，通过尺侧腕伸肌与肘肌表露出外侧关节囊以及副韧带。尽可能从损伤自身导致的软组织缝隙中进入肘关节。逐次对前关节囊、伸肌总腱、冠状突、外侧副韧带复合体以及桡骨头等受损结构，从深至浅予以修复。桡骨头予钢板固定，获得可靠固定后，检查稳定性。

【护理重点】

（一）术前护理

1. 心理护理　由于患者缺乏相关知识，对手术信心不足，对术后功能活动及手术效果等问题存在许多顾虑，护士需耐心向其讲解此手术的疗效、优点，同时指出术后积极配合治疗、训练，使患者了解有关疾病防治、护理及功能锻炼重要性的知识，从而消除顾虑，树立信心。

2. 术前准备　为防止术后发生感染，术前备皮要彻底，并做好全身及局部的清洁。术前了解患者的全身情况，加强营养，增强机体抵抗力，增强手术耐受力。做好术前检查及备血工作。术前1～2天开始使用抗生素以预防感染、减少术后感染。对有皮肤感染的患者积极采取措施，在皮肤准备良好的情况下施行手术。

（二）术后护理

1. 一般护理

（1）体位：术后以塑形良好的后侧石膏托将肘关节屈曲至90°前臂中立位固定，维持肘关节的中心复位并保护修复的内、外侧软组织。患肢用垫枕垫高，高于心脏15cm，有利于消肿，防止静脉回流障碍，减轻患肢肿胀。

（2）病情观察：密切观察生命体征变化，注意患肢皮温、肤色、感觉、运动、肿胀及伤口敷料渗血情况。警惕有无手指麻木、肢体发绀、切口渗血等神经血管损伤症状出现。如出现异常，及时报告医生处理。

2. 引流管护理　术后伤口引流管用负压引流管。引流管于1～3d后拔除。严密观察引流液颜色、性质、量，并及时记录。术后2h内出血量70～100ml，若引流量每小时超过100ml，要及时报告医生，警惕有活动性出血。引流量过少而患肢局部肿胀明显时应考虑引流不畅，须及时查明原因。若每天引流量少于50ml，可以拔管。

3. 外固定支架护理　患肢置于功能位，观察外固定架有无松动，保持针道周围皮肤清洁干燥，每天2次用75%的酒精消毒针道，皮肤条件差者针道处不用纱布覆盖，使其完全暴露，如局部结痂形成保护层不必去除，有异常分泌物者用无菌棉签去除，消毒棉签由近到远，禁止反复擦拭。

（三）并发症观察及护理

治疗肘关节恐怖三联征损伤后，常出现并发症。并发症发生的频率与损伤的严重程度有关。常见的并发症包括尺神经损伤、关节不稳定、关节骨化及肘关节僵硬等。

1. 尺神经损伤　常发生于行内侧切口时，术中应注意尺神经走行并加以保护，同时避免过度牵拉及置针时绞伤。

2. 关节不稳定　术后发生肘关节不稳的常见原因：①术中未完整修复前关节囊、冠状突、桡骨头、外侧副韧带及伸肌腱等重要的稳定结构；②早期进行功能锻炼时肘关节受到内翻应力作用，引起外侧韧带松弛。慢性肘关节不稳会导致创伤性关节炎，并引起肘关节疼痛。

3. 关节骨化　由于肘关节恐怖三联征是肘关节较严重的损伤，所以部分患者术后可能会发生创伤性骨化。目前，对肘关节骨化的确切原因仍无定论，但研究发现肘关节骨化与患者个人体质、损伤程度、暴力被动按摩、合并脑外伤等相关。

4. 肘关节僵硬　严重软组织损伤后的瘢痕挛缩，可导致不同程度的关节僵硬。但需要说明的是，关节僵硬程度并不与损伤严重程度呈正相关。对僵硬严重的患者常需二期手术松解以改善肘关节功能。

（四）康复护理

功能训练具有消除肿胀、减轻肌肉萎缩、恢复关节功能等作用。早期加强训练，肘关节功能得到迅速恢复和明显改善。在训练过程中，向患者讲明训练的意义与方法，只有患者了解到主动训练是恢复肘关节功能最好的途径，才能调动患者的主观能动性。注重坚持循序渐进，避免急于求成。康复训练分为3个阶段进行。

1. 第1阶段（术后1～2周）　此阶段患肢石膏固定，将肘关节屈曲至90°，维持肘关节的中心性同心圆复位，主要活动手指各关节及腕关节，利用手指及腕关节的活动，达到促进血液回流、活血化瘀、消肿镇痛的效果。麻醉消失后指导患者主动活动,做握拳抓空增力活动,加做腕关节的前屈背伸、左右侧屈活动,每个动作做 15～30 遍 / 次,2 次 /d,依据患者的情况。逐渐增加活动的次数及强度。肩关节做屈肘耸肩、屈肘展肩等活动。

2. 第 2 阶段(术后 2～4 周) 此阶段取下石膏托,开始肘关节屈伸和前臂旋转的主动训练,即可减少粘连、防止僵硬,又可促进肌肉功能恢复获得动力性稳定。在肘关节能够承受的情况下做主动练习,如托手屈肘、健手扶托患侧前臂,逐渐屈曲肘关节。幅度由小到大,次数由少到多,逐渐增加活动的次数及范围。4 周内避免伸肘超过 150°。做肱二头肌和肱三头肌的等长收缩和前臂屈肘肌的运动训练,15～30 遍 / 次,3～4 次 /d,每个动作持续 3～5s,可提高患肢肌群的力量。训练强度均以患者能忍受的疼痛为限度,忌暴力被动活动。如果活动后出现患肢肿胀、发热,应减少强度,辅以冰敷。

3. 第 3 阶段(术后 4～6 周后) 适当进行肌力训练,如患肢握重物进行肘关节的屈伸训练,并加强腕关节、肩关节、肘关节的活动,预防发生异位骨化。术后 6 周内进行肘关节屈伸训练时应将前臂维持于旋前位,进行前臂旋转训练时将肘关节处于屈曲 90°。在伸肘、前臂完全旋后时肘关节最不稳定,应尽量避免这种体位。

(五)护理注意事项

肘关节恐怖三联征的骨折部位虽然很小,但多伴有内外侧副韧带损伤,肘关节严重不稳定,且并发症较多,护理的重点就是术后早期做好健康宣教,缓解患者紧张焦虑的情绪,针对不同的患者给予个体化的康复训练指导,选择合适的方法和训练时机,使患者及家属积极主动参与治疗和护理的全过程最大限度地恢复肘关节的功能,预防并发症的发生,提高患者的生活质量。

(六)护理健康指导

1. 对于肘关节锻炼的进度没有确切的规定,切忌盲目追求进度,应当在不增加关节肿胀、疼痛的基础上,能够获得明显进步方可,否则会导致严重后果。

2. 在患者出院时,嘱咐患者在术后 2 周内回院复查并进行拆线,复查内容为:2 周时间的功能训练效果,同时对下一步的锻炼内容进行指导。出院后的第 1 个月里,复查时间为每 2 周 1 次,1 个月后改为每月 1 次。

3. 注意休息、劳逸结合,保持心情舒畅。

4. 加强营养,增强机体抵抗力,促进早日康复。

(刘 丽 吕东东)

第七节 前 臂 骨 折

前臂骨折中尺桡骨干双骨折(ulnoradial shaft fractures)较多见,占各类骨折的 6% 左右,以青少年多见。因骨折后常导致复杂的移位,使复位十分困难,易发生骨筋膜室综合征。

【疾病特点】

(一)病因

1. 直接暴力 多由于重物直接打击、挤压或刀砍伤引起。特点为两骨同一平面的横形或粉碎性骨折,多伴有不同程度的软组织损伤,包括肌肉、肌腱断裂,神经血管损伤等,整复对位不稳定。

2. 间接暴力 常为跌倒时手掌着地,由于桡骨负重较多,暴力作用向上传导后首先使桡骨骨折,继而残余暴力通过骨间膜向内下方传导,引起低位尺骨斜形骨折。

3. 扭转暴力 跌倒时手掌着地,同时前臂发生旋转,导致不同平面的尺桡骨螺旋形骨折或斜形骨折,尺骨的骨折线多高于桡骨的骨折线。

(二)症状及体征

1. 症状 受伤后,患侧前臂出现疼痛、肿胀、畸形及功能障碍。

2. 体征 可发现畸形、反常活动、骨擦音或骨擦感。尺骨上 1/3 骨折合并桡骨头脱位,称为孟氏(Monteggia)骨折。桡骨中下 1/3 骨折合并尺下尺桡关节脱位,称为盖氏(Galeazzi)骨折。

【治疗原则】

尺桡骨骨折的治疗较为复杂,除治疗骨折外,还应注意骨筋膜室综合征的发生和治疗。

(一)非手术治疗

即手法闭合复位,石膏或夹板外固定。主要适用于间接暴力,如跌伤时手掌支撑传达暴力所致的尺桡骨骨折。骨折移位通常有一定的规律:即桡骨骨折线偏高,多处于桡骨结节下方,骨折线为横断或小斜面。尺骨骨折线偏低,通常位于尺骨中段,骨折线多呈斜形。骨折对位满意后,用中立位夹板或屈肘 90° 长臂石膏固定。

对于夹板或石膏固定患者应抬高患肢。注意

手的温度、颜色和感觉。密切观察,警惕骨筋膜室综合征的发生。在固定的最初 4 周内每周摄 X 线片检查。如果骨折移位,应行手术治疗。

(二)手术治疗

对软组织损伤较重的开放性骨折、桡尺骨骨干多处骨折,以及难以手法复位或难以外固定的骨折,应行切开复位内固定术。手术最好在损伤开始的 24~48h 内进行。

【护理重点】

(一)术前护理

1. 心理护理　由于前臂具有旋转功能,骨折后患肢手的协调性及灵活性丧失,给生活带来极大不便,患者易产生焦虑和烦躁情绪。应向患者做好安抚工作,并协助生活料理。

2. 饮食　给予高蛋白、高维生素、高钙饮食,促进生长发育及骨质愈合。

3. 无论是石膏固定还是夹板固定,患肢必须保持在肘关节屈曲 90°,前臂中立位,此时骨间隙最大,骨周围肌肉及上下骨间膜及斜索均处于等张位,有利于骨折的稳定,是理想的固定体位。

4. 患肢抬高位,以促进静脉回流,减轻肿胀,严密观察末端血供、运动及感觉功能,同时指导患者做手掌的伸手、握拳运动。

5. 保持有效固定,注意石膏或夹板有无松动和移位等情况。

6. 完善术前的各项化验和检查。

(二)术后护理

1. 抬高患肢,有利于静脉血液回流,减轻肿胀。

2. 对有石膏固定者,患肢摆放应舒适,并注意石膏护理,保持石膏外观清洁、干燥,密切观察指端皮温、色泽、感觉及运动功能。

3. 有伤口引流者,应保持引流通畅,观察引流液的量、颜色、性状,并记录引流量。

4. 待麻醉恢复后,固定牢固者可指导患者功能锻炼。

(1)早、中期:在复位固定后即开始,2 周内可练习上臂、前臂肌肉的收缩活动。①第 1 天,用力握拳,充分屈伸手指,对指、对掌等动作。站立位前臂用三角巾悬吊于胸前,做肩前、后、左、右摆动及水平方向的转圈运动。②第 4 天,用健肢帮助患肢做肩上举、侧上举及后伸动作。③第 7 天,增加患肢肩部主动屈、伸、内收、外展运动,手指的抗阻力练习,可以捏橡皮泥、拉橡皮筋或弹簧等。④第

15 天,增加肱二头肌等长收缩练习,用橡皮筋带做抗阻及肩前屈、后伸、外展、内收运动。3 周内,禁忌做前臂旋转活动,以免干扰骨折的固定,影响骨折的愈合。⑤第 30 天,增加肱三头肌等长收缩练习,做用手推墙的动作,使用两骨折端之间产生纵轴向挤压力。

(2)后期:从骨折基本愈合,外固定除去后开始。①第 1 天,做肩、肘、腕与指关节的主动活动,用橡皮筋带做抗阻及肩前屈、后伸、外展、内收,阻力置于肘以上部位。手指的抗阻力练习有提握力器、拉橡皮筋等。②第 4 天,增加肱二头肌抗阻肌力练习,做等长、等张、等速收缩练习。③第 8 天,增加前臂旋前和旋后的主动练习、助力练习,肱三头肌与腕屈、伸肌群的抗阻肌力练习。有肩关节功能障碍时,做肩关节外旋与内旋的牵引。④第 12 天,增加前臂旋前、旋后的肌力练习,可用等长、等张、等速收缩练习等方法。⑤还可以增加作业练习,如捏橡皮泥、玩积木、洗漱、进餐、穿脱衣服、上厕所、洗浴等练习,以训练手的灵活性和协调性。

(三)并发症观察及护理

1. 骨筋膜室综合征　由于前臂高度肿胀或外固定包扎过紧,或组织肿胀加剧后造成相对过紧导致骨筋膜室综合征。应密切观察患肢情况,如出现患肢持续性剧烈疼痛、皮肤苍白、皮温升高、肿胀明显、感觉麻痹、不能活动、被动伸指时疼痛加剧、动脉搏动减弱或消失,应立即拆除一切外固定,行切开减压,并给予消肿治疗。

2. 前臂缺血性肌挛缩　由于肢体高度肿胀或外固定包扎过紧,未及时处理导致,应仔细观察分级。①轻度:仅手指轻度屈曲,腕掌屈时,手指可近于伸直,屈指肌力 4 级,无正中神经损伤症状,手内在肌无麻痹。②中度:腕、指均有屈曲挛缩,但尚有屈曲活动,肌力 3 级,正中神经功能部分丧失。③重度:严重垂腕屈指畸形,肌力 2 级,正中神经功能丧失。

依分级不同,对症治疗亦有所区别。①轻度:松解屈指肌的挛缩,腕、指固定于伸直位。②中度:残存健康肌肉较多,可清除坏死组织,并行神经松解,近端腕骨切除或短缩尺桡骨。③重度:残存健康肌肉较少,切除坏死肌肉以较健康的屈腕或伸腕肌代替,正中神经纤维化行神经移植,如无可替代肌肉可用背阔肌移位或带神经血管的游离

肌肉移植修复屈指功能。

3. 交叉愈合(尺桡骨间骨性连接) 多发生于尺桡骨同一平面的双骨折骨间膜破裂骨折端血肿相沟通,机化成骨。观察骨折端有无血肿,应及时通知医生抽出血肿并加压包扎。治疗:如已交叉愈合切除新生骨,立即功能锻炼或尺桡骨间植入筋膜条防止再骨化。

4. 骨不连(假关节形成) 多种因素引起(骨折固定不稳定、局部骨萎缩、骨折术后感染),治疗一般采用钢板内固定,松质骨植骨。

（四）护理健康指导

1. 休息与体位 行长臂石膏托固定后,卧床时头肩部抬高,患肢垫枕与躯干平行,离床活动时,患肘用三角巾悬吊于胸前。

2. 饮食 宜进食高蛋白、高热量、含钙丰富且易消化的食物,多饮水、多食蔬菜及水果。

3. 强调功能锻炼的意义 前臂具有旋转功能,骨折后会造成患肢手的灵活性和协调性丧失,给生活带来极大的不便,应耐心向患者做好解释工作,强调功能锻炼对恢复的重要影响,克服焦虑和烦躁情绪,调动主观能动性,积极配合治疗和护理。

4. 功能锻炼 进行功能锻炼,要有充分思想准备,持之以恒,最大限度恢复患肘功能。

5. 复查指征及复查时间 石膏固定期间患肢如出现肢端麻木、疼痛、感觉异常,应及时回院复查。在骨折后1个月、3个月、6个月复查X线片,了解骨折愈合情况,及时调整固定,防止畸形愈合。

（刘 丽 王仕雨）

第八节 桡骨远端骨折

桡骨远端骨折(distal fracture of radius)是指距桡骨远端关节面3cm以内的骨折,这个部位是松质骨与密质骨的交界处,为解剖薄弱处,一旦遭受外力,容易骨折。桡骨远端骨折极为常见,约占平时骨折的1/10,常见于有骨质疏松的中老年女性。

【疾病特点】

（一）病因

1. 伸直型 伸直型桡骨远端骨折又称Colles骨折。多由间接暴力所致,当跌倒时,前臂旋前,腕关节背伸,手掌撑地,躯干向下的重力与地面向

上的反作用力交集于桡骨下端而发生骨折。

2. 屈曲型 屈曲型桡骨远端骨折又称Smiths骨折。跌倒时手背着地,腕关节呈掌屈位,传达暴力作用于桡骨下端而造成骨折。

3. 巴顿骨折(Barton骨折) 系指桡骨远端关节面纵斜形骨折,伴有腕关节脱位者。跌倒时手掌或手背着地,暴力向上传递,通过近排腕骨的撞击引起桡骨关节面骨折,在桡骨下端掌侧或背侧形成一带关节面软骨的骨折块,骨块常向近侧移位,并腕关节脱位或半脱位。

（二）症状及体征

1. 症状 伤后腕关节局部疼痛和皮下瘀斑、肿胀、功能障碍。

2. 体征 患侧腕部压痛明显,腕关节活动受限。伸直型骨折由于远折端向背侧移位,从侧面看腕关节呈"银叉"畸形;又由于其远折端向桡侧移位,从正面看呈"枪刺样"畸形(图6-1)。屈曲型骨折者受伤后腕部出现下垂畸形。

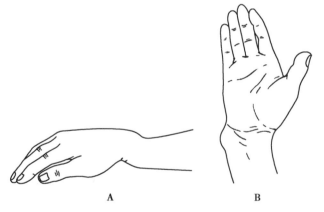

图6-1 伸直型桡骨下端骨折后典型畸形
A."银叉"畸形;B."枪刺样"畸形。

【治疗原则】

（一）非手术治疗

1. 手法复位 用2%利多卡因血肿局部注射麻醉,然后两人用手法复位。

2. 外固定 伸直型骨折复位后,可用小夹板或前臂石膏托屈腕关节轻度尺偏位固定。

（二）手术治疗

切开复位内固定用于严重粉碎性骨折移位明显、手法复位失败或复位后外固定不能维持复位者,可行切开复位,用松质骨螺钉、T形钢板或钢针固定。

【护理重点】

（一）术前护理

1．心理护理　因骨折固定而限制了手的活动，给生活带来不便，患者易产生焦虑和烦躁心理。应主动关心、体贴他们，帮助其完成部分自理活动。

2．饮食　宜高蛋白、高热量、含钙丰富的、易消化的饮食，多饮水、多食蔬菜和水果，防止便秘。

3．石膏或夹板固定的患者，卧位时将患肢垫高，以利淋巴回流和静脉回流，减轻肿胀。离床活动时用三角巾将患肢悬挂于胸前，勿下垂或随步行而甩动，以免造成复位的骨折再移位。

4．密切观察患肢血液循环情况，如出现手腕部肿胀和疼痛明显，手指感觉麻木，皮肤颜色发紫发青，皮温降低，末梢循环充盈不足等情况应立刻处理。

5．固定后即可练习伸屈掌指关节活动，对老年患者应嘱其尽早活动肩肘关节，以免发生关节僵硬等并发症。

（二）术后护理

1．体位与固定　患肢前臂石膏托固定，平卧时以软枕抬高于心脏水平10cm，以促进静脉血回流，减轻肿胀。离床活动时用三角巾或前臂吊带悬挂于胸前。

2．密切观察伤口和患肢指端血液供应情况、皮肤颜色、运动、感觉、肿胀情况，如有异常及时通知医生对症处理。

3．指导功能锻炼　复位固定后尽早开始手指伸屈和用力握拳活动，并进行前臂肌肉舒缩运动。4～6周后可去除外固定，逐渐开始腕关节活动。

（三）并发症观察及护理

1．腕管综合征　腕管综合征（carpal tunnel syndrome，CTS），俗称鼠标手，是正中神经在腕管内遭到挤压而引起的一种周围神经卡压综合征。主要症状表现为腕前部疼痛及手部麻木无力，常见于正中神经分布的拇指、示指、中指区域。早期多为骨折未复位所致，较厚钢板内固定时也可发生。应尽早复位并严密观察，如有异常及时切开减压。

2．急性骨萎缩　萎缩的典型症状是疼痛和血管舒缩混乱所致的皮肤改变，晚期可致手指肿胀，关节僵硬。一旦发生，治疗十分困难，应以预防为主。骨折后，早期应抬高患肢，加强功能锻炼。当出现疼痛、皮温升高或降低，多汗或脱毛等症状时，可进行对症处理，同时加强皮肤护理，防止溃疡形成。还可做理疗，必要时进行交感神经封闭。

3．骨筋膜室综合征或手指血运障碍　常因石膏包扎过紧所致。观察指端血运、感觉情况，如有指端肤色变深、麻木，应及时松开过紧的石膏。

4．骨折畸形愈合　长尺短桡、前倾角变负为常见畸形。解剖复位和牢固内固定可避免发生。石膏固定于功能位，防止松动和移位。

5．关节功能障碍　无论采取何种固定方式，均应及时进行功能锻炼，可有效预防关节功能障碍。

6．拇长伸肌腱断裂　多由骨折导致腱鞘不光滑所致。

（四）康复护理

1．术后病情允许下，即应进行手指屈伸和握拳活动，肩部悬挂位摆动练习及肘关节活动。

2．术后2～3d，进行肩关节、肘关节主动运动，手指屈伸，对指、对掌主动练习，逐步增加动作幅度与用力程度，尽可能多地进行健侧肢体的抗阻力练习，以促进血液循环。

3．术后2周起，患者手握拳做屈腕肌静力性收缩练习，幅度由小到大，用力强度由小到大。

4．第3周起，增加屈指、对指、对掌的抗阻力练习，可捏橡皮泥或拉橡皮筋，开始做腕关节主动练习，如腕关节的医疗体操练习。

5．拆除固定后开始腕部的屈伸主动练习，腕屈曲抗阻力练习。

6．3～4d后，增加前臂旋前、旋后练习，两手相对进行腕关节屈伸练习和手掌平放于桌面向下用力做腕关节背伸抗阻力练习。

7．1周后增加前臂旋转抗阻力练习和腕背伸活动。

8．10天后增加前臂旋前活动。

9．2周后增加前臂旋后活动。

（五）护理健康指导

1．多食高蛋白、高热量、含钙丰富、易消化的食物，多食蔬菜水果。

2．保持正确体位，维持有效的固定。

3．向患者介绍疾病相关知识，桡骨下端为松质骨，血液供应丰富，但Colles骨折靠近腕关节，愈合不好易影响腕关节的功能，应给予重视。

4．做好心理护理，因骨折后固定限制了手的活动，生活不能自理，应体谅患者心情并给予鼓励和安慰，主动耐心、细心、关心体贴患者，以帮助患者完成部分和全部自理活动。

5. 向患者介绍功能锻炼的方法及注意点，由于远侧骨折段常向背侧和桡侧移位，因此，2 周内不能做腕背伸和桡偏活动，以防复位后的再移位，2 周后进行腕关节活动，逐渐做前臂旋转活动。

6. 复查指征和时间　当患者皮肤发绀或苍白、感觉异常、肿胀麻木，应及时来院就诊，如患者的石膏固定是维持在掌屈尺偏位，则自固定之日算起，2～3 周复诊，更换石膏托固定于功能位，再过 2～3 周拆除石膏。骨折后 1 个月、3 个月、6 个月复查 X 线片，了解骨折愈合情况，以便早期发现异常，及时调整石膏固定，避免畸形愈合。

（刘　丽　王仕雨）

第九节　手部骨折

手部骨由腕骨、掌骨、指骨构成，骨折种类比较多，常见的有手舟骨骨折、掌骨骨折、指骨骨折。手舟骨骨折是指手部腕骨中位于近排桡侧，外形似舟状的小骨骨折。5 块掌骨发生的骨折为掌骨骨折。指骨的完整性受到破坏时称为指骨骨折。

【疾病特点】

（一）病因

手部骨折大多是由于直接暴力或者间接暴力，致使手部受到了撞击等导致的骨折。骨折之后会发生疼痛、肿胀等症状，无法正常工作，严重的时候会出现皮肤破损和出现骨头碎片，容易导致发炎的症状。

（二）症状及体征

1. 手舟骨骨折　骨折的症状表现为腕背侧疼痛、肿胀，尤以隐窝处明显，腕关节活动功能障碍。将腕关节桡侧倾，屈曲拇指和示食（食指）而叩击其掌指关节时可引起腕部疼痛加剧。手舟骨骨折容易漏诊，为明确诊断，应及时进行 X 线摄片。手舟骨骨折可分为 3 种类型：①手舟骨结节骨折。属手舟骨远端骨折，一般愈合良好。②手舟骨腰部骨折。因局部血运不良，一般愈合缓慢。③手舟骨近端骨折。近端骨折块受血运影响，易发生不愈合及缺血性坏死。

2. 掌骨骨折　骨折后局部肿胀、疼痛和掌指关节伸屈功能障碍，是常见的这手部骨折的症状。

触摸骨折局部有明显压痛，纵压或叩击掌骨头时疼痛加剧。若有重叠移位，则该骨缩短，骨折的症状可见掌骨头凹陷，握掌时尤为明显。掌骨颈、掌骨干骨折，骨折的症状常可有骨擦音。

3. 指骨骨折　骨折有横断、斜形、螺旋、粉碎或波及关节面等类型。骨折后有局部疼痛、肿胀，手指伸屈功能受限。有明显移位时，近节、中节指骨骨折可有成角畸形，末节指骨基底部背侧撕脱骨折有锤状指畸形，手指不能主动伸直。同时可扪及骨擦音，有异常活动。

【治疗原则】

（一）非手术治疗

既要充分固定又要适当早期活动，有利于手功能的恢复。对于未受伤手指绝对不能固定，以保证其他手指的活动。骨折必须正确复位，不能有成角、旋转、重叠移位。每个手指单独屈曲时指尖均指向舟骨结节。如复位后屈曲手指，其指尖指向舟骨结节的桡或尺侧，则说明骨折有旋转或侧方成角畸形，必须予以纠正，否则骨折愈合后将造成握拳时的交叉手指。对开放性骨折，首先要争取伤口一期愈合，同时注意对骨折的正确整复。对掌、指骨及腕骨骨折、脱位，大部分用闭合复位外固定疗法。

（二）手术治疗

手术的指征：开放性骨折、脱位和骨折脱位的病例，一期清创复位，内固定，闭合伤口；关节面有移位的、不易复位的或不稳定骨折伴或不伴半脱位和脱位者；不易复位的不稳定的骨干骨折；关节侧副韧带的完全性撕脱骨折，造成关节不稳定者，特别是韧带附着于关节面的大块或在关节面上撞击的骨折块；侧副韧带止点的完全性撕脱，造成关节不稳定，特别是拇指掌指关节、示指掌指关节桡侧，示、小指近侧指间关节受累时；不易复位的不稳定的脱位或骨折脱位；为了取出异物或在关节内的游离骨块，由于它可能造成感染、窦道或关节面不平；闭合性损伤合并手部间隔综合征，为了防止软组织缺血、坏死造成手内在肌挛缩而需减压的同时做骨折内固定；不易复位或不稳定的骨骺板分离。

【护理重点】

（一）术前护理

1. 心理护理　意外伤残，剧烈疼痛，都易导致患者情绪危机，使其产生紧张、焦虑、烦躁等心理变化。护理人员要经常巡视病房，多与患者交谈，帮助患者正确面对事实，尽快进入患者角色。

2．术前宣教 耐心细致地讲解手术过程及术前、术中、术后注意事项。讲解功能锻炼是康复的关键，增强其战胜疾病的信心，建立患者安全感和信任感，从而以最佳心态接受治疗。

3．术前准备 手术前2天开始用温水浸泡刷手，每天2次，每次30min。术前1天剪除指甲，将手术范围内的汗毛剃净，清洁备皮区的皮肤，可用无菌纱布包扎。瘢痕组织备皮时，可用蘸上汽油的棉签轻轻挖除缝隙污垢，用小剪刀剪去汗毛，以免刮破皮肤。

（二）术后护理

1．一般护理 病室保持安静、整洁，温度、湿度适宜。协助患者洗漱、更衣、床上擦浴、洗头等，鼓励其进行力所能及的自理活动。

2．饮食护理 早期以清淡饮食为主，待胃肠功能恢复以后，可进食高热量、高蛋白、高维生素的食物，增加蛋白质摄入，有利于胶原蛋白、白细胞和抗体的增加，加速创面愈合，减少瘢痕形成。

3．体位护理 患者取舒适卧位，备功能垫，根据不同术式安置不同体位，患者卧位时患肢抬高30°，略高于心脏水平，以促进静脉血和淋巴回流，减轻肿胀。患者坐位或站位时应将患肢用三角巾或颈腕悬吊带悬吊于胸前，并经常上举患肢，每天200～300次。

4．病情观察 主要观察手指末端血液循环及手指末端皮肤的颜色、温度、弹性等情况，如发现皮肤苍白或发绀、皮温降低、显著肿胀或指腹萎陷等，说明血液循环障碍，需立即处理。

（三）康复护理

手部各组织的损伤以及术后长期的制动，容易造成关节僵硬、肌肉萎缩、肌腱粘连，影响手的功能恢复。而手术治疗仅为手部功能恢复创造了必要的条件，手部功能的完全恢复很大程度上取决于术后的功能锻炼，应于术后立即开始主动运动、附加运动、被动生理运动、被动牵拉运动。

1．向患者及其家属说明功能锻炼对外伤治疗及康复的重要性，使患者真正了解并重视，能主动配合医护人员，防止急于求成的急躁情绪，自觉完成锻炼计划。

2．根据病情、病程不同，有针对性地安排锻炼，并将功能锻炼的计划步骤、练习方法、注意事项等告知患者，使其了解并掌握，做到心中有数。

3．功能锻炼的方法可按手术方式不同选择不同锻炼方法。石膏固定期，健指积极屈伸活动，患指可在健手的协助下被动屈伸活动，疼痛消失后转为主动活动，同时进行患手腕部的屈曲和背伸练习。去除外固定后，手部各关节可行缓慢的主动屈伸活动，特别是掌指关节和近侧指间关节，每次屈伸都要达到最大范围，但要用力均匀，不能用力过猛，以免产生新的损伤。

（四）护理注意事项

1．术后包扎 包扎的目的不单纯是为了保护伤口、防止污染和吸收由伤口中渗出的液体，更重要的是利用其起压迫作用。适当的压力可以防止或减少深部组织渗血和肢体肿胀，还可以预防静脉充血，改进血运。术后包扎时相邻的皮肤面，如手指间皮肤相接触处，应以纱布隔开然后再包扎，否则，因出汗或渗出物的浸泡，相接触处皮肤容易糜烂。

一般环绕状包扎，则手的桡尺侧首先承受压力，因而骨间肌受压较大，掌背侧反而得不到应有的压力。所以，在加压包扎前，常需在手掌或手背侧放一宽窄适度的石膏托，待石膏托干后，再用绑带环绕包扎。

2．术后制动 为了给组织愈合创造条件，减少组织反应，减轻组织粘连及瘢痕形成，减轻术后疼痛。术后制动，首先应该考虑将患者制动在功能位，既保持腕关节背伸30°，掌指关节屈曲45°，指关节稍屈曲和拇指对掌位。为防止修复的组织断裂或再移位，促进早日愈合，术后制动需要有一定的时间。要根据创伤程度、部位、内外固定的情况等来确定所需要的最短制动时间和最少的制动范围。

（五）护理健康指导

1．向患者及家属讲解手部骨折的特点、治疗原则及预后。强调维持体位的重要性，并教会患者及家属观察患指血运的方法，以便及时发现异常，随时和医护人员联系。

2．向患者及家属讲解功能锻炼对手部骨折治疗及康复的重要性。功能锻炼的力度应先弱后强、活动幅度由小到大，活动时间逐渐增加，在日常生活中达到训练目的。

3．告知患者出院后继续功能锻炼，在锻炼中随时纠正错误的锻炼方法，不能因惧怕疼痛和再受伤而减小活动幅度、减少活动时间或次数；也不能急于求成，而活动幅度过大、用力过猛、过早进行抗阻力训练，以免导致肌腱断裂。应循序渐进、持之以恒。在日常生活中，手的屈指功能比伸指功能重要。因此，应告知患者注重手的屈指练习，特别是加强掌指关节的屈曲练习。石膏固定的出院患者应定期来医院拆除石膏。对外固定支架者，2～3 周后定期随访，并注意保持针孔清洁和干燥。术后拆线时间为 10～14d。

（刘　丽　王仕雨）

第十节　骨 盆 骨 折

骨盆骨折（pelvic fracture）指骨盆壁的一处或多处连接性中断，是一种严重外伤，多由直接暴力挤压骨盆所致，占全身骨折的 1%～3%，是临床上较多见的骨折之一。骨盆是一个完整的闭合骨环，是躯干与下肢的桥梁。人类直立时，重力由躯干经骨盆传导至下肢，发挥负重功能，支持脊柱。骨盆主要由后方的骶、尾骨和左右两侧髋骨构成，骨盆后部的主要功能是支撑体重，为承重弓，是骨盆的主弓。骨盆对骨盆腔内的器官有保护作用。骨盆由于周围肌肉众多，血供丰富，骨折易于愈合。

【疾病特点】

（一）病因

1. 直接暴力　是引起骨盆骨折的主要原因，如交通事故、砸伤及高处坠落等。也可以因肌肉强力收缩引起髂前上棘、髂前下棘、坐骨结节等处骨折。

2. 应力暴力　作用于骨盆侧方，先使其前环薄弱处耻骨上、下支发生骨折，应力继续，使髂骨翼向内（或内翻），在后环骶髂关节或其邻近发生骨折或脱位。侧方的应力使骨盆向对侧挤压并变形。

骨盆骨折后，半数以上伴有合并症或多发伤。最严重的是创伤性失血性休克及盆腔脏器合并伤，若救治不当有很高的死亡率。

（二）症状及体征

1. 症状　患者伤处肿胀、疼痛，不敢坐起或站立。有大出血或严重内脏损伤者可有面色苍白、出冷汗、脉搏细数、烦躁不安等低血压和休克早期表现。

2. 体征

（1）骨盆分离试验与挤压试验阳性：患者仰卧位，检查者两手分别置于两侧髂前上棘部，两手同时向外推按髂骨翼，使之向两侧分开。如有骨盆骨折则局部发生疼痛反应，称为骨盆分离试验阳性。检查者两手分别放于髂骨翼两侧，两手同时向中线挤压，如有骨折则会发生疼痛，称骨盆挤压试验阳性。在做上两项检查时偶尔会感到骨擦音。

（2）肢体长度不对称：用皮尺测量胸骨剑突与两髂前上棘之间的距离，骨盆骨折向上移位的一侧长度较短。也可测量脐孔与两侧内踝尖端的距离。

（3）会阴部瘀斑：是耻骨和坐骨骨折的特有体征。

【治疗原则】

（一）非手术治疗

1. 卧床休息　骨盆边缘性骨折、骶尾骨骨折和骨盆环单处骨折时无移位，以卧床休息为主，卧床 3～4 周或至症状缓解即可。骨盆环单处骨折者用多头带作骨盆环形固定，可以减轻疼痛。

2. 牵引　单纯性耻骨联合分离且较轻者可用骨盆兜带悬吊固定。但由于治疗时间较长，目前大都主张手术治疗。

（二）手术治疗

对骨盆环双处骨折伴骨盆变形者，多主张手术复位及内固定，再加上外固定支架。

【护理重点】

（一）术前护理

1. 骨盆悬吊牵引　吊带要保持平坦完整无皱，并要保持吊带宽度适宜，且不要向上、下移动位置；大小便时注意不要使之污染。

2. 下肢牵引　牵引时一般都是双下肢同时牵引，因为如果只牵患侧一方，易使骨盆出现倾斜，容易造成肢体内收畸形，影响以后的走路功能，并可能发生腰疼和髋部疼痛。

（二）术后护理

1. 生命体征观察　术后严密观察生命体征及神志，与麻醉科医生交班，了解患者术中情况，予以特别护理，应使用心电监护仪器，每 15min 监测体温、脉搏、呼吸、血压 1 次；留置导尿，准确记录尿量；注意患者神志及皮肤黏膜出血征象，并做详细记录，为抢救提供有力依据；监测中心静脉压或肺动脉楔压，如有严重休克发生，应转入重症监护治疗病房（intensive care unit，ICU）实行全面监控治疗。

2．心理护理　因术后卧床时间长，患者易产生厌烦情绪，应多对其开导，并取得家属的支持，共同为患者制定比较周密的康复计划并督促实施，适时鼓励，提高患者治疗的积极性。

3．饮食　术后继续食用高蛋白、高维生素、高钙、粗纤维及果胶成分丰富的食物，多吃含粗纤维果胶成分较多的蔬菜、水果。

4．体位　尽量避免大幅度搬动患者，防止内固定断裂、脱落。术后将患者置于气垫上，或给予骶尾部垫水垫，每2～3h更换1次，平卧和健侧卧交替换位，以预防压疮。

5．伤口观察　观察伤口敷料情况，若有渗血、渗液情况，应及时更换，保持敷料清洁干燥，以防感染。观察患肢的血液循环情况。妥善固定引流管，防止扭曲、折叠、脱落，保持负压引流瓶适当负压，以便及时引流出伤口积血，密切观察引流液的颜色、量、性质，并做好记录。

（三）并发症观察及护理

1．腹膜后血肿　骨盆各骨主要为松质骨，邻近又有许多动脉和静脉丛，血液循环丰富。骨折后巨大血肿可沿腹膜后疏松结缔组织间隙蔓延至肾区或膈下，患者可有腹痛、腹胀等或腹膜刺激征等表现。大出血可造成出血性休克，甚至造成患者迅速死亡。护士应严密观察患者生命体征和意识变化，立即建立静脉输液通道，遵医嘱输血输液，纠正血容量不足。若经抗休克治疗仍不能维持血压，应配合医师及时做好手术准备。

2．腹腔内脏损伤　肝、肾、脾等实质脏器损伤可有腹痛与失血性休克；胃肠道的空腔脏器损伤可表现为急性弥漫性腹膜炎。护士应严密观察患者的意识和生命体征，观察有无腹痛、腹胀或腹膜刺激征等表现，及时发现和处理内脏损伤。

3．膀胱或后尿道损伤　尿道的损伤远比膀胱损伤多见。注意观察有无血尿、无尿或急性腹膜炎等表现，及时发现和处理并发症。尿道损伤时需行修补术，留置导尿管2周。注意保持引流管固定、通畅并记录引流液情况，每天用0.2%碘附或生理盐水棉球擦洗尿道口，避免逆行感染，必要时行膀胱冲洗。

4．直肠损伤　较少见，直肠破裂如发生在腹膜返折以上可引起弥漫性腹膜炎；如在返折以下，则可发生直肠周围感染。应要求患者严格禁食，遵医嘱静脉补液，合理应用抗生素。由于行直肠修补术时还需做临时的结肠造口，以利于直肠恢复，因此应做好造口护理。

5．神经损伤　主要是腰骶神经丛与坐骨神经损伤。注意观察患者是否有括约肌功能障碍，下肢某些部位感觉减退或消失，肌萎缩无力或瘫痪等表现，发现异常及时报告医师。

6．脂肪栓塞综合征　骨盆内静脉丛破裂及骨髓腔被破坏，骨髓脂肪溢出随破裂的静脉窦进入血液循环，引起肺、脑、肾等部位的脂肪栓塞。护理措施：嘱患者绝对卧床休息，予以高流量氧气吸入、抗凝、溶栓等处理，同时监测生命体征、意识、血氧饱和度、血气分析和出凝血时间等。

7．静脉血栓栓塞（venous thromboembolism，VTE）　密切观察患者呼吸循环情况，病情恢复后尽早开始下肢功能锻炼，以预防VTE。

（四）康复护理

1．早期（术后第1周）　进行股四头肌等长收缩锻炼、踝关节跖屈背伸锻炼。

2．活动适应期（术后第2～5周）　利用牵引架进行床上髋、膝关节屈伸活动，也可采用下肢关节康复器（continues passive motion，CPM）进行持续被动关节活动，同时配合股四头肌等长收缩锻炼及抬臀练习。

3．主动锻炼期（术后6～7周）　出院后继续进行屈髋、外展肌群的锻炼，逐渐加大外展活动度，协助患者坐卧，进行双髋、关节屈曲、膝关节屈伸锻炼。

4．下床期（术后8～10周）　指导患者扶双拐行走，遵循避免负重、部分负重到全部负重循序渐进的原则，避免或减少发生骨关节炎和股骨头坏死等并发症。

（五）护理注意事项

1．预防压疮　为防止骨折移位，切勿随意搬动或更换体位，但应避免局部皮肤长时间受压而导致压疮的发生，可每2h用50%红花酒精按摩受压皮肤；合理使用防压器具，以预防压疮的发生。由于患者长期卧床，活动受限，所以要防止并发症发生。患者床铺要保持平整、干燥、无碎屑，保护骨隆突处，可每2h用50%红花酒精按摩受压皮肤，合理使用防压器具，以防压疮的发生。

2．功能锻炼　手术后6h，若患者疼痛不明显，可指导其行患肢的踝关节运动，并鼓励其即行健肢的主动活动；术后5d内，可指导患者行股四头肌的静力收缩运动。

（六）护理健康指导

1. 轻症无移位骨折回家疗养者，要告知患者卧床休息的重要性，禁止早期下床活动，防止发生移位。

2. 对耻骨联合分离而要求回家休养的患者，要教会其家属正确使用骨盆兜，或掌握沙袋对挤的方法，皮肤护理及会阴部清洁的方法，防止压疮和感染，禁止侧卧。

3. 临床愈合后出院的患者，要继续坚持功能锻炼。

4. 加强营养，以补虚弱之躯，促进早日康复。

（刘　丽　王仕雨）

第十一节　髋臼骨折

髋骨由髂骨、坐骨、和耻骨三部分组成，其外侧面有一个大而深的窝称为髋臼，与股骨头组成髋关节。髋臼位置较深、周围结构复杂，是髋关节的重要组成部分、是维持正常活动的重要结构，由于髋关节负重大，活动度大，因此很容易发生损伤。髋臼骨折是最为复杂的关节内骨折之一。

【疾病特点】

（一）病因

髋臼骨折是一种高能量损伤，多由于间接暴力和挤压暴力引起，多数由于患者髋关节屈位时，受到从前往后的暴力致伤，从而导致股骨头对髋臼后壁侧壁的冲击力而导致的髋臼的塌陷骨折。

（二）症状及体征

1. 疼痛　在骨折早期，患者会出现髋关节局部疼痛，下肢活动时加重疼痛。

2. 畸形　后脱位患者髋屈曲、内收、内旋、短缩畸形，前脱位患髋伸直外旋畸形，中心脱位患肢短缩畸形。

3. 功能障碍　患者骨折后髋、膝关节均活动受限。

【治疗原则】

（一）一般治疗

卧床休息，给予患肢牵引，后期加强功能锻炼。

（二）药物治疗

给予镇痛、消肿、促进骨折愈合等药物治疗。

（三）手术治疗

存在明显移位的髋臼骨折患者应进行手术切开复位内固定术，根据患者病情，必要时行髋关节置换术。

【护理重点】

（一）术前护理

1. 病情观察　髋臼骨折多为间接暴力或挤压伤引起的，由于骨盆的结构特点，骨折时容易致尿道损伤、腹膜后血肿、失血性休克、直肠损伤、神经损伤等并发症。

2. 保持正确体位及有效牵引，对复合型髋臼骨折，特别是合并股骨头脱位者，暂行下肢骨牵引，这样可缓解疼痛，同时减少股骨头对骨折的接触和挤压，有利于手术复位。

3. 保证患肢正确的功能位置，保持患肢稍外展、取中立位。注意观察牵引装置是否有效。保持针眼处清洁干燥，每天用 75% 的酒精消毒牵引针眼，预防针眼感染。注意患肢保暖，观察患肢末梢血运及感觉活动情况。

4. 指导患者习惯床上大小便，防止卧床导致压疮。

5. 针对患者的思想动态，做好心理工作，使患者解除思想负担、增强战胜疾病的信心，积极主动地配合治疗。

6. 做好备皮、抗生素皮试、禁食水等宣教工作。

（二）术后护理

1. 监测生命体征　监测患者的血压、心率、呼吸等生命体征。

2. 保持引流管通畅，观察伤口渗血情况、引流液的性质及量，防止引流管堵塞及脱出。

3. 观察肢体感觉、运动及足背动脉搏动情况　观察患肢有无疼痛、肿胀、皮温高，教会患者踝泵练习，防止下肢深静脉血栓的形成。

4. 疼痛的护理　术后使用镇痛泵，必要时遵医嘱应用止痛药物。

5. 功能锻炼：术后尽早鼓励患者进行股四头肌等长收缩锻炼。足踝关节跖屈背伸锻炼，以促进患者血液循环，防止肌肉萎缩，预防深静脉血栓。

6. 心理护理　髋臼骨折固定术的创伤较大，会对患者造成严重的消极心理应激，及时对患者恐惧、焦虑等不良情绪进行疏通；提高患者战胜疾病的信心。

7. 可利用梯形垫协助患肢取外展中立位、禁止内收，定时协助患者翻身，每 2h 一次，预防压疮，侧身时双下肢间放置梯形垫，仍然保持外展中立位。

（三）并发症的观察及护理

1. 下肢深静脉血栓　髋臼骨折后长期卧床易致下肢静脉血流瘀滞创伤损伤血管，失血使血液呈高凝状态，易发生下肢深静脉血栓。早期指导患者做踝关节背伸和屈曲活动及股四头肌收缩锻炼以及下肢气压泵辅助治疗。术后常规应用利伐沙班或低分子肝素进行预防性抗凝治疗。

2. 肺部并发症　创伤患者易致肺挫伤，长期卧床患者易致肺不张、坠积性肺炎，因此鼓励患者早期做扩胸深呼吸、咳嗽、吹气球等增加肺活量的动作，同时保持口腔清洁。

3. 便秘　骨盆骨折患者易出现自主神经功能紊乱，出现便秘。因此鼓励患者多饮水，多吃蔬菜水果，进食粗纤维食物，按摩腹部，促进肠蠕动，鼓励患者床上排便，消除外在影响排便的因素。

4. 压疮　避免患侧卧位，防止骨折处受压加重移位。每 2～3h 翻身 1 次，翻身时动作轻、柔、稳。尽量使用轴线翻身，即 1 人托住患侧肢体并外展，1 人托住腰臀协助并鼓励患者向健侧翻身 30°～90°，在两腿间放置梯形垫，在后背、臀下垫软垫或枕头。

（四）康复护理

1. 术后 6h 开始指导患者进行股四头肌等长收缩练习，踝关节屈曲环绕运动。

2. 术后 2～3d 做床上上肢伸展运动、下肢肌肉的收缩及足踝关节活动，预防关节僵硬及肌肉萎缩，如股四头肌等张收缩、踝关节背屈和跖屈、活动足趾的活动，3 次 /d，10min/ 次或 15min/ 次。

3. 3～4d 后配合使用 CPM 行髋、膝关节的被动屈曲运动，使用 CPM 时应调整好机器长度，20～30min/ 次，2 次 /d，角度从患者感觉轻微疼痛开始，每天增加 5°～10°，活动幅度、速度及时间逐渐增加，循序渐进，每次锻炼后髋关节周围冰敷 20～30min。

4. 术后 2 周，在患肢减少重力条件下进行被动外展、内收、屈髋、屈膝锻炼，角度从患者稍有痛感开始逐渐加度数，20～30min/ 次，1～2 次 /d。

5. 术后 4～5 周，指导患者加大功能锻炼强度，在床上进行屈髋肌、臀中肌及外展肌群的锻炼。

6. 术后 6～7 周指导患者扶双拐或助行器辅助下地，患肢避免负重锻炼。在助行器保护下进行 20% 体重站立，10min/ 次，2～3 次 /d。

7. 术后 2～3 个月逐渐负重练习。

（五）护理注意事项

1. 保持皮肤完整性，预防压疮　按时翻身，保持床单位的干净清洁。

2. 保持大小便通畅　加强尿道口和导尿管的护理，保持导尿管通畅，鼓励患者多食富含膳食纤维的食物、新鲜蔬菜水果，多饮水。

3. 保持敷料干燥清洁，密切观察切口敷料如有渗血渗液及时报告医生更换。

4. 指导患者进行功能锻炼。

5. 术后 1 周内禁止半坐、直腿抬高、内收、内旋，保持外展 30° 中立位。

（六）护理健康指导

1. 告知患者保持正确体位，患肢保持外展中立位，禁止髋关节内收内旋，不可盘坐、跷二郎腿，防止髋关节脱位。

2. 指导患者进食高蛋白、高热量、高纤维素食物，提高免疫力，多饮水。

3. 坚持功能锻炼，但避免过早负重。

4. 术后 1、3 个月门诊复查，检查骨折愈合情况，摄 X 线片复查提示骨折线愈合好可弃拐行走。

（王　慧　李秀梅）

第十二节　股骨颈骨折

股骨颈骨折是股骨头以下至股骨基底部之间的骨折，是临床常见的损伤，多发生在中、老年人。随着人口老龄化和交通事故的增加，股骨颈骨折的发病率逐年增长。特别是骨折伴发生明显移位的，会导致主要供血的动脉损伤或断裂，因此容易造成股骨头缺血性坏死。

【疾病特点】

（一）病因

国内外研究认为，股骨颈骨折的发生因素有内外两方面原因。内因与骨质疏松导致的骨质量下降有重要关系，临床实践证实绝大多数股骨颈骨折的患者都伴有骨质疏松，当遭受轻微扭转暴力即可发生骨折；外因则是各种方向、不同程度的外力。造成年轻人股骨颈骨折需要较大的暴力，而暴力也通常会沿着股骨干向上传导，因此也常会伴有软组织的损伤。

（二）症状及体征

1. 疼痛 患侧髋部疼痛，有局部压痛及轴向叩击痛。

2. 畸形 患者常伴有典型的下肢短缩，外展、外旋畸形。

3. 功能障碍 患侧肢体活动受限，难以自主活动，一般无法站立和行走。

4. 患侧大粗隆升高 大粗隆与髂前上棘间的水平距离缩短，短于健侧。

【治疗原则】

（一）一般治疗

1. 患者需绝对卧床，固定于外展中立位。

2. 局部的消肿及持续牵引。

（二）药物治疗

给予止痛、脱水消肿药物，老年患者应服用钙片、骨化醇等抗骨质疏松药。

（三）手术治疗

手术治疗是目前主要的治疗手段，包括空心螺钉固定、动力髋螺钉及股骨近端锁定钢板固定、关节置换术。对于年龄小于 65 岁的患者或者骨骼质量较好的老年患者，手术的目标是尽量保留股骨头。

【护理重点】

（一）术前护理

1. 指导患者做牵引训练和床上大小便训练，在训练的过程中注意保护局部。

2. 有骨牵引者每天采用 75% 酒精进行穿刺点消毒，防止感染。

3. 给予患者备皮及药物过敏试验，告知患者术前禁食、禁水。

4. 协助患者定时翻身，预防压疮。

（二）术后护理

1. 根据患者麻醉方式进行常规护理，严密监测患者生命体征变化。

2. 关节置换患者使用梯形垫协助保持外展中立位，防止踝关节内收、外旋，定时协助患者翻身，侧卧位时双下肢间垫梯形垫，仍保持外展中立位。

3. 观察末梢血运及肢体感觉运动情况，保持切口处敷料干净清洁，注意有无渗血、渗液及皮下血肿等情况，如有异常及时处理。

4. 保持引流管通畅，记录引流液的颜色、性质和量，妥善固定引流管，防止受压或脱出。

5. 建议患者多食用富含蛋白质、易消化、高维生素饮食，多食新鲜瓜果蔬菜等食物。

6. 观察患者髋部肿胀、疼痛情况，注意有无皮下血肿。

7. 伤口处疼痛明显时遵医嘱应用镇痛药物。

（三）并发症观察及护理

1. 压疮 患者术后卧床易发生压疮。护理措施：保持床单位干净整洁、无渣屑，避免局部组织长时间受压、协助患者每 2h 翻身 1 次、保护骨隆突处，加强营养，如有必要可使用气垫床。

2. 下肢深静脉血栓 患者卧床时间长，血流变得缓慢并且血液往往会处于高凝状态，易发生深静脉血栓。术后应尽早指导患者做踝泵练习及股四头肌等长收缩练习，给予患者抗栓泵治疗，常规应用利伐沙班等药物预防血栓的发生。

3. 坠积性肺炎 有效指导患者咳痰、鼓励患者咳嗽，当患者无力咳痰时应及时吸痰，定时协助患者翻身叩背，病室每天通风 30min。

4. 关节脱位 对于髋关节置换的患者术后要保持正确的体位，一般保持患肢外展中立位，禁止内收、外旋、盘腿等动作。

5. 泌尿系统感染 鼓励患者多饮水，保持会阴部清洁，如有尿管应保持尿管通畅，每天消毒尿道口。

（四）康复护理

1. 术后当日麻醉恢复后鼓励患者主动进行健肢运动，指导患者进行患肢踝关节屈曲环绕、脚趾自主活动。

2. 术后第 2 天，根据实际情况即开始指导患者进行早期肌力训练，开始股四头肌等长收缩练习，尽量绷紧股四头肌、勾脚尖保持 5s，放松 5s，每组进行 20 次，2~3 组/d，以促进血液循环，防止肌肉萎缩。

3. 术后 1 周，利用 CPM 协助患者髋膝关节被动屈曲，每天 2 次、每次 20~30min，时间、次数可结合患者病情严重程度、年龄等情况进行合理调整。遵医嘱应用抗栓泵辅助治疗患肢踝关节与小腿部位。

4. 术后 2 周，逐渐增大关节活动范围，鼓励患者积极主动锻炼，髋屈伸肌、展肌、股四头肌等肌群抗阻训练，患者取仰卧位，保持外展中立位，行直腿抬高练习，患肢抬高练习应注意控制抬高角度,宜控制在 30° 以内。在医护人员或家属协助下,体位取仰卧位,进行屈髋、屈膝等运动,在运动过程中,关节活动角度要结合实际恢复情况,范围由小到大,屈膝运动角度可从 15° 开始,在患者没有产生疼痛感的前提下,次日可适当增加锻炼角度,增加角度以 5° 为宜。

5. 术后 3 周,指导患者进行离床锻炼,初期可在家属或医护人员协助下,坐在床边,上抬双肢与肩齐平,缓慢转动上身,双肢随之转动,先向左侧转动,再向右侧转动,每侧停留 5s 左右,反复进行。离床活动包括站立、负重、行走、转身等练习,于床旁站立,最初站立时间不宜过长,控制在 10min 左右为宜,随着患者康复情况转好,逐渐依靠双拐在室内平稳地面行走,行走时间可逐渐延长,行走距离可逐渐增加。

6. 术后 1 个月,根据患者恢复情况,鼓励患者进行不同程度的患肢负重训练。先进行部分负重,练习半蹲站立,再逐渐过渡至原地踏步,然后进行上下台阶练习,直至完全负重。

（五）护理注意事项

1. 保持患者床单位干净清洁,定时消毒通风,保持室内空气流通,密切观察病情,常规换药。

2. 尽量让患者保持积极乐观的心态,积极与患者交流沟通,取得患者的配合。

3. 嘱患者多摄取新鲜蔬菜水果、高纤维素的食物,每天适当按摩腹部,助于消化、排便,多饮水防止泌尿系统感染。

4. 术后及时进行各项康复训练,掌握好锻炼的强度,活动范围由小到大,制定符合患者实际情况的康复训练方案。

（六）护理健康指导

1. 关节置换患者术后 6 周内保持患肢外展中立位,术后 3 个月内避免坐矮板凳、跷二郎腿动作,以免发生关节脱位。

2. 加强心理建设、鼓励患者坚持功能锻炼,增加信心,嘱家属积极配合,尤其是在患者离床锻炼时家属应在旁陪同,防止摔伤等意外发生。

3. 有骨质疏松的患者遵医嘱服用钙片、骨化醇胶丸等药物。

4. 保持切口敷料干燥清洁,切口未愈合前不可沾水,每 2～3d 换药 1 次,按时拆线。

5. 术后 1、3、6 个月复查,不适随诊。

（王 慧 李秀梅）

第十三节 股骨转子间骨折

股骨转子间骨折又叫股骨粗隆间骨折,是指股骨颈基底至小转子水平以上部位发生的骨折,属于关节外骨折,常见于老年人低能量损伤,因其致残率和病死率高故对老年患者的生命健康构成了严重威胁。股骨转子间骨折占髋部骨折的 65%,临床股骨转子间骨折的患者 90% 以上年龄超过 65 岁,女性多于男性,该类骨折的患者常伴有严重的骨质疏松,轻微的外伤作用即可引起转子间骨折。由于股骨粗隆间血运比较丰富,因此骨折后极少发生不愈合。

【疾病特点】

（一）病因

常因直接暴力或间接暴力作用导致,人体跌倒时,身体发生旋转,在过度外展或内收着地,或者跌倒时侧方倒地,大转子直接受到撞击,均可发生转子间骨折,也可发生病理性骨折。股骨转子间骨折多见于骨质疏松的老年人,随着全球老龄化社会的到来及骨质疏松症患病率的增加,近年来老年股骨转子间骨折发生率逐年升高。

（二）症状及体征

1. 疼痛肿胀 受伤后出现髋部疼痛、压痛、局部肿胀,可伴有淤血斑。

2. 功能障碍 患肢活动受限,无法下地行走。

3. 畸形 患肢外旋畸形明显,测量可发现患肢短缩。

【治疗原则】

（一）一般治疗

根据患者情况行皮牵引或骨牵引治疗 8～12 周,早期进行主动、被动功能锻炼积极预防各种并发症,去除牵引后尽快嘱咐患者锻炼部分负重。

（二）药物治疗

给予止痛、脱水消肿及钙剂、骨化醇胶丸等药物。

（三）手术治疗

无严重内科疾病、全身感染等绝对手术禁忌证者应早期行切开复位内固定或人工关节置换术,以早期恢复功能,提高生活质量。

【护理重点】

（一）术前护理

1. 因股骨转子间骨折疼痛较剧烈,翻身的时候很容易引起骨折的移位。翻身时应保持躯干、臀、患肢在同一轴线，同时转移注意力，减轻疼痛，增加患者的舒适度，必要时可给予镇痛药。

2. 解除患者内心的顾虑，减轻心理负担，营造良好的休养环境，嘱咐患者家属多陪护。

3. 指导患者锻炼心肺功能，如吹气球等，鼓励咳嗽排痰，防止肺炎的发生。

（二）术后护理

1. 根据患者麻醉方式进行常规护理，严密监测患者呼吸、心率、血压等生命体征变化。

2. 妥善固定引流管，保持引流管通畅，防止引流管挤压、脱出，记录引流液的性质、颜色及量。注意观察伤口的渗血和肿胀情况有无皮下血肿，如发现异常及时处理。

3. 协助患者取合适的体位，保持床单位干净清洁、衣物平整。关节置换术患者术后取平卧、患肢取外展中立位；复位内固定患者术后抬高患肢，防止患肢肿胀，促进静脉血液回流。保护足跟部皮肤，防止因受压而皮肤破损，协助患者每2h翻身1次，防止发生压疮。

4. 保持尿管通畅，变换体位时应注意防止尿管受压、牵拉等。保持患者会阴部的清洁，给予患者会阴护理，1次/d，嘱患者多饮水，多排尿，在病情允许的情况下尽早拔除尿管，防止发生泌尿系统感染。

5. 术后遵医嘱给予患者塞来昔布胶囊200mg口服，1次/d，超前镇痛。如患者疼痛明显不能忍受，应及时遵医嘱应用镇痛泵及镇痛药物避免影响患者休息及康复锻炼。

6. 嘱患者食用高蛋白、高钙、高维生素、高纤维食物和新鲜蔬菜水果，摄入足量的水，预防便秘和泌尿系统感染。

（三）并发症观察及护理

1. 感染 严格遵照医嘱使用抗生素，保持伤口敷料和周围皮肤清洁、干燥。如患者出现咳嗽、咳痰增加或发热应警惕发生肺炎，应定时协助患者翻身叩背，指导患者有效咳嗽、咳痰，必要时遵医嘱给予雾化吸入。导尿管留置的时间不宜过长，术后尽早拔除尿管并鼓励患者多饮水，防止泌尿系统感染。

2. 下肢深静脉血栓 如发现患肢疼痛加剧，压痛明显，皮肤颜色发绀、瘀血、皮温升高时应警惕下肢深静脉血栓的发生。应早期指导并督促患者主动进行足趾活动、踝泵练习及股四头肌的等长收缩练习，遵医嘱应用抗栓泵预防。

3. 压疮 是老年患者术后易发生的并发症，预防是关键。应保持皮肤清洁、干燥，保持床单、衣物干燥、平整，定时翻身，协助保持正确、舒适的体位，必要时应用气垫床。加强基础护理，定时按摩尾骶部，翻身时注意肢体的位置。

（四）康复护理

1. 术后当日给予髋关节周围持续冰敷，每隔1~2h一次，20~30min/次。麻醉消退后，指导患者开始足趾主动或被动活动，3~5min/次，4~5次/d。

2. 第2天开始应用抗栓泵预防下肢静脉血栓。进行股四头肌等长收缩练习及直腿抬高练习。股四头肌等长收缩：收缩股四头肌，保持10s，放松10s，每组进行15次，2~3组/d；直腿抬高练习：绷紧大腿肌肉尽量伸直膝关节、勾起脚尖缓慢将下肢抬高，高度控制在10~20cm，停留5s后缓慢放下，放松后循环，每组进行15次，2~3组/d。

3. 第3天应用CPM在床上进行髋膝关节被动屈曲练习，20~30min/次，2次/d，使用CPM时应调整好机器长度，角度从患者感觉轻微疼痛开始，每天增加5°~10°，循序渐进，每次锻炼后髋关节周围冰敷20~30min。

4. 术后1~2周，开始要求患者进行适当的髋部周围肌肉力量练习，并结合患者实际情况，在助行器保护下进行20%体重站立，10min/次，2~3次/d。

（内固定者术后6~8周患肢不负重扶拐下地行走）。

5. 术后3~4周，逐渐增加患者站立时间并在指导下使用助行器辅助下地，尝试短距离不负重行走锻炼，根据恢复速度增加行走次数及距离。

6. 术后3个月摄X线片，如显示骨折愈合良好可逐渐负重。

（五）护理注意事项

1. 预防卧床并发症，教会患者自主翻身。特别应注意术野皮肤的清洁，备皮时避免擦伤皮肤，术前予以更换清洁床单。

2. 保持患肢外展中立位，防止内收外旋。

3. 术后早期主动进行康复训练可以促进机体静脉及淋巴回流，减少关节粘连、肌肉萎缩，有利于预防关节活动障碍，促进功能恢复。

4．指导患者进食高蛋白、高维生素、高纤维素食物，提高免疫力，多食用新鲜蔬菜水果、多饮水，防止便秘。

（六）护理健康指导

1．保持切口敷料干燥清洁，伤口未愈合前不可沾水。

2．告知患者勿内收患肢、勿跷二郎腿、勿盘腿坐，嘱患者保持良好的睡眠、饮食习惯，戒烟、戒酒。

3．向患者及家属讲解有关骨折的知识，适当补充钙剂、预防骨质疏松，减少发生骨折的可能性。

4．患肢避免过早负重，应根据复查 X 线片情况逐渐负重。

5．按时换药 2～3 次 /d，术后 14d 左右拆线。术后 2 周、1 个月、3 个月门诊复查，如患肢出现末梢血运及感觉运动异常应及时就诊。

（王　慧　李秀梅）

第十四节　股骨干骨折

股骨是人体中最长的管状骨，上端与股骨头和髋臼构成髋关节，下端与髌骨和胫骨上端构成膝关节，是下肢主要负重骨之一。临床上将股骨粗隆下 2～5cm 到股骨髁上 2～5cm 的部分称为股骨干。大腿肌肉发达，骨折后多有移位及重叠，股骨下 1/3 骨折时易刺破腘动、静脉。股骨干骨折是最常见的骨折疾病类型之一，多发生于青壮年男性。直接暴力可造成横断型、短斜型和粉碎型的骨折，而老年人的股骨干骨折多由间接暴力引起，通常见于意外的摔倒。

【疾病特点】

（一）病因

多由强大的直接暴力导致，少量由间接暴力导致，一般临床常见车祸伤、重物砸伤及高处坠落伤，任何年龄段都可发生，但青壮年最常见。

（二）症状及体征

1．疼痛肿胀　由于骨膜撕裂和骨折移位会引起骨折部位疼痛肿胀，严重时可出现剧烈疼痛。

2．功能障碍　患肢活动受限，无法自己行走。

3．畸形　下肢短缩，成角畸形。

4．骨擦音或骨擦感　骨折端相互摩擦时所产生声音或感觉。

【治疗原则】

（一）一般治疗

常规给予持续牵引制动，消肿镇痛等对症治疗。

（二）药物治疗

给予止痛、脱水消肿药物。

（三）手术治疗

如患者骨折部位有明显移位或者为粉碎性骨折，没有手术禁忌证的情况下都应积极进行切开复位内固定术。

【护理重点】

（一）术前护理

1．心理护理　骨折大部分是在毫无防备的情况下意外损伤的，患者没有任何思想准备，再加上损伤后出现剧烈胀痛、出血、腿部变形等各种不适及突变，因此会产生巨大的心理压力，因此需要及时对患者的病情、心理状况进行有针对性、有重点地实施心理疏导，使患者解除思想负担，增强战胜疾病的信心，积极主动地配合治疗。

2．抬高患肢，注意观察末梢血运情况，禁止患肢负重及活动，避免造成骨折移位或损伤周围的神经血管。

3．积极预防脂肪栓塞的发生　股骨干髓腔内有大量黄骨髓，而且脂肪含量高，骨折后脂肪细胞破裂和释出的脂滴经髓腔内破裂的静脉进入血液循环，患者会出现呼吸困难、胸闷、咳嗽等症状。应尽早妥善固定，避免对患者进行过多的搬动。

4．如患肢出现持续性剧烈疼痛，患处皮肤有发红、肿胀且皮温高等症状，应警惕发生骨筋膜室综合征。

5．对于高能量损伤患者应注意有无其他部位的损伤，密切观察患者的病情变化。

（二）术后护理

1．常规去枕平卧 6h，监测患者生命体征变化。

2．将患肢适当抬高，高于心脏位置，高度控制在 15～30cm，从而加快静脉血液和淋巴液回流速度，有利于改善患肢肿胀。

3．保持切口敷料干燥清洁，注意观察切口有无渗血，观察患肢末梢血运、皮温、颜色及感觉运动等情况，如发现异常及时对症处理。

4．定时协助患者每 2h 翻身 1 次，预防发生压疮。

5．嘱患者多食用高纤维食物和新鲜蔬菜水果，摄入足量的饮水，预防便秘和泌尿系统感染。

指导患者进行有效的咳嗽、咳痰,协助患者叩背,防止发生肺部感染。

(三)并发症观察及护理

1. 关节僵硬 术后患肢长期固定以及不及时进行合理的髋膝关节锻炼可能会导致关节僵硬。措施:术后应尽早进行有效的功能锻炼,在患者能够承受的情况下进行髋膝关节被动屈曲练习。

2. 下肢静脉血栓 患者术后因恢复时间长,需长期卧床、制动,易引发下肢血流障碍,表现为皮肤肿胀、疼痛、皮肤发绀。应密切观察患肢末梢血运、肿胀、皮温等情况,尽早指导患者进行康复锻炼。

3. 便秘 鼓励患者多饮水,多吃蔬菜水果,进食粗纤维食物,按摩腹部,促进肠蠕动,鼓励患者床上排便,消除外在影响因素。

4. 腓总神经损伤 主要表现为小腿外侧及足背部感觉麻木甚至感觉丧失,足下垂。护理措施:避免外力因素使小腿外侧长期受压,患者平卧时应保持足尖向上。

(四)康复护理

1. 术后当天麻醉消退后即开始进行被动肢体活动,如患肢按摩、足趾自主活动及踝关节背伸、环绕等。

2. 第 3 天开始可以指导患者进行膝关节屈伸练习,以促进膝关节功能恢复,协助患者使用 CPM 进行膝关节被动屈伸,角度从患者感到轻微疼痛开始,1~2 次 /d,20~30min/ 次,每天增加 5°~10°。

3. 术后 1~2 周进行股四头肌等长收缩练习,尽量绷紧股四头肌、勾住脚尖,保持 5s、放松 5s,每组进行 20 次,2~3 组 /d,防止发生肌肉萎缩。

4. 第 2~4 周指导患者床上主动屈伸髋膝关节,患者坐在床上,小腿垂于床边固定大腿,用健侧肢体辅助患肢平抬小腿。

5. 第 5~7 周指导患者做直腿抬高练习以及站床边行站立屈伸髋膝关节锻炼。直腿抬高练习:绷紧大腿肌肉尽量伸直膝关节、勾起脚尖缓慢将下肢抬高,高度控制在 10~20cm,停留 5s 后缓慢放下,放松后循环,每组进行 15 次,2~3 组 /d。

6. 第 8 周开始可指导患者离床进行适当的不负重活动,活动量应循序渐进,并从借助助行器、双拐行走逐渐过渡到单拐行走、扶墙行走等,最终达到能够自主独立行走的目的。

7. 3 个月后复查 X 线片,如显示骨折愈合良好即可以逐渐负重。

(五)护理注意事项

1. 向患者宣教术后康复锻炼的重要性和必要性,使其积极配合锻炼,从而改善病情,加快恢复。

2. 给予高蛋白、高热量、高钙和高纤维饮食,多食用新鲜水果蔬菜,多饮水,预防便秘和泌尿系统感染,禁食辛辣、刺激食物。

3. 积极预防卧床期间易发生的并发症,鼓励患者定时翻身、尽早开始踝泵练习及股四头肌等长收缩练习。

4. 根据患者的具体情况制定合适的康复计划,在不影响骨折固定的前提下进行,避免过早负重。

5. 加强基础护理,定期为患者擦浴、洗头、修剪指甲、更换衣物等。

6. 注意保暖,避免患肢受凉。

(六)护理健康指导

1. 告知患者按计划坚持进行康复训练,预防骨折后期并发症。功能锻炼应以主动为主,主动、被动相结合、循序渐进的原则进行。

2. 叮嘱家属督促和引导患者做康复训练,根据自身情况逐步加强生活自理能力的训练,离床训练时应有家属陪同,避免发生摔倒等意外。

3. 告知患者戒烟戒酒。

4. 保持切口敷料干燥清洁,2~3d 换药一次,按时拆线。1、3、6 个月门诊复查,定期复查 X 线片,了解骨痂生长情况,不适随诊。

(王 慧 李秀梅)

第十五节 股骨远端骨折

股骨远端通常指股骨髁和股骨干骺端的区域,其作为人体负重关节的重要组成部分,也是多种肌腱、韧带附着点,对膝关节稳定起到重要作用。在全身骨折发病率低于 1%,约占股骨骨折的 6%。股骨远端骨折分为股骨髁上骨折和髁间骨折,多为创伤性骨折,由于其位于干骺端,在股四头肌、腓肠肌、内收肌群等作用下,其大髓腔易引起短缩、成角等,可导致膝关节剧烈疼痛、肿胀、功能障碍等症状。

【疾病特点】

(一)病因

多由高能量直接作用所致,包括交通事故、高空坠落、碰撞摔伤等，严重影响膝关节功能，常常合并血管神经损伤，对患者的日常生活造成严重的不良影响。

（二）症状及体征

1. 疼痛肿胀 大腿远端有明显的疼痛、压痛、肿胀。

2. 功能障碍 患肢尤其是膝关节活动障碍，无法站立行走。

3. 畸形 可伴有短缩、内翻、成角畸形。

4. 骨擦音 做膝关节主动或被动活动时，可伴有骨擦音。

【治疗原则】

（一）一般治疗

1. 给予消肿镇痛。

2. 抬高患肢并利用石膏或牵引固定，同时进行合理的功能锻炼防止卧床并发症的发生。

（二）药物治疗

给予患者止痛、脱水消肿药物。

（三）手术治疗

保守治疗因长期制动易导致膝关节功能恢复不佳，对于不稳定骨折和粉碎性骨折的患者应根据病情行复位固定术或全膝关节置换术。

【护理重点】

（一）术前护理

1. 该类型骨折一般是由较大暴力所致，一定要密切观察生命体征及伤口出血情况、有无并发腘血管损伤和胫神经损伤等，特别是对多发伤患者，应严密观察生命体征情况，如病情不稳定，应立即报告医生进行相应处理。

2. 抬高患肢，膝关节屈位固定时腘窝部垫合适的棉垫以预防压迫血管和神经，密切关注患肢末梢血运情况，禁止患肢负重及活动。

3. 患者因突然受到伤害，心理平衡失调，担忧患肢功能的恢复和治疗效果，心理负担较重。针对患者的心理状况，应耐心地与患者交流，鼓励其讲出心中的感受和需求，并为其讲解相关健康知识，增强信心。

（二）术后护理

1. 根据患者麻醉方式进行常规护理，严密监测患者生命体征变化。

2. 抬高患肢，高于心脏15°～20°，保证舒适体位的同时加快淋巴液与血液的回流，从而减轻足部肿胀。密切观察患肢末梢血运，包括足趾的温度、颜色、运动感觉等情况，如有异常及时对症处理。

3. 保持引流管通畅，记录引流液的性质、颜色和量，翻身时注意引流管，防止挤压、脱出。

4. 定时协助患者翻身，每2h一次，防止压疮发生。

5. 疼痛的护理 对于疼痛程度较轻的患者，可以采取措施分散其注意力，从而缓解其疼痛感，对于疼痛程度强烈的患者，则遵医嘱应用镇痛药物，还可以采用冷敷的方法来帮助患者减轻疼痛。

6. 平卧位时患肢脚尖保持向上，防止腓总神经长时间受压而导致腓总神经损伤。

7. 保持尿管通畅、会阴部干净清洁，防止尿管受压、脱出，多饮水、多排尿防止泌尿系统感染。

（三）并发症观察及护理

1. 关节僵硬 术后患肢长期固定以及不及时进行合理的髋膝关节锻炼可能会导致关节僵硬。措施：术后应尽早进行有效的功能锻炼，在患者能够承受的情况下进行髋膝关节主动被动屈曲练习。

2. 下肢静脉血栓 由于患者术后卧床时间长，血流变得缓慢并且血液往往会处于高凝状态，易发生深静脉血栓。术后应尽早指导患者做踝泵练习及股四头肌等长收缩练习。

3. 腓总神经损伤 主要表现为小腿外侧及足背部感觉麻木甚至感觉丧失，足下垂。护理措施：避免外力因素使小腿外侧长期受压，患者平卧时应保持足尖向上。

（四）康复护理

1. 术后当日麻醉作用消失后即指导患者进行足趾自主活动和踝泵练习，以促进静脉回流，减轻肿胀，防止肌肉萎缩以及减少深静脉血栓形成的概率。

2. 术后第2天，进行股四头肌的等长收缩练习，尽量绷紧股四头肌、勾住脚尖保持10s，放松10s，每组进行15次，2～3组/d。

3. 术后第3天，如一般状态良好，可开始借助CPM进行膝关节的被动屈伸活动，早期使用CPM辅助膝关节屈伸训练在一定程度上有利于膝关节功能的康复。屈曲角度以20°～30°开始，20～30min一次，2次/d牵拉关节时被动屈曲直至痛点为止，训练速度由慢到快，逐日增大活动度，每天可增加5°～10°，每次锻炼后膝关节周围冰敷30min。

4．术后1～2周，鼓励患者增加髋、膝关节活动频率、强度，并加强适应生活的训练，以提高自我护理和生活能力。

5．术后3～4周，应根据患者自身恢复情况增大活动幅度与次数，加强膝关节的主动屈伸运动。进行直腿抬高练习以增加腿部肌肉力量训练防止肌肉萎缩。

6．术后8～12周，待骨折端出现骨性连接时，即可扶双拐或助行器进行离床锻炼，从完全不负重到部分负重，练习床边站立5min左右，逐渐延时，根据X线片，结合临床，骨折端达到临床愈合标准时，可逐渐弃拐负重行走。

（五）护理注意事项

1．保持切口敷料干燥清洁，按时换药，如有渗血渗液等及时处理，预防感染。

2．嘱患者多食用高蛋白、高钙、易消化的食物及新鲜的蔬菜水果，戒烟酒。

3．保持患者床单位、衣物干净平整，室内勤通风，保持空气流通。

4．早期开始功能锻炼，防止出现下肢深静脉血栓、肌肉萎缩等并发症，功能锻炼的强度、内容应根据患者自身恢复情况合理进行。

5．积极预防各种卧床并发症。

（六）护理健康指导

1．伤口未愈合前禁止沾水，2～3d换药一次，术后14d拆线，如发现患肢末梢血液循环、感觉运动异常应及时就诊。

2．按计划坚持康复锻炼，应循序渐进，不可急于求成。

3．患肢不可过早负重，避免畸形愈合。

4．术后2周、1个月、3个月门诊复查，了解骨折愈合情况。

（王 慧 朱玲玲）

第十六节 髌 骨 骨 折

髌骨是人体最大的籽骨，也是组成膝关节的重要部分，能上下左右移动，对膝关节起保护作用并维持膝关节的稳定。其深面为关节软骨面，与股骨髌面形成髌股关节。髌骨与其周围的肌腱、韧带、腱膜共同构成伸膝装置，在膝关节伸直过程中起滑车作用。髌骨骨折是常见的一种骨折类型，伤后会出现膝前肿胀、瘀斑、疼痛，导致患者不能主动伸膝，无法下地行走，严重影响正常生活。

【疾病特点】

（一）病因

髌骨骨折是常见的关节内骨折，发生年龄一般在20～50岁，男性多于女性，多由直接暴力和间接暴力所致。

（二）症状及体征

1．疼痛肿胀　活动时膝关节常剧烈疼痛伴有局部肿胀。有移位的骨折，可触及骨折端的间隙，同时有明显压痛。髌骨位于皮下，通过触诊可发现压痛范围。

2．功能障碍　膝关节不能自主伸直，无法下地行走。

3．外伤患者多伴有关节内淤血，膝前常有瘀斑。关节内淤血时浮髌试验阳性。

【治疗原则】

（一）一般治疗

1．无移位或移位不明显的患者用石膏托或管型固定，早期进行功能锻炼防止发生肌肉萎缩，一般4～6周可去除石膏。

2．给予患肢消肿止痛。

（二）药物治疗

给予止痛、脱水消肿及活血化瘀的药物治疗。

（三）手术治疗

对于影响髌骨的关节面或骨折端有明显移位的髌骨骨折应积极采取切开复位内固定术。

【护理重点】

（一）术前护理

1．告知患者术前禁食12h、禁水4h及其他注意事项，指导患者床上大小便训练。

2．抬高患肢并固定，密切关注患肢末梢血运、感觉运动等情况，禁止患肢负重。

3．加强心理建设，为患者及家属讲解相关疾病知识，消除患者紧张情绪，积极配合治疗。

（二）术后护理

1．多数患者为椎管内麻醉，术后应去枕平卧6h，防止出现低颅压性头痛，严密监测患者生命体征变化。

2．保持切口处敷料干燥清洁，如有渗血渗液应及时对症处理，防止切口感染。注意患肢末梢血运、感觉运动等情况。

3．抬高患肢，高于心脏水平15°～30°，可以促进静脉回流减轻肢体肿胀。定时协助患者翻身防止发生压疮，翻身时注意保护患肢。

4．有石膏者应保持石膏清洁、边缘整齐，石膏边缘处可垫棉垫以保护皮肤。在石膏未干固前禁止按压石膏，防止产生凹陷压迫皮肤，可以使用烤灯照射促进石膏干固。石膏干固后抬高患肢时需托住膝关节防止石膏断裂。注意观察固定肢端有无麻木肿胀、颜色发紫、皮温降低等现象。

5．鼓励患者尽快地恢复正常饮食，从而早期恢复胃肠蠕动的功能，增强患者的活动能力。

6．保持引流管通畅，记录引流液的性质、颜色和量，翻身时注意引流管防止挤压、脱出。

（三）并发症观察及护理

1．疼痛　区分患者是切口疼痛还是绷带包扎过紧引起的疼痛，如切口疼痛可遵医嘱应用止痛药物，如肿胀导致包扎过紧应及时松解绷带。

2．腓总神经损伤　主要表现为小腿外侧及足背部感觉麻木甚至丧失，足下垂。护理措施：避免石膏等外力因素使小腿长期受压，患者平卧时应保持足尖向上。

3．膝关节僵硬　术后患肢长期固定以及不及时进行合理的膝关节锻炼可能会导致关节僵硬。措施：术后应尽早进行有效的功能锻炼，在患者能够承受的情况下进行膝关节被动屈曲练习。

（四）康复护理

早期康复锻炼能促进关节面磨合，促进关节液循环和软骨修复，防止关节内和周围软组织粘连及失用性肌萎缩。

1．术后当日麻醉恢复后，即可进行足趾主动被动活动及踝泵练习。

2．术后第 2 天开始指导患者进行股四头肌、腘绳肌等长收缩练习，直腿抬高练习。股四头肌等长收缩：收缩股四头肌保持 10s，放松 10s，每组进行 15 次，2～3 组 /d；腘绳肌等长收缩练习：膝盖微微弯曲，足跟后方垫一薄枕，将足跟慢慢向薄枕上下压，感觉大腿后方肌肉有紧绷感，保持 10s，放松 10s，每组进行 15 次，2～3 组 /d；直腿抬高练习：绷紧股四头肌、勾起脚尖缓慢将下肢抬高，高度控制在 10～20cm，停留 5s 后缓慢放下，放松后循环，每组进行 15 次，2～3 组 /d。

3．术后第 3 天开始进行被动运动，可应用 CPM 行被动屈伸膝关节，30min 一次，2 次 /d，术后牵拉关节时被动屈曲直至痛点为止，训练速度由慢到快，每天增加 5°～10°，4 周活动范围

≥120°，每次锻炼后用冰袋冰敷膝关节 30min。

4．术后 1～2 周，根据患者恢复情况增大活动幅度与次数，加强膝关节的主动屈伸运动，加强腿部肌肉力量训练。

5．术后 3～6 周，先行原地站立训练，每次 5min 左右，进而在使用护膝的情况下开始借助双拐辅助进行，先轻后重，行抗阻训练。

6．术后 6 周后可逐渐弃拐进行功能锻炼，时间由短到长。

7．术后 3 个月后，如骨痂愈合良好可逐渐负重。

（五）护理注意事项

1．严密观察患者末梢血运情况，及时了解皮肤颜色是否发紫发青、肢体有无肿胀疼痛，感觉是否麻木等。

2．保持切口敷料干燥清洁、观察渗血情况，2～3d 换药一次。

3．患者平卧时保持患肢脚尖向上，防止腓总神经长时间受压从而导致腓总神经损伤。

4．使患者充分认识康复训练的重要性，提高患者康复训练的积极性，鼓励患者根据自身情况按时按量完成功能锻炼项目。

（六）护理健康指导

1．按照制定好的康复计划坚持康复训练，饮食中多摄取高蛋白、高纤维素食物，保证充足睡眠，以利于有效的功能锻炼。

2．下地进行功能锻炼时应有家属在旁看护，防止摔伤。

3．康复训练应循序渐进，不可急于求成。

4．在康复过程中都需要佩戴支具，一般 3 个月以后可以不再使用支具，4～6 个月康复训练结束后可进行体育锻炼。

5．无特殊情况下术后 14d 拆线，1、3、6 个月门诊复查，不适随诊。

（王　慧　朱玲玲）

第十七节　胫骨平台骨折

膝关节是全身中结构最大、最复杂、所受杠杆作用最强的一个关节，除屈伸运动外，其也能进行内、外翻及内、外旋活动。胫骨上端与股骨下端形成膝关节，胫骨与股骨下端接触的面为胫骨平台，胫骨平台是膝关节的重要负荷结构。胫骨平台骨

折是当前比较常见的骨科疾病,常由低能量损伤导致,时常伴有周围韧带及半月板的损伤,是较为典型的关节内骨折。胫骨平台骨折患者的膝关节、肌肉、相邻骨骼力量较弱,胫骨平台骨折只占所有骨折的 1%,但骨折类型通常比较复杂。

【疾病特点】

（一）病因

由直接暴力和间接暴力引起。如撞击、砸伤直接打击膝关节时,使膝关节内翻或外翻,导致胫骨平台骨折;或由高处坠落时足先着地,再向侧方倒下,力的传导由足沿胫骨向上,坠落的加速使体重的力向下传导,共同作用于膝部。

（二）症状及体征

1. 疼痛 骨折部位疼痛,局部压痛明显,活动时疼痛加重。

2. 肿胀 骨折端周围形成血肿、软组织受损形成水肿造成局部出现明显肿胀,皮肤表面可伴有瘀斑。

3. 功能障碍 患肢活动受限,无法行走。

【治疗原则】

（一）一般治疗

给予石膏固定 4~6 周,抽吸关节内血肿,积极锻炼膝关节活动,防止膝关节僵硬和肌肉萎缩等并发症。

（二）药物治疗

给予消炎止痛、脱水消肿药物治疗。

（三）手术治疗

胫骨平台骨折的关节面塌陷超过 2mm,侧向移位超过 5mm,合并有膝关节韧带损伤应采取内固定术治疗。

【护理重点】

（一）术前护理

1. 术前指导患者练习床上大小便,帮助其早日适应术后生活。

2. 抬高患肢促进血液回流以消肿,注意观察末梢血运及感觉运动等情况,禁止患肢负重。指导患者练习踝关节背伸环绕、足趾自主活动及股四头肌等长收缩等。

3. 针对患者的思想动态,做好心理工作,使患者解除思想负担、增强战胜疾病的信心,积极主动地配合治疗。

（二）术后护理

1. 按患者麻醉方式常规护理,严密监测生命体征变化情况。

2. 抬高患肢并将患肢放置于功能位,在小腿处垫一块软枕,使膝关节屈曲 5°,严禁肢体外旋,将冰袋用毛巾包裹放置于患者膝关节周围进行冰敷以减轻疼痛肿胀。

3. 密切观察患者切口敷料情况,有无渗血渗液,保持切口处敷料干燥清洁,定期换药,避免感染,如有渗血渗液等情况及时对症处理。

4. 患者如出现明显疼痛不能忍受,在明确疼痛的原因后应用止疼泵或遵医嘱应用止疼药物。

5. 观察肢体感觉、运动及足背动脉搏动情况。观察患肢有无疼痛、肿胀、皮温高,教会患者踝泵练习,防止下肢深静脉血栓的形成。

6. 保持引流管通畅,记录引流液的颜色、性质和量,妥善固定引流管,防止受压或脱出。

（三）并发症观察及护理

1. 关节僵硬 由于伸膝装置受损,膝关节活动受限,术后骨折周围损伤的软组织发生渗出液、血肿等对关节的灵活性产生较大的影响而出现关节僵硬。应尽早指导患者进行有效的康复训练,给予恰当理疗,改善关节活动度。

2. 下肢深静脉血栓 患者术后因恢复时间长,需长期卧床、制动,易引发下肢血流障碍,表现为皮肤肿胀疼痛、皮肤发绀。应密切观察患肢末梢血运、肿胀、皮温等情况,尽早指导患者进行康复锻炼。

（四）康复护理

1. 术后患者麻醉消退后,指导并协助患者在床上行主动踝关节背伸跖屈,坚持 5~10s 后放松,3~4 次 /d,3~5min/ 次。

2. 术后第 2 天,教会患者自主进行股四头肌等长收缩训练及直腿抬高练习。患者取平卧位尽量将患侧的膝关节伸直然后背伸踝关节,绷紧大腿肌肉持续 10s,然后放松,20 组 / 次,2~3 组 /d。直腿抬高时绷紧大腿肌肉且尽量勾住脚尖然后缓慢地将下肢抬起 10°~30° 左右,保持 5s 后将腿缓慢放下,4~5 次 /d,每次 10min。

3. 术后第 3 天,开始协助患者利用 CPM 进行患肢被动伸、屈膝运动,主要以患者的耐受疼痛程度,设定相应的关节活动范围。初始角度一般从 10°~30° 开始,逐渐增加,每天增加 5°~10° 为宜,20~30min/ 次,1~2 次 /d,锻炼后对膝关节周围进行冰敷 30min。

4. 术后 1～2 周，指导患者坐在床边行屈膝和伸膝练习，2 次 /d，每次 5～10min。根据患者膝关节承受能力逐渐过渡到下床借助手杖或助行器行走，患肢不负重。

5. 3 周后如骨痂生长情况良好，应逐渐增大活动幅度与频率，加强膝关节的主动运动。

6. 术后第 4～6 周，开始进行下肢肌力恢复训练，增加腿部肌肉力量训练，并且指导患者非负重的情况下离床进行功能锻炼，让患者自主活动、扶墙行走等。

7. 术后 3 个月开始逐渐负重与步态训练，恢复膝关节功能。

（五）护理注意事项

1. 让患者尽量主动地配合各项训练，减少患者不良情绪和抵抗行为，保障每项训练动作的正确性及训练的连续性。

2. 定时协助患者翻身每 2h 一次，避免发生压疮。

3. 在患者身体允许的情况下尽早开始合理有效的功能锻炼，防止发生关节粘连和肌肉萎缩等卧床并发症。

4. 注意观察切口敷料情况，如有渗血渗液应及时处理，避免感染。

5. 避免膝关节过早负重。

（六）护理健康指导

1. 按时换药，2～3d 一次，2 周后拆线。

2. 3 个月后进行扶拐下床部分负重活动，随着愈合程度好转，肢体逐步增加负重。

3. 进食高蛋白、高维生素、高钙食物，避免辛辣刺激饮食，戒烟戒酒。

4. 术后 1、3、6 个月门诊复查，一旦发生患肢血液循环、感觉运动异常应及时就诊。

（王 慧 朱玲玲）

第十八节 胫腓骨骨折

胫骨是连接患者股骨下方支撑重量的主要骨骼，腓骨是附小腿肌肉的重要骨骼。胫腓骨骨折在临床骨科疾病中较常见，占四肢骨折的 10%～15%，常由于交通事故、暴力损伤以及高处坠落所导致，可发生于任何年龄段。部分患者伴有腓总神经损伤或胫前胫后动脉损伤，严重的开放性骨折还可伴有组织缺损或神经血管损伤，骨折并发症往往较骨折本身更严重，手术是胫腓骨骨折的主要治疗方法，术后有效的康复锻炼是促进患者骨折愈合和肢体功能恢复的有效措施。

【疾病特点】

（一）病因

大多是受到直接或间接的暴力所造成，直接暴力多为挤压砸伤、冲撞打击等，间接暴力多由高处坠落、跑跳扭伤或滑倒等。少数可见病理性骨折，如老年人骨质疏松以及胫骨部位的原发或转移性肿瘤等，轻微的扭伤或跌倒都可能引起骨折。

（二）症状及体征

1. 疼痛肿胀 主要症状为疼痛，通过压痛部位能确定骨折的部位。

2. 畸形 常见的为成角、侧方移位、短缩和旋转畸形。

3. 功能障碍 伤后患者小腿不能负重，无法行走。

【治疗原则】

（一）一般治疗

给予患者行跟骨牵引，抬高患肢，消肿止痛，同时进行合理的康复锻炼。

（二）药物治疗

给予止痛、脱水消肿及活血化瘀的药物，必要时给予营养神经药物治疗。

（三）手术治疗

对于骨折移位较大患者多采用手术方式进行治疗，包括切开复位内固定、髓内钉固定、外固定支架等。

【护理重点】

（一）术前护理

1. 心理护理 因疼痛较剧烈，功能障碍、术后恢复时间较长等多种因素影响，患者易出现恐惧心理及焦虑的情绪。应主动与患者沟通交流，掌握其心理状态及变化，辅助患者建立治疗疾病的信心。

2. 患肢抬高，骨牵引的穿刺点每天用 75% 酒精消毒两次，注意观察牵引的重量及方向，定时测量肢体的长度，防止过度牵引。

3. 注意患者有无小腿外侧麻木及足下垂等合并腓总神经损伤的症状；观察患肢的趾端颜色、感觉以及温度和足背动脉搏动情况，警惕并发骨筋膜室综合征。

（二）术后护理

1．术后严密监测患者生命体征变化，注意患肢末梢血运、感觉、皮温及足背动脉情况。

2．将患肢适当抬高，高于心脏位置，高度控制在 15～30cm，从而加快静脉血液和淋巴液回流速度，改善患者的水肿症状，减轻患者疼痛。

3．定时协助患者翻身，2h 一次，避免患者发生压疮。指导患者进行主动咳嗽，协助患者叩背，防止发生肺部感染。

4．嘱患者多食用高蛋白、高维生素、高纤维食物和新鲜蔬菜水果，摄入足量的饮水，预防便秘和泌尿系统感染。

5．术后患者可能会出现切口疼痛难忍的现象，部分患者由于疼痛甚至无法进行康复训练，可根据患者需求协助患者更换体位、转移注意力，必要时遵医嘱应用止痛药物。

6．平卧时保持患肢脚尖向上，防止腓总神经长时间受压从而导致腓总神经损伤，禁止做足的内外旋转运动。

（三）并发症观察及护理

1．下肢静脉血栓　由于患者术后卧床时间长，血流变得缓慢并且血液往往会处于高凝状态，易发生深静脉血栓。术后应尽早指导患者做踝泵练习及股四头肌等长收缩练习。

2．感染　密切观察手术切口有无出现红肿、渗液等情况，如有上述症状应立即通知医生进行对症处理。指导患者有效咳嗽咳痰避免发生肺部感染。嘱患者多饮水、多排尿，给予有尿管的患者做会阴护理，1～2 次 /d，防止发生泌尿系统感染。

（四）康复护理

1．术后当日麻醉恢复后指导患者脚趾自主活动以及踝关节背伸及背屈运动。

2．术后第 2 天开始行股四头肌等长收缩练习，尽量收缩股四头肌保持勾住脚尖保持 10s，放松 10s，循环进行，每组 15 次，2～3 组 /d，活动强度由弱到强，时间由短到长。可以缓解患肢肿胀，避免发生关节粘连和肌肉萎缩等情况。

3．术后 2～3 周，此阶段患者疼痛感明显降低，肿胀症状逐渐消失，一般性软组织损伤也基本恢复，此时可引导患者进行直腿抬高及膝关节被动屈曲练习，嘱患者绷紧股四头肌并勾脚尖然后缓慢将下肢抬高，高度控制在 10～20cm，每组进行 15 次，2～3 组 /d，开始时可由家属协助轻托住

患者足跟处以保护患肢。

4．术后 4～6 周，此阶段软组织损伤完全恢复，肌力明显增加，骨折位置形成骨痂。可适当加大活动范围、增加活动次数与强度。

5．术后 7～8 周，活动范围、次数、强度均加大。

6．术后 9～12 周，鼓励并指导患者下床拄双拐行走，从拄双拐行走逐渐过渡到搀扶，独立行走。负重不宜过早，应根据患者骨痂的形成情况适当加强功能锻炼，随着骨痂量的增加，患肢可进行部分负重活动，当骨痂愈合良好后再开始负重锻炼。

（五）护理注意事项

1．注意观察患肢情况，包括血运、颜色、皮温、足背动脉等，防止发生骨筋膜室综合征。

2．术后应早期进行功能锻炼，防止关节粘连、肌肉萎缩等。

3．告知患者术后康复训练应循序渐进地进行，活动范围由小到大，次数由少到多，时间由短到长，强度由弱到强。

4．对于有明显疼痛难以忍受的患者，应及时遵医嘱应用止痛药物，避免影响患者睡眠及功能锻炼。

5．协助患者翻身，每 2h 一次，保持床单位干净清洁、衣物平整，防止压疮发生。

6．告知患者多食用营养丰富、易消化食物，禁食辛辣、油腻食物，戒烟，戒酒。

（六）护理健康指导

1．坚持按计划进行康复锻炼，循序渐进，患肢不宜过早负重。

2．遵医嘱按时换药、定期复查，发现患肢血液循环、感觉、运动异常，应及时就诊。

3．告知患者戒烟酒以免导致骨折不愈合。

4．出院后 3 个月、6 个月、1 年复查 X 线片，了解骨折愈合情况。

（王　慧　朱玲玲）

第十九节　踝关节骨折

踝关节由胫骨、腓骨下端与距骨组成，是一类屈戌关节，关节之间紧密结合，主要功能是负重，承受着全身重量，因此对关节的灵活度、稳定性均有较高要求。踝关节是人体重要活动关节且结构

复杂程度较高,也是骨折的常见部位,踝关节的稳定程度直接关系着行走姿势、步态。踝关节骨折时多伴随软骨、韧带损伤,进而可造成关节功能障碍,影响患者正常行走,降低生活质量。

【疾病特点】

(一)病因

踝关节骨折是临床常见的骨折之一,任何年龄段都可发生,青壮年较多见。多数是由外伤直接暴力或间接暴力作用在踝关节所导致,主要由间接暴力引起如踝部扭伤、高处坠落等,也可见于骨质疏松导致病理性骨折。

(二)症状及体征

1. 疼痛肿胀 外伤后踝关节处有明显压痛、肿胀,皮下可出现瘀斑、发绀。

2. 功能障碍 疼痛导致不敢活动踝关节,无法行走。

【治疗原则】

(一)一般治疗

复位后利用石膏给予固定,同时进行规范的康复训练,6~8周后拆除石膏。

(二)药物治疗

给予镇痛、脱水消肿、活血化瘀药物。

(三)手术治疗

如果手法复位不能稳定,应行切开复位内固定或外固定治疗。

【护理重点】

(一)术前护理

1. 心理护理 患者可能有较长时间无法下床走动,日常活动变得困难,这种生活上的突然转变会给患者带来一定的冲击,并且骨折后伴有疼痛,都会使患者心理出现不同程度的波动。应及时向患者讲述病情治疗与预后情况,多与患者谈心,关心、体贴患者,帮助患者积极摆脱不良情绪,增加康复信心。

2. 指导患者床上排便的方法,以防术后因不习惯床上排便而引起尿潴留、便秘。

3. 早期固定、患肢制动,抬高患肢促进血液回流,48h内给予患者踝关节冰敷以收缩血管,减轻肿胀。用毛巾包裹冰袋,每次冰敷时间在15~30min,时间不宜过长,防止冻伤。

(二)术后护理

1. 术后常规去枕平卧6h,严密监测患者生命体征变化,有无头痛、头晕等。

2. 密切观察伤口渗血情况,妥善固定切口引流管,防止挤压、扭曲、脱出等,同时记录引流的性质及量,及时发现是否存在活动性出血情况。

3. 鼓励患者进食高营养、高蛋白、高维生素、高钙、清淡易消化食物,多食用新鲜的水果、蔬菜,保持大便通畅,多饮水、多排尿,防止泌尿系统感染。

4. 抬高患肢,协助患者取舒适的体位,并且定时协助患者翻身叩背,指导患者有效咳嗽咳痰,预防压疮和肺部炎症。

5. 注意观察患肢末梢血运,足趾的温度、颜色及运动感觉等情况,如有异常及时对症处理。

6. 疼痛护理 对于疼痛剧烈不能忍受的患者,应及时遵医嘱应用镇痛药物或镇痛泵。

7. 石膏的护理 对于有石膏固定的患者应保持石膏清洁,在石膏未干固前禁止按压石膏,防止产生凹陷压迫皮肤,可以使用烤灯照射促进石膏干固,保持石膏边缘平整避免压伤皮肤。

(三)并发症观察及护理

1. 关节粘连 术后患肢长期固定以及不及时进行合理的功能锻炼可能会导致关节粘连。措施:术后应尽早进行有效的功能锻炼,在患者能够承受的情况下进行踝关节被动屈曲练习。

2. 创伤性关节炎 主要表现为踝关节经常疼痛,而且在活动、负重,甚至行走时疼痛会出现加重,如果症状逐渐加重则会导致踝关节肿胀。应避免过早负重,但应尽早进行踝关节屈伸练习。

(四)康复护理

1. 术后当日麻醉消退后开始主动和被动地活动足趾,3~5min/次,4~5次/d。

2. 术后第2天开始做股四头肌等长收缩及直腿抬高练习,均为20次/组,休息后继续第2组,持续2~4组,感觉疲劳为止,2~3次/d。

3. 术后1~2周,指导患者进行髋膝关节屈、伸活动,练习腿部肌肉力量,15~20min/次,2~3次/d。

4. 术后3~4周,进行踝关节主动被动活动训练,主动训练:患者主动进行踝关节背伸、跖屈、内翻外翻等;被动训练:部分患者无法进行主动锻炼时由医护或家属协助,采取被动措施帮助患者进行踝关节的训练,3~5min/次,4~5次/d。

5. 术后4~6周,重点进行踝关节抗阻力屈伸、内外翻练习和旋转练习,以增强踝关节的柔韧性和稳定性。运动频率为 15～20 次 /min。

6．术后 8 周，根据患者自身情况开始负重练习，指导患者进行前后跨步练习、下肢负重训练、半蹲练习等，3～5min/ 次，2～3 次 /d，增加踝关节周围肌肉训练，尽早地恢复关节功能。

7．3 个月后进行行走练习，由慢到快。

（五）护理注意事项

1．提高患者依从性，积极配合医护人员进行康复训练，避免关节过早负重，做到循序渐进，不可急于求成。

2．尽早进行踝关节周围肌肉收缩运动和其他关节的主动活动，防止肌肉萎缩和关节僵硬。

3．保持切口敷料干净清洁，如有渗血渗液及时更换敷料、对症处理，预防感染。

4．抬高患肢，高于心脏 15°～30°，促进血液回流以利于消肿止痛。

5．术后可对患肢进行适度的按摩以促进血液循环，但是如果发生下肢静脉血栓应停止按摩。

（六）护理健康指导

1．切口未愈合不可沾水，随时注意患肢末梢血运，如有温度及感觉运动异常等情况应及时就诊。

2．骨折后期由于痂开始生长，需要给予补充高蛋白、高热量、高维生素饮食。

3．患者下地进行康复训练时应有家属陪同，防止摔倒等意外的发生，造成二次损伤。

4．2～3d 换药一次，14d 左右拆线，6～8 周后去除石膏。术后 2 周、1、3 个月门诊复查。

（王 慧 朱玲玲）

第二十节 足 部 骨 折

足部是支撑人体的主要部位，在足底，由骨和关节形成了内纵弓、外纵弓和前面的横弓，这是维持身体平衡的重要结构。足弓还具有弹性，吸收震荡、负重、完成行走，跑跳等动作。足部骨折是指发生于足部跟骨、距骨、跖骨、趾骨部位的骨折，通常多因直接暴力损伤所致，如长期不当负重，也会导致疲劳骨折，甚至是足骨病变诱发病理性骨折。足部骨折的治疗目的是尽可能恢复正常的解剖关系和生理功能。

【疾病特点】

（一）病因

通常是因直接暴力因素导致，通常为暴力作用出现的杠杆和扭转产生的骨折，其中包含重物砸伤、高空坠落伤、撞击伤等。患者通常会出现疼痛、肿胀、活动受限现象，还会影响行走，降低患者生活质量。

（二）症状及体征

1．疼痛肿胀 足部骨折后均会出现疼痛肿胀。距骨骨折被动活动踝关节时距骨处疼痛剧烈；跟骨骨折时足跟部疼痛肿胀，还可伴有瘀斑；跖骨、趾骨骨折时前足疼痛肿胀明显。

2．功能障碍 足部不能向下移动，不敢站立行走。

3．畸形 跖骨骨折可伴有足部短缩畸形。

【治疗原则】

（一）一般治疗

给予患肢石膏或夹板固定，同时进行合理的康复锻炼以预防肌肉萎缩及关节僵硬等并发症，6～8 周后拆除石膏。

（二）药物治疗

给予止痛消肿、活血化瘀及促进骨折愈合的药物。

（三）手术治疗

骨折后移位明显，或者发生开放性、粉碎性骨折的需要行复位内固定术。

【护理重点】

（一）术前护理

1．足部骨折后由于患者本身行动受限，难以正常行动与生活，加之对未来治疗与恢复情况存在疑虑，会造成患者心理上的焦虑与烦躁。应充分做好患者的心理辅导工作，多与患者进行沟通交流，为患者讲解疾病的相关知识。

2．固定患肢并抬高，注意观察足趾皮温、颜色、感觉运动及足背动脉搏动等情况。

3．遵医嘱给予患者消肿治疗。

（二）术后护理

1．术后根据麻醉方式进行常规护理，严密监测患者生命体征变化。

2．疼痛的护理 疼痛程度较轻的患者，可以采取措施分散其注意力，从而缓解其疼痛感，对于疼痛程度强烈的患者，则遵医嘱应用镇痛药物，还可以采用冷敷的方法来帮助患者减轻疼痛。

3．将患肢抬高，高于心脏 15°～20°，保证舒适体位的同时加快淋巴液与血液的回流，从而减轻足部肿胀。密切观察患肢末梢血运，包括足趾的温度、颜色、运动感觉及足背动脉搏动等情况，如有异常及时对症处理。

4. 保持切口处敷料干燥清洁，密切关注切口处有无红肿热痛及渗血渗液等情况，如有异常及时处理防止发生感染。

5. 告知患者增加蛋白以及维生素食物的摄入量，并且食用容易消化的食物，多饮水。

6. 注意患肢保暖，避免受凉。

（三）并发症观察及护理

1. 关节僵硬 如术后由于患者疼痛等原因不及时进行合理的踝关节锻炼可能会导致踝关节僵硬。措施：术后应尽早进行有效的功能锻炼，在患者能够承受的情况下进行踝关节主动被动环绕屈曲练习。

2. 下肢静脉血栓 患者术后因恢复时间长，需卧床、制动，易引发下肢血流障碍，表现为皮肤肿胀疼痛、皮肤发绀。应密切观察患肢末梢血运、肿胀、皮温等情况，尽早指导患者进行康复锻炼。

（四）康复护理

1. 术后当日麻醉消退后开始协助患者翻身并指导足趾的主动和被动活动，3～5min/次，4～5次/d，可进行足背按摩。

2. 术后第2天，开始股四头肌等长收缩及直腿抬高练习，避免出现肌肉萎缩。股四头肌等长收缩训练：绷紧股四头肌保持10s，放松10s，每组进行20次，2～3组/d，直腿抬高练习：绷紧股四头肌缓慢将下肢抬高，停留5s后放下，每组进行15次，2～3组/d。

3. 术后第1～2周，开始进行关节活动锻炼，按照患者的实际病情将活动范围扩大，保证骨折稳定的基础上增加关节活动度，从而达到逐步恢复关节功能的目的。

4. 术后第3周，可以扶双拐下地进行不负重行走训练，即患肢和两侧拐同时伸出、健侧肢体再单独伸出，以加快恢复足部正常功能。

5. 术后第6周，扶双拐下地进行部分负重行走训练，步幅不宜过大防止摔伤，根据患者自身情况不可训练过度。从1/5体重负重开始，观察肿胀及疼痛的程度，如果离床锻炼疼痛肿胀明显，需要继续加强踝泵练习。

6. 术后2个月，弃拐进行行走锻炼。

（五）护理注意事项

1. 指导患者多食用高蛋白质、高维生素、易消化的食物，补充体内营养，提高身体免疫力，促进伤口愈合。

2. 让患者意识到术后康复锻炼的重要性和必要性，从而提高患者配合度以降低并发症的发生率。

3. 保证切口处敷料包扎松紧度适宜，避免过紧或过松。

4. 积极预防卧床期间易发生的并发症，鼓励患者主动翻身、尽早开始踝泵练习及股四头肌等长收缩练习，根据患者的具体情况制定合适的康复计划。

5. 鼓励患者自主翻身，防止发生压疮。

（六）护理健康指导

1. 2～3d换药一次，按时拆线。1、3、6个月门诊复查，定期复查X线片，了解骨痂生长情况。

2. 患肢避免过早负重，以免发生骨折不愈合或畸形愈合等晚期并发症。

3. 坚持功能锻炼，如患肢有末梢血运、感觉运动障碍应及时就医。

4. 患者离床进行功能锻炼时应有家属陪同，防止摔伤等意外导致二次伤害。

（王 慧 朱玲玲）

第七章

骨科神经损伤

第一节 脊髓损伤

脊髓损伤是脊柱骨折的严重并发症，由于椎体的移位或碎骨片突出于椎管内，使脊髓或马尾神经产生不同程度的损伤。可伴发于颈椎、胸椎、腰椎、骶椎骨折等，可导致肢体活动、感觉、大小便功能障碍。在我国，患者群集中在 40 岁以下男性，发病率为女性 4 倍。

【疾病特点】

（一）病因

分为外伤性、病理性两类。其中外伤性包括以下几种：①交通事故，是导致脊髓损伤的首要原因，占 46.9%；②高处坠落；③工矿事故及自然灾害；④体育意外；⑤生活中损伤；⑥锐器伤；⑦火器伤。

（二）症状及体征

1. 上颈段（$C_1 \sim C_4$）脊髓损伤　四肢呈痉挛性瘫痪，损伤平面以下节段感觉、运动反射功能消失。因 $C_2 \sim C_4$ 段内有膈神经中枢，累及此段可引起膈肌麻痹，出现呼吸困难、咳嗽无力、发音低沉甚至窒息死亡。

2. 下颈段（$C_5 \sim C_8$）脊髓损伤　可出现四肢瘫痪。双上肢表现为下运动神经元受损，远端麻木无力，肌肉萎缩，腱反射减低或消失；双下肢则为上运动神经元性瘫痪，肌张力增高，膝、腱反射亢进，病理反射阳性。损伤节段平面以下感觉消失，并伴有括约肌功能障碍。

3. 胸段（$T_1 \sim T_{12}$）脊髓损伤　由于胸椎管狭窄，脊髓损伤多为完全性，损伤平面以下感觉消失，下肢痉挛性瘫痪，肌张力增高，同时部分肋间肌瘫痪出现呼吸困难。T_6 节段以上损伤可导致脊髓休克，伴有交感神经麻痹：血管张力丧失、血压

下降、体温随环境温度变动等。脊髓休克期过后出现总体反射、反射性膀胱、射精反射和阴茎勃起等。

4. 腰膨大（$L_1 \sim S_2$）损伤　胸腰段脊柱骨折较常见，损伤后膝、踝反射和提睾反射均消失，腹壁反射则不受累；因脊髓中枢失去对膀胱肌、肛门括约肌的控制，排便、排尿障碍明显。

5. 脊髓圆锥（$S_3 \sim S_5$）损伤　第 1 腰椎骨折可造成脊髓圆锥损伤。表现为会阴部皮肤鞍状感觉缺失，括约肌功能丧失，大小便不能控制，性功能障碍。双下肢感觉和运动仍保留正常功能。

6. 马尾神经损伤　第 2 腰椎以下骨折脱位可引起马尾神经损伤，表现为受伤平面以下的弛缓性瘫痪，感觉和运动障碍，括约肌功能丧失，随反射消失。

【治疗原则】

（一）非手术治疗

1. 急救

（1）保持气道通畅和有效通气：必要时气管插管、切开或机械辅助呼吸。

（2）输液或输血：建立静脉通道，输液或输血，保持有效循环血量。

（3）留置导尿：防止膀胱过度膨胀或破裂。

（4）胃肠减压：有麻痹性肠梗阻的患者，可留置胃管并行负压吸引。

2. 搬运　搬运不当会加重脊柱骨折的畸形和脊髓损伤的程度。因此，搬运时应注意担架的材质及伤者的体位。担架应选用特制硬质搬运工具，若无条件可选用门板、木板搬运。搬运前先将伤者的双上肢贴于躯干两侧，双下肢并拢伸直，由 2~3 人平托搬至担架或木板上；或使躯干和肢体成一整体滚动移至担架或木板上。切忌脊柱发生屈曲、扭转等动作，禁用搂抱或一人抬头，一人抬

脚的方法。

3. 固定和局部制动 保持中立位或仰伸位，可用沙袋固定颈部，防止颈部侧旋。颈椎骨折和脱位较轻者，枕颌吊带牵引复位；明显压缩移位者，持续颅骨牵引复位，牵引重量为 3～5kg，复位后用头颈胸石膏固定 3 个月。胸腰椎复位后用石膏背心、腰围或支具固定。

4. 减轻脊髓水肿和继发性损害

（1）激素治疗：地塞米松 10～20mg 静脉滴注，连续应用 5～7d。

（2）脱水：20% 甘露醇 125ml 静脉滴注，2～3 次 /d，连续 5～7d。

（3）甲泼尼龙冲击疗法：只适用于受伤 8h 以内者。首次以 30mg/kg 给药，15min 静脉注射完毕，休息 45min，在以后 23h 内以 5.4mg/(kg·h) 剂量持续静脉滴注。

（4）高压氧治疗：一般伤后 4～6h 内应用。

（二）手术治疗

目的在于尽早解除对脊髓的压迫和稳定脊柱。手术方式和途径需视骨折的类型和受压部位而定，手术指征如下：

1. 脊柱骨折、脱位有关节交锁者。

2. 脊柱骨折复位后不满意或仍有不稳定因素存在者。

3. 影像显示有碎骨片突至椎管内压迫脊髓者。

4. 截瘫平面不断上升，提示椎管内有活动性出血者。

【护理】

（一）并发症观察及护理

1. 保持有效的气体交换

（1）加强观察和保持气道通畅：脊髓损伤 48h 内因脊髓水肿可造成呼吸抑制。需密切观察患者呼吸情况，做好抢救准备。无自主呼吸或呼吸微弱的患者，应立即行气管插管或气管切开，用呼吸机维持呼吸。

（2）吸氧：给予氧气吸入，根据血气分析结果调整给氧浓度、量和持续时间，改善机体的缺氧状态。

（3）减轻脊髓水肿：根据医嘱应用地塞米松等激素治疗。

（4）加强呼吸道管理：预防因气道分泌物阻塞而并发窒息、坠积性肺炎及肺不张。

1）翻身叩背：每 2h 帮助患者翻身、叩背 1 次。

2）辅助咳嗽排痰：指导患者做深呼吸用力咳嗽，促进肺膨胀和排痰；患者咳嗽排痰困难时应辅助其咳嗽排痰；护士将两手置于患者腹部两侧肋缘下，嘱患者深吸气，在其呼气时向上推，以加强膈肌向上反弹的力量，促使咳嗽及排痰。

3）吸痰：患者不能自行咳嗽，排痰或有肺不张时，用导管插入气管吸出分泌物，必要时协助医生使用纤维支气管镜吸痰。

4）雾化吸入。

（5）深呼吸锻炼：指导患者练习深呼吸，防止呼吸活动受限引起的肺部并发症。每 2～4h 用呼吸训练器进行 1 次呼吸锻炼。

（6）气管插管或切开护理

1）保持气道通畅；及时吸出气道内的分泌物，定期消毒、更换内套管和检查气囊。

2）妥善固定气管插管或套管；经常检查气管插管或套管有无滑出。

3）避免气道干燥，予以持续气道湿化。

2. 维持正常体温 颈髓损伤者对环境温度的变化丧失调节和适应能力，常出现高热或低热，可达 40℃ 以上或 35℃ 以下。

（1）降温：对高热患者，使用物理方法降温，如乙醇或温水擦浴、冰袋、冰水灌肠等；同时调节室温，勿使室温过高。

（2）保暖：对低温及采用物理降温措施的患者，注意保暖并避免烫伤。

3. 尿潴留护理

（1）留置导尿或间歇性导尿术：观察膀胱有无胀满，防止尿液逆流或膀胱破裂。截瘫早期可给予留置导尿，持续引流尿液并记录尿量，以预防泌尿系统感染和膀胱萎缩。也可以间歇性导尿术：白天每 4h 导尿 1 次，晚间每 6h 导尿 1 次。

（2）人工排尿：3 周后拔出导尿管，进行人工排尿。方法：当膀胱胀满时，操作者用右手由外向内按摩患者的下腹部，待膀胱缩成球状，紧按膀胱底向前下方挤压，在膀胱排尿后用左手按在右手背上加压，待尿不再流出时，可松手再加压 1 次，将尿排尽。同时训练膀胱的反射排尿动作或自律性收缩功能。

（3）预防泌尿道感染

1）鼓励患者多饮水：2 000～4 000ml/d，以稀释尿液，预防泌尿道感染和结石。

2）定时尿培养：每周 1 次。

3）一旦发生感染,按医嘱使用中药或抗生素。

4．预防腹胀和便秘 脊髓损伤后 72h 内患者易发生麻痹性肠梗阻或腹胀。观察患者有无腹胀、肠鸣音降低或消失等麻痹性肠梗阻的表现。由于胃肠动力降低,患者可出现便秘、粪块嵌塞及大便失禁,故还应观察患者每天大便的性状、量、颜色和排便时间。

5．心理护理 患者常出现紧张、焦虑、恐惧、多疑、担忧和绝望等心理改变,缺乏自信心。护士应帮助患者掌握正确的应对方法,提高患者的自我保护能力和发挥最大的潜能。可让患者和家属参与护理计划的制定,重要的是家庭成员和医务人员相信并认真倾听患者诉说。帮助患者建立有效的支持系统,包括家庭成员、亲属、朋友、医务人员和同事等。

（二）康复护理

1．出院后须继续康复锻炼,进行理疗,有助于刺激肌肉收缩和功能恢复,预防并发症的发生。

2．指导患者练习床上坐起、上下床和行走的方法,练习使用轮椅、助行器等。

3．指导患者及家属应用清洁导尿术进行间歇性导尿,预防长期留置导尿管而引起泌尿道感染。

4．定期复查。

（刘秀梅 郝雪梅）

第二节 臂丛神经损伤

臂丛神经是支配上肢的重要神经,由第 5～8 颈神经及第 1 胸神经组成。这些神经根出椎间孔后,在前斜角肌与中斜角肌之间穿出,组成臂丛神经干,并分为三束,分别延伸到腋动脉的后、外和内方,并以此而命名。外侧束分为肌皮神经和正中神经外侧头;内侧束分出尺神经和正中神经内侧头;后束分出腋神经和桡神经。臂丛神经支配肩、背、胸部和上肢的肌肉,重要的分支有肌皮神经支配肱二头肌和喙肱肌、肱肌,桡神经、正中神经和尺神经分别支配上臂伸肌和前臂伸屈肌及手内肌。当外力使头部和肩部向相反方向运动时易引起臂丛损伤。

【疾病特点】

（一）病因

1．牵拉伤 如上肢被皮带卷入致伤。

2．对撞伤 如被快速汽车撞击肩部或肩部被飞石所击伤。

3．切割伤 如锐器损伤。

4．挤压伤 如锁骨骨折或肩锁部被挤压。

5．产伤 分娩时胎位异常或产程中牵拉致伤。

（二）症状及体征

臂丛神经损伤后,其相应分支所支配的肌肉瘫痪、皮肤感觉区麻木。可表现为上臂丛、下臂丛或全臂丛神经损伤。

1．颈 5 神经根损伤 肩外展障碍、三角肌萎缩、肩关节半脱位等。

2．颈 6 神经根损伤 屈肘障碍、肱二头肌萎缩。

3．单独颈 7 神经根损伤 拇、示指指腹麻木,肱三头肌肌力减弱。

4．下臂丛的颈 8、胸 1 神经根或下干损伤 尺神经及部分正中神经和桡神经麻痹,即手指不能屈,并有手内部肌麻痹现象。

5．臂丛神经根损伤 感觉障碍区域与其支配区域对应,分别为:颈 5,上臂外侧;颈 6,前臂外侧及拇、示指;颈 7,中指;颈 8,环、小指及前臂内侧;胸 1,上臂内侧中、下部。

【治疗原则】

目的在于避免永久性残疾,恢复或改善上肢功能。臂丛神经损伤的治疗应根据损伤性质、部位、程度而定。一般神经震荡伤者多在 3 周内恢复功能;轴突断裂伤者多在 3 个月内开始恢复功能且不断进步,可继续观察。若 3 个月内未见功能恢复考虑为神经断裂伤。

1．若为根性撕脱伤,宜早期进行臂丛手术探查,行神经移位术。

2．若为开放性、药物性或手术性损伤,应早期修复。

3．若为闭合性牵拉伤,可观察 3 个月,无明显功能恢复者应手术探查,行神经松解、缝合或移植术。

4．对于晚期臂丛损伤或早期手术治疗失败者,可酌情按残存的肌肉情况行肌肉移位或关节融合术,改善功能。

【护理】

（一）早期护理

1．体位 对患肢及头位进行制动,头位稍偏向患侧,减轻患侧神经张力。患肢适当抬高以减轻水肿。

2. 康复训练 术后 24h 即可逐步开始运动锻炼,锻炼方式根据术式而定,主要有深呼吸、耸肩锻炼和健侧肢体全面活动。

(1)膈神经移位术患者:运动的同时结合正确呼吸方式。患者取站立位,患侧肩部呈自然下垂状态,以健侧肢托举患肢前臂,深吸气时抬高肘关节至屈肘位,初期 2 次 /d,20 遍 / 次,随后根据恢复情况逐渐增加锻炼频率与次数。

(2)副神经移位至肩胛上神经患者:做耸肩运动,患者取站立位,双肩自然下垂,目视正前方,做双侧耸肩及双肩外展等运动。

3. 肢体按摩 患肢进行向心性按摩,以预防肌肉萎缩及关节僵硬。

(二)中期护理

指导患者被动锻炼,用健侧肢体对患侧未固定的关节进行被动屈、伸锻炼,锻炼应循序渐进,持之以恒,直至患肢可进行主动运动为止,可以有效防止关节功能退化。

(三)注意事项

1. 自主运动和力量训练 患肢固定支架拆除后,开始加强主动肌肉舒缩锻炼,以受伤神经支配的肌肉群活动为主,如正中神经受损时主要锻炼手指的屈伸和对指功能等。

2. 感觉功能训练 由患肢接触,感觉不同质地、形状的物品,如金属、纸张、书本等,形成不同物品的实际感觉,逐渐提升感觉的精细化和实质化。

3. 精细功能训练 针对不同的神经受损进行针对性训练,训练目的是完善日常生活中常用功能,如正中神经受损者进行持笔训练,尺神经受损者进行夹纸训练等。

(刘秀梅 郝雪梅)

第三节 尺、桡、正中神经损伤

一、尺神经损伤

尺神经来自臂丛神经的内侧束,于肱动脉内侧下行,在上臂中段逐渐转向背侧,经肱骨内上髁后方的尺神经沟,穿尺侧腕屈肌尺骨头与肱骨头之间进入前臂背侧,于尺侧腕屈肌与指深屈肌间进入前臂掌侧,至前臂中部与尺动脉伴行。尺神经在肘关节附近分出两个肌支,穿豌豆骨与钩骨之间的腕尺管即分为深、浅支,深支穿小鱼际肌进入手掌深部,在手部支配小鱼际肌群,全部骨间肌,第 3、4 蚓状肌,拇收肌和拇短屈肌的深头;浅支支配手掌尺侧及尺侧一个半手指的皮肤觉。

【疾病特点】

(一)病因

尺神经损伤多为直接暴力致伤。尺神经挤压伤最常见,牵拉伤如肘部肱骨内髁骨折,前臂尺、桡骨双骨折,腕掌骨骨折,腕部及肘部切割伤较常见。

(二)症状及体征

1. 腕部损伤 主要表现为骨间肌、蚓状肌、拇收肌麻痹,小指爪形手畸形及手指内收、外展障碍,以及手部尺侧半和尺侧一个半手指感觉障碍。

2. 肘上损伤 除以上表现外,另有环、小指末节屈曲功能障碍,一般仅表现为屈曲无力。

【治疗原则】

尺神经损伤修复后手内肌功能恢复较差,高位损伤疗效更差。因尺神经支配的肌肉大部分为手部细小的内在肌,易萎缩变性,不易恢复功能。

(一)早期治疗

应尽早行神经探查,采用显微外科技术修复。尤其是前臂下 1/3 段远侧的断裂,其运动与感觉神经已集中成束,采用束膜缝合术对早期患者效果明显提高,亦可恢复小肌肉的功能。

(二)晚期治疗

可通过功能重建矫正爪形手畸形。

【护理】

(一)术后护理

1. 术后肢体功能位妥善固定,减少神经吻合处张力,避免牵拉并抬高肢体促进血液回流,减少肿胀。

2. 术后 24h 开始轻柔向心性地挤压切口以下水平肌肉,每天数次,并适当被动活动关节。

(二)康复护理

1. 术后 2~4 周

(1)被动运动训练:指导患者在外固定保护下做对未固定的关节进行被动的伸、屈运动,3 次 /d,3min/ 次,被动训练要求患者健手助力,可随时进行,直至神经再生恢复和肌肉出现主动收缩。

(2)向心性挤压:在训练前和训练后实施。

2. 术后 4 周后

(1)主动运动训练:当肌肉出现主动收缩时,

肌力在2级左右，应协助和鼓励患者，抓紧时间训练手的主动运动和主动助力运动，如尺神经损伤要训练手指外展、内收运动；训练过程要求健手助力，主动运动逐渐加大，从被动运动过渡到完全主动运动。

（2）肌力训练：运动量由助力运动 - 主力运动 - 抗阻力运动循序渐进，动作要缓慢，当肌肉增至3～4级时进行抗阻运动，选用拉力器、哑铃、橡皮条或其他固定器械训练前臂屈肌，2次/d，20～50个/次；用捏橡皮泥的方法训练手指屈肌和内收肌，用不同的握式或握力训练屈腕、伸腕和屈肘功能，2次/d，30～50个/次。

二、桡神经损伤

桡神经发自臂丛后束，行腋动脉之后，经过肩胛下肌、大圆肌和背阔肌的浅面斜向上肢后方，绕过肱骨后面的桡神经沟到肱骨中部外侧，沿肱三头肌外侧头下行，于肱桡肌与桡侧腕长伸肌之间进入前臂，分成深、浅两支。深支通过旋后肌并绕过桡骨进入前臂的背侧；浅支沿肱桡肌下行，最后到达腕部背侧。桡神经在上臂分支支配肱三头肌，在肘部支配肱桡肌、桡侧腕长伸肌，深支在前臂支配除桡侧伸腕长肌以外的前臂所有伸肌；浅支支配腕、手背部桡侧及桡侧2个半或3个半手指皮肤的背侧感觉。桡神经在肱骨中、下1/3交界处紧贴骨面，该处骨折时容易引起桡神经损伤。

【疾病特点】

（一）病因

桡神经损伤原因主要是由于牵拉或压迫而使其受伤，如上肢外展久或头枕上臂入睡等；枪弹伤、切割伤；手术损伤，如桡骨头切除术或肱骨手术时致伤。

（二）症状及体征

1. 伸腕、伸拇、伸指、前臂旋后障碍及手背桡侧感觉异常。

2. 典型的畸形是垂腕。

3. 桡骨头脱位可引起桡神经深支损伤，但由于桡侧伸腕长肌的功能尚存在，故无垂腕畸形，亦无虎口背侧皮肤感觉丧失。

【治疗原则】

（一）肱骨骨折所致桡神经损伤

多为挤压、挫伤，应首先处理骨折：复位、固定，观察2～3个月。

（二）神经松解与修复术

若肱桡肌功能恢复，则可继续观察；功能尚未恢复者，应手术探查，行神经修复手术。桡神经受压而神经未断裂者，可行神经松解术；神经中断，可切除神经瘤行神经外膜缝合术。

（三）功能重建

晚期功能不恢复者，可行肌腱移位重建伸腕、伸拇、伸指功能，效果良好。

【护理】

（一）康复护理

1. 术后1～2周　保持功能位：应用支具使腕背伸30°，指关节伸展、拇指外展位，1～3d患肢肿胀明显，用软枕将患肢抬高。指导患者肘关节屈伸活动，防止关节僵硬和肌肉萎缩。指导其在疼痛耐受范围内行2～5指指间关节被动屈伸练习，10次/组，10组/d。

2. 术后2周　伤口愈合后拆除缝线，进行瘢痕治疗。实施者用手指指腹用力按压住瘢痕，以患者不感觉疼痛为度，慢慢地尽可能大画圈推动瘢痕，从瘢痕的一端按摩到另一端后，可以折回再按摩1遍，4h一次。

3. 术后3～4周　开始神经肌肉功能再训练以恢复伸指、伸拇及伸腕功能。指导患者屈曲指间关节、伸拇指，主动做腕关节由中立位到完全背伸位的练习。

4. 术后5～6周　加强神经肌肉功能再训练，术后第6周教导患者掌握家庭运动训练处方的内容，方可出院。

（二）注意事项

1. 保持指间关节和腕关节伸直位，屈伸掌指关节。

2. 保持掌指关节伸直位，屈伸指间关节。

3. 腕关节由屈曲到中立位。

4. 保持拇指轻度尺侧外展位，屈伸拇指的指间关节。

5. 保持前臂旋前位，屈伸肘关节。

6. 保持肘关节屈曲、腕关节、手指伸直位，旋转前臂。

以上运动处方内容3～4次/d，20～30min/次。

三、正中神经损伤

正中神经由臂丛外侧束的正中神经外侧头与内侧束的正中神经内侧头合成，于喙肱肌起点附近移至腋动脉前方，随后在肱动脉内侧与之伴行。在肘部通过肱二头肌腱膜下穿过旋前圆肌的肱骨头与尺骨头之间进入前臂，下行于指浅屈肌与指深屈肌之间，至前臂远端于桡侧腕屈肌腱与掌长肌腱之间经腕管到手掌。在前壁下部逐渐走向浅面，位于桡侧腕屈肌与掌长肌之间，通过腕横韧带深面的腕管进入手掌，在肘部分出肌支支配旋前圆肌。正中神经上臂段无分支，前臂段有很多分支，支配旋前圆肌、指浅屈肌、桡侧腕屈肌、掌长肌、示指指深屈肌、中指指深屈肌、拇长屈肌、旋前方肌；在感觉方面支配手掌桡侧3个半手指。

【疾病特点】

（一）病因

火器伤、玻璃割伤、刀伤及机械伤较常见，尤以正中神经的分支手部神经损伤多见。肱骨下端骨折和前臂骨折均可合并正中神经损伤。缺血性挛缩亦常合并正中神经损伤。

（二）症状及体征

正中神经损伤常由儿童肱骨髁上骨折和腕部切割伤引起，肱骨髁上骨折引起的正中神经挤压性损伤，骨折复位往往能自行恢复。

1. 腕部损伤　所支配的鱼际肌和蚓状肌麻痹，表现为拇指对掌功能障碍和手的桡侧半感觉障碍，特别是示、中指远节感觉消失。

2. 前臂上部受伤　受该神经支配的肌肉活动功能和皮肤感觉除旋前圆肌外全部消失，包括拇、示、中指不能屈曲，拇指不能外展和对掌。

【治疗原则】

正中神经损伤可作短期观察，若无恢复表现则应手术探查。开放性损伤应争取行一期修复或延期修复。确定损伤性质进行必要的修复手术，一般可行神经外膜缝合术，如对于前臂下1/3段远侧方的断裂，因其运动与感觉神经部分已集中成束，可考虑做束膜缝合术。

【护理】

（一）康复护理

早期以被动运动为主，中后期以主动运动以及抗阻力运动为主，主要训练手指的屈伸、抓握及对掌功能。未受影响的肌肉进行主动舒缩运动，受影响的肌肉进行被动按摩。

（二）注意事项

指导患者在早期和晚期进行痛觉、温觉、触觉和定位觉训练以促进手的功能，3次/d，5min/次。

早期主要训练感觉的持久定力及敏感程度，晚期训练主要是辨别物品的大小、形状、性质等。

（刘秀梅　郝雪梅）

第四节　坐骨神经损伤

坐骨神经源自腰4、腰5，骶1至骶3神经，在坐骨切迹处出盆腔带进入臀部，在臀大肌深面、大转子与坐骨结节中点下行，至腘窝尖端分为胫神经和腓总神经，支配股二头肌、半腱肌和半膜肌。

【疾病特点】

（一）病因

坐骨神经损伤多为锐器伤、骨盆骨折、髋臼骨折、髋关节后脱位时挫伤或医源性损伤。

（二）症状及体征

1. 高位损伤　髋关节后脱位、臀部刀伤、臀肌挛缩手术伤以及臀部肌内注射药物均可致其高位损伤，引起膝关节的屈肌、小腿和足部全部肌肉瘫痪，大腿后侧、小腿后侧、外侧及足部全部感觉消失，呈足下垂。

2. 股后中、下部损伤　腘绳肌正常，膝关节屈曲功能保存，仅表现踝、足趾功能障碍。

【治疗原则】

（一）髋关节脱位或骨盆骨折所致的坐骨神经损伤

多为压迫性损伤，早期应行复位，解除压迫，观察2~3个月后，根据恢复情况再决定是否探查神经。

（二）切割伤等锐器伤

应早期修复，术后固定于伸髋屈膝位6~8周。

（三）火器伤

早期只做清创术，待伤口愈合后3~4周，再行探查修复术。

（四）药物注射性损伤

早期切开减压，生理盐水反复冲洗或后期做神经松解术。

【护理】

（一）术后护理

由于坐骨神经的行程很长，高位严重损伤后的恢复时间也很长，也易出现并发症。应用矫形器，预防膝、踝关节和足内外翻畸形肿胀。

（二）康复护理

每天指导并督促患者进行患肢关节的被动功

能锻炼,如髋关节、膝关节、踝关节的被动屈伸、旋转等练习。

1. 术后 3d 患者行患肢踝关节被动屈伸活动,每天上、下午各做 10 次,尽量最大限度地活动关节,使踝关节活动保持在正常范围内,防止关节僵硬、畸形,同时按摩小腿肌肉及足部 30min,以延缓失神经支配的肌肉萎缩速度和程度,为神经损伤术后功能恢复奠定基础,注意早期禁止做直腿抬高动作。

2. 出院患者 继续进行肌肉按摩、理疗及练习行走等康复治疗。

(刘秀梅 王筱君)

第五节 腓总神经、胫神经损伤

一、腓总神经损伤

腓总神经于腘窝沿股二头肌内缘斜向外下行,分腓浅、腓深神经。前者于小腿下 1/3 穿出深筋膜至足背内侧和中间,后者与胫前动、静脉伴行,于拇、趾长伸肌之间至足背,支配小腿前外侧伸肌群及小腿前外侧和足背皮肤。

【疾病特点】

(一)病因

外伤。

(二)症状及体征

腓骨头或腓骨颈骨折可损伤腓总神经,引起小腿前外侧、足背部和第一趾蹼的感觉丧失,小腿伸肌及腓骨长、短肌瘫痪,出现踝背伸、外翻功能障碍,呈足内翻下垂畸形;伸拇、伸趾功能丧失,小腿前外侧和足背前、内侧感觉障碍。

【治疗原则】

应尽早手术探查,如神经无法修复或修复后功能恢复不良,可考虑行肌腱移位或关节固定术以矫正畸形,改善功能。

【护理】

(一)康复护理

1. 抬高患肢。

2. 促进腓总神经功能的恢复,保持患肢温暖,经常用温水清洗肢体并进行按摩,以促进血液循环,增加下肢的供氧。

3. 练习足背背屈并抬高小腿,每次 30min,6 次 /d,安排在晨起、早饭后、午饭前、午睡后、晚饭前及睡前,要求抬高小腿离地面 30cm,足背背屈持续 1min,视情况逐渐增加强度。

(二)注意事项

预防足下垂,可以用矫形器使踝关节保持在中立位,物理治疗促进神经再生,运动治疗和神经肌肉电刺激增强足和足趾的背伸肌力。预防继发性损伤,加强宣教,预防行走时因足下垂内翻发生继发性损伤。

二、胫神经损伤

胫神经于腘窝部伴行腘动、静脉,经比目鱼肌腱弓深面至小腿,行走于小腿三头肌和胫后肌之间,于内踝后方进入足底,支配小腿后侧屈肌群和足底感觉,股骨髁上骨折及膝关节脱位易损伤胫神经。

【疾病特点】

(一)病因

外伤所致较多,其受伤机制较为复杂,常伴发骨质、韧带以及软组织挫伤等。

(二)症状及体征

股骨髁上骨折及膝关节脱位时易损伤胫神经,引起小腿腓肠肌、比目鱼肌、屈趾肌及足底部肌瘫痪,出现踝跖屈、内收、内翻障碍,足趾跖屈、外展和内收障碍,小腿后侧、足背外侧、跟外侧和足底感觉障碍。

【治疗原则】

此类损伤多为挫伤,应观察 2~3 个月,无恢复表现则应手术探查。

【护理】

(一)术前护理

1. 注意观察患肢末梢血液循环、感觉和运动情况,鼓励患者主动进行功能锻炼及被动活动,防止肌肉萎缩、关节僵硬等的发生。遵医嘱评估神经恢复情况,如行肌电图检查。

2. 早期应用微波短波透热法以及红外线照射,有利于神经再生,防止烫伤。恢复期可选用电刺激治疗,注意强度,避免直接照射皮肤。

3. 用温水擦洗患肢,轻轻按摩,保持清洁,促进血液循环,改善皮肤营养。

4. 遵医嘱正确使用营养神经药物。

(二)术后护理

1. 胫神经损伤后均应足跖屈位石膏固定下肢 4 周,腓神经损伤后石膏托固定膝关节于屈曲位 4 周,膝关节屈曲 5°~10°,踝关节背伸 90°。患肢制动抬高位，高于心脏水平有利于促进静脉回流，保持外展中立位，防止过度外旋压迫神经。4 周后遵医嘱更换为短腿支具，便于功能锻炼，直至神经功能完全恢复。

2. 密切观察患肢的末梢血运、感觉，观察毛发生长、皮肤出汗情况，判断神经生长情况。

3. 遵医嘱继续营养神经药物治疗。定期肌电图检查，观察神经恢复情况。

（三）康复护理

在医生允许下进行功能锻炼。

1. 患肢肌肉的静止收缩练习及关节的主动运动，指导患者足背伸 10s 后跖屈 10s，每次 20～30min，3～4 次/d。

2. 指导患者直腿抬高运动，嘱患者平卧伸直膝关节，绷紧大腿肌肉，抬高患肢 10°～30°，不超过 45°，停留 3～5s 再缓慢放下，每次 20～30 下。

3. 患肢感觉、运动功能完全丧失者，行患肢各关节的被动及肌肉按摩 2～3 次/d，每次 30min/次。

（四）注意事项

1. 定期复查，遵医嘱拆除支具或石膏。
2. 遵医嘱继续进行营养神经药物治疗。
3. 避免神经粘连的发生，继续功能锻炼。
4. 每 3 个月进行神经功能测试，对神经功能的恢复程度及时了解。

（刘秀梅　王筱君）

第六节　周围神经卡压综合征

周围神经卡压综合征是指周围神经在其行径过程中任何一处受到卡压而出现的感觉、运动等功能障碍，临床上并不少见，其中以上肢的肘管综合征和腕管综合征最为常见，若得不到及时有效的治疗，可导致患肢不可逆的感觉及运动功能障碍，严重影响正常生活及工作。

一、腕管综合征

腕管是一个由腕骨和屈肌支持带组成的骨纤维管道。前者构成腕管的桡、尺及背侧壁，后者构成掌侧壁。正中神经和屈肌腱，包括拇长屈肌腱、4 根指浅屈肌腱、4 根指深屈肌腱，一起通过腕管内。腕管综合征（carpal tunnel syndrome）是由于正中神经在腕管内受到压迫与刺激而产生的相应临床症状；是周围神经卡压综合征中最常见的一种，

任何能使腕管内容物增多、增大或使腕管容积缩小的因素均可导致本病。

【疾病特点】

（一）病因

1. 外源性压迫。
2. 管腔容量变小，腕横韧带增厚，腕部骨折、脱位使腕骨向腕管内突出，使管腔狭窄；外伤后瘢痕形成等增厚。
3. 管腔内容物增多、体积增大、腱鞘囊肿、脂肪瘤；外伤后血肿机化等。
4. 腕管内压力改变，由于各种职业因素，在过度屈腕时管腔内压力为中立时的 100 倍，过度伸腕时其压力为中立时的 300 倍，长期过度用力地使用腕部，使腕管内压力反复出现急剧变化，这种压力改变也是正中神经发生损伤的原因。

（二）症状及体征

1. 症状　患者首先感到桡侧 3 个手指端麻木或疼痛，持物无力，以中指为甚。夜间或清晨症状最重，适当抖动手腕，症状可以减轻。有时疼痛可牵涉到前臂，但感觉异常仅出现在腕下正中神经支配区。

2. 体征　拇、示、中指有感觉过敏或迟钝症状；大鱼际肌萎缩，拇指对掌无力；腕部正中神经干叩击试验（Tinel 征）阳性；腕管内有炎症或肿块者，局部隆起、有压痛或可扪及包块。

【治疗原则】

（一）非手术治疗

适用于病情较轻者，防止腕关节过屈，制动于中立位。非肿瘤和非化脓性炎症者，可在腕管内注射醋酸泼尼松龙，通常可收到较好效果，但不宜反复、多次进行，以免加重损伤。

（二）手术治疗

1. 对腕管内腱鞘囊肿、病程长的慢性滑膜炎、良性肿瘤及异位的肌腹可手术切除。
2. 腕管壁增厚、腕管狭窄可行腕横韧带切开减压术；如手术中发现正中神经已变硬或局限性膨大时，应做神经外膜切开术。

【护理】

（一）固定

腕部带支具处于中立位制动，避免腕部过度地伸展或屈曲，减少腕部活动量。

（二）康复护理

1. 术后 2d 内用厚敷料加压包扎，限制腕关节

活动。

2. 术后 3d 更换敷料，患者开始功能锻炼，如对指、对掌功能练习。

3. 术后 2~3 周拆线。3 周后进行适当腕部活动，如腕部的背伸、掌屈、内收、外展等活动，掌指关节和指间关节屈伸活动。

二、肘管综合征

肱骨内髁和内上髁之间的背侧骨性凹陷为尺神经沟，其上方有尺侧副韧带、尺侧屈腕肌筋膜和弓状韧带覆盖，两者之间形成的通道，称肘管。神经在尺侧屈腕肌腱膜下的肘管处易受压、反复牵拉。肘管综合征（cubital tunnel syndrome）是指尺神经在肘部尺神经沟内因慢性损伤而产生的一系列症状和体征。

【疾病特点】

（一）病因

1. 肘外翻　是最常见的原因。

2. 尺神经半脱位　由于先天性尺神经沟较浅或肘管顶部的筋膜、韧带松弛，在屈肘时尺神经易滑出尺神经沟外，这种反复滑移使尺神经受到摩擦和碰撞而损伤。

3. 肱骨内上髁骨折　如骨折块向下移位即可压迫尺神经。

4. 创伤性骨化　肘关节是创伤性骨化性肌炎最容易发生部位，如肘外伤后这种异位骨化发生在尺神经沟附近，也容易对尺神经造成压迫。

（二）症状及体征

1. 症状　起病缓慢，前臂尺侧，手背尺侧，第

4、5 指麻木刺痛；感觉异常一段时间后可出现环、小指屈曲无力、对掌无力。

2. 体征

（1）尺神经支配区感觉障碍检查：可有小鱼际肌、骨间肌萎缩，爪形手畸形，尺神经沟内可触及变硬、增粗的尺神经。

（2）夹纸试验阳性、拇示指捏夹试验（Froment）阳性、Tinel 征阳性。

【治疗原则】

（一）非手术治疗

适用于患病的早期、症状较轻者。可调整臂部的姿势，防止肘关节长时间过度屈曲，戴护肘支具。非类固醇类抗炎镇痛药物偶尔可缓解疼痛与麻木，但不提倡肘管内使用类固醇激素封闭。

（二）手术治疗

适用于手内在肌萎缩、非手术治疗效果不好者。手术术式常用尺神经前置术，如术中发现该段尺神经较硬，应行神经外膜松解术。

【护理】

（一）固定

带支具将上肢固定在伸直位，阻止肘关节的最大程度和反复的屈曲。

（二）康复护理

1. 术后 2 周内，患肢抬高，石膏制动，避免牵拉。手指伸指、握拳、分指、并指活动，石膏固定部位肌肉的等长收缩。

2. 术后 3 周拆除石膏后，肘关节适当屈伸运动，在肘关节适应范围内，逐渐进行日常生活。

（刘秀梅　王筱君）

第八章

运动损伤性疾病

第一节 寰枢关节脱位

寰枢关节脱位是指颈椎的第一节（寰椎）、第二节（枢椎）之间的关节失去正常的对合关系。这是一种少见但严重的疾病，可引起延髓、高位颈脊髓受压，严重者四肢瘫痪，甚至呼吸衰竭而死亡。由于其致残、致死率高，必须及时进行诊断和治疗。

【疾病特点】

（一）病因

寰枢关节的稳定性主要依赖以下几个结构：寰椎的前弓、横切带及枢椎的齿状突。病因较多，主要以车祸暴力伤最为多见，还可见于外伤造成的除旧齿状突骨折、感染、炎症破坏横韧带、甚至结核或肿瘤侵犯寰枢关节。由于日常生活中低头动作远多于仰头动作，故寰椎前脱位较常见，后脱位较罕见。

（二）症状及体征

本病临床表现主要取决于横韧带损伤的严重程度和寰椎前脱位程度以及是否对脊髓造成压迫。局部表现主要是枕下和枕颈部疼痛，活动功能受限。

1. 颈神经根病的症状 颈部疼痛、活动受限、僵直，尤其头颈部的旋转活动受限，头枕部疼痛等。

2. 高位颈脊髓病症状 四肢无力、走路不稳、手指不灵活、二便异常等；躯干、四肢的麻木、针刺感甚至灼烧感。

3. 如果合并脊髓损伤有下列几种情况发生

（1）呼吸中枢受到波及时，易于损伤现场致命。

（2）损伤后有一过性神经症状，表现短暂肢体瘫痪或肢体无力，但能迅速好转乃至恢复。

（3）四肢瘫痪，大小便失禁及呼吸功能障碍此为最严重者。如果未获得及时有效治疗，寰椎脱位则更加严重，脊髓受压也随之加剧。

（4）迟发性神经症状。损伤在当时和早期并不发生，随着头颈活动增加而逐渐出现。寰枢椎脱位典型的临床表现为头颈部倾斜，如果单侧向前移位时头部离开患侧向健侧倾斜：临床表现还包括颈部疼痛和僵直，枕大神经痛等。脊髓压迫症状和体征极少发生。有时微小的创伤就可造成寰枢关节旋转移位，头在旋转位置上，取代了寰椎在枢椎上面的运动，两者仅能有少许活动。

4. 呼吸功能障碍 一般出现于严重的或晚期的患者，由于延脊髓交界区受压，呼吸功能障碍是一个逐渐加重的过程：寰枢椎脱位的早期，呼吸功能是正常的；后期会表现为呼吸费力；严重时呼吸无力、咳嗽及咳痰无力；终末期出现呼吸衰竭直至死亡。

5. 其他症状 若合并颅底凹陷、小脑扁桃体下疝或脊髓空洞，影响延髓、脑干时，还可以出现吞咽困难、构音障碍（口齿不清）、视物不清、眩晕、耳鸣等低位脑神经症状。

【治疗原则】

（一）一般治疗

1. 固定和制动 对于早期不稳定性赛枢椎脱位行头颅牵引复位，一般牵引时间为 2 周，若复位成功后，可行 Halo-vest 外架硬式颈托制动 6～12 周。以防因损伤部位移位而产生脊髓再损伤。

2. 高压氧治疗 一般伤后 4～6h 内应用。

（二）药物治疗

减轻脊髓水肿和继发性损害伤后 6h 内治疗是关键时期，24h 内是急性期，应抓紧尽早治疗时机。

1. 激素治疗 地塞米松 10～20mg 静脉滴注，连续应用 5～7d 后，改为口服，3 次 /d，0.75mg/ 次，维持 2 周左右。

2. 脱水 20% 甘露醇 250ml 静脉滴注，2 次 /d，连续 5~7d。

3. 甲泼尼龙冲击疗法 目前临床应用较多的药物，其作用机制为大剂量甲泼尼龙能阻止类脂化合物的过氧化反应和稳定细胞膜，从而减轻了外伤后神经细胞的变性，减少细胞内钙离子蓄积，预防类脂化合物的作用，减少兴奋性氨基酸的释放，降低组织水肿，改善脊髓血流量，预防损伤后脊髓缺血进一步加重，促进新陈代谢和预防神经纤维变性。此法只适用于受伤 8h 内的患者。每千克体重 30mg 剂量 1 次给药，15min 静脉注射完毕，休息 45min，在以后 23h 内以 5.4mg/(kg•h) 剂量持续静脉滴注。

（三）手术治疗

由于寰枢关节处于颈椎高位，尽早行手术治疗为最佳治疗方法，需在牵引复位后行寰枢椎融合术。

【护理】

（一）术前护理

1. 密切观察病情，给予持续低流量吸氧，给予持续心电血氧监测，密切监测血压、脉搏、呼吸、血氧。

2. 评估患者的全身状况及神经功能。

（二）术后护理

1. 术后麻醉清醒后开始进行肢体各关节的主动、被动功能锻炼。

2. 术后 1 日遵医嘱坐起或下地活动，起床活动时必须佩戴颈托，护士在旁边指导和保护。

（三）并发症观察及护理

1. 颈部前路血肿表现，引流量过少、颈部肿胀、呼吸困难；紧急处理：立即通知医生，床边行切口开放血肿清除术，紧急气管插管或切开，手术室清创缝合。

2. 喉上、喉返神经损伤，喉上神经损伤表现为术后出现一过性呛咳，不能进水和流质食物。喉返神经损伤表现为声音嘶哑、憋气，发现患者进流食出现呛咳，应告知患者暂禁食流质食物，并报告医生酌情给予增加输液量，根据情况给予固体食物，嘱患者慢嚼细吞，一般都能自行恢复，对声音嘶哑者做好解释安慰解除顾虑。

（四）康复护理

1. 去枕平卧位与侧卧位交替，每 2h 轴线翻身

1 次，保持功能体位，改变体位时围领制动，侧卧位时，枕与肩同高。指导患者及家属在床上行四肢主动或被动功能锻炼。

2. 嘱患者多饮水，多吃蔬菜高纤维素食物，营养丰富，保持大便通畅。

（五）注意事项

1. 保持呼吸道通畅，给予口腔护理，2 次 /d，雾化吸入，每 2h 从下往上、从外向里叩拍胸背部，叩击频率 100~120 次 /min，持续时间 15~20min。

2. 进行积极有效的心理护理，帮助患者建立乐观向上的心态。

3. 神经功能障碍的患者，应做好防护，防坠床、跌倒、烫伤。

（张 岚 杨红梅）

第二节 肩锁关节脱位

肩锁关节脱位（dislocation of the acromioclavicular）多见于年轻人的运动创伤。

【疾病特点】

（一）病因

由直接暴力与间接暴力两种原因所致。其中直接暴力是引起肩锁关节脱位的最多见原因。当肩峰受到打击时，肩峰及肩胛骨猛然向下，使关节囊及周围韧带断裂而发生脱位，为直接暴力所致。当因跌倒肩部着地下，力传到至肩锁关节而发生关节脱位，为间接暴力所致。

（二）症状及体征

表现为局部疼痛，关节活动因而受限。坐位或站立位时，两侧对比，患侧肩部肿胀、明显畸形。随损伤程度增加，肩锁关节部疼痛、肿胀加重，畸形明显，可见锁骨肩峰端移位、高出肩峰、出现"阶梯"状畸形。触诊有压痛，锁骨肩峰端有漂浮感。

【治疗原则】

（一）一般治疗

非手术治疗适用于 I 型和 II 型损伤者。I 型损伤：用三角巾固定 2 周。II 型损伤：多数人主张保守治疗。固定方法种类较多，例如在锁骨肩峰端放置一个保护垫，用弹性带或胶布带压迫锁骨外端向下，使上臂和肩胛骨向上，4 周后除去固定带，并开始循序渐进活动。针对简单的 II 型损伤，也可尝试 3~4 个月的非手术治疗。

（二）手术治疗

适应证应为非手术治疗效果不佳的Ⅲ型损伤，以及病情稳定的Ⅳ型、Ⅴ型、Ⅵ型损伤。肩锁关节脱位的手术方法如下。

1．切开复位内固定　上肢和肩关节活动时，肩锁关节处力臂较长，承受能力较大，受伤时可发生肌肉附着处广泛撕脱，特别是喙锁韧带断裂而出现不稳定时，将肩锁关节固定。可采用张力带钢丝或锁骨钩钢板固定。固定后可不修复喙锁韧带。近年来，有学者提出，微动关节的仿生弹性内固定，也取得了良好效果。术后以三角巾保护，2～4周后逐渐开始活动。

2．锁骨肩峰端切除术　较常用于陈旧性肩锁关节损伤出现临床或影像学上肩锁骨撞击症状，有关节炎表现的患者。

3．肱二头肌腱转位术　利用喙肱肌和肱二头肌短头向下牵拉的动力作用保持锁骨的正常位置。方法：使喙突截断，连同附着的喙肱肌和肱二头肌短头上移到锁骨，以螺丝钉固定，适用于陈旧性肩锁关节脱位。

【护理】

（一）康复护理

固定期间应主动活动腕部与手指；疼痛肿胀缓解后，用健侧手缓慢推动患肢行外展与内收活动，活动范围以不引起患侧肩部疼痛为限。解除固定后，开始进行肩关节的活动锻炼。主动进行肩关节各方向的活动，使其活动范围得到最大限度恢复。

（二）注意事项

康复应循序渐进，不可过度训练。复位后用三角巾悬吊上肢，肘关节屈曲90°，腋窝处垫棉垫固定3周，合并肱骨大结节骨折者应延长1～2周；固定期间活动腕部与手指；解除固定后主动活动关节各个方向，如弯腰、垂臂、甩肩、手指爬墙和手举高摸顶训练，配合理疗按摩。

（张　岚　杨红梅）

第三节　肩关节脱位

肩关节脱位（shoulder dislocation）最为常见，约占全身关节脱位的1/2，根据脱位方向分为前脱位、后脱位、上脱位和下脱位。参与肩关节运动的关节包括盂肱关节、肩锁关节、胸锁关节及肩胸（肩胛骨与胸壁形成）关节，以盂肱关节的活动为主。习惯上将盂肱关节脱位（dislocation of glenohumeral joint）称为肩关节脱位。

【疾病特点】

（一）病因

创伤是肩关节脱位的主要原因，多由间接暴力引起。当身体侧位跌倒时，手掌或肘撑地，肩关节处于外展、外旋和后伸时，肱骨头在外力作用下突破关节囊前臂，滑出肩胛盂而致脱位；当肩关节极度外展、外旋和后伸时，肱骨颈和肱骨大结节抵触于肩峰时构成杠杆的支点，使肱骨头向盂下滑出发生脱位。若肩关节后方受到直接暴力的碰撞，可使肱骨头向前脱位。

根据脱位的方向分为盂下脱位、喙突下脱位、锁骨下脱位及胸内脱位，其中喙突下脱位最常见，而胸内脱位最罕见。根据发病原因和发生机制不同分为外伤性脱位、病理性脱位和复发性脱位。根据脱位延续的时间分为新鲜脱位和陈旧脱位。

（二）症状及体征

1．症状　肩关节疼痛，周围软组织肿胀，主动和被动活动受限。常用健侧手扶持患肢前臂，头倾向患肩。

2．体征　肩关节脱位后，关节盂空虚，肩峰明显突出，肩部失去正常饱满圆钝的外形，呈"方肩"畸形；在腋窝、喙突下或锁骨下可触及肱骨头；杜加斯征（Dugas征）阳性。

【治疗原则】

（一）一般治疗

1．手法复位　对新鲜肩关节脱位，在进行充分的临床评估后，手法复位多能获得很好的疗效，常用的有手牵足蹬法（Hippocrates法）和悬垂法（Stimson法）。小儿非创伤性脱位很少需要手法复位，通常可自行复位。

2．复位后处理　肩关节前脱位复位后应将患肢保持在内收、内旋位置，腋部放棉垫，再用三角巾、绷带或石膏固定于胸前，3周后开始逐渐作肩部摆动和旋转活动，但要防止过度外展、外旋，以防再脱位。后脱位复位后则固定于相反的位置（即外展、外旋和后伸位）。

3．预防习惯性肩关节脱位　习惯性肩关节脱位指一次脱位固定后，反复出现肩关节脱位，甚至轻度牵拉下亦出现。习惯性肩关节脱位大多因急性肩关节脱位后，只注意肱骨头复位而忽视了下列情况造成：①对肩关节起固定作用的软组织的病理改变未给予及时恰当的处理；②固定时间太短、功能锻炼太早，最后形成了喙肱韧带和关节囊的松弛愈合；③骨关节盂喙的破损使关节盂变浅；④关节囊的裂口未愈合或发生解剖学的变异，致对肩关节起固定作用的组织结构被破坏，稳定性变差。

（二）手术治疗

切开复位：如麻醉充分，手法复位正确而仍不能完成复位者，可采用切开复位。切开复位的指征为闭合复位不成功者，多有软组织覆盖；肩胛盂骨折移位，影响复位和稳定；合并大结节骨折，肱骨头复位成功后大结节骨折处不能复位；肱骨头移位明显，提示肩袖损伤严重，复位后不稳定。

【护理】

（一）固定

复位成功不是治疗完结的指标，损伤的关节囊、韧带、肌腱、骨与软骨必须通过制动来修复。单纯肩关节脱位，复位后腋窝处垫棉垫，用三角巾悬吊上肢，保持肘关节屈曲90°，关节囊损伤明显或仍有肩关节半脱位者，将患侧手置于对侧肩上，上肢以绷带与胸壁固定，腋下垫棉垫。一般固定3周，合并大结节骨折者应延长1～2周，有习惯性脱位病史的年轻患者适当延长固定周期；40岁以上患者，固定时间可相应缩短，因为年长患者关节制动时间越长，越容易发生关节僵硬。

（二）康复护理

固定期间应主动活动腕部与手指；疼痛肿胀缓解后，用健侧手缓慢推动患肢行外展与内收活动，活动范围以不引起患侧肩部疼痛为限。解除固定后，开始进行肩关节的活动锻炼；锻炼需循序渐进，主动进行肩关节各方向的活动，使其活动范围得到最大限度恢复。

（张　岚　杨红梅）

第四节　肩袖损伤

肩袖损伤（rotator cuff injury）也称肩峰撞击综合征。肩袖由冈上肌、冈下肌、小圆肌和肩胛下肌的肌腱构成，包括肩关节囊。系因旋转等外伤性损伤或退变基础上肌腱发生水肿和炎性改变、断裂导致的肩关节疼痛、无力及活动受限。肩袖损伤的病因主要有血运学说、退变学说、撞击学说及创伤学说4种论点。

【疾病特点】

（一）病因

常见于40岁以上男性，如为青年人，大部分伴有严重的外伤史。在一般人群中，肩袖损伤是导致肩关节疼痛和功能丧失的重要病理因素。

（二）症状及体征

1. 疼痛与压痛　常见部位是肩前方痛，位于三角肌前方及外侧。夜间症状加重是常见的临床表现之一。急性期呈持续性剧烈疼痛，慢性期呈自发性钝痛。在肩部活动后或增加负荷后疼痛加重。压痛多见于肱骨大结节近侧，或肩峰下间隙部位。

2. 功能障碍　肩袖大型断裂者，主动肩上举及外展功能均受限。外展与前举范围均小于45°。

3. 肌肉萎缩　病史超过3周者，肩周肌肉有不同程度的萎缩，以三角肌、冈上肌及冈下肌较常见。

【治疗原则】

（一）一般治疗

1. 患肩外展、前屈、外旋位外展架固定3～4周，加强肩关节的功能锻炼。

2. 注意肩部保暖，纠正不良姿势，避免发生继发性肩周炎，加强心理护理。

（二）药物治疗

给予镇痛、止血、脱水、活血化瘀等药物治疗，同时局部痛点封闭，理疗。

（三）手术治疗

保守治疗无效的肩袖损伤都应采取肩关节镜下肩袖修复术。

【护理】

（一）术前护理

1. 加强肱二头肌功能锻炼，早期练习探拳、伸指、耸肩、含胸及腕、肘关节各种活动训练。

2. 肩部支具佩戴，根据患者个体情况，选择合适的支具，术前试戴肩部支具、使患者掌握佩戴方法。

（二）术后护理

1. 给予全身麻解术后护理常规，严密观察病情。

2. 观察患肩肿胀、患肢末梢血液循环和感觉运动等情况，警惕血管神经损伤的可能。

3. 术后6h内肩关节周围冰敷，有助于减少出血，减轻疼痛及肿胀。

4．保持关节轻度外展位，无肩袖修补者用腕颈带悬吊，肘与胸之间放置一软枕；有肩袖修补者给予肩关节外展支架固定于外展60°。

5．妥善固定引流管，保持引流通畅，记录引流液的量、色和性质。改变体位时，注意防止引流管受压、牵拉。

（三）并发症观察及护理

1．上肢深静脉损伤　主要表现为上肢肿胀、疼痛、皮肤发绀和浅表静脉曲张。上肢肿胀是最早出现的症状。护理措施：要密切观察患肢的肿胀、肢体的皮温、皮肤颜色。患肢制动抬高，禁止按摩或挤压，抗凝是目前治疗静脉血栓的基本方法。

2．腋神经损伤　常由于肩外侧切口延长甚至偏下引起腋神经过度牵拉所致，主要表现为肩外展受限。加强对患肢感觉、运动、皮肤温度及颜色的观察，指导患者尽量屈曲、外展、后伸及上举肩关节，可采用爬墙法，以锻炼肩关节60°范围内的活动。

（四）康复护理

给予患肢肌肉及腕关节、肘关节活动训练，范围由小到大，次数由少到多，循序渐进。每次进行肩关节活动后可冰敷20min，以达到消除疲劳，缓解疼痛的作用。术后禁止一切热敷。

1．术后当日　麻醉消退后，立即开始伸指握拳动作，要求缓慢、用力，每天1 000次。

2．术后第1天　躺在床上，在肩关节不动的前提下，解除支具进行肘关节屈伸活动，动作缓慢，每天屈伸数十次。

3．术后第2天　缓慢地进行耸肩练习，每天30～100次，可分组进行。

4．术后第3天　可在微痛范围内进行前屈和外旋练习。

5．术后2周　行肩带肌的等长收缩训练，术后2～3周开始被动关节活动范围训练：被动前屈<90°，被动外旋<0°。

6．术后4～6周　可做三角肌的等长收缩，防止肩部失用性肌萎缩。逐渐增加肩关节的活动角度，每周可增加50°～10°。术后6周被动前屈<110°，外旋<20°，开始助力主动运动。

7．术后7周　开始抗自身重力主动活动肩节，肩关节向各方向全范围活动，进行日常生活的训练，此阶段以主动活动为主，自我牵拉关节以增加关节活动范围。

8．术后8～12周　利用弹力绷带或拉力器进行内旋和外旋的肌肉锻炼。同时开展患肢的牵拉训练，主要针对前屈上举、外旋以及内旋、内收等活动，其目的是恢复患侧肩关节的活动度。

9．术后3个月　开始下一步的康复训练，以患侧肩关节抗阻力运动为主，增加肌力和耐力，逐步完全恢复患肩的肌力与活动度。

（五）注意事项

1．预防感染　康复早期，注意保持伤口干洁，2天换药一次，术后14d拆线，康复活动中，动作轻柔，活动幅度适当，避免伤口张力过大，影响伤口愈合及缝合的肩袖再次断裂。

2．预防骨折　老年人骨质疏松严重，避免因暴力手法造成肱骨外科颈骨折。

3．训练要求　术后3周内训练，要悬吊制动，特别是晚上睡觉时不仅要悬吊制动，更要保持合适的姿势，睡眠时要采取仰卧位，在上臂后方放一毛巾来支撑肩部。

4．禁止活动范围　康复过程中每个阶段都不能超过限定的活动范围及应用禁止的活动方式，如3周内禁止主动活动术侧肩关节，肩关节活动度内外旋均在45°以内，前屈在120°以内。

5．强化练习　强化肩关节稳定性练习。

（张　岚　杨红梅）

第五节　肘关节脱位

肘关节脱位（elbow dislocation）的发生率仅次于肩关节脱位，好发于10～20岁青少年，多为运动损伤，占肘关节损伤的3%～6%，发病年龄高峰在13～14岁，即骺板闭合后。构成肘关节的肱骨远端内外宽厚，前后扁薄。两侧有坚强的侧副韧带保护，而适应屈伸运动功能的关节囊的前、后壁相对较薄，尺骨冠状突小；因此其对抗尺骨向后移位的能力比对抗向前移位的能力差，故肘关节后脱位比其他方向脱位常见。

【疾病特点】

（一）病因

创伤是肘关节脱位的主要原因。当肘关节处于半伸直位时，跌倒、手掌着地导致暴力沿尺、桡骨向近端传导，尺骨鹰嘴处产生杠杆作用，前方关节囊撕裂，使尺、桡骨向肱骨后方脱出，发生肘关节后脱位；当肘关节处于内翻或外翻时遭受暴力，可发生尺侧或桡侧方脱位；当肘关节处于屈曲位时，肘后方遭受暴力可使尺、桡骨向肱骨前方移位，发生肘关节前脱位。肘关节脱位常会引起内、外侧副韧带断裂，导致肘关节不稳定。

（二）症状及体征

1. 症状　伤处患处肿胀，不能活动。

2. 体征　肘后突畸形；前臂处于半屈位，并有弹性固定；肘后空虚感，可扪到凹陷；肘部三角关系发生改变，正常肘关节在屈曲呈直角时，肱骨内、外髁与尺骨鹰嘴尖端，三点成一尖向远侧的等腰三角形；肘关节伸直时，三点成一直线。

3. 合并症　重度向后脱位，可有正中神经与尺神经过度牵连拉伤；侧方脱位，可合并神经损伤；小儿肘关节脱位可伴有尺骨冠突骨折，也可伴有肱骨内、外上髁骨折。

【治疗原则】

（一）一般治疗

主要采用手法复位，复位后长臂石膏托或支具固定肘关节于屈曲 90° 位，再用三角巾悬吊胸前 2～3 周，逐步行肘关节功能锻炼。

（二）手术治疗

肘关节在功能锻炼时，如屈曲位超过 30° 有明显肘关节不稳或脱位趋势时，应手术重建肘关节韧带。

【护理】

（一）康复护理

在固定期间，即应开始肌肉锻炼，行肱二头肌收缩动作并活动手指与腕部；解除固定后，及早练习肘关弯曲和前臂旋转活动。

（二）注意事项

不可强力协助被动训练，以预防骨化性肌炎。因粗暴的动作可造成肘关节周围更多软组织损伤，血肿形成而演变成骨化性肌炎，使关节丧失功能。

（张　岚　杨红梅）

第六节　桡骨头半脱位

桡骨头半脱位俗称牵拉肘、脱臼，是指桡骨头向远端滑移，恢复原位时，环状韧带远侧缘在桡骨颈附着处的骨膜发生横形断裂，多发生在 5 岁以前，2～3 岁最常见。

【疾病特点】

（一）病因

桡骨头的关节面和桡骨纵轴有一定的倾斜度，环状韧带会随着倾斜度的变化上下活动。前臂处于旋前旋后位时，桡骨头倾斜度的可变性使之易于脱位。

小儿的桡骨头周径比桡骨颈粗 30%～60%，桡骨头横截面为椭圆形，矢状面直径大于冠状面，前臂处于旋前位时，牵拉肘关节时，桡骨头直径短的部分从冠状位转为矢状位，容易从环状韧带撕裂处脱出，环状韧带嵌于肱桡关节间隙内。5 岁以后，环状韧带增厚，附着力渐强，不易发生半脱位。

主要由直接或间接暴力导致，或者大人在幼儿肘关节伸直时用力牵拉外臂。

（二）症状及体征

1. 症状　有上肢被牵拉史，疼痛，小儿哭闹不止，肘部半屈曲，举起前臂检查发现前臂多呈旋前位。

2. 体征　无肿胀和畸形，肘关节略屈曲，桡骨头处有压痛，患肢旋后受限明显。

【治疗原则】

（一）一般治疗

1. 复位　环状韧带滑脱不超过桡骨头周径的一半，所以屈肘和前臂旋后容易复位。闭合手法复位多能成功，复位时不用麻醉，一手握住患肢前臂和腕部，另一手握住肘关节，拇指压住桡骨头，使前臂旋后并逐渐屈肘约 90°，多能获得复位，复位成功时可感觉到肱骨桡关节处的弹跳感，疼痛多数立刻消除，患者能抬起前臂用手持物，有时桡骨头半脱位时间过长，复位后症状不能立刻消除，需观察一段时间后才能明确复位是否成功。

2. 固定　复位后，用三角巾悬吊患肢于功能位 1 周。婴幼儿期桡骨小头脱位可闭合复位，桡骨小头后脱位者前臂旋后位及肘关节伸直位固定，而桡骨小头前脱位者予肘关节屈曲位固定。

（二）手术治疗

桡骨小头脱位的手术治疗，年龄要在 3 岁以后，采用桡骨小头切开复位，在桡骨干中部旋前圆肌附着点处行短缩截骨、环状韧带重建术。采用克氏针暂时将桡骨小头与肱骨小头固定。石膏固定 6 周后拔除克氏针。较大儿童桡骨小头脱位时因无法复位，可到青春期考虑行桡骨小头切除术。

临床上桡骨小头半脱位还需与肘关节软组织

损伤、肱骨外髁骨折、桡骨小头骨折等相鉴别。

【护理】

（一）康复护理

1. 避免间接暴力，主要是走路时不要双手牵拉幼儿腕部。

2. 玩耍时，避免身体将上肢压在身下，肘关节被迫过度外伸。

3. 成人与小儿嬉闹时应注意方法，不能单牵（提）手。

4. 若出现上述表现，家长可自行复位，若不成功则应到医院就诊。

5. 避免反复脱位，形成习惯性。

（二）注意事项

1. 平时牵拉（提）小儿手部时，应同时牵拉衣袖。

2. 穿衣服时应避免手部旋前位牵拉，应和衣袖同时拉扯。

（杨红梅）

第七节　手部肌腱损伤

手是人体最为精细的运动器官，一旦手部肌腱受到损伤，日常的生活和工作都将受到很大的影响。肌腱损伤患者行肌腱修复术后，损伤的肌腱易与周围组织之间发生粘连，导致术后功能恢复较差，正确科学的术后护理以及功能锻炼，能够更好地促进患者术后功能恢复。

【疾病特点】

（一）病因

据相关研究统计，手部外伤患者中肌腱损伤约占 30%，损伤原因多为锐器伤、机器绞伤、突发暴力等。

（二）症状及体征

1. 屈肌腱损伤

（1）指深、浅屈肌腱完全断裂时：近、远侧指间关节均无主动活动能力，手指处于伸直位。

（2）仅有指深屈肌腱损伤时：远侧指间关节失去主动活动能力。

（3）仅有指浅屈肌腱断裂时：手指主动屈曲一般无明显异常，但固定邻指于伸直位。主动屈曲伤指时，则近指间关节不能屈曲。

（4）拇长屈肌腱损伤时：固定拇指掌指关节情况下，指间关节不能主动屈曲。

（5）临床上也有例外情况：指深、浅屈肌腱同时断裂，但有腱系带将近侧断端和指骨相连，近侧指间关节能主动屈曲，但力度减弱。屈肌腱不全断裂时，手指主动活动正常，但活动时有疼痛，主动屈曲力量减弱。

2. 伸肌腱损伤

（1）远侧指间关节处的伸肌腱损伤：表现为锤状指畸形，手指末节处于半屈位置，不能主动伸直。在损伤的急性期还可以检查到手指末节背侧肿胀和疼痛。

（2）近指间关节处的指伸肌腱（尤其是中央束单独损伤时）：表现为钮扣状畸形，及邻近指间关节半屈，远指间关节过伸，掌指关节处的指伸肌腱中央束损伤或伸肌腱帽损伤表现为伸直受限或伸指力量减弱。

（3）腕部或前臂部的指伸肌腱损伤，可表现为伸指不能，伸腕力弱。

【治疗原则】

（一）早期肌腱修复术

新鲜肌腱损伤（受伤 6～12h），创面清洁整齐，均应早期修复。

（二）延期肌腱修复术

肌腱损伤伤口污染严重，有危及生命的其他损伤时，选择在受伤后 24h～3 周延期修复。

（三）二期肌腱修复术

当肌腱损伤创面缺损较大不能直接缝合、合并骨与关节粉碎性骨折、伤口污染严重时，选择 3 周后二期肌腱修复。

【护理】

（一）术前护理

1. 皮肤护理　如皮肤完整，可温水浸泡清洗患肢，2 次 /d，5min/ 次。次日晨起常规备皮。

2. 术前遵医嘱进行被动活动，恢复被动屈、伸幅度。

（二）术后护理

1. 体位指导　协助患者取舒适体位，应抬高患肢，高于心脏 20°～30°，以促进血液循环，减轻肿胀。勿取患侧卧位，站立时患肢悬吊于胸前，防止下垂。

2. 有外固定者，保持固定有效，注意包扎松紧适宜。观察长期受压部位皮肤有无红肿、破损。如有异常，及时处理。

3. 患者患肢的血运情况　观察指腹的温度、

毛细血管张力等，如果出现手指颜色发白、发绀、温度下降或者毛细血管充盈时可以适当松开包扎的敷料，恢复手指的血运。

4. 正确有效地评估患者疼痛的程度并给予积极有效的止痛措施，提升患者的舒适感。

5. 防止肌腱粘连、肌腱再次断裂、关节僵硬等并发症，使用防粘连屏障物、指导患者遵医嘱正确进行功能锻炼。

6. 预防感染，保持伤口的清洁干燥，遵医嘱应用抗生素。

（三）并发症观察及护理

1. 水肿 术后患肢抬高，敷料包扎不可过紧。

2. 肌腱粘连 术后早期功能锻炼是防止肌腱粘连重要有效的手段。

3. 肌腱断裂 功能锻炼循序渐进，活动幅度不可过大，在医生指导下进行。

4. 关节僵硬 因疼痛或者担心肌腱断裂而不敢活动，指导患者早期、正确、有效地进行功能锻炼。

（四）康复护理

1. 术后早期功能锻炼是预防患者手部肌腱粘连的重要手段，患者手术结束后24～48h内即可开始进行被动活动锻炼。在这一过程中注意力度要适中，活动的范围不要过大，保持肌腱有2cm左右的滑动即可。护理人员要从旁协助，以免由于用力不当造成肌腱再次断裂。

2. 与此同时，对患者进行脱衣服、系钮扣、写字、剪纸以及织毛衣等多种训练。

3. 若出现疼痛肿胀可以协助患者将患肢浸泡于温热的生理盐水中，温度在37～42℃之间，于水中进行锻炼。每天进行2～3次锻炼，每次持续的时间在30～45min。

（五）护理健康指导

1. 带石膏出院的患者，按时到医院拆除石膏。

2. 保持伤口的清洁干燥。

3. 继续加强康复训练，注意保护患肢，功能锻炼循序渐进，直至手的功能恢复为止。

4. 定期门诊复查。

（杨红梅）

第八节 髋关节脱位

髋关节是股骨头和髋臼构成，属球窝关节，是比较有代表性的杠臼关节。髋臼可以容纳股骨头

的大部分，相互密合，呈真空状，关节囊和周围韧带形成一个相当稳定的关节。多因遭受强大暴力的冲击而致伤，常见分型有髋关节后脱位、髋关节前脱位、中心脱位。发生髋关节脱位，应及时诊治，因为有少数脱位会合并髋臼骨折，早期复位容易，效果也较好。陈旧者，多数要手术复位，效果相对不佳。此外，治疗不当会引起股骨头缺血性坏死，严重地影响关节功能。

一、髋关节后脱位

【疾病特点】

髋关节后脱位是指股骨头从髂骨韧带与坐股韧带之间的薄弱区穿出脱位，造成后关节囊和圆韧带撕裂。髋关节后脱位最常见。

（一）病因

交通事故，发生撞击时，如人处于坐位，作用力自前方作用于膝，沿股骨纵轴传达到髋。若髋关节外展，股骨头将撞击髋后缘或股骨头前下方发生骨折。同时也可使股骨上端骨折、股骨头关节软骨面损伤、股骨头边缘塌陷骨折和坐骨神经损伤，但可以使髂股韧带大部分保持完整。

（二）分类

临床上多根据并发损伤分类，分为5型。Ⅰ型：无骨折，复位后无临床不稳定；Ⅱ型：闭合手法不可复位，无股骨头或髋臼骨折；Ⅲ型：不稳定合并关节面、软骨或骨碎片骨折；Ⅳ型：脱位合并髋臼骨折，须重建恢复稳定和外形；Ⅴ型：合并股骨头或股骨颈骨折。

（三）症状及体征

1. 症状 患髋肿胀、疼痛，活动受限。

2. 体征 患肢髋关节呈屈曲、内收及短缩畸形，可臀部触及患肢股骨头，大转子上移明显，如若坐骨神经有损伤时，以腓总神经损伤为主，多为受牵拉引起的暂时的功能障碍，抑或是骨折块轻度碾锉导致，表现为足下垂、足背外侧感觉障碍，多数可慢慢恢复。

【治疗原则】

（一）一般治疗

对于Ⅰ型损伤可采取闭合复位治疗，复位方法要求麻醉充分，使肌肉松弛。力争在24h内复位，保持患肢的伸直外展位，避免屈曲、内收、内旋。复位后应做影像学检查，以确定是否完全复位，并核实稳定性，复位后在髋关节伸直位下做皮肤牵

引，或穿丁字鞋 2～3 周，同时行股四头肌等长收缩练习，4 周后可扶拐下地活动，3 个月后可完全负重活动。

（二）手术治疗

切开复位内固定。适用于后脱位合并有关节内骨折，前脱位二次手法复位未成功者，中心脱位髋臼骨折复位不良、同侧有股骨骨折者，对髋关节受伤严重者可行关节融合术或全髋关节置换术。

二、髋关节前脱位

【疾病特点】

（一）病因

当下肢处于过度外展、外旋时，大粗隆与髋臼上缘顶撞形成杠杆作用可使股骨头由髂股韧带与耻股韧带之间的薄弱区穿破关节囊而脱位。或者当股骨外旋时，由体侧向内下方直接作用于大腿近端而发生前脱位。

（二）症状及体征

1. 症状　有明显的外伤史。伤后局部疼痛，被动活动时可引起肌肉痉挛和剧烈疼痛。

2. 体征　患肢缩短，患肢呈外展、外旋和屈曲畸形。如为低位脱位，患肢可比健肢长。腹股沟部肿胀，抑或可触及脱位的股骨头。

【治疗原则】

（一）一般治疗

单纯性前脱位：应当尽快闭合复位，力争在 12～24h 完成。复位后行皮牵引 3～6 周，然后扶拐离床负重行走，大约在伤后 12 周逐步恢复至正常。

（二）手术治疗

复杂性前脱位：采用早期切开复位与内固定。如合并有关节内骨折或闭合复位反复失败者，日后产生创伤性骨关节炎的机会明显增多，因此主张早期切开复位与内固定。

三、髋关节中心脱位

【疾病特点】

来自侧方的暴力，直接撞击在股骨大转子区，可使股骨头水平向内移位，进入骨盆腔，即髋关节中心脱位，往往伴有髋臼骨折。

（一）病因

强大的暴力外伤，如交通事故、高空坠落等。

股骨头撞击髋臼底部，向骨盆脱出则属于中心脱位；若受伤时下肢处于轻度内收位，则股骨头向后方移位，产生髋臼后部骨折；若下肢处于轻度外展外旋位，则股骨头上方移位，产生髋臼爆裂型粉碎性骨折。

（二）症状及体征

肢体缩短，缩短的情况取决于股骨头内陷的程度。大腿上段外侧方一般有大血肿，后腹膜间隙内出血也会很多。一般会出现失血性休克及内脏损伤。

【治疗原则】

中心脱位宜用骨牵引复位，牵引 4～6 周。如晚期发生严重的创伤性关节炎，可考虑行人工关节置换术或关节融合术。发生髋关节中心脱位，要积极处理合并症，如低血容量性休克、内脏损伤。

【护理】

（一）术前护理

1. 入院即开始进行上肢肌力练习，目的是恢复患者上肢力量，使患者术后能较好地应用助行器等辅助工具造气行走练习。

2. 指导患者进行踝泵、股四头肌及臀肌功能锻炼，4 组 /d，20 次 / 组，便于术后肌力的增强，预防早期下地时打软腿。

3. 指导患者练习床上翻身和健肢屈膝抬臀训练，以及床上使用便器，利于预防术后压力性损伤和排便困难。

4. 评估患者骶尾部及双髋部皮肤情况，保持皮肤完整、清洁，避免抓挠，禁止在术侧臀部进行肌内注射。

5. 对于骨折或病变严重、需卧床的患者，应加强卧床常见的并发症，尤其深静脉血栓的预防。

6. 遵医嘱及时停服药物，如阿司匹林等，以免增加术后出血的风险。

7. 准备梯形垫，必要时备防旋鞋、助行器，以备术后使用。

8. 避免感冒，检查全身有无感染病灶，以降低术后感染的风险。

（二）术后护理

1. 手术后保持正确的体位，做到三防。

（1）防过度屈曲伸直。术后在膝关节下可垫一软枕（膝关节屈曲者）。

（2）防内旋，术后必要时穿防旋鞋或矫正鞋，保持外展 30° 中立位。

（3）防内收，双下肢间放一软枕，肢体外展位，防健侧肢体靠近患肢而过度内收。

2．术后24h内髋部周围冰敷（冰袋、冷敷器），有助于减轻疼痛、肿胀及出血，定时更换冰囊以保证有效冰敷，并注意防止冻伤。

3．密切观察生命体征变化，遵医嘱给予抗炎、补液治疗，以防发生血容量不足和电解质紊乱。老年及心肺功能不良者，注意输液速度不可过快。

4．观察伤口渗血情况，引流管保持通畅，记录引流液的量、色和性质。

5．观察患肢末梢血运、活动、感觉，如有异常及时报告医生。

6．遵医嘱进行抗凝治疗，术后遵医嘱预防剂量使用低分子肝素皮下注射或口服利伐沙班，1片/d，密切观察患肢肿胀程度、颜色及静脉回流情况，并与健侧对比，观察有无出血倾向，皮下瘀斑面积，预防和早期发现静脉血栓或肺栓塞。

（三）并发症观察及护理

髋关节脱位，假体位置过于前倾或患肢过度地屈曲、内收和内旋均可引起关节脱位。

1．保持患肢处于外展中立位，避免过度的内收屈髋，3个月内屈髋不超过90°。

2．翻身时应注意避免患肢内收、内旋，两腿之间必须夹枕。

3．对于可能发生髋关节脱位者，可遵医嘱给予下肢皮肤牵引。

4．若患者出现疼痛加剧、髋部畸形、双下肢不等长时，应警惕发生髋关节脱位，立即通知医生，给予手法复位或麻醉后复位。

（四）康复护理

卧床期间，为了预防肌肉失用性萎缩，要做股四头肌等长收缩练习，2～3周后开始关节活动，4周后扶双拐下地，3个月后可完全负重。髋关节置换3个月后，患肢可逐渐恢复体育运动，可根据自身情况进行游泳、跳绳等运动，避免跑步、爬山等体育运动。

（五）注意事项

1．指导患者使用正确运动姿势，避免不良姿势，不坐低沙发和矮椅子，不交叉双腿、不弯腰拾物、不做盘腿动作。排便时使用坐便器。

2．术后坚持遵医嘱抗凝治疗，预防性使用口服抗凝药物，如有不明原因出现的患肢疼痛、肿胀应及时就医。

3．如有感冒、拔牙、内镜检查等，需服用抗生素治疗。

（杨红梅）

第九节 髌骨脱位

髌骨的后关节面与股骨下端两髁之间的关节面发生移位称髌骨脱位，发生2次以上的髌骨脱位称为复发性髌骨脱位。多发生在青少年和女性。

【疾病特点】

（一）病因

由于韧带松弛、膝外翻、胫股关节旋转变位而使伸膝装置力线改变，骨外侧肌、髂胫束和髌骨外侧支持带挛缩与止点改变而致使髌骨内外侧受力不平衡是诱发脱位的重要原因，股内侧肌松弛和肌力减弱为继发性改变。高位髌骨和髌骨发育异常也是骨脱位的原因之一。

（二）症状及体征

1．症状 膝关节突然剧痛，可有膝无力、膝关节肿胀。患者屈膝时髌骨脱于股骨外侧髁外侧，伸膝时可自然复位，复位时常可听见"咔嗒"声。

2．体征 查体可见股四头肌发育较差，常伴有小腿外旋或膝外翻。髌骨发育较小，伸膝无力。伸膝位髌骨位置可正常，屈膝时慢慢外移甚至脱出，蹲位脱出最明显。若施力抗阻骨外移，则屈膝受限。

【治疗原则】

（一）一般治疗

手法整复、石膏固定等方法治疗。

（二）手术治疗

髌骨脱位手法复位不成功者，行手术切开整复，同时修复被撕裂的软组织。创伤后发生的髌骨脱位患者的膝关节骨性结构及Q角发育正常，通过简单的内侧修复或紧缩，加上外侧支持带切开、松解，可以获得理想的效果。相反，先天性Q角异常发生脱位的患者，应按照复发性髌骨脱位处理，避免术后再次髌骨脱位。股骨及髌骨发育异常，进行股骨外侧髁抬高术、胫骨结节内侧移位术。

【护理】

（一）护理评估

1．一般情况 如年龄、出生时的情况、对运动的喜好等。

2．外伤史　评估患者有无突发外伤史、受伤后的症状和疼痛的特点、受伤后的处理方法。

3．既往史　患者以前有无类似外伤病史、有无关节脱位习惯、既往脱位后的治疗及恢复情况等。

4．局部情况　患肢疼痛程度、有无血管及神经受压的表现、皮肤有无受损。

5．全身情况　生命体征、躯体活动能力、生活自理能力等。

6．辅助检查　X 线片检查有无阳性结果发现。

7．心理社会状况　患者的心理状态，对本次治疗有无信心。患者所具有的疾病知识和对治疗、护理的期望。

（二）护理注意事项

1．抬高患肢并保持患肢于关节的功能位，以利于静脉回流，减轻肿胀。

2．避免加重疼痛，进行护理操作或移动患者时，托住患肢，动作轻柔，后以免用力不当加重疼痛。

3．应用心理暗示、转移注意力或音乐疗法等非药物镇痛方法缓解疼痛，必要时遵医嘱应用镇痛药。

4．定时观察患肢远端血运，皮肤颜色、温度、感觉和活动情况，若发现患肢肿胀、疼痛加重、感觉麻木等，及时通知医生并配合治疗。

5．预防习惯性脱位，遵医嘱妥善合理地固定，锻炼循序渐进，若发生习惯性脱位，不必恐慌，及时就医。

（杨红梅）

第十节　半月板损伤

半月板损伤（injury of the meniscus）是膝关节运动创伤中常见的损伤之一。膝关节作为人体最大的关节，有着非常重要的生物力学意义，而半月板又起着不可替代的作用。半月板损伤会导致膝关节应力面积缩小、软骨面磨损、关节不稳定等不良后果，受伤者多为青壮年，男性多于女性。

【疾病特点】

（一）病因

病因随着社会经济的发展以及人们对自身素质的要求，生活锻炼以及高负荷的体力劳动成为半月板急性或慢性损伤的主要病因，多见于青壮年、运动员、舞者以及重体力劳动者。研磨力量是半月板损伤破裂的主要原因，一般是由扭转外力引起。膝关节处于伸直位置时，关节周围韧带处于紧张状态，此时膝关节相对稳定，无扭转。而当膝关节处于半屈曲位时，股骨髁与半月板的接触面积缩小，而半月板的胫骨平台侧面牢固地贴附于关节面，这时膝关节猛烈地旋转所产生的研磨力量将使半月板发生损伤。

（二）分级

通常情况下我们将半月板损伤分为 0～Ⅳ级 5 个等级。

0 级：为正常半月板。

Ⅰ级：多为半月板退变导致，MRI 显示椭圆或者球形的小病灶高信号影，这种情况下多不与半月板关节面相接触。

Ⅱ级：Ⅱ级信号改变是 Ⅰ级信号改变的继续。MRI 多显示半月板内水平或者线形的高信号影，病变范围可达关节囊缘，但未侵及关节面缘。

Ⅲ级：MRI 显示半月板呈大面积的弥漫性高信号影，低信号的关节面变得模糊不清甚至消失。纤维软骨断裂是该类型损伤的病理表现。

Ⅳ级：MRI 显示半月板大部分甚至全部结构消失，大面积高信号影覆盖。多伴有严重的增生性骨关节病和关节软骨破坏缺损，损伤面积和病变程度明显较Ⅲ级损伤严重。

（三）症状及体征

膝关节疼痛、肿胀、屈曲受限是半月板损伤的早期症状。弹响、交锁、打软腿、股四头肌萎缩、关节不稳是半月板损伤的后期症状。

【治疗原则】

（一）一般治疗

急性期可以进行冷敷，以减少出血、减轻疼痛、缓解症状，缩短急性反应期。暂停活动，休息。

（二）手术治疗

关节镜下行半月板损伤修复手术或切除手术。

【护理】

（一）护理注意事项

1．弹力绷带包扎护理　严密观察患肢的肿胀度、皮肤色泽以及患者主诉，如有疼痛加剧或出现麻木时要及时处理或者通知医生。

2．体位护理　术后患肢膝下放高约 20cm 的软枕使半月板处于松弛状态，减轻术后胫骨关节对残留半月板的压迫。

3. 冰敷 术后膝部冰敷 24～72h,以减少渗出和疼痛,严密观察局部包扎的切口渗血渗液情况,若有渗血渗液及时告知医生。

（二）护理健康指导

1. 初期（术后 0～1 周） 此期手术当天麻醉清醒后开始活动足趾、踝关节,并进行以下练习。①踝泵运动:用力缓慢、全范围屈伸踝关节;②股四头肌等长练习:大腿肌肉绷紧及放松;③腘绳肌等长练习:患肢用力下压所垫枕头,使大腿后侧肌肉绷紧及放松。术后 24h 内即可下地行走,必要时根据医生术中情况确定。

2. 早期（术后 2 周至 1 个月） 此期以提高绝对力量的练习为主,选用中等负荷量,即完成 20 次动作即感疲惫的负荷量,20 次 / 组,2～4 组连续练习,组间休息 60s 至疲劳为止。应注意控制运动量,避免关节肿胀积液,练习关节有发胀、发热感则应及时冰敷。

3. 中期（术后 1～2 个月） 此期进行强化肌力训练,改善关节稳定性,恢复日需生活各项活动能力及进行轻微运动。

4. 后期（术后 2～3 个月） 此期全面恢复日常生活各项活动,强化肌力及关节稳定逐渐恢复运动开始膝环绕练习、跳上跳下练习和侧后跨跳练习。

5. 恢复运动期（术后 3 个月） 逐渐恢复剧烈活动或专项训练,强化肌力及跑跳中关节的稳定性,行肌力测试,患肢肌力达健侧的 85% 以上,运动中无痛、无明显肿胀则可完全恢复运动。

（杨红梅）

第十一节 膝关节韧带损伤

膝关节内有前、后交叉韧带（又称十字韧带）,前交叉韧带起自胫骨髁间隆起的前方,向后、上、外止于股骨外侧髁的内下方;后交叉韧带起自胫骨髁间隆起的后方,向前、上、内止于股骨内侧髁的外侧面,膝关节不论伸直或屈曲,前后交叉韧带均呈紧张状态,前交叉韧带可防止胫骨向前移动,后交叉韧带可防止胫骨向后移动。一般膝关节韧带损伤都有外伤病史,以青少年居多。正确地进行诊治,一般都能达到良好的恢复效果。

【疾病特点】

（一）病因

1. 内、外侧副韧带损伤

（1）内侧副韧带损伤:为膝外翻暴力所致,即膝伸直位,膝或腿部外侧受强大暴力打击或重压,使膝过度外展,内侧副韧带可发生部分或完全断裂。

（2）外侧副韧带损伤:主要为膝内翻暴力所致,即膝或腿部内侧受暴力打击或重压,使膝过度内收,外侧副韧带可发生部分或完全断裂。在严重创伤时,侧副韧带、交叉韧带和半月板可同时损伤。

2. 前、后交叉韧带损伤

（1）前交叉韧带损伤:膝关节伸直位下内翻损伤和膝关节屈曲位下外翻损伤都可以使前交叉韧带断裂。

（2）后交叉韧带损伤:无论膝关节处于屈曲位或伸直位,来自前方的使胫骨上端后移的暴力都可以使后交叉韧带断裂。

（二）症状及体征

1. 内侧副韧带损伤 多为外来暴力所致,受伤后膝关节不能自主伸直,局部肿胀及皮下淤血,股骨内上髁或胫骨内髁的下缘处有压痛点,膝关节内侧分离试验阳性。若为完全撕裂,在局麻下伸膝拍膝正位 X 线片,可见膝关节间隙内侧增宽。

2. 外侧副韧带损伤 多为外来暴力所致,受伤后膝关节局部肿胀及皮下淤血,股骨外上髁或腓骨头处有压痛,膝关节外侧分离试验阳性。完全撕裂者,可有异常内翻活动,拍正位 X 线片时,可见膝关节间隙外侧增宽。

3. 前、后交叉韧带损伤 膝交叉韧带位于膝关节深部,严重暴力可造成其损伤。暴力作用于小腿上端,胫骨向前方移位时造成前交叉韧带损伤,胫骨向后移位时造成后交叉韧带损伤。交叉韧带损伤时有一种撕裂感,关节疼痛剧烈并迅速肿胀,关节内积血,关节活动功能障碍,晚期患者行走时膝关节松动,失去稳定。抽屉试验、拉赫曼试验、轴移试验均为阳性。

【治疗原则】

（一）一般治疗

1. 冷疗法 冷疗法能减轻水肿,减轻疼痛,有效地诱导肌肉松弛。Mac Auley 认为用冷水浸湿的毛巾做冷疗法,10min 重复一次是最有效的,但不主张持续冷疗法。Raynor 研究发现冷疗法可以缓解韧带重建手术后的疼痛，但对术后活动范围改善无统计学意义。

2．超声波　超声的温热效应能促进血液循环，缓解肌痉挛，促进胶原纤维分解，松解粘连；微声流可以改变细胞膜结构、功能及渗透性，刺激组织修复；低强度超声产生的稳定空化对组织损伤修复有利；Warden 发现低强度脉冲超声能加速韧带愈合，有利于韧带损害的早期恢复。

3．磁疗　磁疗能改善血液循环，促进渗出物的吸收，减轻水肿，提高免疫功能，起到消炎、消肿、镇静、镇痛作用，对软组织损伤有效率在 90% 以上。

4．高压氧疗法　高压氧能改善组织供氧，减少组织损伤后因血液循环障碍引起的进一步损伤，并提供足够的氧来促进组织修复。

5．微电流　Lambert 研究发现跨膜微电流治疗能减轻肌肉损伤的严重症状，其机制不清，可能与肌肉损伤后微电流维持细胞内外钙离子的动态平衡有关。

6．射频　对组织透热深，有较好的热效应，对慢性韧带损伤有较好的疗效。

（二）手术治疗

可行交叉韧带、侧副韧带重建术和修复术等。

【康复护理】

不同医生、不同专业书籍有不同主张，主要根据患者病情和术中情况进行康复训练，以下为康复训练的一般方法。

1．术后第 1 周

（1）正确摆放体位：佩戴支具保护膝关节于完全伸直位，小腿放于枕头上抬高，膝关节下方须空出，不可用枕头将腿垫成微弯状态。

（2）促进血液回流训练：用力、缓慢、最大范围屈伸踝关节和足趾，15min/ 组，2 组 /d。

（3）股四头肌（大腿前侧肌群）等长训练：大腿肌肉绷紧及放松循环练习，>500 次 /d。

（4）腘绳肌（大腿后侧肌群）等长训练：小腿用力向下压所垫枕头，使大腿后侧肌肉绷紧及放松循环练习，>500 次 /d。

（5）伸直抬腿训练：在支具保护下伸直膝关节，向上抬腿至足跟离床 15cm，保持至感到疲劳后放下，并逐渐开始侧抬腿和俯卧后抬腿练习，每个方向 10～30 次 / 组，2～3 组 /d。

（6）推移髌骨训练：用手将髌骨向各方向推移，5min/ 组，2 组 /d。

（7）负重训练：用支具保护膝关节于完全伸直位，扶双拐下地逐渐部分负重。

2．术后第 2 周

（1）继续以上肌肉训练，休息时仍用支具保护于膝关节伸直位。

（2）被动活动膝关节：调节支具活动范围，每天增加 15°，被动活动渐达 90°，5 次 /d。

（3）主动活动膝关节：被动屈膝达 70° 后开始主动屈膝，范围 0～60°，2～3 次 /d。

（4）负重及平衡训练：用支具保护伸直膝关节，双脚左右或前后分开站立，在微痛范围内左右或前后交替移动重心，逐渐达到先双腿站立后单腿完全负重站立，每个方向 5min/ 组，2 组 /d。

（5）伸展训练：去除支具，于足跟处垫枕，使患腿完全离开床面，放松肌肉使膝关节自然伸展，30min/ 组，1～2 组 /d，与屈伸训练间隔时间尽可能长，练习结束后戴上支具。

3．术后第 3 周

（1）继续以上肌肉训练，休息时仍用支具保护于膝关节伸直位。

（2）被动屈曲膝关节渐达 100°，主动屈曲逐渐达 90°，支具保护，5～8 次 /d。

（3）勾腿练习：健腿站立，屈曲患腿膝关节用力向后勾小腿。

（4）扶双拐下地行走，调节支具活动范围逐步达 60°。

4．术后第 4 周

（1）继续以上肌肉训练，休息时仍用支具保护于膝关节伸直位。

（2）被动屈膝逐渐达 120°，主动屈膝逐渐达 100°，支具保护，10～20 次 /d。

（3）扶拐下地行走，调节支具在 0～70° 范围内活动，每天增加 5°，逐渐超过 100°。

5．术后 5～8 周

（1）继续以上肌肉训练，休息时用支具保护膝关节于 10° 位。

（2）跨步训练：支具保护下前后、侧向跨步，患腿主动且负重，30 次 / 组，4 组 /d。

（3）静蹲训练：在支具保护下，背靠墙，双脚与肩同宽，脚尖及膝关节向正前方，缓慢下蹲，逐渐增加下蹲角度达 90°，2min/ 次，间隔 5s，5～10 次 / 组，2～3 组 /d。

（4）本体感觉训练：踩固定自行车，无负荷渐至轻负荷，戴支具，30min/ 组，2 组 /d。

（5）被动屈膝逐渐达 130°，主动屈膝逐渐达 110°，10～20 次 /d。

6. 术后 9～12 周

（1）抗阻屈伸膝关节训练，继续本体感觉训练，休息时用支具保护膝关节于 10°位。

（2）单腿半蹲训练：患腿单腿站立，缓慢下蹲至 45°，再缓慢伸直站起，缓慢、用力控制稳定，20～30 次 / 组，每次间隔 30s，2～4 组 /d。

（3）被动屈膝角度逐渐至与健侧相同，"坐位抱膝"屈曲角度与健腿完全相同后，在支具保护下开始逐渐全蹲，但行半月板缝合术者要术后半年才能完全深蹲。

（4）调节支具活动范围达 90°，戴支具负重行走。

7. 术后第 4 个月

（1）主动屈伸膝关节角度基本与健侧相同。

（2）每天俯卧位屈膝使足跟触到臀部，持续牵伸，10min/ 次。

（3）"坐位抱膝"角度与健侧完全相同后，开始跪坐练习。

（4）去除支具，开始蹬踏练习。

8. 术后 5～6 个月

（1）逐步全面恢复日常生活各项活动。

（2）继续强化肌力训练。

（3）逐渐恢复运动，从向前匀速慢跑开始。

（杨红梅）

第十二节 踝关节扭伤

踝关节扭伤是临床常见的疾病，在关节及韧带损伤中是发病率最高的疾病，约占所有运动损伤的 40%，高达 60% 的患者出现外踝扭伤长期后遗症。踝关节扭伤可能导致的损伤包括外踝的距腓前韧带、跟腓韧带，内踝三角韧带，下胫腓横韧带等损伤。

【疾病特点】

（一）病因

在外力作用下，关节骤然向一侧活动而超过其正常活动度时，引起关节周围软组织如关节囊、韧带，肌腱等发生撕裂伤。轻者仅有部分韧带纤维撕裂，重者可使韧带完全断裂或韧带及关节囊附着处的骨质撕脱，甚至发生关节脱位。由足部强力内翻引起，因外踝较内踝长和外侧韧带薄弱，使足内翻活动度较大，临床上外侧韧带损伤较为常见，外侧韧带部分撕裂较多见；由足部强力外翻引起内侧韧带损伤，发生较少。

（二）分度

Ⅰ度：轻微韧带拉伤，轻微肿胀和压痛，无不稳定，几乎无功能丧失。

Ⅱ度：韧带部分撕裂，肿胀和压痛明显，轻到中度不稳定。

Ⅲ度：距腓韧带完全断裂，伴有不同程度的跟腓韧带损伤，严重肿胀和压痛，功能丧失，显著不稳定。

（三）症状及体征

根据损伤部位的不同，踝关节扭伤可有不同的临床表现。

1. 外侧韧带损伤 踝外侧疼痛、肿胀、走路跛行，有时可见皮下淤血，外侧韧带部位有压痛。外侧韧带完全断裂较少见，由于失去外侧韧带的控制，可出现异常内翻活动，外踝小片骨质连同韧带撕脱，称为撕脱骨折。

2. 内侧韧带损伤 内侧韧带部位疼痛、肿胀、压痛，足外翻可引起内侧韧带部位疼痛，也可有撕脱骨折。

【治疗原则】

（一）一般治疗

Ⅰ度和Ⅱ度扭伤建议采用三阶段功能治疗法，功能治疗法可帮助高水平运动员较快重返赛场。

（二）手术治疗

适于Ⅲ度损伤患者。手术介入被认为可以减少韧带的再次损伤。

【护理】

（一）护理注意事项

1. 扭伤早期 较重者宜制动，根据病情给予适当固定，1～2 周后解除固定，进行功能锻炼。

2. 急性期 手法要轻柔和缓，以免加重损伤性出血，不宜热敷。

3. 恢复期 手法适当加重，可配合局部热敷或活血通络之中药外洗，常能得到比较满意的疗效。

4. 损伤的局部应注意防寒保暖。

（二）护理健康指导

1. 术后免负重 2 周，中立位下穿可负重石膏 3 周，后更换为可行走足靴 3 周。

2. 在鞋内使用环形踝关节支具控制旋转，在 1 年内进行运动时也应继续佩戴。

3. 术后 8 周开始理疗。

4. 术后 4 个月后恢复体育运动。

（杨红梅）

第十三节　跟 腱 断 裂

跟腱位于足踝后部，是人体最强大的肌腱，能承受很大的张力，除个别疾病和特殊的动作外，在日常生活中很难发生断裂。跟腱的功能是负责踝关节的跖屈，对行走等日常生活的动作完成起重要的作用。跟腱断裂发生的高危人群是学生、运动员和演员。跟腱断裂通常高发于年龄在 30～50 岁的男性患者。其发病率在发达国家为每年（2～10）/10 万。在发展中国家和欠发达地区发病率相对较低。发生断裂患者的平均年龄约 35 岁，男性患者占绝对比例，男女发病比例为 4:1～20:1。

【疾病特点】

（一）病因

1. 直接暴力　为常见原因。

2. 间接暴力　当踝关节处在过伸位，小腿三头肌突然发力引起。当踝关节在背伸 20～30° 发力跖屈时跟骨结节到踝的轴心半径变大，跟腱处于极度紧张状态，此时突然用力踏跳，已紧张的跟腱需要承担超过自身重力几倍的力量，跟腱易发生断裂。

3. 其他高危因素　激素、喹诺酮类抗生素的使用；痛风、甲状腺功能亢进、肾功能不全、动脉硬化等患病史；既往的跟腱损伤或病变；感染、系统性炎性疾病；高血压及肥胖等原因。

（二）症状及体征

1. 症状　疼痛、行走困难及推进无力。

2. 体征　跟腱后方凹陷、瘀斑和肿胀。随着软组织逐渐肿胀，挤压小腿后方肌肉（汤普森试验，Thompson 征）来判断腓肠肌 - 比目鱼肌复合体的连续性。在俯卧位时挤压患者小腿后方肌肉，如果不能使足部做出可对抗重力的跖屈，就可以确诊跟腱断裂。亦可出现"足过度背伸征"。

【治疗原则】

（一）一般治疗

早期冰敷，抬高患肢。屈膝跖屈位进行石膏固定，膝关节屈曲 45°、踝关节跖屈，可促使两跟腱断端相互靠近来促进跟腱断端愈合，固定时间一般为 6～8 周。非手术治疗后跟腱再断裂率较高，为 1.7%～10%。

（二）手术治疗

跟腱断裂修复术，术后穿专用跟腱靴。

【护理】

（一）术前护理

1. 心理护理　消除患者恐惧心理，建立康复自信心，为手术治疗及随后的康复训练做好准备。

2. 术前常规护理　跟腱断裂手术治疗前，足部皮肤的护理对预防术后感染至关重要，术前应协助患者做好泡脚、备皮等工作。

（二）术后护理

1. 患肢护理　患者回病房后，应即刻给予抬高患肢 3～5d，注意膝下垫枕。高度应高于心脏 20cm，以利于静脉和淋巴的回流。要密切观察患肢的足趾感觉活动情况、皮肤温度以及末梢循环的充盈度。

2. 指导患者穿跟腱靴和功能锻炼。

（三）康复护理

1. 保护和愈合期（第 1～6 周）　康复对于保护修复的跟腱、控制渗出和疼痛、减少瘢痕形成以及提高关节活动度都是至关重要。术后负重程度和支具的类型根据术中情况定，由不负重过渡到部分负重，一直到患者能承受的最大限度。在手术后的 2～8 周之内需要在保护下负重。早期关节活动和保护下负重是术后第一阶段最重要的内容。因为负重和关节活动可以促进跟腱愈合和强度的增加，并且可以预防制动带来的并发症，如肌肉萎缩、关节僵硬、退行性关节炎、粘连形成和深静脉血栓等。

2. 早期关节活动（第 6～12 周）　在负重程度、增加关节活动度及肌力增强上都有明显的变化。患者首先要在拐杖保护下佩戴支具完成患肢的完全负重，然后摆脱拐杖穿鞋完全负重。从足部支具到鞋的转换过程中，可以在鞋中放一个足跟垫。练习主动活动度，但要避免关节被动活动。正常行走可以促进恢复功能性的关节活动度。

3. 早期肌力练习（第 12～20 周）　目标是恢

复踝关节全范围的主动活动度，距屈肌力恢复正常，并提高平衡以及神经肌肉的控制能力。可进行单脚提踵练习、训练阶梯、Versa 攀梯、向前下台阶练习。逐步进行干扰训练和平衡训练，如单腿负重、多向支持平面（弹簧垫、震荡板、泡沫滚筒等）。

4. 晚期肌力练习（第 20～28 周）　对踝关节的跖屈肌、背屈肌、内翻肌和外翻肌进行一次等速肌力评定。此阶段应继续加强踝背屈、跖屈、内翻和外翻的肌力和耐力的等速练习。抗阻力练习和柔韧性练习继续在可耐受范围内进行，比如交叉步、编织步、八字步、加速及减速训练等。

5. 全面恢复体育技能（第 28 周至 1 年）　为了达到体育运动所需的正常肌肉动水平，应该继续进行等速训练。功能往复运动在此阶段升级为单脚练习，比如单脚跳、单腿两侧跳和象限跳。

（杨红梅）

第九章

骨与软组织肿瘤

第一节 腘窝囊肿

腘窝囊肿（popliteal cyst）也称贝克囊肿（Baker's cyst），是腘窝内滑液囊肿的总称。腘窝囊肿多数发生在半膜肌滑囊或腓肠肌内侧头与半膜肌间的滑囊，并常与关节腔相通。除此，还可发生于股二头肌、半腱肌、韧带和关节囊。

【疾病特点】

（一）病因

腘窝囊肿，有的是滑囊无菌性炎症积液膨胀而由深部向后膨出；有的是继发于膝关节内疾病而产生的滑膜腔的渗出物，如骨性关节炎、类风湿关节炎及半月板损伤等，儿童的腘窝囊肿多属先天性。

（二）临床表现

患者可觉腘窝部不适或行走后胀感，有的无自觉症状。检查时可见腘窝有一囊性肿物，大小不等。

【治疗原则】

对继发于膝关节内疾病的腘窝囊肿，首先应查明原发病并予以治疗，原发病治愈后有的囊肿可自行消失。对单纯腘窝囊肿，可采用囊内穿刺抽液并注入醋酸氢化可的松，疗效较好。非手术疗法无效，囊肿较大且影响关节活动者，需手术切除囊肿。儿童的腘窝囊肿常能自行消散，4～5岁以后不消者，可行手术切除。

【护理】

（一）非手术治疗

治疗前询问有无利多卡因不良反应史；严格无菌操作，注射进程缓慢，注意观察患者情况。患者可能出现头晕、恶心、心悸等不适，一般可自行消除。

（二）术后护理

1．病情观察　观察患者的生命体征，观察手术部位有无渗血、渗液、感染、血液循环障碍、引流管放置情况等。

2．疼痛护理　创造安静、舒适的住院环境，分散患者注意力，疼痛明显时遵医嘱服用非甾体抗炎药。

3．患肢固定的护理　石膏或夹板固定，抬高患肢，注意末梢血液循环情况，观察期颜色、温度和脚趾活动情况。

4．心理护理　针对患者的不同心理问题，给予耐心的解释和劝导；尊重患者，取得患者信任及合作，告知患者各项治疗或护理的目的、意义及可能出现的不适情况。做好心理疏通，建立康复信心。

5．饮食护理　指导合理饮食，避免过咸、过辣，忌烧烤、油炸等食物。

（三）功能锻炼

一般术后分为三期，循序渐进进行指导。

1．初期术后1～2周　以患肢舒缩活动为主，做股四头肌静态舒缩和足趾活动。

2．中期　从切口愈合、拆线到去除外固定物，在初期锻炼的基础上增加运动量和时间，并借助简单机械或支架辅助锻炼。

3．后期　组织愈合到患者恢复身体正常功能，需要加强对症锻炼，使机体功能得到恢复。

（四）健康教育

1．疾病知识指导　向患者及家属简单介绍疾病知识。

2．用药指导　指导患者严格按医嘱规定的剂量、用法服药，了解药物的主要不良反应。

3．加强体育锻炼　告知患者出院后坚持功能锻炼的意义和方法。指导家属如何协助患者完成各项活动。

4．安全指导　指导患者及其家属评估环境的安全性，妥善放置可能影响患者活动的障碍物，指导患者安全使用步行辅助器械或轮椅。行走练习需有人陪伴，以防摔倒。

5．复查　定期复查。若患肢疼痛明显、肿胀立即到医院复查。

（董军花　李　玮）

第二节　脊柱肿瘤

脊柱肿瘤是对脊柱来源肿瘤的总称，大致可分为原发性脊柱肿瘤和转移性脊柱肿瘤两类。目前随着高龄社会的出现，转移性脊柱肿瘤所占的比例逐渐增加。

一、转移性脊柱肿瘤

很多晚期癌症患者，脊柱转移的发生率很高。然而原发灶不明确，从脊柱转移癌首先发现癌症的例子并不少见。原发性肺癌、乳腺癌、前列腺癌、甲状腺癌、肝癌、肾癌、直肠癌、子宫癌等主要原发癌中，乳腺癌的脊柱转移率最高。转移部位以腰椎多见（约占70%），胸椎、颈椎、骶椎顺序降低。

【疾病特点】

（一）临床表现

恶性肿瘤一般存在食欲减退、消瘦、全身乏力等，有些也会早期出现局部症状。早期局部症状以疼痛多见。与脊椎退行性疾病所出现的运动时疼痛不同，转移癌多表现为静止时疼痛。随着病灶的扩大，逐渐产生神经刺激症状，因脊髓和马尾的压迫而产生的感觉运动障碍发生率逐渐增大。

（二）辅助检查

临床检查中可以发现血沉增快、贫血、血清碱性磷酸酶的升高等非特异性表现，以及肿瘤特定标志物的检出。例如，前列腺癌时前列腺酸性磷酸酶（prostatic acid phosphatase，PAP）及前列腺特异性抗原（prostate specific antigen，PSA）值的升高。

转移部位多发生在椎体。多数肿瘤在X线上表现为溶骨性骨破坏，边界不清晰。椎体的压缩也很常见，但前列腺癌或者乳腺癌也会引起骨硬化。一般情况下，正位X线片上首先表现为一侧椎弓根的消失，称为"猫头鹰眨眼征"。这是由于肿瘤扩大，压迫破坏一侧椎弓根造成的，进一步发展有可能出现脊髓的麻痹。

一般情况下在肿瘤部位出现椎体间隙的狭窄时，应当和化脓性脊柱炎或者脊柱结核相鉴别。锝（^{99m}Tc）骨扫描，对于判断全身骨转移的有无，数目以及部位十分有用。而MRI有助于判断病变的局部结构，及其与神经组织间的关系。

【治疗原则】

治疗目的主要是缓解疼痛以及神经麻痹带来的痛苦，提高生存期间的生活质量。因此，必须从原发脏器的功能状态、转移灶的大小、生存预后、全身状态，以及家庭、社会、心理等诸多条件综合考虑，制订适当的治疗计划，如姑息治疗、放射线治疗、激素治疗、化学治疗等，根据肿瘤的种类以及敏感性而定。放疗对麻痹的改善很多时候无效，但可以减轻疼痛。激素治疗对于前列腺癌、乳腺癌大多是有效的。

对于合并有脊髓麻痹，但预计术后可以存活6个月以上的患者，应当进行手术治疗。手术主要是进行神经的减压以及脊柱固定，使用内固定器械以达到固定、强化支撑、早期下床、早期出院的目的。近年来，对于术后预计生存时间较长的病例，逐渐采取以根治性为目的的转移灶摘除术。

二、原发性良性脊柱肿瘤

来源于脊柱的原发性肿瘤当中，良性肿瘤较恶性肿瘤多见。原发性肿瘤中的60%为良性肿瘤，代表性疾病有以下几种：

1．血管瘤　好发于椎体，大多无临床表现。有时会出现椎体的楔形变和脊髓麻痹。典型的表现为X线片上椎体的垂直骨小梁粗糙，呈现椎体膨胀或侵蚀。

2．动脉瘤样骨囊肿　好发于椎弓、横突根部及椎体后方，骨皮质变薄、膨胀，部分骨皮质缺失。因动脉瘤样骨囊肿破裂可导致自发性出血。

3．骨巨细胞瘤　主要发生在成年人的椎体，骶骨部位好发。男女比例约2:1，X线片上呈膨胀性溶骨性间隔性病变，称"肥皂泡样"。本肿瘤虽属良性肿瘤，但有恶性变的可能存在。手术切除后易复发。

4．嗜酸性肉芽肿　嗜酸性肉芽肿是组织细胞增多症之中最局限的一种形式，形成骨组织的良性病变。多数表现为 15 岁以下儿童椎体单发病灶，很少伴有麻痹，颈椎和胸椎部位同样好发。X 线片上典型表现为扁平椎，是由于椎体不同程度的压缩造成的。患者有自发痛、僵硬等症状。本病为自愈性疾病，椎体的高度可自行恢复，但通常留有残余畸形。对于进展性的病例应当加以注意。

5. 骨样骨瘤和骨母细胞瘤　两者均为比较少见的肿瘤，好发于小儿的椎弓、横突根部、棘突根部。有时会出现抗痛性侧凸。诊断上，MRI，CT 以及骨扫描都是十分有用的，病灶部位会出现显著的浓聚。治疗以手术切除为主。

三、原发性恶性脊柱肿瘤

原发性恶性脊柱肿瘤包括尤因（Ewing）肉瘤、软骨肉瘤、骨肉瘤等。

【疾病特点】

（一）临床表现

1. 背痛　是最常见的症状，一般为夜间痛或清晨痛，并且一般在白天因活动而缓解。

2. 神经损伤。

【治疗原则】

主要有三种：化疗、放疗和手术。

【护理】

（一）术前护理

1. 心理护理　消除患者悲观心理，稳定情绪，以成功病例向患者介绍，增强患者树立战胜疾病信心，能密切配合医生的治疗。

2. 术前准备　术前积极完善各项常规检查，以确保患者无手术禁忌，常规备皮、备血。术前一天嘱患者进流食，灌肠，禁食水，清洁灌肠，常规应用抗生素静脉滴注等。

3. 俯卧位练习　胸部用软枕头支撑。开始时练 30min，逐渐延长至 2～3h。教会其腰背肌锻炼方法，并进行深呼吸训练以增加肺通气量，有效咳嗽，防止术后发生坠积性肺炎，指导患者进行床上大小便，防止术后因体位改变而发生尿潴留及排便困难。

（二）术后护理

1. 病情观察　术后密切观察生命体征变化情况，保持呼吸道通畅持续低流量吸氧。密切观察患者神志、面色、尿量的变化。并认真做好记录。

2. 体位护理　术后去枕平卧 6h，12h 内取平卧位，以利压迫伤口止血，每 2h 翻身 1 次，翻身时保持颈、躯干呈一直线动作轻稳，保持脊柱稳定，防止脊髓损伤。翻身后保持肢体处于功能位置，使患者舒适，预防压疮的发生。

3. 切口及引流管的护理　密切观察伤口敷料有无渗血渗液；保持引流管通畅，防止引流管滑脱扭曲、压迫；观察引流液的量、颜色及性状。术后 48～72h 引流量明显减少，当引流量<50ml 时说明椎管内渗出减少，无活动性出血，可拔除引流管。

4. 双下肢感觉、运动观察　麻醉清醒后密切观察其四肢感觉及活动情况，四肢麻木、活动障碍与术前相比是否减轻，以判断脊髓受压是否改善。

5. 饮食护理　进高热量、高蛋白、高维生素饮食，如：牛奶鸡蛋、鱼、新鲜水果等。

（三）并发症预防

1. 压疮　使用气垫床，建立翻身卡，每 2h 协助翻身 1 次；保持皮肤清洁、干燥；床单干净、平整；骨隆突者每天按摩 2 次，减轻局部受压。

2. 尿路感染及便秘　术后留置尿管，每天早晚进行会阴擦洗，鼓励患者多饮水，防止尿路感染。留置导尿每隔 2h 开放 1 次，以促进膀胱功能恢复和减少感染。便秘者口服腹泻剂或灌肠，也可使用开塞露等。

3. 脑脊液漏　术后 24h 引流颜色为暗红色血性液，24～36h 逐渐变淡直至转为淡红色。若引流量>400ml/d 且颜色呈鲜色，提示为活动性出血，应及时汇报医生处理。如引流量增加且颜色清亮，提示引流管内混有脑脊液，报告医生处理，并采取头低脚高位。

4. 肺部感染　术后行深呼吸及扩胸运动增进呼吸功能，并帮助患者变换体位，叩击背部协助患者排痰，必要时给予雾化吸入 2 次/d。

5. 静脉血栓　术后抬高双下肢促进血液回流，减轻肿胀。

（四）功能锻炼

1. 术后第 1 天　在病情允许的情况下进行股四头肌等长收缩和踝关节屈伸训练，每个动作保持收缩状态 5s，然后放松 5s，5～10 次/组，1～2 组/d，以后逐渐增加次数。

2. 术后第 2 天　可行膝关节被动运动，增强关节功能。

3. 双下肢功能锻炼　为预防肢体痉挛收缩、畸形和肌肉萎缩，促进功能恢复，应指导患者循序渐进进行下肢直腿抬高、踝关节背伸和跖屈等运动，以防止神经根粘连。

4．术后第 3 天　可以在床上进行独立轴式翻身。

5．术后拆线后　指导患者仰卧位或俯卧位行腰背肌功能锻炼，每次 10min，2 次/d，以提高腰背肌肉力量，增强脊柱的稳定性。

（五）健康教育

1．术后 10～14d　拆线后可行腰背肌锻炼，避免弯腰和负重。

2．术后 2～3 周　在支具保护下早期活动。

3．术后 3 个月内　在腰围保护下可离床活动，加强营养保持大便通畅。

4．术后 3、6、12 个月分别来院复诊。

（董军花　姚　丽）

第三节　良性骨肿瘤及瘤样病损

一、良性骨肿瘤

良性肿瘤是指临床上一些生长发育比较慢、边界清楚、无粘连、无压痛、无远处转移的肿瘤。往往通过病理学活组织检查就可以诊断明确。

（一）分类

良性骨肿瘤的种类非常多，不同的年龄，不同的骨骼可以发生很多种良性骨肿瘤。根据肿瘤的来源分类：①成骨来源的骨肿瘤有骨瘤，骨样骨瘤，成骨细胞瘤等病变；②软骨来源的有内生软骨瘤，骨膜软骨瘤，骨软骨瘤，软骨母细胞瘤，软骨黏液样纤维瘤等肿瘤；③纤维来源的有非骨化性纤维瘤，骨化性纤维瘤，骨韧带样纤维瘤等病变；④血管来源的有骨内血管瘤；⑤神经来源的有神经纤维瘤，神经鞘瘤；⑥脂肪来源的有骨内脂肪瘤；⑦滑膜来源的有滑膜瘤，弥漫性色素沉着，绒毛结节性滑膜炎等病变。

（二）临床表现

1．局部肿块　为最早出现的症状，表现为坚实而无压痛，表面光滑，可为单发，也可为多发。

2．疼痛　大多数良性骨肿瘤没有疼痛，少数除外（如骨样骨瘤）。

3．生长缓慢　肿瘤增大较慢，可在很长时间内肿瘤无变化，若肿物生长突然加快，要考虑恶性变可能。

4．病理性骨折　少见，多发生于髓内病变者

（如骨囊肿、骨纤维结构不良等）。

（三）诊断及辅助检查

1．询问发病时间、年龄及部位，有无外伤史，注意初期是先有肿块还是先有疼痛，肿块发展速度及其与疼痛的关系。

2．检查肿瘤的部位、形状、大小、硬度，局部皮肤色泽，是否与软组织粘连，有无杂音，有无压痛，是否影响关节功能，局部淋巴结有无肿大。

3．注意全身健康情况，有无贫血等。

4．局部 X 线摄片及胸部摄片。X 线表现为肿瘤边界清楚、整齐，与正常骨有清晰的界限，常见有一反应性致密带；肿瘤一般不浸润软组织；有些肿瘤局部可呈囊性膨胀性骨质破坏；骨膜反应增生少见。

如为多发性骨肿瘤应做全身骨骼 X 线摄片检查，必要时可做血管造影、CT，ECT 及 MRI 检查。

5．诊断有怀疑时应做活检。

（四）治疗原则

良性肿瘤的治疗原则是以手术切除为主，并争取最大限度地保留功能。

1．切除术　对突向骨外的良性肿瘤，如骨瘤、骨软骨瘤、骨样骨瘤等，可将其连同骨膜自基底部切除。无症状且肿瘤不再生长者可不作治疗。

2．刮除术　对骨内生长的肿瘤，可切开骨壁，彻底刮除肿瘤组织，并用松质骨充填骨腔。适用于良性骨肿瘤及瘤样病变。

3．节段截除术　即将肿瘤所在骨或关节端的一段全部截除，而后用大块骨或假体植入。适用于如骨巨细胞瘤等破坏力强、易恶性变的肿瘤。

4．其他　骨巨细胞瘤刮除术后复发者应作广泛切除。

二、瘤样病损

（一）骨囊肿

骨囊肿为一种囊肿样局限性骨的瘤样病损，并非真正的囊肿。常见于儿童和青少年。好发于长管状骨的干骺端，依次为肱骨上段、股骨上段、胫骨上端和桡骨下端。

1．临床表现　多无明显症状，绝大多数因病理性骨折而就诊。X 线显示干骺端圆形或椭圆形边界清楚的透亮区，骨皮质有不同程度的膨胀变薄。

2．治疗原则　非手术治疗主要为甲泼尼龙囊

内注射。该瘤可以自愈，尤其在骨折后。手术治疗可以在保守治疗无效时进行，主要为病灶刮除植骨术；有病理性骨折时按骨折治疗原则处理。

（二）动脉瘤性骨囊肿

动脉瘤性骨囊肿为一种从骨内向骨外膨胀性生长的骨性血性囊肿。好发年龄为青少年，好发部位为长骨的干骺端加肱骨上段以及脊柱。囊内有海绵样网状结构，内有大血管支，很像动静脉异常。

1．临床表现　主要症状为疼痛和肿胀，大多数患者以病理性骨折就诊。典型的 X 线表现为膨胀性囊状透亮区，界清，内有骨性间隔将囊腔分成蜂窝状或泡沫状。

2．治疗原则　主要治疗方法为刮除植骨术，术前要充分估计有大出血可能。对不易手术的部位，如脊柱，可行放疗，但对儿童有破坏骨髓和恶性变危险。对上肢关节破坏严重可做假体置换术。

（三）骨嗜酸性肉芽肿

骨嗜酸性肉芽肿为局限于骨的组织细胞增殖症，属于组织细胞增多症 X 的一种类型。好发年龄为青少年，好发部位为颅骨、肋骨、脊柱、肩胛骨等，在长骨多见于干骺端和骨干。

1．临床表现　受累部位的疼痛和肿胀。X 线片显示为孤立而界清的溶骨性缺损，可偏于一侧而引起骨膜反应。在椎体可呈扁平椎，有时需进行病理检查以鉴别诊断。

2．治疗原则　刮除植骨术或放射疗法均为有效的治疗方法。

（四）骨纤维异样增殖症

骨纤维异样增殖症是以骨纤维变性为特征的骨病，也称骨纤维结构不良。好发于青少年和中年。可为单骨或多骨，有时可有反应骨形成。

1．临床表现　病损进展较慢，症状不明显。病理性骨折较常见。血生化检查正常。X 线片显示受累处膨胀变粗，皮质骨变薄，髓腔扩大呈磨砂玻璃状，界清。可出现骨畸形。

2．治疗原则　可采用刮除植骨术。

【护理要点】

1．减轻焦虑、恐惧　耐心讲解良性肿瘤的特点，症状较少，预后良好，非致死性疾病，解除患者疑虑。

2．疼痛的处理　摆放适当体位，使患肢处于功能位，避免局部受压，必要时应用止痛剂。

3．防止病理性骨折　患肢不可过度用力或负重。

4．术后预防并发症　抬高患肢以减轻肿胀；观察患肢血液循环和神经功能；必要时用石膏或支具外固定，减轻疼痛，防止骨折。

5．促进关节功能恢复　鼓励患者进行功能锻炼，预防肌萎缩和关节僵硬。

6．加强随访　对容易复发或有疑恶性变的良性骨肿瘤者，应注意随访，督促患者定期复诊检查。

（董军花　李　玮）

第四节　恶性骨肿瘤

骨癌是大众对于恶性骨肿瘤的俗称，是指发生在骨及软骨的恶性肿瘤性疾病。约占全身恶性肿瘤的 0.2%，不同种族人群的骨肿瘤，发病率不同。骨肉瘤，在原发性恶性骨肿瘤中发病率最高，约占 35%，软骨肉瘤约占 25%，尤因（Ewing）肉瘤约占 16%。

【疾病特点】
（一）病因及常见分型

恶性骨肿瘤的分类繁多，原发性恶性骨肿瘤的发病原因尚不明确，转移性恶性骨肿瘤是来源于其他器官肿瘤通过血行或淋巴转移到骨而导致。

1．骨肉瘤　是最常见的原发恶性骨肿瘤，其特点是肿瘤产生骨样基质。发病率约为（0.4～0.5)/10 万，多发于 10～20 岁阶段的年轻人，好发部位为股骨远端、胫骨近端和肱骨近端的干骺端。

2．软骨肉瘤　是软骨分化的恶性肿瘤，特点是肿瘤细胞产生软骨，常出现黏液样变、钙化和骨化。好发于成年人和老年人，男性稍多于女性。常见发病部位是骨盆、股骨近端、肱骨近端和肋骨。

3．恶性纤维组织细胞瘤　又称未分化多形性肉瘤，是源于纤维组织的一种少见的原发性恶性骨肿瘤，好发于四肢长骨干骺端，以股骨多见。

4．尤因肉瘤　是具有不同程度神经外胚层特点的小圆细胞肉瘤，以含糖原的小圆细胞为特征。多发于儿童，常见于长骨骨干、骨盆和肩胛骨。

5．恶性淋巴瘤　骨原发性非霍奇金淋巴瘤，也称网状细胞肉瘤，是一种由恶性淋巴细胞组成并在骨骼内形成膨胀性病灶的肿瘤。好发年龄为 40～60 岁，以疼痛和肿块为主要表现，常发生病理性骨折。

6．浆细胞性骨髓瘤　起源于骨髓造血组织，是骨髓浆细胞的单克隆性瘤样增殖，通常为多中心性，能最终浸润到全身各个器官。多发生于 40 岁以上的男性，好发部位为含有造血骨髓的骨骼，依次为脊椎、骨盆、肋骨、颅骨和胸骨等。

7. 脊索瘤　是一种来源于残余的胚胎性脊索组织的恶性肿瘤。大部分发生在脊椎和颅底，以骶尾椎最多见。

8. 转移性骨肿瘤　是指原发于骨外器官或组织的恶性肿瘤，经血行或淋巴转移至骨骼并继续生长，形成转移灶，好发部位为躯干骨。较多见的转移来源有乳腺癌、前列腺癌、肺癌、甲状腺癌和肾癌等。

（二）临床表现

恶性骨肿瘤以疼痛、局部肿块、功能障碍以及病理性骨折为典型表现，晚期可能会出现恶病质等消耗表现。

1. 疼痛与压痛　疼痛是肿瘤生长迅速最显著的症状，恶性骨肿瘤几乎全部存在局部疼痛，并随病情的发展而逐渐加剧，可有压痛。

2. 局部肿块和肿胀　恶性骨肿瘤的局部肿胀与肿块多发展迅速，并常因肿瘤血运丰富而出现局部的静脉曲张。

3. 功能障碍与压迫症状　邻近关节的肿瘤，由于疼痛和肿胀可使关节出现活动功能障碍，椎骨或椎管内的恶性骨肿瘤可能出现脊髓受压的症状，甚至出现截瘫。位于骨盆内的肿瘤可引起消化道和泌尿生殖道的机械性梗阻症状。

4. 病理性骨折　轻微外伤即可引起并伴有骨破坏的骨折称为病理性骨折，是某些骨肿瘤的首发症状，也是恶性骨肿瘤和骨转移癌的常见并发症。

5. 伴随症状　恶性骨肿瘤的晚期可能出现贫血、消瘦、食欲减退、体重下降、低热等全身症状。

（三）辅助检查

恶性骨肿瘤的诊断必须结合临床、影像学和病理学三方面的结果，实验室检查也是必要的辅助检查。

1. X 线片检查　能反映骨与软骨的基本病变。恶性骨肿瘤的病灶多不规则，呈筛孔样，密度不均，界限不清。若出现"Codman 三角"，多见于骨肉瘤；若出现"葱皮"现象，多见于尤因肉瘤。若恶性肿瘤生长迅速，可出现"日光射线"形态。

有些生长迅速的恶性肿瘤很少有反应骨，X 线片表现为溶骨性缺损、骨质破坏，而有些肿瘤如前列腺癌。骨转移，可激发骨的成骨反应。

2. CT 和磁共振检查　可以确定骨肿瘤的位置，为确定骨肿瘤的性质提供依据，也可更清楚地显示肿瘤的范围，肿瘤侵袭的程度，以及与邻近组织的关系，协助手术方案制定并评估治疗效果。

3. 病理检查　是骨肿瘤确诊的唯一可靠检查。有穿刺活检、切开活检和切除活检 3 种获取标本的方法，穿刺活检是最常用的活检方式。

【治疗原则】

该病以手术治疗为主，化疗的开展大大提高了原发恶性骨肿瘤患者的生存率和保肢率。

（一）手术治疗

1. 保肢治疗　化疗手段的成熟促进了保肢技术的发展。目前认为具有保肢适应证而接受保肢治疗与接受截肢治疗的患者生存率和复发率已经相似。

（1）保肢手术的适应证：①肢体发育成熟；②ⅡA 期或化疗敏感的ⅡB 期肿瘤；③血管神经束未受累，肿瘤能够完整切除；④术后局部复发率和转移率不高于截肢；⑤术后肢体功能优于义肢；⑥患者要求保肢。

（2）保肢手术的禁忌证：①肿瘤周围的主要神经、血管受侵犯；②在根治术前或术前化疗期间发生病理性骨折，瘤组织和细胞突破间室屏障，随血肿广泛污染邻近正常组织；③肿瘤周围软组织条件不好，如主要动力肌群被切除，或因放疗、反复手术而瘢痕化，或皮肤软组织有感染者；④不正确地切开活检，污染周围正常组织或使切口周围皮肤瘢痕化，弹性差，血运不好。

2. 截肢术　对于就诊较晚，破坏广泛和对其他辅助治疗无效的恶性骨肿瘤（ⅡB 期），为解除患者的痛苦，截肢术仍是一种重要且有效的治疗方法。但对于截肢术的选择须保持慎重态度，严格掌握手术适应证，同时也应考虑术后假肢的制作与安装。

（二）化疗

化疗的开展，大大提高了原发恶性骨肿瘤患者的生存率和保肢率。对于骨肉瘤等恶性肿瘤，围手术期的术前新辅助化疗和术后辅助化疗已经成为标准的治疗流程。

（三）放疗

可强有力地影响恶性肿瘤的繁殖能力。对于某些肿瘤而言，术前术后配合放疗，可以控制病变、缓解疼痛，减少局部复发率，而病变广泛不能手术者，可以单独放疗。尤因肉瘤对放疗敏感，但骨肉瘤对放疗不敏感。

（四）其他治疗

血管栓塞治疗可以用于减少术中出血，不能切除的恶性骨肿瘤也可进行姑息性栓塞治疗；恶性骨肿瘤的温热化学疗法还可以起到热疗与化疗的叠加作用。

【并发症】

并发症主要与化、放疗后的不良反应有关，如化疗后的恶心、呕吐、骨髓抑制、口腔溃疡、肝肾毒性、脱发、便秘等不良反应，放疗后的皮肤反应等。

【护理】

（一）护理评估

1. 健康史　了解患者的年龄、性别、职业、工作环境，特别注意有无发生肿瘤的相关因素，如长期接触化学致癌物质、放射线等。有无外伤和骨折史，既往有无肿瘤病史或手术治疗史，家族中有无肿瘤患者。

2. 心理-社会状况　肿瘤治疗过程持续时间长、损害较大，常造成身体外观的改变和遗留残疾，对患者的身心健康影响较大。尤其是恶性骨肿瘤，患者多为青少年，往往难以接受现实，对预后缺乏信心，出现焦虑，甚至轻生念头。在治疗过程中，对手术前后化疗的认识和准备不足；对截肢手术和术后肢体外观改变缺乏承受能力。因此，需对上述问题进行全面评估，以判断患者和家属的心理承受程度和所需护理。

（二）术前护理

1. 一般护理

（1）营养护理：饮食清淡、易消化。鼓励患者摄取足够的营养，合理摄入高蛋白、高糖、多维生素饮食。必要时进行少量多次输血和补液，以增强抵抗力，为手术治疗创造条件。

（2）活动和休息：应嘱咐患者下地时患肢不要负重，以防发生病理性骨折和关节脱位而发生意外损伤；脊柱肿瘤的患者应绝对卧床休息，避免下床活动以防止脊柱骨折造成截瘫，指导患者作松弛活动。对于允许下床活动而不能走动的患者，可利用轮椅帮助患者每天有一定的室外活动时间。对无法休息和睡眠的患者，应注意改善环境，必要时睡前给予适量的镇静止痛药物，以保证患者休息。

2. 疼痛护理

（1）疼痛可按"三级止痛"方案用药。

一级止痛：疼痛一般，使用非麻醉类药物，如阿司匹林+辅佐剂（非甾体抗炎药，如吲哚美辛）。

二级止痛：中度持续性疼痛，使用弱麻醉药，如可待因+阿司匹林+辅佐剂。

三级止痛：强烈持续性疼痛，使用强麻醉剂，如吗啡+非麻醉止痛剂+辅佐剂。

（2）注意事项：①按时给药，尽可能在未痛之前给药；②指导患者保持舒适体位并经常改变；③适当配合应用镇静剂，增强止痛药的作用；④转移患者注意力，如看电视、听音乐及其他消遣活动，消除紧张情绪。

3. 术前护理

（1）脊柱、下肢手术者，手术前1晚用肥皂水灌肠，防止术后长时间卧床而腹胀。

（2）骶尾部手术，术前3d服用肠道抗生素，手术前1晚清洁灌肠。

4. 心理护理

（1）观察并理解患者的心理变化，给予心理安慰和支持，消除害怕和焦虑心理，使患者情绪稳定，耐心向患者解释病情，根据患者的心理状态，要注意保护性医疗措施。

（2）解释治疗措施尤其是手术治疗对挽救生命、防止复发和转移的重要性。

（3）通过语言、表情、举止和态度给患者以良性刺激，使患者乐观地对待疾病和人生。

（4）注意社会因素对患者心理的影响，做好亲属的心理指导。

（三）术后护理

1. 病情观察

（1）密切观察残肢端创口情况，注意有无出血、水肿、水疱、皮肤坏死及感染，及时更换敷料。

（2）用石膏外固定时，注意肢端血运情况，鼓励患者适当作肌肉收缩活动，石膏解除后，加强锻炼，促进功能恢复。

2. 控制感染　遵医嘱及时应用抗生素，预防感染。

3. 康复锻炼　指导患者进行残肢锻炼，以增强肌力，保持关节活动的正常功能，鼓励患者使用辅助工具（拐杖），早期下床活动，为安装做准备。

4. 心理护理　截肢或关节离断术后，患者往往出现某些精神失常症，称为"创伤性精神病"，所以要有专人护理,防止患者发生意外,术后出现患肢痛应解释原因,对症处理。

5. 预防病理性骨折

(1)下肢肿瘤患者可能发生病理性骨折,搬运患者时应轻柔,避免暴力,翻身时应予以协助。

(2)对于术后骨缺损大、人工假体置换术或异体骨移植术后患者,要注意保护患肢。

(3)功能锻炼要循序渐进,不要急于下地行走,患者开始站立或练习行走时应在旁保护,防止跌倒。

(4)若发生骨折,应局部石膏固定或牵引,按骨折常规护理。

(四)化疗的护理

1. 了解和掌握化学治疗药物的作用和毒性反应,掌握药物的浓度,定时查血常规,了解抗癌药物对骨髓功能的抑制程度。

2. 贫血患者应给予输新鲜全血;白细胞减少时,要防止感染,必要时采取隔离措施;血小板减少时注意观察出血,必要时给予成分输血。

3. 定期查肝、肾功能,以了解抗癌药物对其损害的情况,做好化疗并发症的护理。

【功能锻炼】

1. 保肢手术后康复训练 目的是让患者尽可能快速恢复独立日常生活。一般主要进行关节活动训练和肌力训练。下肢保肢术后患者除上述训练外,还应进行行走训练;上肢保肢术后患者可适当开展主动和被动活动训练。

2. 由于保肢患者术后需进行相应的放化疗,因此康复训练强度及频次应根据患者手术部位、自身耐受程度及综合治疗方案,由康复师制定个体化方案。

3. 患者安装义肢后应注意义肢以及与义肢接触的残肢皮肤清洁管理,预防皮肤的磨损与破溃。同时,患者应注意截肢后的心理调节,面对现实,培养乐观情绪,逐步回归社会。

【健康指导】

1. 向患者讲解骨肿瘤的一些情况,随着肿瘤的综合性治疗的发展,树立战胜疾病的信心,稳定情绪,促进身心健康。

2. 告诉患者合理应用镇静止痛药物,提高患者的生活质量。

3. 指导患者进行各种形式的功能锻炼,最大限度地提高患者的生活自理能力。

4. 嘱咐患者按时复查,出现异常情况如局部肿胀、疼痛等应及时就诊。

(董军花 李 玮)

第五节 骨巨细胞瘤

骨巨细胞瘤(giant cell tumor of bone,GCT)是最常见的骨原发肿瘤之一,是一种侵袭性强、组织学上富于血管、大量梭形及卵圆形的单核基质细胞间均匀分布着大量多核巨细胞的肿瘤。骨巨细胞瘤全身各骨几乎均可发病,最主要发生在四肢长管状骨的骨端,占70%~80%。依部位排列顺序一般为股骨远端、胫骨近端、桡骨远端、肱骨近端、股骨近端,胫骨远端和腓骨近端,其中膝关节周围发病即可占总数的50%。扁平骨中的脊柱和骨盆也是比较好发的部位,其中骶骨多于脊柱其他部位,脊柱略多于骨盆。骨巨细胞瘤绝大部分是单发,多发(多中心起源)的骨巨细胞瘤比较少见。骨巨细胞瘤的男女发病率基本相等,发病年龄是本病协助诊断的特征之一,它通常发生在骨骺闭合以后的青壮年时期,高峰年龄为20~40岁,占发病总数的70%。

【疾病特点】

(一)分类

Campanacci 分级系统根据临床和影像学表现将骨巨细胞瘤分为3级:

Ⅰ级(静止性):病情平稳,症状轻微,肿瘤包壳完整,有硬化缘,肿瘤血运不丰富,组织学1级,约占10%。

Ⅱ级(活动性):介于Ⅰ级和Ⅲ级之间,组织学2级。此级最多。

Ⅲ级(侵袭性):肿瘤发展迅速,易发生病理骨折,破坏区边缘不清,没有包壳或仅剩少部分肿瘤突破皮质形成软组织肿块,血运丰富,增强明显,组织学2~3级,占10%~20%。

(二)临床表现

缓慢开始、进行性加重的疼痛是本病的最初,也是最主要的症状。疼痛病史一般可持续数月到半年甚至1年,疼痛由间断性逐渐持续时间加长。伴随着疼痛的加重,肢体邻近关节处可出现肿胀和肿块,压痛明显。肿块较大时,可有皮温升高,触之偶有乒乓球感,甚至出现静脉曲张。因肿瘤发生在骨端,靠近关节,肿瘤较大时势必影响关节的活动，严重时因疼痛原因关节处于被动屈曲位。

脊柱的患者随着早期疼痛的加重，数月后开始出现神经症状，从躯干的束带感和下肢的无力麻木，过渡到下肢的运动感觉障碍、大小便障碍甚至截瘫。骶骨的骨巨细胞瘤早期所引起的疼痛、鞍区的麻木及坐骨神经区域的症状，经常使患者被误诊为腰椎间盘突出症等腰椎疾病而延误治疗。

骨巨细胞瘤一般并不引起发热等全身的症状，除肿瘤巨大后可引起贫血外，实验室检查并无明显异常，碱性磷酸酶不高，血沉不快。

（三）辅助检查

1. X 线片　长管状骨的骨巨细胞瘤发生在骨端，一般就诊患者的病灶极少，2～3cm，最常见为5～7cm，治疗较晚者可达 10～20cm。肿瘤为松质骨内的溶骨性破坏区，大部分呈地图样改变，偏心生长，向所偏一侧膨胀，肿瘤的横径一般不小于纵径（即无沿骨干长轴生长的趋势）。溶骨区边缘一般较清楚，部分病例可有明显的硬化缘，硬化较好者可见"皂泡征"，无硬化缘者松质骨边缘往往可见筛孔样的改变。

2. CT　可了解骨包壳的厚薄和完整性、关节软骨下骨的情况以及软组织包块和与血管神经的关系。脊柱病变可显示出肿瘤的侵及范围、椎管内脊髓及神经根的受压情况以及骶骨肿瘤的软组织包块及与盆腔脏器的关系。还可用 CT 引导下行肿瘤穿刺活检，主要应用在脊柱、骨盆肿瘤。

3. MRI　T_1 加权像呈低或中度加强信号，T_2 加权像呈高信号。MRI 除能三维显示肿瘤及相邻结构的关系外，还可显示髓腔病变范围以及脊髓受压情况。

4. 血管造影　对于肢体的血管神经严重受压的巨大肿瘤骨盆Ⅱ区的较大肿瘤、骶前包块较大的骶骨肿瘤范围较广的脊柱，特别是上颈椎肿瘤，术前的血管造影及必要时的血管栓塞，无论对术前增加认识，还是对术中减少出血，都有重要意义。

5. 骨扫描　用于排除多发病灶的可能。

6. 病理表现　主要由单核的基质细胞和多核的巨细胞两种细胞构成。

【治疗原则】

骨巨细胞瘤对放、化疗均不敏感，外科手术是其最主要的治疗手段。外科手术的方式是依照 Enneking 的外科治疗原则来进行的。Campanacci 分级Ⅰ级和Ⅱ级的患者，囊内切除和扩大至接近边缘的囊内切除是最常采用的方式，Ⅲ级肿瘤主要采用直接的边缘切除和广泛切除以降低其术后复发率。

对于外科手术无法达到切除范围要求的患者，比如脊柱和骶骨巨细胞瘤患者和反复复发的患者，放疗仍有很大的意义，而且可能是控制他们疾病的唯一方法。

【护理】

（一）护理评估

1. 健康史、相关因素。

2. 生理状况　局部、全身、辅助检查。

3. 心理社会状况。

（二）常规护理

1. 体位护理　注意休息，预防发生病理性骨折；脊柱肿瘤采取轴式翻身。

2. 饮食护理　高热量、高蛋白、高维生素易消化食物，必要时提供肠内外营养。

3. 心理护理　肿瘤及截肢患者特殊心理护理。

（三）术前护理

1. 术前宣教　有效咳嗽、排痰方法，戒烟；练习床上大、小便、翻身；术后功能锻炼方法；练习拄拐。

2. 肿瘤局部护理　不能用力按摩挤压，不能热敷、涂药及刺激性药膏，不随便使用中草药外敷。

（四）病情观察及护理

1. 预防病理性骨折　防止跌倒、限制活动。

2. 疼痛护理　缓解疼痛给予心理疏导，应用镇痛药物，三阶梯止痛疗法，以口服为主，阶梯顺序方式使用，注意观察神志、呼吸、血压、呕吐、排便情况，出现不良反应及时处理。必要时给予镇痛泵。

3. 患肢的观察与护理　观察血运、手术伤口引流液。

4. 化疗并发症及护理　①胃肠道反应：呕吐，用药前 30min 常规使用止吐药。②心脏毒性：阿霉素，加强巡视，可备去乙酰毛花苷（西地兰）。③肾脏毒性：顺铂、氨甲蝶呤，异环磷酰胺可引起出血性膀胱炎。指导患者多饮水，适当补钾，碳酸氢钠碱化尿液。④骨髓抑制：注意白细胞变化。⑤皮肤毒性：预防化疗药外渗。

5. 放疗并发症及护理　①皮肤反应：放射性皮炎；②骨髓抑制：白细胞、血小板减少；③口腔黏膜反应：充血、水肿、疼痛、吞咽困难，2%利多卡因喷雾；④营养相对不足：补充优质蛋白，多饮水。

【术后护理】

1. 病情观察　生命体征、疼痛、伤口、肢体血运。

2. 体位　保肢术后抬高患肢20～30cm；膝部手术膝关节屈曲15°，踝关节屈曲90°；髋部手术后髋关节外展中立位或内旋；脊柱手术平卧，轴线翻身；骶骨肿瘤俯卧、侧卧交替；截肢术后24～48h抬高患肢。

3. 功能锻炼　48h后行肌肉等长收缩，良性肿瘤伤口愈合后即可下地活动；关节置换2～3周后进行功能锻炼；恶性肿瘤术后3周行患处远、近关节活动，6周行重点关节活动。

4. 截肢术后护理

（1）心理护理。

（2）残肢护理：观察残端渗血、水肿情况；床边备止血带，局部沙袋加压，大腿截肢者防止髋关节屈曲、外展挛缩，小腿截肢者避免膝关节屈曲挛缩。

（3）患肢疼痛护理。

（4）残肢功能锻炼：术后2周开始，方法：①弹性绷带每天包扎，均匀压迫残端；②残端按摩、拍打及蹬踩以增加负重能力。

（5）活动与休息。

【健康教育】

1. 保持乐观心态，树立信心。

2. 避免早期负重及剧烈活动，防止骨折、预防关节脱位及感染，肥胖者控制体重、有计划进行功能锻炼。

3. 止痛药的应用原则及方法。

（董军花　李　玮）

第十章

骨、关节、软组织疾病

第一节　关节滑膜炎

关节滑膜炎(joint synowvitis)　是关节腔内滑膜受到刺激产生炎症,造成滑膜细胞分泌液体失调形成积液的一种关节病变。滑膜炎是一种多发性疾病,可发生在全身各个关节处,膝关节是全身关节中滑膜最多的关节,因此滑膜炎在膝关节中更常见。因膝关节急性创伤或慢性劳损,引起滑膜损伤或破裂,导致滑膜充血、水肿,严重者膝关节腔内积血或积液,临床上分为急性创伤性滑膜炎和慢性创伤性滑膜炎;髋关节滑膜炎是由于关节退变,机械应力刺激,病毒或细菌感染以及内分泌或代谢紊乱等多种原因导致的髋关节滑膜非特异性炎症改变。

【疾病特点】

(一)病因

滑膜炎是一种常见疾病,多发病于膝、髋、肘关节,好发于中老年人,但是近些年来,不少年轻人患上这种疾病。

1. 创伤性因素　主要由于关节急性创伤,如意外扭伤、关节骨折、手术创伤等,或者长年累月劳损引起。其会造成关节软骨损伤、刺激滑膜增生分泌,进而产生炎症、关节内积液、关节腔内压力升高,最后因刺激炎症引发疼痛。

2. 感染性因素　主要由于细菌、结核分支杆菌感染引起,以感染性炎症为主要表现,多伴有全身的高热、精神差的症状。血常规可见白细胞明显升高,主要包括急性化脓性滑膜炎、结核性滑膜炎等。

3. 退行性滑膜炎　主要由于关节软骨破损引起的炎症反应,刺激滑膜细胞增生。多好发于老年人,常伴有骨关节炎。

4. 继发性因素　主要由于其他疾病引起的关节病变,主要表现为关节疼痛,且疼痛程度较重,常见如类风湿关节炎、风湿性关节炎、痛风等疾病引起关节的病变。关节疼痛为主要表现,且疼痛程度更为严重。

5. 诱发性因素　①运动,长时间进行跑、跳、蹲等极限运动者,多易损伤关节,引起关节软骨损伤、半月板的破裂、韧带拉伤等;②肥胖,患者因体重因素加重关节负担,引发关节劳损从而导致滑膜损伤累积,引起滑膜炎症;③长期负重或从事体力劳动,长期过重的体力劳动会损伤关节,尤其是膝关节的负担,且易引起关节损伤,也会引发慢性滑膜炎的出现。

(二)分类

滑膜炎可分为急性滑膜炎和慢性滑膜炎。急性滑膜炎以创伤性滑膜炎最为常见,主要由于关节损伤引起的非感染性滑膜炎性疾病,关节滑膜层损伤,炎性细胞外渗,滑膜细胞增生,导致关节积液、肿胀。慢性滑膜炎主要以退行性滑膜炎常见,可由急性滑膜炎转化,或可并发于类风湿关节炎、骨关节炎等疾病中,主要表现有关节疼痛、关节畸形、活动受限等。

(三)症状及体征

滑膜炎的症状主要以关节疼痛、关节肿胀、关节畸形为主要表现。一般症状明显,症状早期主要以疼痛不适为主,多合并有骨关节炎,后期患者症状明显,可伴有皮温增高,关节活动受限等。及早治疗,症状可得到明显缓解。

1. 典型症状

(1)关节疼痛:多见于关节疼痛,表现为持续性弥漫性疼痛,活动后加重。关节活动时疼痛明显加重,但检查时压痛点不定。

(2)关节肿胀:可见关节肿胀,长期滑膜炎患者可有明显的关节积液,按压皮肤明显下陷,松开后皮肤回弹。另外，其皮温可增高，感染性滑膜炎肿胀将十分明显，可有破溃，甚至渗液流出等。

（3）关节畸形：后期滑膜炎可长期刺激，引起骨赘的生成，滑膜皱襞增生、增厚，关节稳定性差，并进一步加重关节损伤，长期可引起关节的畸形。

2. 其他症状　滑膜炎如果没有及时治疗，找出发病因素，可导致关节积液、关节僵硬、关节炎、肌肉萎缩、关节畸形等的发生。

【治疗原则】

（一）非手术治疗

主要适用于症状较轻，以及不愿接受手术治疗的患者。包括休息、理疗、针灸及口服或外用消炎镇痛药物。由于滑膜炎的病因和发病机制尚未完全阐明，目前仍缺乏病因治疗。临床中治疗主要是缓解或解除症状，延缓关节退变，最大限度地保持和恢复日常生活。症状轻微者一般无需特别治疗，定期随诊。

1. 物理治疗　对于急性期关节炎，尤其是外伤引起，应该以石膏或者支架固定约2周。急性期尽早给予冷敷，减轻局部渗出；亚急性期和慢性期采用温热疗法，促进积液吸收。还可采用低中频电疗、超声波、激光等疗法。

2. 药物治疗　症状明显者，要给以药物治疗。药物治疗目前分口服与外用两种给药方式。药物治疗以缓解疼痛等症状为主要目的，延缓病程进展，改善患者的生活质量，主要包括软骨保护剂、非甾体抗炎药、糖皮质激素、抗生素等。

3. 关节腔内治疗　进行关节腔穿刺、冲洗和关节腔内注射药物。采用关节腔穿刺抽液，关节腔注射曲安奈德、透明质酸酶、1%利多卡因，及中医熏洗方法治疗。

（二）手术治疗

正规非手术治疗超过2个月不能有效控制关节腔积液，应采取手术治疗，外科手术主要以关节清理术为主，另外因病因不同可行半月板修复、韧带重建术、关节融合、关节置换等。手术方式主要是"关节镜检＋活检＋病灶清除术"。

1. 关节清理术　主要用于早期滑膜大量增生，患者长期疼痛，影响生活质量，经过药物治疗无效者。但效果差异性较大，可反复复发。

2. 半月板修复与韧带重建术　对于外伤性滑膜炎，可行手术固定，并进行半月板修复、韧带重建术，以稳定关节。

3. 关节融合与置换术　晚期关节畸形、活动严重受限等可考虑关节融合或置换手术。

【护理重点】

（一）非手术治疗护理

滑膜炎患者在早期进行有效的日常生活管理可明显减轻疼痛症状，维持关节功能并延缓病情的进展。

1. 减少不合理的运动，避免长时间跑、跳、蹲，减少或避免爬楼梯等关节负重运动，减少各种不良的体位姿势，比如长久站立、跪立、蹲位等。

2. 减轻体重，进行关节功能训练，可使得膝关节在非负重位下屈伸活动，以保持关节最大活动度。减少受累关节负重，年老者可采用手杖、拐杖、助行器等。

3. 根据患者伴发的内翻或外翻畸形情况，采用相应的矫形支具或矫形鞋以平衡各关节面的负荷，改变不良姿势，恢复正常的受力线。

4. 加强病情监测。主要以患者自我检查、定期复诊为主，需要重点观察关节有无反复疼痛症状、有无活动后加重的趋势、有无关节积液、有无关节肿胀等。遵医嘱进行运动治疗、关节功能训练，患者可自行记录关节活动的范围。

5. 膝关节滑膜炎，受伤后24～48h，采用冷敷，加压包扎，抬高患肢，局部制动等方式。

6. 髋关节滑膜炎，采用制动牵引，抗菌消炎、理疗，以及关节腔穿刺抽液后，注射糖皮质激素与局麻药混合液等方法进行综合性治疗处理。

（二）手术治疗护理

1. 术前护理

（1）术前评估并纠正患者全身情况，治疗基础疾病，如糖尿病、肺部感染等。

（2）加强心理护理，向患者说明功能锻炼的重要性，鼓励患者树立信心。

（3）遵医嘱及时告知患者停用影响手术的相关药物，如阿司匹林。

（4）指导患者床上使用便器，避免排便习惯改变导致术后尿潴留。

（5）教会患者进行床上变换体位、术侧肢体的主动和被动功能锻炼方法（如抬臀、股四头肌静力练习和直腿抬高练习等）。

（6）加强营养，提高机体抵抗力，有皮肤感染的患者尽早处理。

2．术后护理

（1）术后回病房取合适体位，可抬高患肢约20cm（如垫软枕），保持关节接近伸直位，以利于血液回流，减轻肿胀。

（2）术后6h内手术部位周围冰敷，有助于减轻疼痛、肿胀及出血，每30min观察效果，定时更换冰囊以保证有效冰敷，注意防止冻伤。

（3）观察伤口渗血、渗液、肢体肿胀、疼痛情况，如有异常报告医生。

（4）评估患肢肿胀及末梢血运活动情况。给予弹力绷带或棉垫加压包扎松紧适宜，密切观察患肢血运、皮肤温度、神经感觉、足及足趾或手指的活动情况、末梢循环的充盈度，以及患肢足背动脉搏动情况，如有异常及时报告医生。

（5）伤口部位带有引流管者保持引流通畅，记录引流液量、色和性质。

（6）避免剧烈运动，预防伤口感染、关节内积血等并发症。

（7）支具固定的患者执行相应护理常规。

（三）并发症观察及护理

1．关节内积血、积液　最常见的术后并发症。术后给予冰敷，抬高患肢，严密观察患肢足背动脉搏动和末梢血液循环、皮温、感觉、活动等情况。若肢端颜色发紫、皮温冷、麻木肿胀，及时报告医生。

2．关节粘连、功能受限　遵医嘱患者进行早期功能锻炼，循序渐进，配合康复训练方法，定期复查，预防并发症发生。

3．血栓性静脉炎　是潜在的最危险的术后并发症，常规关节镜操作并不常见。指导患者每天主动或被动进行踝关节的屈伸活动及患肢的肌肉收缩运动，促进静脉血的回流，防止静脉炎的发生。

4．感染　关节镜术后感染发生率较低。术后保持伤口敷料清洁干燥。

（四）康复护理

1．功能锻炼　坚持锻炼以巩固疗效，注意髋、膝手术关节保暖，可进行散步，游泳、骑自行车等适量运动。定期复查，不适随诊。

2．疼痛治疗　锻炼时可根据疼痛程度适当服用止痛药物，锻炼后及时冰敷，减轻疼痛。

3．康复锻炼　伤口愈合后，可使用关节康复器来进行系统锻炼。

4．安全教育　防止滑倒、跌倒，术后3～4个月逐渐恢复正常活动和体育运动。

5．膝关节镜手术后，麻醉作用消失后即可开始股四头肌和膝关节的锻炼。

6．髋关节镜手术后

（1）术后麻醉恢复后即开始时进行床上足踝部的背屈、跖屈和环转运动，2～3min/次，2～3次/h。

（2）术后第1天，进行股四头肌的等长收缩运动，直腿抬高，10～15cm，维持5～10s慢慢放下，2次/d，每次15min，

（3）术后1周，扶双拐部分负重下地行走，同时加强髋关节内收，外展及屈曲锻炼，3次/d，20min/次。

（4）卧床期间可进行臀部外展训练，患者平卧床上，保持膝部伸直并将腿部外展，3次/d，每次30min。

（5）锻炼结束后患处疼痛，立即报告医师，同时给予冰袋冷敷，以减轻液体外渗和局部出血，缓解不适。

（五）护理注意事项

1．关节骨折患者应加强功能锻炼，关节滑膜切除术后应注意抬高患肢。

2．对于膝关节滑膜清理术后的患者，术后应行股四头肌和关节屈伸锻炼，避免肌肉萎缩和关节僵硬。

3．术后早期康复锻炼，促进血液循环。术后1～2d内，可在床上锻炼大腿肌肉，如原位收缩运动、仰卧直抬腿训练，循序渐进。

4．膝关节镜手术　术后患肢可用弹力绷带加压包扎，减少创面渗血和体液外渗。

5．髋关节镜手术　术后患肢保持外展中立位，局部24h持续置冰袋冷敷，以减轻疼痛和出血。

（六）护理健康指导

1．早期预防，可从病因着手，尽量避免一些致病因素，以降低滑膜炎发生危险。

2．生活中注意安全，避免关节受到外力冲击、扭伤等。

3．减少关节部位的负重及屈伸活动。避免长期过度使用某一关节部位，纠正不良的行走等姿势，减少登山等增加膝关节负重等活动，以免发生关节磨损。

4．积极治疗其他疾病引起的滑膜炎，如类风湿关节炎、感染等，控制疾病的发作，减少对滑膜的刺激等。

5. 适当体育锻炼可有效预防关节退行性病变，但避免长期剧烈运动。

6. 采取健康的生活方式，适当进行正确的体育锻炼，注意减轻体重，避免体重过重诱发关节退行性病变。

7. 饮食调理 长期卧床休息患者，注意加强营养，合理饮食，促进恢复。

（杨 梅 段红敏）

第二节 股骨头坏死

股骨头坏死也称为股骨头缺血性坏死或股骨头无菌性坏死，是一种常见的髋关节疾病，其股骨头血供中断或受损，引起骨细胞及骨髓成分死亡及随后的修复，继而导致股骨头结构改变、股骨头塌陷、关节功能障碍的疾病。本病危害较大，若错过最佳治疗时机，可出现患肢跛行，严重者甚至会出现患肢瘫痪，给患者的生活及工作带来严重影响。据世界卫生组织统计，股骨头坏死患者年龄多集中于 30～50 岁，并且随着年龄增长，发病率呈现逐步递增的趋势。

【疾病特点】

（一）病因

股骨头坏死大多是由各种原因导致股骨头的血液供应障碍所引起的骨骼系统疾病，具体病因可大致分为创伤性以及非创伤性坏死，病变部位大多集中在腹股沟、大腿或臀部。

1. 创伤因素 关节或骨骼外伤，如关节脱位等，可能会损坏附近的血管组织，影响骨骼的血液供应，继而发生血管缺血性坏死，涉及放射线的癌症治疗也会削弱骨骼并损害血管。

2. 药物因素 类固醇的使用，大剂量皮质类固醇是引起血管坏死的常见原因，如泼尼松、可的松等。具体原因尚不清楚，但有一种假设是皮质类固醇会增加血液中的脂质水平，从而减少局部骨骼组织的血液流量。

3. 疾病因素 其他系统基础疾病，如肾脏移植、减压病等系统疾病会增加股骨头坏死的发病率。

（二）症状及体征

临床病例中，大多数股骨头坏死患者早期无明显体征表现，当向病患处施加重压时，受影响的关节才会出现疼痛感。随着病程发展，疼痛感会持续增强，患者即使患肢不活动，也会感到疼痛，

并严重影响患肢的正常活动。

1. 局部疼痛 病变部位会出现轻度至重度疼痛，随着病症发展会呈现逐渐加重情况。股骨头坏死的典型体征为腹股沟区深部压痛，可放射至臀或膝部。

2. 活动功能受限 病症发展至后期，由于髋部血管持续受压的状况下，会导致骨关节炎和永久性活动障碍。

3. 骨骼畸形 骨骼畸形的症状，是由于股骨头塌陷所引起的继发性症状，如患肢短缩、骨骼倾斜等。

4. 跛行 为进行性短缩性跛行，由于髋痛及股骨头塌陷，或晚期出现髋关节半脱位所致。早期往往出现间歇性跛行，儿童患者则更为明显。

5. 其他症状 由于受到肢体活动功能受限影响，部分患者可能会出现有烦躁、焦虑、紧张等不良心理反应。

【治疗原则】

股骨头坏死早期阶段患者，可以通过药物治疗的方式缓解症状，预防病症进一步恶化，使之进入良性逆转性恢复。若患者病症已发展至严重阶段或伴有严重股骨头变形、塌陷等状况，则需考虑采取手术治疗，最大程度扭转病情发展结果。

（一）一般治疗

1. 及时治疗及终止引起股骨坏死的原发因素，如终止饮酒和减少或停止激素应用等，治疗贫血、痛风、类风湿关节炎，认真处理髋关节的脱臼和骨折等。

2. 在病变进展期需短期卧床，以避免股骨头负重受压，有利于病变恢复，在卧床情况下，做髋关节的伸屈、外展、内收活动锻炼，有利于血液循环的恢复。

3. 在病变急性进展期也可行患肢短期的皮牵引，以缓解肌肉痉挛，将股骨头承受的压力降低至最小并防止股骨头对髋臼的压力。也可用海绵牵引带每天以 5～6kg 牵引重量进行持续牵引 3～4h，牵引间隙期在床上做髋关节活动锻炼。

4. 病变进展期有时须行外展 45°、外旋 10°。石膏固定，对儿童可使用外展支架，这样股骨头进入髋臼较深，有利于股骨头血液循环恢复，并对髋臼的压力也较均匀，2～3 个月换 1 次石膏。

5. 对早、中期股骨头坏死患者，可令患者双足并拢，一手扶桌，下肢做外展、外旋活动的下蹲再

站立的锻炼，20～40遍/次，2次/d。

（二）药物治疗

1．非甾体抗炎药 如布洛芬、萘普生钠、对乙酰氨基酚等，选用非甾体抗炎药有助于缓解与血管坏死有关的疼痛症状。

2．抑制骨吸收药物 如阿仑膦酸盐、伊班膦酸盐、雷洛昔芬等，以上类型药物可以延缓股骨头坏死进展。可配合术后或单独性用药。

3．降胆固醇药物 如阿托伐他汀、普罗布考、非诺贝特等，通过降胆固醇类药物，可以减少血液中胆固醇和脂肪的含量，有助于防止由于血管栓塞引起病症持续恶化。

4．血液稀释剂 如华法林、阿司匹林、普拉格雷等，有凝血障碍性疾病的患者，建议使用血液稀释剂，以防止骨骼中供血血管发生凝血反应。

（三）手术治疗

手术治疗方案需要结合患者实际病情严重程度，再进行个性化治疗。

1．髓芯减压术 首先在于打开骨质，使闭合的管腔变成开放的管腔，使骨内压降低，使外周阻力减少，改善和增加血流量，改变股骨头缺血的局面。同时，也可缓解疼痛等症状。此外，通过手术，打破了骨内缺血的"恶性循环"链，改善股骨头的供血，为股骨头的"复活"创造条件。同时，还可采取活体组织，诊断与观察其病理改变。

2．带血管蒂骨瓣植骨术 通过对受血管坏死影响的骨骼区域进行清创处理，并从身体另一部分获取的健康骨骼的一部分移植到损伤区域，更好促进骨骼组织的重新生长。带血管蒂骨瓣植骨术适于股骨头坏死面积大，塌陷广泛，将有血供的骨瓣植入坏死股骨头内，支撑塌陷的股骨头，恢复头部的圆形弧线。加速股骨头再血管化和再骨化的作用。

3．截骨术 通过截骨改变股骨头的负重力线，将股骨头坏死区从负重区转到非负重区，由健康骨支持的软骨面来承担负重，从而延缓关节面进行性塌陷，为其修复创造条件，同时减低髓内压改善血液循环。

4．关节置换术 如果患病的股骨头已经严重塌陷或其他治疗方法疗效甚微的情况下，则可考虑行全髋关节置换术。目前髋关节假体种类较多，应根据患者个体情况选择假体类型。

5．再生医学治疗 再生医学治疗是一项较新

的治疗方法。通过对骨髓抽吸和浓缩，可能适合于早期的髋部股骨头坏死患者。干细胞是从骨髓中获得，在手术过程中，将死去的髋骨的核心移开，并将干细胞插入到其位置，从而可能使新骨生长。

【护理重点】

（一）术前护理

1．指导患者进行上肢肌力练习，恢复上肢力量，使患者术后能较好地应用拐杖进行早期行走练习。

2．指导患者练习床上翻身和健肢屈膝抬臀功能锻炼，学会床上使用便器，利于预防术后压力性损伤和排便困难。

3．停止服用激素类药物。

4．卧床休息，以避免股骨头负重受压，髋膝关节畸形严重者，遵医嘱给予患肢皮牵引，缓解肌肉张力。做好防跌倒宣教及防护。

5．药物治疗 遵医嘱使用非甾体消炎药对症治疗，观察用药效果及不良反应。

6．饮食管理 鼓励患者多饮水，进食清淡、高钙、高维生素食物。

（二）术后护理

1．体位护理 术后平卧位，患肢下垫软枕抬高15°～20°，防止过度屈曲、伸直，同时保持外展15°～30°中立位，穿"丁字鞋"，足尖向上，防止髋内收、内旋。

2．皮肤护理 定时翻身，避免局部长期受压预防压疮发生。翻身时双腿间夹一软枕。手术当日可向健侧翻身15°～20°，采用"双肘、肩背部及健侧肢体"三点式抬臀法预防压疮。

3．疼痛护理 评估患者疼痛情况，适时给予镇痛治疗。

4．引流管护理 妥善固定，保持引流管通畅，观察引流液的颜色、性质及量。

5．遵医嘱按疗程使用抗凝药物，观察有无出血倾向。

6．观察伤口渗血、渗液、肢体肿胀、疼痛情况，适时给予镇痛治疗。如有异常报告医生。

7．积极治疗原发疾病。肥胖者应合理减重，以减轻关节负荷。

（三）并发症观察及护理

1．下肢静脉血栓形成及肺栓塞 术后观察皮肤颜色、温度、肢体肿胀、血供、足背动脉搏动及

有无胸闷、呼吸困难等情况；抬高患肢高于心脏20°～25°，早期进行功能锻炼，预防性抗凝治疗。

2. 感染 保持引流管通畅，遵医嘱合理使用抗生素，监测体温变化，观察伤口处渗血渗液情况，发现感染征象及时处理。

3. 关节脱位 术后避免剧烈运动，尽量不要向外旋转髋关节。

4. 骨不愈合 患肢避免过早负重。

5. 股骨头塌陷 股骨头缺血性坏死在病程逐渐发展的过程中，还会导致股骨头软骨面失去其平滑的形状，继而导致股骨头塌陷以及严重关节炎的发生。

6. 血管坏死 随着病症恶化，患处血管组织由于骨骼和关节塌陷，会导致自身体重受压于血管组织，血管由于受到血流受阻的影响，有可能会引起血管坏死。

（四）康复护理

1. 功能锻炼 指导患者进行功能锻炼，循序渐进，进行臀中肌和股四头肌肌力训练，加强踝关节背伸、跖屈、髋关节外展能力。

2. 减轻髋关节处受压 治疗期间要尽量卧床休息，行走锻炼时可以使用拐杖、行走辅助器等工具，减轻髋关节处受压程度。

3. 促进局部血液循环 定期对患处进行按揉等按摩措施，促进局部血液循环，预防肌肉萎缩症状出现。

（五）护理注意事项

1. 加强术后功能锻炼

（1）术后第1天，行患肢股四头肌、腓肠肌的等长收缩锻炼和踝泵运动，向心性肌肉按摩，防止关节僵硬及静脉血栓。

（2）术后第2天，行双下肢的股四头肌收缩锻炼及踝泵运动，3组/d，20次/组。

（3）术后3～5d，即可坐起，2次/d，20min/次。

（4）术后5～7d，指导并帮患者使有助行器下床活动，防止跌倒。

2. 术后3个月逐渐负重，弃拐顺序为双拐—单拐—弃拐。3个月内避免侧卧，不盘腿，不坐矮凳，不弯腰捡拾地上物品，禁止患肢屈髋弯度超过90°。

3. 术后6个月后可内收、外旋，但不能爬梯、跑、跳、提重物。

4. 定期复查。术后6周复查关节位置是否良好。按照1个月、2个月、3个月、半年、1年的顺序定期门诊复查。

（六）护理健康指导

1. 遵医嘱按疗程使用抗凝药物，观察有无出血倾向。

2. 避免滥用激素类药物，以免对人体骨骼组织造成损害，必须使用类固醇类药物时，建议在医师指导下用药。

3. 若有长期服用激素史、髋部外伤史、长期酗酒史者，出现髋部或腹股沟区持续疼痛时，建议及时就医。

4. 避免过度负重，定期进行肢体功能锻炼，保持关节组织正常功能，预防肌肉萎缩。肥胖者应合理减轻体重。

5. 行走锻炼过程中，要选用适当的拐杖或辅助行走器，以免加重患处疼痛症状。

6. 改变不良生活及饮食习惯，多饮水，合理膳食，加强营养，补充钙质，提高机体抵抗力，促进伤口愈合。

7. 避免患肢不良姿势，如内收、内旋、双腿交叉、跷二郎腿、过度弯腰、双腿下蹲等。避免做剧烈运动，如骑自行车。

8. 避免患肢过度屈髋，如穿衣、穿鞋、拾物等可借助长柄夹。

（杨 梅 段红敏）

第三节 骨性关节炎

骨性关节炎（osteoarthritis）又叫退行性关节炎，实际上并非炎症，主要为退行性变，属关节老化与磨损，特别是关节软骨的老化，是骨科常见的由多因素导致的慢性关节病变。其病变特点是关节的退行性变和关节周围继发性骨质增生，多累及负重大、活动多的关节。最常受累关节是膝、髋、手指、腰椎和颈椎等关节，病情发展至晚期多有不同程度的畸形。骨性关节炎是老年人疼痛和致残的主要原因。

【疾病特点】

（一）病因

1. 关节损伤与载荷传导紊乱 髌骨反复脱位、骨折复位不佳，青少年超载负荷运动。

2. 骨内高压 骨内静脉回流受阻或动脉血流异常增多，关节内渗出增多均可使骨内压增高，影响骨组织血液供应，使关节软骨发生退行性改变。

3. 肥胖 主要是由于肥胖引起机械性压力增高，从而导致疾病出现。

4. 继发因素 多种炎性关节炎、代谢性疾病、关节创面损伤等因素。

（二）症状及体征

主要病变是膝关节软骨的退行性变和继发性骨质增生，是一种非对称性、非炎症性、无全身性征象的疾病，典型症状为关节疼痛、晨僵、关节肿胀，严重者关节活动受限，甚至并发关节畸形。

1. 疼痛 膝关节痛是本病患者就医常见的主诉。其早期症状为上下楼梯时的疼痛，尤其是下楼时为甚，呈单侧或双侧交替出现。

2. 关节肿胀 肿胀是常见症状和表现，可有关节积液，多数发生在不严重的外伤或轻度扭伤后引起。休息 1~2 个月后，关节肿胀可自行消退。可以很长时间没有肿胀，但因轻微外伤而反复肿胀。

3. 晨僵 僵硬感是膝关节骨性关节炎的另一个主诉。其特点是膝关节僵硬，感常出现在清晨起床后或是白天在一段时间关节不活动之后，而活动后关节疼痛减轻、活动度增加，故称之谓"晨僵"。

4. 其他症状 膝关节周围有压痛，病情进展时膝关节活动受限，可引起失用性股四头肌萎缩。若股四头肌萎缩严重，则膝关节骨性突起明显，显得膝关节粗大。有时被动活动关节还可感觉到摩擦音。

【治疗原则】

（一）一般治疗

1. 局部制动治疗 休息制动，包括关节局部保护和关节的保暖，借助辅助器械进行日常的生活功能的恢复练习。

2. 减轻关节负荷，保护关节功能 可利用手杖、拐杖、助行器等辅助器械以减轻受累关节的负荷，超重者减轻体重。

3. 合理的功能锻炼 受累关节应避免长久站立、跪位和蹲位，避免机械性损伤，避免跑步等剧烈体育活动。

4. 物理治疗 如热敷、理疗，关节及肌肉的运动练习，增加局部血液循环，减轻炎症反应，解除肌肉痉挛。

（二）药物治疗

1. 非甾体抗炎药（nonsteroidal anti-inflammatory drug, NSAID） NSAID 是最常用的一类骨关节炎治疗药物，其作用在于减轻疼痛及肿胀，改善关节的活动，口服或外用。

2. 软骨保护剂 此类药物具有降低基质金属蛋白酶、胶原酶等活性的作用，既可抗炎、止痛，又可保护关节软骨，有延缓骨关节炎发展的作用。常用的药物有硫酸氨基葡萄糖、氨糖美辛片等。

3. 关节腔注射透明质酸钠 起到润滑关节软骨，抑制炎症反应的作用。

（三）手术治疗

中、晚期骨关节如出现持续性疼痛及明显的关节功能障碍，保守治疗无效时，应考虑手术治疗。

1. 关节镜手术 对明显关节疼痛及对止痛剂、关节内糖皮质激素注射疗效不佳的患者，可予关节内大量灌洗来清除纤维素、软骨残渣及其他杂质，或通过关节镜去除软骨碎片，以减轻症状。

2. 整形外科手术 截骨术改善关节力线平衡，有效缓解患者的髋或膝关节疼痛。如胫骨高位截骨术、股骨髁上截骨术、腓骨截骨术。

3. 膝关节置换术 主要适用于骨关节炎晚期，疼痛和功能障碍严重的老年患者。

【护理重点】

（一）术前护理

1. 加强心理护理 术前对患者及家属讲解疾病及手术相关知识，消除手术疑虑，树立信心。

2. 指导行为训练 指导患者行深呼吸、有效咳嗽及利用床上拉环做引体向上和抬臀训练。教会患者行股四头肌的静力性收缩活动以及踝关节的主动活动。

3. 训练床上排便 术前 3d 应用便盆在床上练习小便。

4. 停止服用激素类药物，戒烟酒。

5. 饮食护理 进食低盐、低脂、低胆固醇，高蛋白、高钙及丰富的维生素食物。

6. 准备软枕、拐杖、助行器等，以备术后使用。

（二）术后护理

1. 卧位 取平卧位，保持膝关节伸直抬高位 15°~30°，在患肢小腿足跟处置一软枕垫高，促进患肢血液回流减轻肿胀。

2. 观察伤口 局部有无渗血、渗液，若渗出较多时及时更换敷料，保持伤口清洁干燥。

3．严密监测患者生命体征　观察患者患肢末梢血运、足趾活动，皮肤温度及足部的感觉，明显异常及时处理。

4．引流管护理　严密观察局部伤口渗血情况，保持伤口引流管通畅，观察引流液的性质和量。

5．疼痛护理　评估患者疼痛情况，适时给予镇痛治疗。术后 24h 内膝部周围冰敷，有助于减轻疼痛、肿胀及出血。

6．饮食护理　鼓励患者进食高热量、高蛋白、高维生素、粗纤维饮食，促进伤口愈合。

7．功能锻炼　术后 1～3d，床上进行踝泵运动、股四头肌功能锻炼，贴床屈膝、直腿抬高训练等。术后 3～7d，除重复床上肌肉训练外，适当延长运动时间和运动量，并进行上肢肌力的练习，卧位可做压腿伸膝，屈膝练习。拔除引流管后，遵医嘱指导患者床边伸膝、屈膝练习，借助辅助步行器下地。

（三）并发症观察及护理

1．出血和血肿　严密观察术后伤口出血量（尤其是术后 6h 内）。保留引流管引流通畅，以防积血残留在关节内。术后 24h 内伤口处可冰敷，患肢抬高制动，以免加重出血。若出血量超过 1 000ml 时，配合医生及时处理，给予扩容，预防休克。

2．下肢深静脉栓塞　术后适当抬患肢，教会家属 24h 不间断地从踝关节向膝关节挤压腓肠肌，挤压力量向上，使肌肉处于被动活动的状态，促进血液循环。早期进行主动的踝泵功能练习。应用下肢持续被动活动器，被动活动膝关节。

3．感染　严格无菌技术操作。术后严密患者体温变化和血液化验值，保持伤口敷料干燥，污染后及时更换。每天做好会阴护理，鼓励患者多饮水。指导患者深呼吸及有效咳嗽，防止肺部感染。术前 30min 及术后应用抗生素预防感染发生。

4．假体松动　不可蹲跪及过度扭曲膝关节。避免剧烈运动。使用助行器，减少受伤机会。选择合适的运动，如步行等。避免负荷过重，注意控制体重和负托重件。

（四）康复护理

1．预防阻止关节功能障碍，减轻患者痛苦并给予相应的临床治疗。

2．平时可加强肌肉力量运动训练，进行股四头肌功能锻炼，保持膝关节的稳定性。

3．进行有氧运动可以抑制功能障碍的发生。

4．在活动时如发生创伤，应及时到医院检查治疗，防止造成进一步损伤。应尽早治疗原发病，如滑膜炎等，以防造成关节严重损坏。

5．在饮食上，多食含维生素丰富的食物，如青菜、菠菜、猕猴桃等含维生素 C 较多的食物，多食奶类、蛋黄、海鱼等含维生素 D 食物，适当摄入植物油、谷类和坚果等。

（五）护理注意事项

1．减轻关节负荷，保护关节功能。

2．受累关节应避免长久站立、跪位和蹲位。

3．避免机械性损伤，避免跑步等剧烈体育活动。

4．可利用手杖、把手或其他设施以减轻受累关节的负荷，对超重者的减体重治疗更应加以重视。

（六）护理健康指导

1．骨质疏松与骨性关节炎密切相关，指导患者注意日常补钙，不得剧烈运动，寒冷潮湿天气做好关节保暖。

2．患者应每半年到医院复诊一次，服用非甾体抗炎药的患者应注意药物不良反应，及时就医。

3．避免从事可诱发疼痛的工作或活动。指导患者行、走、站、坐都要保持良好的姿态，以减轻畸形的发生。

4．嘱患者坚持功能锻炼，避免关节负重运动，保持各个关节的生理活动度。

5．保持适度合理的运动，不过量运动并防止急慢性损伤，老年人应避免剧烈运动，以散步、太极拳等和缓运动为主。

6．家属及患者应学习膝关节炎的相关知识，避免日常生活中诱发其急性发作的因素。

7．疼痛较轻者，可给予关节按摩、热敷，或嘱患者稍做休息。疼痛较重者，首先要让患者卧床休息，给予患者疼痛关节的理疗或遵医嘱给予非甾体抗炎药。

8．患者应每半年一次到医院复诊，通过行体格检查、影像学检查等跟进疾病的进展。

（杨　梅　段红敏）

第四节　类风湿关节炎

类风湿关节炎（rheumatoid arthritis，RA）是一种以侵蚀性、对称性多关节炎为主要临床表现的慢性、全身性自身免疫性疾病，确切发病机制不明，基本病理改变为关节滑膜的慢性炎症、血管翳形成，并逐渐出现关节软骨和骨破坏，最终导致关节畸形和功能丧失，早期诊断、早期治疗至关重要。临床上以慢性、对称性、周围性多关节炎性病变为其主要特征，可表现为受累关节疼痛、肿胀以及功能下降，当炎症破坏软骨和骨质时，出现关节畸形和功能障碍。

【疾病特点】

（一）病因

类风湿关节炎的病因和发病机制极为复杂，至今未完全阐明，不同类型其病因不尽相同，即使在同一类型中也存在异质性。

1. 感染因素　如细菌、病毒等。细菌、支原体和病毒等可能通过被感染激活的 T、B 等淋巴细胞，分泌致炎因子，产生自身抗体，影响类风湿关节炎的发病和病情进展，感染因子的某些成分也可导致自身免疫反应。

2. 遗传易感性　流行病学调查显示，类风湿关节炎的发病与遗传因素密切相关，家系调查显示类风湿关节炎现症者的一级亲属，患类风湿关节炎的概率为 11%。大量研究发现 HLA-DRB1 等位基因突变与发病相关。

3. 性激素因素　雌激素可能促进类风湿关节炎的发生。孕激素可减轻或预防类风湿关节炎的发生。

4. 免疫紊乱　类风湿关节炎主要的发病机制，活化的 $CD4^+T$ 细胞和 MHC-Ⅱ型阳性的抗原提呈细胞（antigen presenting cell，APC）浸润关节滑膜。关节滑膜组织的某些特殊成分或体内产生的内源性物质，也可能作为自身抗原被 APC 提呈给活化的 $CD4^+T$ 细胞，启动特异性免疫应答，导致相应的关节炎症状。此外，活化的 B 细胞、巨噬细胞及滑膜成纤维细胞等作为抗原提呈及自身抗体来源细胞，在类风湿关节炎滑膜炎症性病变的发生及演化中发挥了重要作用。

（二）症状及体征

类风湿关节炎的全身症状，患者可能出现发热、疲劳无力、食欲减退、体重减轻、手足盗汗、全身不适感等。典型症状为关节疼痛、肿胀、晨僵、畸形，本病可并发胸膜炎、心瓣膜炎等疾病。

1. 全身症状　患者可能出现发热、疲劳无力、食欲减退、体重减轻、手足盗汗、全身不适感等。

2. 晨僵　病变的关节在夜间静止不动后，晨起出现较长时间（至少 1h）的僵硬，如胶粘着样的感觉。持续时间与关节炎症成正比。

3. 关节疼痛　发病初期，患者常常感觉关节疼痛。发病的关节通常是对称的，最常见于近侧的指间关节，其次是双手掌指关节、腕关节、膝关节、肘关节等。受累关节可出现褐色素沉着。

4. 关节肿胀　由滑膜肿胀和关节腔积液导致的，患者此时的主动和被动关节活动均会受到限制。

5. 关节畸形　患者发生受累关节脱位或半脱位，外观看起来有关节畸形。后期患者一般均出现掌指关节屈曲及尺偏畸形，如发生在足趾则呈现爪状趾畸形外观。

6. 功能障碍　常见于晚期患者。

【治疗原则】

（一）一般治疗

1. 急性期关节剧烈疼痛和伴有全身症状者应卧床休息，关节制动，尽量避免关节受压，保持关节功能位。

2. 适当进行红外线、按摩等理疗方式，改善患者血液循环，使肌肉放松，肿痛消退，促进关节肌肉功能恢复。

3. 注意关节保暖，避免潮湿、寒冷以加重关节的症状。

4. 关节疼痛者遵医嘱给予非甾体抗炎药，严重时给予镇痛药，并辅以按摩，热水疗、蜡疗等，减轻疼痛。膝关节疼痛者，可膝下放一小枕，使膝关节处于伸展位，可指导患者用听音乐等放松的方法来减轻疼痛。

5. 恢复期加强关节功能锻炼。

（二）药物治疗

1. 非甾体抗炎药　具有解热、镇痛、消炎的作用，对于活动期类风湿关节炎患者能够减轻炎症的症状和体征，改善关节功能，但无法消除产生炎症的原因，常见不良反应包括恶心、呕吐、上腹疼痛、消化道溃疡出血、肾功能损害、皮疹、血细胞减少等。常用药物包括吲哚美辛、布洛芬、吡罗昔康、塞来昔布、萘丁美酮、尼美舒利等。

2. 糖皮质激素　可迅速减轻临床症状，但长时间使用可引起水钠代谢和糖、脂肪、蛋白质代谢紊乱，还可能产生严重感染、骨质疏松、白内障等不良反应。常用药物有曲安奈德、倍他米松等。

3．抗风湿药治疗　患者一经确诊，应尽早开始抗风湿药治疗。常用药物包括氨甲蝶呤、来氟米特、柳氮磺吡啶、艾拉莫德、羟氯喹等。经单药规范治疗仍未达标者，建议联合用药。

4．植物药物治疗　植物药物治疗也可用于类风湿关节炎治疗，可改善关节肿痛症状，具有减轻炎症、延缓关节破坏等作用，常用药物包括青藤碱和白芍总苷。青藤碱可引起皮疹、皮肤瘙痒、血细胞减少等不良反应，有哮喘病史、再生障碍性贫血病史者慎用。

5．生物制剂　①TNF拮抗剂，能够延缓炎症关节症状和防止关节破坏，主要包括英夫利昔单抗、依那西普和阿达木单抗。最主要不良反应为感染。包括结核分支杆菌感染、真菌感染、机会感染和细菌感染。②IL-6受体拮抗剂：托珠单抗，主要适用于对化学合成类治疗无效或疗效不佳者，常见不良反应包括血细胞减少、血胆固醇升高、易感染等。

（三）手术治疗

类风湿关节炎常累及各个关节，有90%的患者在患病2年内出现畸形和功能丧失，目前无法治愈，导致患者生活质量下降。除了西药、针灸等缓解症状外，人工膝关节置换术是治疗晚期膝关节病变的有效方法。

【护理重点】

（一）术前护理

1．生活护理　根据患者自理生活能力情况给予不同的生活护理，如协助患者进食、穿衣、外出检查等。

2．评估患者关节疼痛部位、程度及活动能力，晨僵部位、时间及活动的关系，对生活的影响，给予对症处理。

3．加强心理护理，对患者及家属讲解疾病及手术相关知识，消除手术疑虑，减轻患者心理压力，鼓励患者进行自我护理。

4．饮食护理　给予清淡易消化，高蛋白、高维生素营养丰富饮食。

5．指导并教会患者术后患肢功能锻炼的方法，如股四头肌等长收缩、踝关节屈伸、伸膝练习、直腿抬高练习。

6．指导患者进行健肢屈膝抬臀练习，练习床上使用便器。

7．嘱患者注意疼痛关节的保暖及休息，减少对疼痛关节的不良刺激。

（二）术后护理

1．卧位　取平卧位，保持膝关节伸直抬高位15°～30°，在患肢小腿足跟处置一软枕垫高，促进患肢血液回流减轻肿胀。

2．观察伤口局部　有无渗血、渗液，若渗出较多时及时更换敷料，保持伤口清洁干燥。

3．严密监测患者生命体征　观察患者患肢末梢血运、足趾活动，皮肤温度及足部的感觉，出现异常及时处理。

4．引流管护理　严密观察局部伤口渗血情况，保持伤口引流管通畅，观察引流液的性质和量。

5．疼痛护理　评估患者疼痛情况，适时给予镇痛治疗。

6．饮食护理　鼓励患者进食高热量、高蛋白、高维生素、粗纤维饮食，促进伤口愈合。

7．功能锻炼　术后1～3d，在床上进行踝泵运动、股四头肌功能锻炼，贴床屈膝、直腿抬高训练等。术后3～7d，除重复床上肌肉训练外，适当延长运动时间和运动量，并进行上肢肌力的练习，卧位可做压腿伸膝，屈膝练习。拔除引流管后，遵医嘱指导患者床边伸膝、屈膝练习，借助辅助步行器患者下地。

（三）并发症观察及护理

1．出血和血肿　严密观察术后伤口出血量（尤其是术后6h内）。保留引流管引流通畅，以防积血残留在并节内。术后24h内伤口处可冰敷，患肢抬高制动，以免加重出血。若出血量超过1 000ml时，配合医生及时处理，给予扩容，预防休克。

2．下肢深静脉栓塞　术后适当抬患肢，教会家属24h不间断地从踝关节向膝关节挤压腓肠肌，挤压力量向上，使肌肉处于被动活动的状态，促进血液循环。早期进行主动的踝泵功能练习。应用下肢持续被动活动器，被动活动膝关节。

3．感染　严格无菌技术操作。术后严密患者体温变化和血液化验值，保持伤口敷料干燥，污染后及时更换。每天做好会阴护理，鼓励患者多饮水。指导患者深呼吸及有效咳嗽，防止肺部感染。术前30min及术后应用抗生素预防感染发生。

4．假体松动　不可蹲跪及过度扭曲膝关节。避免剧烈运动。使用助行器，减少受伤机会。选择合适的运动，如步行等。避免负荷过重，注意控制体重和负托重件。

（四）康复护理

1. 指导患者通过热疗改善关节疼痛和僵硬。

2. 指导患者使用辅助装置减少关节压力，使用夹板、手杖或步行器来减轻关节疼痛和改善关节功能。

3. 患者应进行规律锻炼，有助于减轻关节炎所致的疼痛。如果经治疗关节痛、晨僵等症状不缓解，或者关节痛、晨僵症状加重，应及时复诊，查明病因后调整治疗方案。

4. 超重肥胖者控制膳食总量，避免体重增加，加重关节负担。

5. 观察关节肿痛、活动受限的严重程度，晨僵发作持续时间及其他关节外表现，发现问题，及时报告医生。

6. 加强功能锻炼，急性期，患肢取功能位，勿承重，疼痛缓解后指导患者上肢和下肢肌肉以等长方式进行收缩与放松训练。平卧，尽力收缩并绷紧肌肉 5s 再放松 10s，双侧肌肉交替进行。亚急性期，进行关节操运动进行屈伸练习，如鹰爪操、握拳操、延臂操、膝髋关节操等，以不引起疼痛为宜，扩大关节活动度。

（五）护理注意事项

1. 指导患者学会进行正确的关节功能锻炼方法，控制症状，减少关节损伤。已有强直的关节，禁止剧烈运运，运动时充分休息。

2. 类风湿关节炎会改变患者的生活方式，需要长期接受治疗，鼓励患者从心理上逐步适应慢性病生活，重归社会与家庭。

3. 注意保暖，避免寒冷、潮湿加重关节疼痛，指导患者起床时用温水洗脸、手，晚上用热水泡脚。

4. 急性期患者，限制受累关节活动，保护关节。鼓励患者在急性期后加强关节功能锻炼，缓解关节僵硬，避免长时间不活动。

5. 当疼痛与活动有关时，使用辅助工具，使患者肌肉疼痛得到缓解。

（六）护理健康指导

1. 指导患者正确用药方法及注意事项，提高患者依从性，不可随意减量或停药、坚持治疗、减少复发。用药过程中，如出现胃肠道不适，肝、肾功能损害时，及时就医。定期监测血常规、血糖、电解质及肝肾功能。

2. 避免各种诱因　对患者进行疾病知识宣教，使患者对疾病的发生、发展、治疗及预后的意义和过程有一定的了解，主动避免各种诱因。

3. 加强功能锻炼　指导患者进行肢体活动及关节功能锻炼，如直腿抬高锻炼、俯卧位屈膝锻炼、座椅位抬腿锻炼、下地负重及行走练习、主动屈膝锻炼等，防止肢体废用综合征。

4. 注意休息和坚持治疗性锻炼相结合，复发时及时就诊，定期复查。

5. 劳逸结合，坚持功能锻炼，手指的抓捏练习、腕、肘、膝、髋关节的屈伸练习。

（杨　梅　段红敏）

第五节　强直性脊柱炎

强直性脊柱炎（ankylosing spondylitis，AS）是一种脊柱慢性炎症性疾病，是遗传和环境等多种因素共同作用引发的，主要累及骶髂关节、脊柱骨突、脊柱软组织及外周关节，严重者引起脊柱畸形和强直，活动困难，并可有不同程度的眼、肺、心血管、肾等多个器官损害。强直性脊柱炎 25%～90% 可累及髋关节，引起关节间隙狭窄、强直和畸形，功能丧失，其中 50%～90% 发生在双髋。可以通过药物、手术、物理方法进行治疗，目前尚不能根治，需要终身间歇性治疗。

【疾病特点】

（一）病因

强直性脊柱炎的病因尚不明确，目前认为是遗传、环境、感染、免疫等多种因素共同作用引发的多基因遗传病。

1. 遗传因素　本病属于多基因遗传病，主要易感基因是 HLA-B27。

2. 感染因素　AS 可能还与泌尿生殖道沙眼衣原体、志贺菌、沙门菌和结肠耶尔森菌等某些肠道病原菌感染有关，这些病原体激发了机体炎症和免疫应答，造成组织损伤而参与疾病的发生和发展。

3. 诱发因素　①环境因素：环境寒冷、潮湿、冷水刺激等均可诱发强直性脊柱炎；②生活习惯：患者长期端坐、脊柱不活动、固定姿势影响关节的活动度，易造成脊柱损伤；③脊柱及关节受力增加，会导致肌腱附着点压力增加，从而加重炎症反应。

（二）症状及体征

1. 晨僵　首发症状常为下腰背痛伴晨僵，也可表现为单侧、双侧或交替性臀部、腹股沟向下肢放射的酸痛等。症状在夜间休息或久坐时较重，活动后可以减轻，对非甾体抗炎药反应良好，一般持续大于 3 个月。

2. 脊柱强直　晚期可有腰椎各方向活动受限和胸廓活动度减低，随着病情进展，整个脊柱常自下而上发生强直。

3. 炎性疼痛　最典型和常见的表现为炎性腰背痛，附着点炎多见于足跟、足掌部，也见于膝关节、胸肋连接、脊椎骨突、髂嵴、大转子和坐骨结节等部位，部分患者首发症状可以是下肢大关节如髋、膝或踝关节痛，常为非对称性、反复发作与缓解，可伴发骨关节破坏，幼年起病者尤为常见，可伴或不伴有下腰背痛。

【治疗原则】

强直性脊柱炎目前尚不能根治，为终身疾病，需要终身间歇性治疗。

（一）一般治疗

1. 强直性脊柱炎是一种多种临床表现并具有潜在严重后果的疾病，需要在风湿科医生协调下行多学科联合治疗。

2. 物理治疗　指导协助患者热敷、理疗，一般可用热疗，如热水浴、水盆浴或淋浴等，增加局部血液循环，使肌肉放松，减轻疼痛和僵硬，有利于关节活动和保持正常功能，防止畸形。

3. 功能锻炼　鼓励患者适当锻炼，做脊柱、髋关节的屈曲运动，减少椎关节畸形程度。避免脊柱负重、过久弯腰和创伤。

4. 必要时提供适当的辅助步行器，如手杖、拐杖、轮椅等。晚期患者注意正确的立、坐、卧姿势，睡硬板床、低枕，避免过度负重和剧烈运动。

（二）药物治疗

1. 非甾体抗炎药（NSAID）　包括塞来昔布、双氯芬酸等，此类为首选药物，产生抗炎止痛作用，可改善晨僵、关节肿痛等症状。

2. 抗风湿药　包括氨甲蝶呤、来氟米特、柳氮磺吡啶等，用于存在抗 TNF 拮抗剂用药禁忌，且合并外周关节炎者。可改善病情，但起效慢。

3. 激素药物　对急性眼葡萄膜炎、肌肉关节的炎症可考虑局部直接注射糖皮质激素。具有抗炎、抑制免疫等作用，能迅速消除关节肿胀减轻疼痛晨僵，广泛应用，但不能改变病变的发展。

4. 抗 TNF 拮抗剂　包括依那西普、阿达木单抗等。适用于非甾体抗炎药治疗无效，有虹膜炎等关节外症状者。

（三）手术治疗

对于髋关节病变导致难治性疼痛或关节残疾，及有放射学证据的结构破坏者，无论年龄多大都应该考虑全髋关节置换术，对有严重残疾畸形的患者可以考虑脊柱矫形术，发生急性脊柱骨折的 AS 患者应该进行脊柱手术治疗。

【护理重点】

（一）术前护理

1. 协助患者取舒适卧位，睡硬板床，低枕、仰卧位。

2. 入院即开始进行上肢肌力练习，目的是恢复患者上肢力量，使患者术后能较好地应用拐杖早期行走练习。

3. 指导患者进行踝泵、股四头肌及臀肌功能锻炼，4 组 /d，每 20 次 / 组，增强肌力，利于早期下地。

4. 指导患者练习床上翻身和健肢屈膝抬臀训练，以及床上使用便器，以利于预防术后压力性损伤和排便困难。

5. 评估骶尾部及双髋部皮肤情况，保持皮肤完整、清洁，避免抓挠，禁止在术侧臀部进行肌内注射。

6. 对于病变严重、需卧床的患者，加强卧床常见的并发症，尤其是深静脉血栓的预防。

（二）术后护理

1. 全髋关节置换术　执行人工髋关节置换术护理常规。

2. 脊柱矫形术

（1）全麻术后平卧 4～6h（驼背畸形不严重的患者），必要时头下可垫枕头（驼背畸形严重的患者）或被动体位。

（2）保持呼吸道通畅，防止舌根后坠发生窒息，给予吸氧。

（3）观察伤口渗血、渗液情况，保持切口敷料的清洁干燥。有引流管者，观察并记录引流是否通畅，引流液的颜色性质。

（4）脊髓神经功能观察：术后观察肢体活动与感觉情况，尤其对于颈椎强直的患者，注意术后臂丛神经功能的观察。如有严重活动障碍，肢体麻木、感觉减弱，疼痛难忍，应立即报告医生。术后24h，尤其在3h内严密观察双下肢感觉、运动情况，指导患者自主活动脚趾。

（5）对于脊柱后凸畸形的患者注意局部皮肤的观察，避免压力性损伤的发生。

（6）指导患者床上活动及训练腰背肌功能，术后第1天即可开始指导患者直腿抬高练习。

（三）并发症观察及护理

1. 关节脱位　人工髋关节置换假体位置过于前倾或患肢过度的屈曲、内收和内旋均可引起关节脱位。

（1）保持患肢处于外展中立位，避免过度的内收屈髋，3个月内屈髋不超过90°。

（2）翻身时注意避免患肢内收、内旋，两腿之间必须夹软枕。

（3）对于可能发生髋关节脱位者，要遵医嘱给予下肢皮肤牵引。

（4）若患者出现疼痛加剧，髋部畸形、双下肢不等长时，应警惕发生髋关节脱位，立即通知医生，给予手法复位或麻醉后复位。

2. 下肢深静脉栓塞及肺栓塞　如无出血征象，麻醉清醒后即开始进行踝泵练习，并遵医嘱使用抗凝药物。

3. 压力性损伤　多见于双侧髋关节置换术后，应积极预防。严格执行每2h翻身减压、保持会阴部皮肤清洁干燥，防止尿液及大便浸泡皮肤。

4. 切开感染　严格无菌操作技术，术后留置尿管及引流管的患者保持管路通畅。避免切口被尿液及大便污染。术前30min及术后3d应用抗生素预防感染发生。

5. 出血和血肿　严密观察术后伤口出血量（尤其是术后6h内）。保留引流管引流通畅，以防积血残留在关节内。术后24h内伤口处可冰敷，患肢抬高制动，以免加重出血。若出血量超过1 000ml时，配合医生及时给予扩容，预防休克。

6. 假体周围骨折　指导患者功能锻炼时循序渐进，下地时专人扶持，穿防滑鞋，避免跌倒。

（四）康复护理

1. 功能锻炼　活动期休息，以被动运动为主，缓解期可进行主动与被动运动，避免剧烈运动。

2. 保持良好的姿势　保持正确的坐姿与站姿，避免身体屈曲，睡硬板床，低枕，以平卧位为主。

3. 加强疼痛管理　使用药物缓解疼痛，可有助于规则锻炼。

4. 合理运动　每天持之以恒，避免剧烈运动。运动应温和、有氧、循序渐进，如游泳、柔软体操、打太极拳等。睡前可进行柔软及伸展脊柱的运动。

（五）护理注意事项

1. 宜进食高蛋白，高维生素饮食，避风寒。

2. 协助患者取舒适卧位，睡硬板床、低枕，仰卧。

3. 适当进行体育锻炼，增强椎旁肌肉和增加肺活量。注意正确的立、坐、卧姿势，避免过度负重和剧烈运动。

4. 避免引起持续性疼痛的体力活动与运动。

5. 注意观察激素及免疫抑制剂、非甾体抗炎药物不良反应，如胃肠道反应、骨髓抑制、肝肾功能损害等，及时对症处理。

6. 如果患者在怀孕过程中病情发作，应听从医生建议，制定专业的治疗方案，考虑受孕时间。

（六）护理健康指导

1. 维持正确的姿势和活动能力，避免剧烈的运动，注意休息，减少负重，防止跌倒。

2. 非甾体抗炎药使用时需要注意有些患者对某种药物有敏感性，而对某种无敏感性，故在临床应用时要注意此种现象，若连续应用1～2周毫无效果，则应及时更换其他类药物，以取得良好的治疗效果。

3. 指导患者正确的服药方法、时间，告知患者不可随意增减药量或停药，严格遵医嘱服药。

4. 指导患者注意饮食卫生，营养均衡，日常应多饮水，有利于病情缓解，不能偏食或暴饮暴食。吸烟患者应戒烟。

5. 强直性脊柱炎治疗刚开始至少每1个月复查一次，达到治疗目标，病情控制稳定后，可3个月复查一次。

（杨　梅　段红敏）

第六节　骨　坏　死

骨坏死（osteonecrosis）是累及多骨骼关节系统的疾病，该病是由于各种原因（机械、生物等）使骨循环中断或受损，引起骨组织内细胞死亡，随后的骨修复导致组织结构改变，继而造成关节面塌陷变形、关节功能障碍的疾病。可分为两大类，一类为缺血造成的骨坏死，如外伤、饮酒、激素类药物等导致的骨坏死,临床以股骨头缺血坏死、距骨坏死较多见;另一类是由于细菌感染所致的骨坏死,如骨髓炎、骨结核、化脓性关节炎等。

【疾病特点】

本病无传染性,多发于 21～50 岁人群,尤其好发于负重大关节,以股骨头坏死最为常见,也可多部位同时累及,如肱骨头、距骨、舟状骨、下颌骨等,发病率和致残率逐年增加。

(一)病因

1. 创伤 严重的创伤可使骨的血流供应直接阻断,从而发生骨坏死。

2. 微血栓形成 现在普遍认为微血栓形成是非创伤性骨坏死的骨细胞死亡和结构丧失的主要原因。

3. 免疫学因素 骨坏死是一多因素疾病,自身免疫疾病中,提示有几个因素是骨坏死的发病机制,如免疫因子、免疫复合物、自身抗体,如抗磷脂抗体等可能在骨坏死发病机制中起作用。

4. 基因因素 近年来越来越多研究显示骨坏死存在高危人群,这些人群可能具有易感基因,在受到继发因素(如激素、酒精等)的影响时,容易患骨坏死,这也解释了为何同样使用激素或者酗酒,有些人就不会骨坏死。

5. 其他因素 长期使用糖皮质激素或双膦酸盐、过量饮酒、患减压病、镰状细胞贫血、血管炎等可导致非创伤骨坏死。

(二)分类

根据病因可分为创伤性骨坏死、非创伤性骨坏死和特发性骨坏死。创伤性骨坏死:因外伤导致骨循环中断或受损而引发的骨坏死,一般情况下可通过手术或药物治愈。非创伤性骨坏死:比较常见的原因是长期应用糖皮质激素,或者长期大量饮酒。一旦出现了骨坏死,绝大多数逐渐加重,很难通过药物彻底治愈。特发性骨坏死:主要是骨周围的血管损伤或破坏造成血运障碍引起的坏死,免疫力低下是其因素之一,较难治愈。

(三)症状及体征

临床上以股骨头坏死较为常见,主要以股骨头坏死的症状为主,患者早期可以没有症状,然后出现腹股沟、臀部和大腿部位为主的疼痛,或表现为膝关节疼痛,经过治疗症状可以暂时缓解,但过一段时间会再次发作,严重时导致跛行、行走困难,关节面明显塌陷的患者可出现下肢缩短畸形,可伴随局部温度低、肢体畏寒等症状,该病情可并发骨关节炎、关节功能障碍。

1. 患侧疼痛 疼痛可为间歇性或持续性,间歇时可无任何症状。活动后加重,有时也可表现为休息痛。股骨头坏死疼痛多为针刺样、钝痛或酸痛不适等,常向腹股沟区、大腿内侧、臀后侧和膝内侧放射,并有该区麻木感,但有时找不到痛点。挤压患者曾受伤的部位或者血液供应受阻的部位,可能会出现压痛。

2. 关节僵硬与活动受限 患者关节屈伸不利、下蹲困难、不能久站、行走鸭子步、髋关节发出响声,甚至伴随腿肚抽筋现象,早期症状为外展、外旋活动受限明显。

3. 跛行 为进行性短缩性跛行,由于髋痛及股骨头塌陷,或晚期出现髋关节半脱位所致。早期往往出现间歇性跛行,儿童患者则更为明显。

4. 其他症状 患侧臀部皮肤温度低于正常温度,个别患者患肢畏寒。

【治疗原则】

该病情去除诱因和合并症的治疗不可忽视,应减少骨坏死部位的负重,注意休息,增强肌肉功能锻炼,保持关节功能,同时可以服用非甾体抗炎药,如阿司匹林、布洛芬等减轻疼痛。如果上述方法无效或者病情较重,应该及时手术,如关节置换术、截骨矫形术等;如果患者有饮酒史应尽量戒酒,并慎用激素类药物。经积极治疗后,预后一般较好。

治疗周期:一般情况下,骨坏死治疗周期在 3～4 个月左右。

(一)一般治疗

1. 去除诱因 了解存在的诱因并及时消除,如停服糖皮质激素、戒酒。

2. 合并症的治疗 如有骨关节炎、骨质疏松等,要及时治疗。

3. 物理治疗 可进行体外震波、高压氧、磁疗等治疗,缓解疼痛和促进骨修复。

4. 中医治疗 可进行针灸并辅以中药内服、外敷,从而达到改善骨头的血运状态,促进新骨生成。

(二)药物治疗

1. 低分子肝素 使用低分子肝素出血的风险小,疗效比较好,因此它的主要作用是抗凝、抗血栓。同时低分子肝素还能够调节免疫、抑制补体的激活、促进着床、促进滋养层细胞的增殖分化。

2．阿仑膦酸钠　主要用于治疗绝经后妇女的骨质疏松症，预防髋部和脊柱骨折（椎骨压缩性骨折），用于治疗男性骨质疏松症以预防骨折，用于治疗糖皮质激素诱导的骨质疏松。因此，对于骨坏死也有一定疗效。

3．止痛药　当患者疼痛剧烈时，可以进行止痛，应用布洛芬、美洛昔康等药物控制疼痛。

（三）手术治疗

对于症状较重、其他治疗方法无效的患者，可采用手术治疗，如截骨矫形术、关节置换术等。

1．截骨矫形术　截骨矫形手术常适用于成年人，用于矫正关节内翻和外翻的畸形，常用于膝关节。膝关节如果是由于骨性关节炎或关节外伤，而导致关节内翻和外翻的畸形，可以通过截骨矫形手术来矫正内翻和外翻的畸形，常是在股骨远端和胫骨近端进行截骨，根据畸形的情况进行截骨量的确定，再用矫形钢板来进行固定，就能够使畸形的关节变成正常的生理的角度，就可以使膝关节功能最大程度得到恢复。截骨矫形手术是近几年逐渐开展的手术，对于很多患者都有很好的作用。

2．关节置换术　随着人工全髋关节置换手术技术的不断发展，使小切口微创全髋关节置换成为可能。其优点为切口小、美观（可采用皮内缝合），术中关节周围软组织创伤小，出血量减少，术后伤口疼痛减轻，并发症少，早期即可恢复日常生活与功能。患者术后第 2～3d 即可扶拐下地行走，大大地减少了围手术期的并发症。

3．股骨头钻孔　通过股骨头坏死减压的方式，重建股骨头血运，术后患者应尽早开始下肢被动活动，练习髋关节活动。

4．多条血管束或带血供髂骨移植术　针对髋关节的术式，帮助髋关节得到改善。

【护理重点】

（一）术前护理

1．停止服用激素类药物、戒烟酒。

2．卧床休息、患肢避免负重。

3．药物治疗　遵医嘱使用非甾体抗炎药对症治疗，观察用药效果与不良反应。

4．饮食护理　鼓励患者多饮水、进食清淡、高钙、高维生素食物。

（二）术后护理

1．病情观察　严密观察患者全身情况，患肢感觉、运动及血运情况。

2．伤口护理　观察伤口局部有无渗血、渗液，若渗出较多时及时更换敷料，保持伤口清洁干燥。

3．引流管护理　保持伤口引流管通畅，观察引流液的性质和量。

4．体位护理　选择合适的体位，如关节置换术，应保持患肢外展中立位，防止外旋，必要时穿防外旋鞋。

5．皮肤护理　定时翻身，避免局部长期受压预防压疮发生。翻身时双腿间夹一软枕。手术当日可向健侧翻身15°～20°，采用"双肘、肩背部、健侧肢体"三点式抬臀法预防压疮。

6．疼痛护理　评估患者疼痛情况，适时给予镇痛治疗。

7．饮食护理　术后给予清淡易消化饮食，3d后给予高热量、高蛋白、高维生素、粗纤维饮食，促进伤口愈合。

（三）并发症观察及护理

1．感染　保持引流管通畅，遵医嘱合理使用抗生素，监测体温变化，观察伤口处渗血渗液情况，发现感染征象及时处理。

2．下肢静脉血栓形成及肺栓塞　术后观察皮肤颜色、温度、肢体肿胀、血供、足背动脉搏动及有无胸闷、呼吸困难等情况；抬高患肢高于心脏20°～25°，早期功能锻炼，预防性抗凝治疗。

3．骨不愈合　患肢避免过早负重。

（四）康复护理

1．对于青少年，可以随着生长发育通过自身修复能力，得到改善。不需要进行手术的患者，可以通过康复训练、辅助设备，缓解症状。

2．功能锻炼　指导患者进行功能锻炼，循序渐进，进行臀中肌和股四头肌肌力训练，加强踝关节背伸、跖屈、髋关节外展能力。

3．减轻髋关节处受压　治疗期间要尽量卧床休息，行走锻炼时可以使用拐杖、行走辅助器等工具，减轻髋关节处受压程度。

4．促进局部血液循环　定期对患处进行按揉等按摩措施，促进局部血液循环，预防肌肉萎缩症状出现。

（五）护理注意事项

1．手术患者注意保持创口卫生、清洁、干燥，弹性绷带包扎松紧度应适宜。

2．注意减轻髋关节负重，不要下蹲，少上下楼梯等。

3. 髋关节保护措施，髋关节屈曲不超过 90°，双腿不可交叉、盘腿、不可跷二郎腿。

4. 患肢不可过度内旋。

5. 不可坐过低的凳子，不可弯腰捡物。

6. 侧卧位时，两腿之间夹一软枕（向患侧翻身时可不采用）。

7. 注意适当休息，不要过多地反复刺激病骨，以免再次发生损伤。

（六）护理健康指导

1. 功能锻炼早期开始，循序渐进，被动加主动，等长加等张，并在无痛下进行。

2. 一般患者麻醉苏醒 6h 后可取坐位，鼓励患者深呼吸，有效咳嗽，活动足踝关节，伤口疼痛时，可于锻炼前 30min 服用止痛药。

3. 一般术后第 1 天开始功能锻炼，病情允许时，协助患者扶助行器下床站立，6～8 周后可以去拐恢复正常行走。

4. 根据不同术式，与医生一起制定康复计划，坚持功能锻炼。肌肉锻炼、增强肺活量，有效避免髋关节负重。

5. 注意个人卫生，避免伤口感染。有炎症感染时及时应用抗生素，必要时来院复查。

6. 定期复查，如出现体温异常、伤口渗出、肢体剧烈疼痛等及时就诊。

（杨 梅 段红敏）

第七节 化脓性骨髓炎

化脓性骨髓炎是指由化脓性细菌引起的骨膜、骨质和骨髓组织的炎症，根据临床表现可分为急性骨髓炎和慢性骨髓炎。化脓性骨髓炎的病变范围不仅涉及骨髓组织，且常波及骨膜、密质骨和松质骨等部位。急性化脓性骨髓炎一般在 5～7d 可形成骨膜下脓肿，骨膜下脓肿可使骨膜掀起，造成血液供给中断，局部骨皮质坏死，形成死骨。急性骨髓炎如不及时正确治疗，可反复发作或转为慢性骨髓炎，遗留畸形、强直、残疾等，严重影响功能和健康，甚至危及生命。

【疾病特点】

（一）病因

1. 细菌感染 化脓性骨髓炎是由化脓性细菌感染引起的骨组织炎症。最常见的致病菌是金黄色葡萄球菌，约占 75%，其次是乙型溶血性链球菌，约占 10%。感染途径有血源性感染、创伤性感染、蔓延性感染。

2. 免疫缺陷 在急性血源性骨髓炎发病前，身体其他部位常存感染性病灶。当处理不当或机体抵抗力下降时，病灶内致病菌经血液循环滞留在骨内而引起骨组织急性感染，免疫功能缺陷会使骨髓炎发病增加。

3. 诱发因素 ①基础疾病，如患有糖尿病且血糖控制不佳，高血糖是细菌滋养的温床，患有糖尿病者更易在感染后发病；②营养状况，如患者因存在肠道疾病，导致胃肠吸收不良、消化不良，或过度挑食、节食等可使身体长期营养不良，此时易遭受病菌侵袭，诱发本病；③免疫力低，如患者有其他疾病，长期服用免疫抑制剂或激素，可能使免疫力低下，诱发本病。

（二）症状及体征

急性化脓性骨髓炎常伴有全身中毒症状，局部剧痛，限制活动。迁延为慢性病者可有患肢畸形，局部可有窦道形成，流出死骨。化脓性骨髓炎可合并关节强直、屈曲畸形患肢增长或短缩、关节内外畸形等并发症。

1. 急性化脓性骨髓炎

（1）全身中毒症状：起病急，常伴有高热。体温常在 39℃～40℃，伴寒战、精神不振、消化道症状等，可出现惊厥，病情严重者可发生脓毒症休克。

（2）局部表现：患肢红、肿、热、痛，肌肉痉挛，压痛剧烈。早期局部剧痛，不敢活动，长骨干骺端有深压痛。皮温升高，患肢呈屈曲制动状态，拒绝活动。

（3）当骨脓肿形成穿破密质骨到骨膜下时，常伴剧痛，之后骨内压缓降，疼痛随之减轻。当脓肿穿至皮下时，局部红、肿、热、痛明显，并有波动感。

2. 慢性化脓性骨髓炎

（1）临床上进入慢性炎症期时，在病变不活动阶段可以无症状，有局部肿胀、骨质增厚、表面粗糙、肢体增粗及变形。如有窦道，伤口长期不愈，偶有小块死骨排出。

（2）有时伤口暂时愈合，但由于存在感染病灶，炎症扩散，可引起急性发作，表现为疼痛、表面皮肤红、肿、热及压痛。体温可升高 1～2℃，可有全身中毒症状，如发冷、发热。

（3）全身健康状况较差时，也易引起急性发作。由于炎症反复发作，多处窦道，对肢体功能影响较大，有肌肉萎缩。如发生病理骨折，可有肢体短缩或成角畸形，多有关节挛缩或僵硬。

3．其他症状　年幼者反复发病可造成患肢增长或短缩，关节屈曲畸形。

【治疗原则】

（一）一般治疗

1．急性化脓性骨髓炎　治疗急性化脓性骨髓炎成功的关键是早期控制炎症和引流减压，防止炎症扩散和死骨形成。

（1）应用大剂量有效抗生素，体温下降后续用药2～3周。

（2）卧床休息，防止患肢畸形。患肢用石膏托或皮牵引制动，有利于炎症消散和减轻疼痛，防止病理性骨折（直至X线片显示包壳坚固）和关节挛缩。

（3）全身支持疗法：增加高蛋白、高热量食物，输液、输血、增强抗病能力。

（4）及时切开排脓：应用抗生素2～3d仍不能控制症状，应局部穿刺，如有脓液，及时切开排脓。

（5）对症处理：高热时物理降温或遵医嘱药物降温，保持水、电解质的平衡，纠正酸中毒。

2．慢性化脓性骨髓炎

（1）彻底摘除死骨，切除瘢痕和增生的肉芽组织，消灭死腔，切除窦道，根治感染源。

（2）全身支持治疗：加强营养支持，保证能量和蛋白的摄入。可少量多次输入新鲜血或球蛋白，提高机体免疫力。

（二）药物治疗

抗生素治疗。尽早联合应用有效的抗生素。根据细菌培养及药敏试验结果，调整并使用对细菌敏感的抗生素。抗生素治疗至少要3周，直到体温恢复正常，局部红、肿、热、痛等减轻。另外，实验室检查显示血沉和C反应蛋白水平正常或明显下降后才可以停用抗生素，常用的抗生素有头孢曲松、哌拉西林、罗红霉素等，具体用药要结合患者个人过敏史及临床表现来选择。

（三）手术治疗

凡有死骨、死腔、窦道流脓，且有充分新骨形成包壳，可替代原有骨干而支持肢体者均应手术。

1．病灶清除术　摘除死骨及空腔边缘，吸出脓液，彻底去除窦道、异物、肉芽和瘢痕组织。但慢性骨髓炎急性发作期不宜做病灶清除术，应以抗生素治疗为主，积脓时宜切开引流。

2．消灭死腔碟形手术　切除骨死腔潜行边缘，使之成为一口大底小的碟形创口，创口内置入冲洗引流管，进行彻底冲洗及引流，以促进创面一期愈合。如果创口很大可用带蒂肌瓣填充死腔。大块死骨形成而包壳尚未充分生成者，过早取掉大块死骨会造成长段骨缺损，该类病例不宜手术取出死骨，须待包壳生成后再手术。

3．钻孔和开窗引流术　于创口内放置引流管2根，一根用以连续抗生素滴注，另一根用以持续负压吸引。

4．抗生素珠链填充　采用敏感抗生素骨水泥（聚甲基丙烯酸甲酯）串珠放置在骨死腔内，随着骨死腔底部新鲜肉芽生长的进程，逐步抽出串珠。近来临床上已开始应用替代骨水泥的可降解生物材料作载体。

5．截肢术　对于慢性炎症刺激窦道口继发癌变者可行截肢术。

【护理重点】

（一）术前护理

1．一般护理　嘱患者卧床休息，抬高患肢，限制活动，以减轻肿胀、疼痛。给予高热量、高蛋白、高维生素的食物。鼓励多饮水。对高热患者使用物理降温或遵医嘱药物降温。做好口腔护理，如有窦道形成，加强皮肤护理。

2．病情观察　密切观察生命体征，尤其是体温的变化。观察局部红、肿范围，了解治疗效果。

3．抗生素的应用　遵医嘱给予大剂量有效抗生素治疗，一般体温正常后尚需继续使用抗生素2～3周，注意观察药物的毒副作用。

4．营养支持　对存在水电解质及酸碱失衡、贫血、营养状况较差的患者，遵医嘱输注液体、浓缩红细胞、白蛋白、血浆、氨基酸等。

（二）术后护理

1．体位　卧床休息，抬高患肢，限制肢体活动，促进静脉回流，固定患肢于功能位。

2．按医嘱给予镇痛药物，加强对创口的护理，保持创面清洁干燥。搬动时要注意轻、稳，尽量减少刺激。加强营养、多饮水。

3．病情观察　遵医嘱应用抗生素，观察疗效及不良反应，合理使用镇痛药物缓解疼痛。严密监测体温变化，如果超过39℃，应在物理降温或药物降温的同时观察有无大汗、血压下降、虚脱等现象。

4. 伤口及引流管护理 保持伤口清洁干燥，妥善固定冲洗管和引流管，保持引流通畅，高处滴注管高于床面 60～70cm，引流瓶应低于患肢 50cm，防止引流液逆流。引流管一般放置 3 周，当体温正常、引流通畅、引流液连续 3 次细菌培养阴性即可拔除引流管。

5. 闭式灌洗引流护理 术后 24h 冲洗管大量快速（似流水样）持续滴注抗生素溶液进行灌洗，然后每 2h 快速冲洗 1 次，维持至引流液清亮为止。严格无菌操作，避免逆行感染。密切观察引流液的颜色、性质和量，准确记录。

（三）并发症观察及护理

1. 病理性骨折 患肢制动，避免负重。

2. 骨不愈合或骨坏死 肢体避免过早负重。

3. 心肌炎或心包炎 观察有无心悸、胸痛、胸闷、呼吸困难、发绀等表现。必要时行 X 线片检查及化验抗心肌抗体、肌钙蛋白、肌红蛋白。

（四）康复护理

1. 术后防止骨髓腔出血，以向心性肌肉按摩为主，术后 3～7d 练习肌肉等长收缩，以感到轻度疲劳为宜，循序渐进，直至完全恢复。

2. 患者不宜过早剧烈活动，以防止发生病理性骨折。卧床患者经常做深呼吸、有效咳嗽及引体向上运动，改善肺部功能，减少并发症的发生。

3. 功能锻炼 急性期患者应卧床休息，在医生的指导下恢复锻炼，炎症消退后，进行关节功能锻炼。被动运动和主动运动相结合。患者进行踝关节主动屈伸及股四头肌等长收缩锻炼。循序渐进，最后可行直腿抬高运动训练。

（五）护理注意事项

1. 加强心理护理 化脓性骨髓炎的脓性引流液常因有恶臭味使患者自尊心受损。应做好患者心理护理，同时做好室内空气流通，必要时使用空气清新剂，保持室内空气清新，减少患者不安，尤其是小儿更需要同情和关爱，使其以积极心态配合治疗。

2. 肢体出现外伤后要及时清创消毒，避免继发的细菌感染，术后保持切口周围清洁、干燥。

3. 术后保持引流管通畅，有效引流，引流管留置 3 周、体温下降、引流液菌培养阴性才可拔管。

4. 术后注意观察患者切口处有无皮瓣出血、坏死，一旦发现及时通知医生。

5. 观察石膏固定的边缘及骨隆突处皮肤有无红肿、擦伤等，保持石膏、敷料等干燥、整洁，预防压疮的发生。

（六）护理健康指导

1. 加强饮食营养，提高抵抗力，防止疾病复发。

2. 指导患者每天进行肌肉的等长收缩练习及关节的被动活动或主动活动，避免患肢功能障碍。

3. 遵医嘱足量联合应用抗生素治疗，密切注意药物不良反应，一旦发生，立即停药并及时就诊。

4. 避免患肢负重至骨愈合，指导患者正确使用拐杖、助行器等辅助器材，减轻患肢过早负重、防止跌倒等致发生病理骨折发生。

5. 定期复查，指导患者学会自我观察，如伤口愈合后又发生红、肿、热、痛、流脓等，提示转为慢性，需及时就诊。

（杨 梅 段红敏）

第八节 化脓性关节炎

化脓性细菌引起的关节内感染，称为化脓性关节炎（pyogenic arthritis），常为败血症的并发症，多见于儿童、老年体弱、慢性关节炎患者，常好发于单一的肢体大关节，最常受累的部位为膝、髋关节，其次为肘、肩和踝关节。

【疾病特点】

（一）病因

该病的致病菌多为金黄色葡萄球菌，其次为溶血性链球菌、肺炎双球菌和大肠埃希菌等，以血行感染最多见，也可因开放性损伤、关节手术或关节穿刺继发感染或从周围软组织感染蔓延而来。

（二）症状及体征

1. 全身症状 起病急骤，寒战、高热，甚至出现谵妄与昏迷、全身不适等菌血症表现，可有白细胞计数增高，血培养可为阳性。

2. 局部表现 表现为受累关节剧痛、局部可见红、肿、热、压痛及关节积液等表现。由于肌肉痉挛，关节常处于屈曲畸形位，久之可发生关节挛缩，甚至有半脱位或脱位。

【治疗原则】

（一）非手术治疗

1. 全身治疗 分为全身支持疗法及早期足量、全身使用广谱抗生素治疗，5 岁以下儿童多选用对抗金黄色葡萄球菌、链球菌及流感嗜血杆菌的抗生素，如头孢氨苄或头孢唑肟具有良好的灭菌效果，改善营养状况，饮食上注意摄入高蛋白、高维生素饮食。

2. 急性期局部治疗 发病早期制动于功能位置及适当活动保持关节活动度，临床应用石膏、夹板或牵引等限制患肢活动，以防止感染扩散，减轻肌肉痉挛及疼痛，防止畸形及病理性脱位，减轻对关节软骨面的压力及软骨破坏。

（1）关节穿刺及冲洗，关节穿刺除用于诊断外，也是治疗本病的重要治疗措施。经上述治疗后，全身和局部情况仍不见好转，应及时切开引流。

（2）恢复期治疗 进入恢复期应根据患者情况有控制地活动关节及锻炼功能，如关节已有畸形时，应用牵引逐步矫正。

（二）手术治疗

病变后期关节功能障碍者可行关节融合术、截骨术等关节矫形手术。

【护理重点】

（一）术前护理

1. 加强饮食营养，增强体力，利于术后恢复。

2. 对于体温高或疼痛的患者给予物理或药物降温及止痛治疗。

3. 遵医嘱合理使用抗生素并严格观察有无药物副作用出现。

4. 充分休息，限制患病关节活动，必要时给予石膏固定或皮牵引。

（二）术后护理

1. 基础护理 术后回病房后及时更换床单位，保持床单位清洁舒适。

2. 术后引流管的护理 妥善固定术部引流管，保证引流管在位通畅，避免引流管扭曲，按时给予伤口换药。

3. 病情观察 观察伤口部位红肿热等现象是否消退，观察引流脓液的色、质、量、味，保持肢体功能位，避免关节脱位。

（三）并发症观察护理

1. 患者术后卧床制动期间，注意 2h 一次为患者翻身更换体位，防止压疮发生，鼓励患者咳痰防止肺炎发生。

2. 冰敷降温时，冰袋需用毛巾包裹，不可直接接触皮肤，以免引起冻伤。

3. 患者伤口及时给予无菌换药，每天更换引流袋，防止反流，预防伤口感染发生。

（四）康复护理

1. 急性炎症消退后，可适度、循序渐进地做摆腿、直腿抬高等运动。

2. 拆除皮牵引或石膏固定后，可鼓励患者逐渐加强关节功能锻炼，防止关节内发生粘连或强直。

3. 根据患者伤口及全身恢复情况，指导患者在床上活动肢体，病情允许后方可离床活动，防止摔倒等不良事件，逐步进行登车等活动，注意患肢的负重逐渐增加，不可过度，以免影响术后恢复。

（五）护理注意事项

1. 预防感染 术后注意保持患者伤口清洁干燥，每天无菌换药一次。

2. 功能锻炼 术后功能锻炼后期，为减少关节磨损，尤其长距离行走时嘱患者使用手杖以免造成过度负重。

（六）护理健康指导

1. 适当进行户外活动，避免重体力劳动及奔跑等剧烈运动，建议进行散步等活动，做到劳逸结合、循序渐进。

2. 饮食早期宜清淡，以高蛋白、营养丰富的饮食为主，注重心理调节，适当补充钙剂及维生素D，预防骨质疏松发生。

3. 带有皮牵引或石膏固定的患肢，嘱其注意保持体位正确，保持肢体功能位，注意观察患肢的血液循环情况，避免发生肢体缺血坏死现象。

4. 积极预防和控制扁桃体发炎等感染现象发生，以免引起关节的再次感染。

5. 告知患者按医嘱正规服药，定期复查，不适及时随诊。

（杨 梅 段红敏）

第九节 骨关节结核

骨关节结核（osteoarticular tuberculosis）是由呼吸道结核或淋巴结核等原发病灶经淋巴、血运播散而来。一旦人体抵抗力降低，潜伏于感染灶中的结核菌繁殖，突破包围的组织而发病。骨与关节结核是一种继发性结核病，在我国始发于肺结核的占绝大多数。好发于儿童和青少年，好发于负重大、活动多、容易发生损伤的部位，其中脊柱结核约占 50%，其次是膝关节、髋关节结核。

【疾病特点】

（一）病因

是由结核分枝杆菌侵入骨或关节面而引起的一种继发性结核病。

（二）症状及体征

1. 该病起病初期起病缓慢，大多局部疼痛不明显，多为偶发关节隐痛，活动时疼痛加重，后期逐渐转为持续性疼痛。部分患者疼痛可放射至其他部位，如髋关节疼痛常放射至膝关节，小儿常因疼痛不适有"夜啼"现象。

2. 单纯性骨结核因髓腔压力增高，脓液聚集过多及脓液破入关节腔可使疼痛加剧。

3. 在全身方面，患者表现轻重不一，可有低热、乏力、盗汗、消瘦、体重减轻和贫血等症状。儿童亦会出现起病急骤，出现高热等急性感染症状。

4. 部分患者会出现关节畸形、积液、脓肿、窦道等现象，或有脊柱畸形、肢体短缩、压痛、叩击痛、姿态异常及截瘫。

5. 患者有肢体感觉，会出现活动异常、肌力减退等症状。

6. 患者有眩晕、口周麻木、耳鸣、听力异常、胃部不适等抗结核药物毒性反应。

7. 寒性脓肿破溃后若合并混合感染，可出现急性炎症反应。

【治疗原则】

（一）非手术治疗

1. 全身支持疗法 嘱患者充分休息，关注饮食，加强营养，根据患者情况适当增加体育锻炼增强机体抵抗力，混合感染的患者根据药敏结果对症应用抗生素治疗。

2. 早期、全程使用抗结核药物 治疗应遵循早期、联合、适量、规律的原则，以增加药效，降低细菌的耐药性。

3. 局部制动 根据患者的病情和病变部位，使用夹板、石膏绷带和牵引等方法使病变关节制动，注意保持关节的功能位。

4. 局部注射 对于早期单纯滑膜结核可应用异烟肼与链霉素注射治疗，但对于寒性脓肿，要避免反复穿刺和注入抗结核药物。

（二）手术治疗

1. 脓肿切开引流 冷脓肿有混合感染、体温高、中毒症状明显者，可先施行脓肿切开引流术，

待全身状况改善后，再行病灶清除术。

2. 病灶清除术 通过手术路径进入病灶，将脓液、死骨、结核性肉芽组织和干酪样坏死等病变完全去除干净。注意在手术前需服用抗结核药物 2～4 周。

3. 其他手术 对于关节不稳定者，可行关节融合术，对于关节畸形者可行截骨术，改善关节功能可行关节成型或人工关节置换术。

【护理重点】

（一）术前护理

1. 用药护理 做好术前护理，术前抗结核治疗 2～4 周，空腹服药，多饮水，定时监测肾功能。

2. 观察患者服药抗结核药物的不良反应 发现患者肝功能下降、精神症状或末梢神经障碍等不良反应，及时报告及时处置。患者出现眩晕、口周麻木、耳鸣、听力异常、恶心等等现象，及时报告调节药物。

3. 营养支持 做好健康宣教，鼓励患者进食高热量、高蛋白、高维生素饮食，不能经口进食的患者可经肠内或肠外营养支持，贫血或低蛋白的患者给予输注血液或人血白蛋白处置。

4. 发热护理 对于发热的患者及时监测患者体温，每天监测体温 6 次，异常情况及时报告。盗汗的患者及时更换潮湿的衣物和床单，保持患者舒适，防止着凉。

（二）术后护理

1. 引流管护理 ①保持引流管的密闭性，观察水柱波动，妥善固定引流管，定时挤压，保持引流管通畅；②更换引流瓶或给患者更换体位搬动患者时，必须用止血钳双向夹闭引流管，防止空气进入或造成引流液反流；③若发生引流管滑脱，应立即报告医生，用手捏住伤口处皮肤，消毒处理，用凡士林纱布封闭伤口，必要时摄 X 线片。

2. 皮肤护理 对窦道换药时严格无菌换药，避免感染，注意无菌观念。

3. 饮食护理 术后可以进食后，鼓励患者进食高蛋白、高热量、富含维生素的易消化的饮食，以利于患者体力的迅速恢复。

4. 心理护理 耐心向患者说明维持全程治疗的重要性，使其解除心理压力，尽量保持轻松、乐观的心态，增强患者战胜疾病的信心。

（三）并发症观察及护理

1. 出血 注意观察引流液的色、质、量，若发

现引流液颜色鲜红，2h内超过200ml时，立即报告医生处置。

2. 胸腔积液　胸椎结核患者容易并发胸腔积液，观察患者有无气喘、胸闷，氧饱和度下降等现象，关注患者的主诉。

3. 椎间隙感染　脊柱结核患者术后观察有无低热、腰痛，疼痛是否呈阵发性抽搐样，翻身时加剧。

（四）康复护理

1. 接种卡介苗能防止结核初染病灶血行传播，因而可以降低骨关节结核的发生率。

2. 常用抗结核药物，如异烟肼等，需遵医嘱按剂量服用12～18个月，若少于3个月效果会下降。告知患者按时服药，应坚持长期服药，不可擅自停止服药。

3. 患者术后早期下床时注意循序渐进，需由家属陪伴，注意安全，防止外伤及跌倒的发生。

（五）护理注意事项

骨关节结核患者局部制动，保持功能位，防止病理性骨折。

（六）护理健康指导

1. 指导患者养成良好的卫生习惯，防止结核传染。

2. 嘱患者坚持全程、足量服用抗结核药物。

3. 告知患者注意加强营养，劳逸结合，避免受凉，改善全身情况，增强机体抵抗力。

4. 定期复查、随访，出现结核药物毒性反应或伤口红、肿、痛、渗液等情况及时就诊。

（杨　梅　段红敏）

第十节　脊柱结核

脊柱结核是一种继发性结核病，病原菌主要是牛分枝杆菌，多数是经血液途径传播感染。原发病灶绝大多数为肺结核，少数为消化道结核。在全身骨与关节结核中，脊柱结核的发病率最高，占全身骨与关节结核的50%左右，典型的脊柱结核侵犯相邻两个椎体及其椎间盘，这可能与相邻椎体的边缘为同一组动脉所供养有关，连带其椎间盘一起被破坏。脊柱结核中，以腰椎结核最多见，胸椎次之。

【疾病特点】

（一）病因

继发于肺结核、消化道结核或淋巴结核等，经血液循环途径导致感染。

（二）症状与体征

1. 疼痛　多数患者表现为轻微钝痛，休息则轻，劳累则重，咳嗽、打喷嚏或持重物时症状加重，但夜间多数患者能够较好的入睡。

2. 姿势异常　因患者病变部位不同，患者所采取的姿势各异。

3. 脊柱畸形　以后凸畸形最常见，多为角形后凸，侧弯不常见，也不严重。对于儿童常为首发症状。

4. 脊柱活动受限　由于病灶周围肌肉的保护性痉挛，受累脊柱活动受限。

5. 压痛和叩击痛　因椎体里棘突较远，故局部压痛不太明显，叩击局部棘突，患者可出现疼痛的症状。

6. 寒性脓肿　常为患者就诊的最早体征。

7. 脊髓受压现象　有的患者因出现截瘫方来就诊，医生应常规检查双下肢的神经情况，以便及时发现早期脊髓受压现象。

【治疗原则】

（一）一般治疗

1. 支持治疗　目前对脊柱结核的全身治疗，仍是治疗本病最基本的治疗方法，加强营养，纠正贫血，呼吸新鲜空气。

2. 严格卧床休息，患肢制动，抬高，维持肢功能位，减轻疼痛。

3. 抗结核药物治疗　遵医嘱早期、足量、联合、规律、全程、正规进行，一般采用三联抗结核药治疗。

（二）手术治疗

手术治疗脊柱结核对患者是一次创伤打击，但从效果看，大多数较快愈合。手术适应证包括病灶有较大的脓肿，病灶内有死骨或空洞，合并瘘管经久不愈，脊髓受压。主要手术方式有病灶清除术、植骨融合术、内固定术。

【护理要点】

（一）术前护理

1. 患者术前抗结核治疗至少2周，且等全身症状改善方可安排手术。

2. 绝对卧硬板床休息，以减轻椎体压力，防止脊柱变形和神经受损。

3. 加强饮食护理，给患者以高蛋白、高热量及高维生素饮食。

4．术前适时给患者以心理护理，解除患者紧张情绪，以利于手术后恢复。

（二）术后护理

1．患者术后给予安置合适体位，卧硬板床，定时更换体位，轴线翻身，防止压力性溃疡发生，常规给予低流量吸氧，监测患者血氧饱和度情况。

2．给予心电监护监测生命体征，加强巡视，观察患者皮肤、肢端颜色及患者主诉，若患者出现胸闷、呼吸困难、血氧饱和度下降等不适现象，及时报告医生处置。

3．术后 6h 可根据患者消化情况给予流食，若无不适，12h 后给予半流食，24h 后鼓励进食高热量、高蛋白、高维生素、易消化的饮食，如瘦肉、鱼肉、蛋类、新鲜蔬菜等，以补充机体消耗，以便患者迅速恢复体力。

4．注意引流管的护理，术后妥善固定引流管，避免引流管折叠、受压、滑脱、断裂，定时挤压引流管，防止血块堵塞引流管，注意观察引流液的色、质、量，通过引流液的量了解患者是否有活动性出血的发生。

5．麻醉作用消失后，患者会感觉伤口疼痛，遵医嘱按压止痛泵或肌内注射镇痛药，及时缓解疼痛，晚间必要时口服安眠药保证患者休息与睡眠，以利于缓解患者紧张情绪，增加舒适性以利于患者术后恢复。

（三）并发症观察护理

1．压力性损伤　患者长时间卧硬板床，尤其对体质虚弱、消瘦的患者，易发生压力性损伤，注意每 2h 翻身更换体位，骨突部位贴泡沫敷料保护。

2．坠积性肺炎　患者术前、术后卧床时间长，不利于痰液咳出，尤其对于有吸烟史的患者或老年人易发生坠积性肺炎，护理中注意对患者痰量的评估，鼓励患者咳痰，必要时给予吸痰。

3．泌尿系统感染　与患者长时间卧床或留置尿管有关，护理时注意无菌导尿，定时膀胱冲洗，每天评估，尽早拔出尿管。

（四）康复护理

1．术后第 2 天，根据患者恢复情况可适当进行直腿抬高练习，可行被动活动，按摩下肢关节，防止关节粘连。

2．椎体手术者，术后继续卧硬板床 3 个月，3 个月后可在床上活动，半年后方可离床活动，应注意防止胸腹部屈曲，以免植入骨块脱落或移动。

3．对于合并截瘫或脊柱不稳定的患者，做抬头、深呼吸或上肢活动，同时按摩关节。

（五）护理注意事项

1．保持轴线翻身　保持脊柱平直，不扭曲身体，像轴转动一样翻身。

2．患者局部制动，保持功能位，防止病理性骨折。

3．术后早期进行双下肢功能锻炼，踝关节跖屈、背伸锻炼，膝关节屈膝训练，预防双下肢静脉血栓形成。

（六）护理健康指导

1．告知患者有计划循序渐进地进行功能锻炼。

2．正确佩戴胸腰椎支具，限制腰椎活动，减少腰部肌肉的劳损、缓解局部疼痛。佩戴时间一般为术后 6～12 个月。

3．脊柱结核术后患者继续卧床直至骨组织愈合为止，一般 3～4 个月后复查。医生检查后确定下床时间。

4．遵医嘱按时服药，尤其是抗结核药物需联合、连续服药，保证骨结核病灶的清除，防止复发。

5．定期复诊、复查与药物毒副作用相关的脏器功能，若出现耳鸣、听力异常等表现，立即停药并复诊。

6．1 年内避免负重，不提重物。腰椎术后避免弯腰，拾物的姿势应先下蹲，避免弯腰拾物。

（杨　梅　段红敏）

第十一节　气性坏疽

气性坏疽（gas gangrene）是由梭状芽孢杆菌所引起的一种严重急性特异性感染。根据病变范围的不同，芽孢杆菌感染分为芽孢菌性肌坏死和芽孢菌性蜂窝组织炎两类，通常所说的气性坏疽即芽孢菌性肌坏死，主要发生在肌组织广泛损伤的患者，少数发生在腹部或会阴部手术的伤口处。

【疾病特点】

（一）病因

本病的发生多需同时具备两个条件。

1．梭状芽孢杆菌感染　包括产气荚膜杆菌、腐败杆菌、溶组织杆菌等多种类型，发生感染时常为多种细菌混合作用。

2．机体存在缺氧创口　梭状芽孢杆菌的生长繁殖依赖缺氧环境，若发生创口过深、包扎过紧、止血时间长等情况，创口形成缺血、缺氧环境，感染率升高。

（二）症状及体征

1. 局部症状 发病初期，患者常有伤肢沉重、疼痛，感觉敷料包扎过紧的感觉，此为该病的前驱症状。后期会出现伤肢"胀裂样"疼痛，难以忍受，进而出现伤口周围水肿、苍白、发亮迅速变为紫红色进而变为紫黑色。部分患者伤口周围出现大小不等的水疱，轻压有捻发音的感觉，伤口内会有浆液血性渗出液渗出，可含气泡，伤口常有硫化氢恶臭味。伤口内肌肉坏死，呈暗红或土灰色，失去弹性，刀割时肌纤维不收缩，也无出血。

2. 全身症状 患者神志清醒但软弱无力，会有表情淡漠或烦躁不安的现象，数小时内变为忧虑、恐惧或精神欣快，脉搏快速，口唇皮肤苍白，并大量出汗，体温逐渐上升，可达 38～39℃，晚期有严重贫血及脱水，有时有黄疸，致循环衰竭。可出现溶血性贫血、黄疸、血红蛋白尿、酸中毒，严重时可出现感染脓毒症休克，全身情况可在 12～24h 内全面迅速恶化。

【治疗原则】

（一）一般治疗

1. 全身支持疗法 包括少量多次输血、纠正水电解质和酸碱平衡失调，以及镇痛、抗休克等对症处理。

2. 高压氧治疗 可在短时间内提高血液和组织内的氧含量，抑制气性坏疽杆菌的生长，繁殖，控制感染的扩散。

（二）药物治疗

抗生素首选青霉素，其次可选克林霉素、甲硝唑、头孢曲松或碳青霉烯类；多西环素，氯霉素。遵医嘱大剂量使用敏感抗生素，观察用药后效果及不良反应。

（三）手术治疗

气性坏疽一旦确诊应及早手术，首先及时给予彻底清创，对全身症状严重甚至毒血症的患者给予截肢处理。近年来，负压封闭引流（vacuum sealing drainage，VSD）在气性坏疽创面的治疗中取得良好的效果。

【护理要点】

（一）术前护理

1. 全面评估患者健康史 询问患者有无开放性损伤史，评估有无引起伤口局部缺氧环境形成

的因素。了解伤口的污染程度、深度、伤口的大小，是否及时彻底清创，引流是否通畅等，询问伤者受伤部位或伤肢的感觉，了解伤处疼痛性质、范围、程度及应用止痛剂的效果。

2. 身体状况 评估患者局部伤口有无水疱，是否有水疱溢出，了解患者伤口是否有分泌物渗出，注意伤口分泌物的性状、颜色和气味，观察伤口周围皮肤的颜色、肿胀程度及有无捻发音等。评估患者生命体征、意识状态、皮肤黏膜色泽及温度，重要脏器功能状况等。

3. 心理护理 该病起病急且病情进展迅速，因患者伤处疼痛，故患者常有焦虑、恐惧等心理反应，对于伤情严重需要截肢的患者尤其需适时进行心理辅导，给予身心方面的支持缓解患者的不良情绪。

（二）术后护理

1. 饮食护理 术后常规给予低流量吸氧及心电监护，观察患者生命体征情况，全麻术后 6h 方可进食水，6h 后给予少量流食，患者无不适反应后给予高蛋白、高营养饮食，多饮水。

2. 引流管护理 术后带有引流管的患者注意妥善固定各条引流管，防止引流管堵塞、扭曲、受压，注意观察引流液的色、质、量，异常情况及时报告医生处置。

3. 疼痛护理 询问患者疼痛的性质、程度、特点，对剧烈疼痛的患者遵医嘱给予镇痛药物治疗，注意观察有无药物副作用。

4. 体位护理 术后协助患者取舒适体位，抬高患肢，高于心脏水平，以利于静脉回流及消肿，尽量采取健侧卧位，以免对伤口造成压迫。

5. 伤口护理 密切观察伤口周围皮肤的色泽、温度、肿胀程度和伤口分泌物情况。按时给予无菌换药，更换伤口敷料，注意无菌观念。

6. 预防感染 遵医嘱合理使用抗生素，注意观察患者体温情况，对高热患者给予物理降温，必要时给予药物降温，注意给患者勤换衣裤，防止着凉。

7. 心理护理 对于伤情严重需要截肢的患者给予实时的心理护理，向患者列举一些截肢后成功适应的病例增强患者适应自身形体和日常生活变化的自信心。

（三）并发症观察及护理

感染性休克的观察，对术后高热的患者应严

密观察患者有无感染发生,严密观察患者生命体征及体温的变化。若发现患者有烦躁或意识障碍、体温降低或升高、脉搏细速、面色苍白、尿量减少等感染性休克的表现时应及时报告医生,并积极给予治疗和相应的护理。

(四)康复护理

指导截肢者正确安装、使用义肢和进行适度的肢体功能训练,根据患者伤情恢复情况做好分阶段的健康教育和功能锻炼指导,增强患者的适应性和自信心。

(五)护理注意事项

1. 对于伤口疼痛的患者给予止痛药,注意观察患者的用药反应和并发症。

2. 体温过高的患者给予药物或物理降温直至患者体温正常,及时更换清洁衣裤保证患者舒适避免着凉。

3. 对于截肢的患者适时给予心理护理,使之尽快适应日常生活的不便,增强重新面对生活的信心。

(六)护理健康指导

指导患者有计划地进行肢体功能锻炼,定时服药、定期复查,不适随诊。

(杨 梅 段红敏)

第十二节 狭窄性腱鞘炎

狭窄性腱鞘炎(tenosynovitis stenosans)是一种常见的腱鞘疾病,是腱鞘因机械性摩擦引起的慢性无菌性腱鞘炎;发生在拇指或手指的指屈肌腱的称为指屈肌腱狭窄性腱鞘炎或扳机指。好发于经常活动手指和手腕的人群。

【疾病特点】

(一)病因

当拇指及腕部活动时,肌腱滑动时产生较大的摩擦力,造成拇长展肌腱和拇短伸肌腱折成的折角增大,从而更增加肌腱与鞘管壁的摩擦,久之则发生腱鞘炎,鞘管壁变厚,肌腱局部变粗,逐渐发生狭窄症状。女性发病率较男性高,女性与男性比为 6∶1,另外,有时鞘管内有迷走肌腱存在,这种解剖变异,亦可产生狭窄性腱鞘炎的症状。

(二)症状及体征

1. 指屈肌腱狭窄性腱鞘炎可有局部疼痛和压痛,并可触及硬结,硬结可随手指屈伸而活动,可

出现"弹响",患指屈伸活动受限,或是伸直位不能屈曲,或是屈曲位不能伸直。清晨醒来时尤为明显,活动后症状可减轻或消失。

2. 桡骨茎突狭窄性腱鞘炎起病缓慢、逐渐加重,也有突然发生症状者,桡骨茎突处有疼痛、压痛和局限性肿胀。拇指与腕关节活动时疼痛加重。

【治疗原则】

1. 非手术疗法 早期或症状较轻的患者可采用非手术疗法,包括减少手部活动,尤其是手指屈伸活动,急性期可给予热疗、按摩等处置方法,另可给予局部封闭治疗,如腱鞘内注射类固醇药物等,早期患者一次注射即可治愈,如未痊愈,间隔 1 周后再行注射 1 次。

2. 手术治疗 非手术治疗无效或反复发作腱鞘已有狭窄者应行狭窄腱鞘切除术治疗。

【护理要点】

(一)术前护理

1. 适时给予患者以心理护理,了解患者的心理状态,护士了解手术方式、麻醉方式、手术前后注意事项和配合方法,向患者介绍疾病相关知识,解除患者疑虑,增强患者战胜疾病的信心。

2. 根据医嘱给予备皮、消化道准备,必要时备血,协助患者生活护理,满足患者生活需要。

3. 测量患者的生命体征,协助患者更衣,取下佩戴的饰品。

(二)术后护理

1. 常规给予低流量吸氧,给予心电监护,观察患者生命体征情况,根据患者术后情况给予饮食指导,保持患者胃肠道舒适,满足患者生活需要。

2. 密切观察患者患肢末梢的血运、运动、感觉及温度情况,观察敷料有无渗血,及时给予无菌换药。

(三)并发症观察及护理

1. 最常见的并发症是腱鞘狭窄,是因肌腱在腱鞘内长时间的机械性摩擦而引起的慢性无菌性炎症,长时间引起肌腱的胶原纤维发生退变,并发腱鞘狭窄。

2. 腱鞘切除过多,肌腱向掌侧滑脱,是腱鞘炎的手术后遗症。

3. 术后疼痛,是腱鞘炎的一项重要并发症,对于术后疼痛的患者遵医嘱给予止痛药并严密观察

用药副作用。

4．部分患者会出现局部肿胀，嘱避免冷水洗手，用温水洗手。

（四）康复护理

1．指导患者转动手腕，运动所有腕部肌肉，恢复血液循环。

2．指导患者做抬手臂，抬手高过头部，一边旋转手臂一边旋转手腕，可以缓解术后压力及张力。

（五）护理注意事项

1．疼痛护理　嘱患者疼痛时尽量减少手部活动，以使局部得到休息，必要时给予止痛药。

2．饮食护理　告知患者不饮用咖啡、浓茶、可乐，少食辛辣刺激性食物，鼓励患者进食富含维生素、纤维素的食物，多进食水果，增加蛋白质的摄入。

3．心理护理　与患者进行有效的护患沟通，向患者宣讲疾病相关知识，解除患者焦虑不安的不良情绪，增强患者战胜疾病的信心。

（六）护理健康指导

1．温水洗手　养成平日温水洗手的习惯，避免用冷水洗手，适时可行自行按摩，活动关节。

2．指导患者行握拳练习　轻握拳头，然后张开，将手指伸直，循序渐进，以不疲劳为宜，反复练习可缓解患肢疼痛。

3．戒除不良的生活习惯　加强营养，戒烟戒酒，适时进行室外活动增强体力。

4．复查　定期复查，如有不适，及时就诊。

（杨　梅　段红敏）

第十三节　骨质疏松症

骨质疏松症（osteoporosis，OP）是一种以低骨量和骨组织微细结构破坏为特征，导致骨骼脆性增加，易发生骨折的代谢性疾病。各年龄期均可发病，多见于老年人，尤其是绝经后女性，其发病率居代谢性骨病首位。

骨质疏松症最早是 Pomme 于 1885 年提出的，osteoporosis 最初的意思是"骨多孔症"。1999 年我国第一届骨质疏松诊断标准研究班会议制定了《中国人原发性骨质疏松症诊断标准（试行）》，对骨质疏松症的定义描述如下：原发性骨质疏松症是以骨量减少，骨组织显微结构退化为特征，以致骨的脆性增高而骨折危险性增加的一种全身骨病。

【疾病特点】

（一）病因

1．内分泌因素　骨质疏松症与性激素、降钙素等相关。

2．遗传因素　有证据表明，骨质疏松症患者健康亲属的骨量均值比无骨质疏松症家族史的人低。

3．营养因素　我国膳食属低钙食谱，钙来源主要依靠谷类及蔬菜，老年人因牙齿脱落及消化功能降低，摄入量减少引发蛋白质、钙、磷、维生素等营养素不足，蛋白质摄入不足或过量都对钙的平衡和骨钙含量起负性调节作用。

4．失用因素　随着年龄的增长，户外运动减少也是老年人易患骨质疏松症的重要原因。

（二）症状体征

1．疼痛　早期无明显症状，渐进性会出现全身弥漫性疼痛或腰背疼痛，以腰背痛多见，疼痛的原因是骨吸收增加，在吸收过程中骨小梁破坏、消失和骨膜下骨质吸收均会引起疼痛，常在劳累后或久坐后出现。还可出现夜间自发痛，关节疼痛麻木，肌肉痉挛等。

2．身高缩短、驼背　脊椎椎体由骨松质组成，且负重量大，尤其在胸腰段易受压变形，使脊椎前倾，形成驼背。

3．骨折　常因轻微活动诱发骨折，如弯腰、负重、摔倒等，易造成脊椎压缩性骨折、股骨上端骨踝关节等骨折。

4．吸收功能下降　骨质疏松症、腰椎压缩性骨折导致后弯、胸廓畸形，可引起多个脏器功能变化，其中呼吸系统的表现尤为突出。

【治疗原则】

对骨质疏松症的患者应采取积极的治疗措施，治疗原则主要包括减缓骨丢失率和恢复已丢失的骨量，以缓解症状，预防骨折等并发症。

（一）一般治疗

1．运动疗法　缺乏生理活动可导致失用性骨质疏松症，适当的运动可增加和保持骨量，运动类型、方式和运动量根据情况而定。适当进行负重锻炼，避免肢体制动。

2．营养疗法　合理配膳，补充丰富钙、磷、维生素 D 及微量元素，蛋白适量，低钠。增加富含维生素及含铁食物，多进食富含异黄酮类食物。少饮酒、咖啡和浓茶，不吸烟。

3．有畸形者应局部固定防止畸形加剧，有骨折时应给予牵引、固定、复位或手术治疗。

4．控制疼痛　可给予适量的非甾体抗炎药。

5．物理治疗　尽早辅以物理治疗和康复治疗，避免因制动或失用加重病情。

（1）光线疗法：紫外线可促进维生素的合成，增加骨矿含量，可以采用日光浴或人工紫外线照射的方法。

（2）高频电疗：如短波、超短波、微波具有止痛、改善循环的作用。

（二）药物治疗

1．矿化类制剂　①钙制剂：已成为骨质疏松症患者的基础治疗用药，通过补钙，达到改善骨吸收和骨代谢的平衡；②骨活化剂：骨质疏松症患者负钙平衡的原因之一是肠道对钙的吸收障碍。具有活性的维生素 D 能加强肠道内钙磷的吸收，调节 PTH 分泌及骨细胞的分化，促进骨形成。

2．骨吸收抑制剂　①性激素类制剂：包括雌激素、孕激素和利维爱；②降钙素（CT）：内源性 CT 由甲状旁腺滤泡旁细胞分泌，主要抑制骨盐溶解，使原始细胞转变成破骨细胞的过程受到抑制；③二磷酸盐类：能抑制骨吸收，减少骨丢失并有止痛作用；④异丙氧黄酮：异丙氧黄酮的主要作用有直接抑制骨吸收作用和协同雌激素促进 CT 分泌的间接作用。

（三）手术治疗

经皮椎体成形术是一种脊柱微创手术，近几年来在欧美等国得到较多应用，被认为是治疗椎体骨质疏松症、压缩性骨折等疾病的常用方法。其基本原理是把液态的骨水泥注入椎体内，以达到迅速止痛和恢复椎体强度的目的。

【护理要点】

（一）术前护理

1．指导患者练习俯卧位姿势及训练患者床上排便。

2．饮食护理，加强营养，忌食糖类、豆类等易产气的食物。

3．向患者讲解手术相关知识及注意事项，消除患者的紧张情绪。

（二）术后护理

1．术后 24h 内严密监测生命体征尤其是血压变化。

2．仰卧位休息 4h，有利于骨水泥进一步硬化，

减少并发症及穿刺部位的出血。

3．观察创口疼痛、渗液、下肢远端感觉和运动功能情况。逐步进行肢体功能锻炼。

（三）并发症观察护理

1．疼痛　骨质疏松症患者最常见的并发症是疼痛，原发性骨质疏松症最常见的并发症是腰痛。

2．骨折的预防护理　①均衡营养，适当补钙，注意从饮食中补充钙，每天钙摄入不少于 1.2g，需要一定量的维生素 D；②提倡体育锻炼，增加成年骨的储备，年轻人的骨骼对运动的敏感性比老年人强，所以 35 岁时就应开始进行有规律的锻炼，最好是负重活动，增加骨量储备；③预防骨折：对老年患者的活动场所配较好的照明，地面要干燥，以防跌倒。

3．避免发生压力性损伤　老年骨质疏松症患者需要长时间卧床，需定时翻身、叩背，骨隆突部位给予敷料保护，防止压力性损伤发生，根据患者情况鼓励咳痰、活动四肢，防止肺炎和深静脉血栓发生。

（四）康复护理

纠正这类患者常见的驼背畸形，通过康复治疗，防止或减少由于肌力不足而导致的容易跌倒，对已经发生的骨折进行及时的康复治疗，促进恢复，包括增强肌力练习、纠正畸形的练习和针对某些骨折的康复治疗等。

（五）护理注意事项

1．疼痛护理

（1）腰酸背痛或全身骨痛严重者可遵医嘱给予镇痛药物，注意观察用药效果及有无副作用发生，或采用按摩、理疗、推拿等物理方法减轻疼痛。

（2）教会患者学会缓解疼痛的放松技术，如缓慢深呼吸、全身肌肉放松、转移注意力等方法。

（3）症状缓解时须保持适量、适度的运动，以防骨量进一步丢失，加重骨质疏松，从而疼痛症状加重。

（4）遵医嘱给予钙剂和维生素 D、降钙素应用，或采用激素替代疗法。

2．生活护理

（1）对椎体骨折者，需要绝对卧床休息，睡硬板床、协助患者满足日常生活需要，将常用物品放在患者易于取放的地方，协助患者翻身，翻身时注意轴线翻身。

（2）对肢体骨折者，除骨折处的上下关节不能活动外，身体其他部位均应进行正常的活动，促进血液循环，利于骨折恢复。协助满足患者部分的生活需要。

3．牵引或石膏固定的护理

（1）石膏固定者，保持石膏清洁、干燥、避免扭曲、变形。经常观察肢端血液循环，如有剧烈疼痛、发绀、肢端麻木，应立即报告医生处理。

（2）牵引患者应每天评估患肢血液循环及感觉，各种牵引应保持一定的位置及重量，指导患者家属不可私自增减牵引砣的重量，不得将被子等物品压在牵引绳上，牵引绳与肢体要在一条轴线上，搬动患者时应有一人拉住牵引绳。

（六）护理健康指导

1．生活指导　坚持适当的运动，增加室外活动，适度的日光照射。

2．饮食指导　通过饮食获取足量的维生素D。戒除烟酒、少饮咖啡，避免过量食用较咸的食物，饮食中应多补充含钙的食物，避免菠菜与豆腐、牛奶同食，必要时通过药物补充。

3．预防骨质疏松症　让患者了解正常人随着年龄的增加，到40岁以后都有不同程度的骨量丢失，绝经后的妇女更是明显，可预先采取预防性措施，如保证充足的钙剂摄入，及早补充雌激素等。

（杨　梅　段红敏）

第十四节　佝　偻　病

维生素D缺乏性佝偻病（vitamin D deficiency rickets）是儿童体内维生素D不足引起钙、磷代谢紊乱，产生的一种以骨骼病变为特征的全身慢性营养性疾病。典型的表现是生长中的长骨干骺端和骨组织矿化不全，是儿科四大常见病之一，患病较高，好发年龄为0.5～2岁。近年来，随着社会经济文化水平的提高，该病的发病率逐年降低，病情也趋于轻度。其他类型佝偻病有低血磷抗维生素D佝偻病、维生素D依赖性佝偻病、肝性佝偻病、肾性佝偻病。

【疾病特点】

（一）病因

1．围生期维生素D不足　母亲妊娠期尤其是妊娠后期维生素D营养不足可使婴儿体内维生素D储存不足。

2．日照不足　婴儿室外活动少，晒太阳时间少或大气污染导致尘埃等吸收部分紫外线均可导致内源性维生素D生产不足。此外，气候的影响，如冬季日照短、紫外线弱等因素亦可影响内源性维生素D生成。

3．摄入不足　幼儿时期母乳中维生素D含量少，不能满足儿童生长发育的需要，又如日光照射不足或未添加鱼肝油易导致幼儿发生佝偻病。

4．需求增加　骨骼生长速度与维生素D和钙的需要量成正比。早产、双胎、多胎婴儿体内维生素D储存不足，出生后发育快，如不及时补充维生素D容易发生佝偻病。早产婴儿早期生长发育快，维生素D补充不足也容易发生佝偻病。

5．疾病影响　胃肠道或肝胆疾病影响维生素D和钙磷的吸收、利用，如婴儿肝炎综合征、慢性腹泻等，长期服用抗惊厥药物可使体内维生素D不足，如苯巴比妥钠可刺激肝细胞微粒体的氧化酶系统活性增加，使维生素D加速分解为无活性的代谢产物。

（二）症状及体征

佝偻病为全身性疾病，累及各部器官，其中以骨骼及胃肠系统的变化最为突出。临床上将佝偻病分为初期、激期、恢复期及后遗症期。

1．初期　主要表现为多汗、夜惊、易激惹、烦躁不安、睡眠不好等症状。部分患儿黏膜有卡他性改变、腹泻、便秘，并有神经症状，如抽搐、喉痉挛等，以夜惊的临床意义最大。

2．激期　临床上多汗、夜惊、易激惹等症状更明显。体征方面主要是骨骼的改变，尤其是生长迅速的部位更为明显，出现该病的典型表现，如头部前额变大突出，颅骨软化、变薄，两侧额骨、顶骨及枕骨向外隆起，形成方颅。胸部出现肋骨串珠、哈里森沟或鸡胸及漏斗胸表现。脊柱出现后凸或侧凸表现。骨盆前后径变小。四肢所有长骨骨骼变大变宽，长骨变软，产生畸形，出现膝外翻畸形（X形腿）或膝内翻畸形（O形腿）。婴儿会有出牙晚、不规则等表现。患儿会出现运动功能发育迟缓，表现为头颈软弱无力，坐、立、行等运动能力下降，神经、精神发育迟缓。重症患儿表现为表情淡漠，语言发育落后，免疫功能低下，易伴发感染等。

3．恢复期　经过有效治疗，病情好转，精神、神经症状消失，骨骼病变不发展，血清钙、磷恢复正常，钙磷乘积随之正常，碱性磷酸酶逐渐正常，骨骼 X 线片可见长骨骺端临时钙化带重新出现，腕部杯口状逐渐消失，骨密度恢复正常。

4. 后遗症期　多见于 3 岁以上儿童，活动期症状消失，血液生化和 X 线片检查均正常，重症患者可遗留不同程度的骨骼畸形，如 X 形或 O 形腿、方颅、鸡胸等。

【治疗原则】

本病应以预防为主，治疗的目的在于控制病情活动，防止骨骼畸形。

（一）一般治疗

1. 营养支持　科学喂养小儿，多给予蔬菜、水果及蛋黄等食品适当补充钙剂。

2. 坚持每天户外活动，在日光下活动锻炼，尽量暴露皮肤于紫外线中。

3. 对于长骨畸形的患儿，3 岁以下的患儿可行手法按摩或支具矫正法，治疗期 1.5～2 年。

（二）药物治疗

对于初期或轻度患儿可口服维生素 D，1 000～2 000U/d。若小儿有抽搐等低钙症状，可静脉缓慢注射葡萄糖酸钙注射液治疗。中度患儿可增加到 3 000～4 000U，重点患儿维生素 D 用量可增至 5 000～6 000U，治疗疗程一般为 1 个月，1 个月后做血生化测定及 X 线片。如痊愈则改为预防剂量。若进入恢复期，则按恢复期治疗 1 个月后复查，如痊愈则改为预防剂量。

（三）手术治疗

严重骨骼畸形者可考虑手术治疗。

【护理重点】

（一）常规护理

1. 补充维生素 D　婴儿时期鼓励母乳喂养，及时添加辅食，给予富含维生素 D 及钙磷的食物，如牛奶、蛋黄、肝等食物，必要时遵医嘱补充维生素 D，严格掌握剂量，严密观察是否有维生素 D 中毒的表现，观察患儿是否出现厌食、恶心、倦怠、呕吐、顽固性便秘、体重下降等表现，如有上述中毒表现立即停用维生素 D 和钙剂，可口服泼尼松或氢化铝减少肠钙的吸收。

2. 增加日光照射　让儿童多行室外活动直接接收日光照射，循序渐进逐渐延长至 1～2h/d 的户外活动。夏季阳光强烈，防止阳光晒伤，冬季紫外线较弱，如在室内应开窗，使紫外线能够直接照射入室内。

3. 预防骨骼畸形和骨折　避免患儿早坐、久坐，以防脊柱畸形；避免早站、久站、早行走，以防下肢负重形成 X 形腿或 O 形腿；做各种护理操作时应动作轻柔，不可用力过猛，防止造成骨折的现象。对已有骨骼畸形的患儿可给予肌肉按摩，矫正畸形，严重骨骼畸形的患儿可行外科手术矫正。

（二）并发症观察及护理

1. 佝偻病会影响发育，出现发育迟缓症状和免疫力下降的现象。患儿易受到病毒、细菌的入侵，易发生呼吸道感染，护理时注意观察患儿生长发育情况，给予患儿合理饮食，增强免疫力，随天气情况增减衣服，防止患儿发生上呼吸道感染等情况发生。

2. 重度佝偻病会出现骨骼畸形，严重者影响患儿心理。注意与患儿有效沟通，保持患儿开朗、乐观，避免患儿产生自卑情绪。

3. 严密观察患儿用药反应，防止发生维生素 D 中毒现象。密切观察患儿有无厌食、口渴、恶心、呕吐等临床表现。

（三）康复护理

1. 对于出现骨骼畸形的 3 岁以下患儿可给予手法按摩，用一手握着患儿踝部，另一手放在畸形部凸侧，逐步地向反方向用力加压，矫正畸形，重复 50 次，每天 2～3 次，治疗周期 1.5～2 年。

2. 对于使用夹板矫正法、布带捆绑矫正法、垫高鞋底矫正法改善畸形的患儿，注意夹板与膝部间垫棉垫，用于固定的绑带松紧适宜、用力适当，防止肢体损伤，使用鞋内侧增高的患儿，垫的高度为 1～1.5cm 即可，防止患儿不适。

（四）护理健康指导

1. 做好佝偻病的预防工作　围生期鼓励孕妇多进行户外活动，食用富含钙、磷、维生素 D 的食物，孕期适当补充维生素 D，有利于满足胎儿出生后的需要。婴幼儿期注意婴幼儿户外活动并适当补充维生素 D，尤其是早产儿和双胎儿，出生后 1 周即开始补充维生素 D 800U/d，3 个月后减至 400U/d。

2. 做好宣教工作　对患儿家长讲解维生素 D 缺乏性佝偻病的护理知识，指导家长给患儿服用维生素 D 的注意事项、按摩肌肉矫正畸形的方法、教会家长如何观察佝偻病的表现及如何监测患儿生长发育情况等。

3. 加强体格锻炼，对已有骨骼畸形的患儿，指导其采取主动和被动的方法矫正，如胸廓畸形，指导其做俯卧位抬头展胸运动。下肢畸形可施行肌肉按摩。

4. 对于行外科手术矫治的患者，指导家长正确使用矫形器具。

（杨　梅　段红敏）

第十一章

骨科常见畸形

第一节　先天性肌性斜颈

先天性肌性斜颈（congenital muscular torticollis）指出生后即发现颈部向一侧倾斜的畸形，其中因肌肉病变所致称为肌源性斜颈。

【疾病特点】

（一）病因

先天性斜颈的病因目前仍有许多不同意见，多数认为胎儿不正或受到不正常的子宫壁压力，使头颈部姿态异常而阻碍一侧胸锁乳突肌的血液循环，致该肌缺血、萎缩、发育不良、挛缩引起斜颈。也有认为，由于分娩时一侧胸锁乳突肌受产道或产钳挤压或牵引而受伤出血，血肿机化挛缩而致。还有认为胸锁乳突肌的营养动脉栓塞，或动脉回流受阻，导致肌纤维发生退行性变，因而形成斜颈。先天性肌性斜颈是小儿斜颈中最常见的一种，若发现早、治疗早、预后较好，否则畸形将随着年龄的增长而加重。

（二）症状及体征

1. 颈部肿块　由母亲或助产士最早发现的症状，一般于出生后即可触及位于胸锁乳突肌内，呈梭形长 24cm，宽 12cm，质地较硬，无压痛，于出生后第 3 周时最为明显，3 个月后即逐渐消失，一般不超过半年。

2. 斜颈　于出生后即可被母亲发现，患儿头斜向肿块侧（患侧）。半个月后更为明显，并随着患儿的发育斜颈畸形日益加重。

3. 面部不对称　一般于 2 岁以后显示面部五官呈不对称状，主要表现为：①下颌转向健侧，亦因胸锁乳突肌收缩之故，致使患侧乳突前移而出现整个下颌（颏部）向对侧旋转变位；②双侧颜面变形，由于头部旋转，致双侧面孔大小不一，健侧丰满呈圆形，患侧则狭而平板；③患侧眼睛下降，由于胸锁乳突肌挛缩，致使患者眼睛位置由原来的水平状向下方移位，而健侧眼睛则上升；④眼外角线至口角线变异，测量双眼外角至同侧口角线的距离显示患侧变短。

4. 其他　①伴发畸形：颈椎椎骨畸形等；②视力障碍：因斜颈引起双眼不在同一水平位上，易产生视力疲劳而影响视力；③颈椎侧凸：主要是由于头颈旋向健侧，因而引起向健侧的代偿性侧凸。

【治疗原则】

（一）非手术治疗

主要适用于出生至半周岁的婴儿，对 2 岁以内的轻型患者亦可酌情选用。视患儿年龄不同可酌情选择。

1. 手法按摩　新生儿一旦发现本病，应立即开始对肿块施以手法按摩，以增进局部血供而促使肿块软化与吸收。对轻型者有效，甚至可免除以后的手术矫正。

2. 徒手牵引　于出生后半个月左右开始，利用喂奶前时间，由母亲使患儿平卧于膝上，并用一手拇指轻轻按摩患部，数秒钟后，再用另一只手将婴儿头颈向患侧旋动，以达到对挛缩的胸锁乳突肌牵引的作用。如此每天进行五六次，每次持续 0.5～1min，轻症患儿多可在 3～4 个月以内见效。

（二）手术治疗

1. 胸锁乳突肌切断术　此为传统的术式，一般都在胸锁乳突肌的胸骨及锁骨端，通过 1～1.5cm 长的横形切口将该肌切断。此术式简便、有效、易掌握，自乳突端将该肌切断，适用于女孩。

2. 胸锁乳突肌全切术　即将整个瘢痕化的胸锁乳突肌切除，手术较大，适用于青少年患者。术中应注意切勿误伤邻近的血管及神经。

3. 部分胸锁乳突肌切除术　指对形成肿块的

胸锁乳突肌做段状切除，适用于年幼儿童局部肿块较明显者。

4．胸锁乳突肌延长术　适用于肌肉组织尚有舒缩功能者。一般可延长 2～2.5cm，年长者可稍长。

【护理重点】

（一）术前护理

1．心理护理　尽量安抚患儿的情绪，增加安全感和自信感；耐心沟通，讲解疾病的知识及治疗的效果；消除患儿对医护人员的恐惧心理，消除家长的焦虑心理，使患儿和家属能够以轻松的心态积极面对疾病的治疗过程，以利于患儿的早日康复。

2．体位　为使患儿尽快适应术后不良姿势的矫正及减轻胸锁乳突肌硬块，应将健侧靠近墙壁，悬挂彩色气球或玩偶，吸引其颈部有意转向患侧。

3．局部按摩及热敷　教会家长手法辅助患儿矫正，拇指指腹缓慢按摩患侧胸锁乳突肌肿块部位，动作要轻柔。作牵引拉伸患侧胸锁乳突肌动作，可将头置于矫形位，头偏向健侧，下颌转向患侧，患侧颈部垫 45℃左右的热沙袋，既起到固定作用，又可以热敷，注意沙袋温度，防止烫伤。

4．皮肤及用物的准备　做好皮肤准备，在备皮过程中，消除患儿紧张心理，并嘱咐其家长准备宽松带及软壳帽。

5．手法牵拉矫正　是治疗 1 岁以下斜颈患儿的主要措施。嘱家属一手固定患侧肩关节，另一手逐渐将头拉向健侧，继之再将下颌转向患侧。

（二）术后护理

1．术后应去枕平卧 6h，头偏向一侧，观察伤口敷料有无渗血、渗液，颈部有无淤斑、肿胀，密切观察生命体征，有无气胸表现，注意有无呕吐，防止呕吐物吸入气管。

2．全麻未清醒时绝对禁食，术后 6h 可恢复正常饮食，饮食结构要合理，营养丰富。

3．全麻未清醒前，妥善约束四肢并上防护栏，防躁动时抓物、拔管甚至坠床。

4．以 1～2kg 的牵引量维持 1～2 周。颌枕带内面应放衬垫，以防止皮肤压疮。牵引过程中要密切观察呼吸情况，防止颌枕带松脱压迫气管而窒息。

5．石膏固定或颈部矫形支架固定 1～2 个月，应保护胸、背、腋下的皮肤，防止压疮；如发生呕吐、呼吸困难，遵医嘱给予吸氧及止吐。

（三）并发症观察及护理

1．皮下瘀斑　需要术后关注患者皮肤的色泽、温度等，一般皮下瘀斑会自行消退，必要时早期可以局部冷敷以减少出血，后期予以局部热敷以促进吸收。

2．皮下血肿　由于颈部血管丰富，颈部静脉变异较大，一般手术的切割和止血都是用电刀或电钩，热灼伤血管可导致术后当日出血和延迟性出血，创口部位可放置引流皮片，手术区域用弹力绷带加压包扎。术后需要仔细观察患者颈部皮下有无血肿形成，防止因血肿压迫气管造成窒息的危险。

3．手术区域皮瓣坏死　因颈部血供丰富，一般不易出现。但以往手术区域皮肤由于电刀灼伤，术后皮下积血、积液处理不及时，仍有可能出现术后皮瓣坏死等。我们采用术中对电刀用橡皮套保护和使用超声刀分离等措施，更有效地避免了皮瓣坏死的发生。

（四）康复护理

康复训练是防止术后粘连复发的重要措施。一般在术后 7d 开始训练。

1．术后仰卧，用沙袋将头固定，偏向健侧，下颌转向患侧肩部的位置。

2．术后第 2 天即可指导患者轻轻舒展头颈。

3．1 周后，较小的患儿采用胶布固定，取 2 条不等长的胶布，一端粘贴在患侧的颞颥部，向上越过头顶，经健侧耳枕之间，胶布的另一端粘贴于健侧背部。

4．4～6 周去除胶布。年龄大的患儿采用石膏或支具固定 4～6 周。

5．固定解除后，运用手法扳正，动作轻柔缓慢，帮助指导患儿头向健侧侧屈，使健侧耳垂接近肩部。缓缓转动头部，使下颌贴近患侧肩部。20 次 /d，3～4 回 / 次。每次手法前后需热敷、按摩患侧胸锁乳突肌。

6．对面部轻度畸形的患儿，可长期进行患侧肌肉按摩、鼓腮、咀嚼等功能锻炼。

7．患儿出院后佩戴胸颈联合支具固定 1 年左右，进一步矫形并维持矫形效果。

（五）护理注意事项

1．防止患儿烦躁抓扯伤口，有伤口出血应及时通知医生，酌情更换敷料或加压包扎，遵医嘱使用止血药。

2．预防感染，注意患儿体温变化，观察伤口恢复情况，局部有无红肿热痛。指导进食时勿使食物污染敷料，不慎污染应及时更换。夏季穿着适宜，勿使过多汗液浸湿敷料，遵医嘱使用抗生素，术后第 2 天开始激光照射伤口，20min/ 次，2 次 /d。

3. 术后第 2 天，待病情稳定后行颈部颌枕带牵引 1～2 周，以矫正残余畸形和防止肌断端发生粘连。

4. 锻炼颈肌主要使患儿行主动纠正，行低头、仰头、晃头、左右摆头、向前正中平枕等动作，不可过猛，次数和速度逐渐增加，时间越长效果越好。

(六) 护理健康指导

1. 佩戴颈联合支具应避免颈托直接与皮肤接触，应在颈托内衬棉质衬垫，以增加舒适感，保持颈托的清洁，佩戴期间要加强颈部皮肤护理，带石膏出院的应保持石膏清洁，防止折断。

2. 指导患儿饮食营养，多食高热量、高蛋白、高维生素食物。

3. 去除牵引或石膏固定后，应立即进行颈肌的手法牵拉训练，避免松解的颈肌软组织再度粘连挛缩，时间不少于 1 年。

4. 2 个月后复诊，分别于出院后 6 个月、1 年指导支具佩戴及观察恢复情况。

5. 积极做好社会宣教，避免产伤，提高疾病检出率，尽早治疗。

（王 业 陈彩玲）

第二节 脊柱侧凸

脊柱侧凸（scoliosis）也称脊柱侧弯。是脊椎的一个或数个节段向侧方弯曲伴有椎体旋转的三维脊柱畸形。应用科布（Cobb）法测量站立正位 X 线片的脊柱侧方弯曲角度，若角度大于 10° 则为脊柱侧凸（国际脊柱侧凸研究学会）。

【疾病特点】

(一) 病因

已公认存在家族易感性，其发病机制尚不明确，其发生与患者年龄、神经肌肉功能、骨骼发育、创伤及遗传因素等有关，一般认为是由全身或局部的综合因素所致。脊柱侧凸多为逐渐进展疾病，无明显诱因。但少数可因疼痛、炎症或创伤后引起非结构性（功能性）脊柱侧凸，一旦原因去除，即可恢复正常，但诱因长期存在者也可发展成结构性侧凸。

(二) 症状及体征

1. 外观畸形 躯干不对称，双肩、双臀高度失衡。上胸段、胸段、胸腰段及腰段的旋转畸形；视诊胸廓一侧后凸而另一侧前胸下陷，两侧乳房不对称，触诊胸廓两侧厚度及呼吸扩张不对称。伴有"剃刀背"畸形。

2. 疼痛 由于椎体骨骼畸形发育，对脊髓神经造成牵拉或压迫而出现神经症状，老年退变性脊柱侧凸可能合并有腰椎管狭窄，伴有腰腿痛、间歇性跛行等症状。

3. 继发于内脏功能障碍的症状 脊柱侧凸畸形也可以合并脊柱以外的畸形，如先天性心脏病、髌骨脱位、泌尿系统畸形等，主要表现有心悸、气促、消化不良、尿便障碍等。

【治疗原则】

(一) 非手术治疗

1. 20° 以下的特发性脊柱侧凸 可进行随访，主要是运动锻炼和端正姿势。

2. 20° 以上的特发性脊柱侧凸 需要外力加以矫正和维持，同时行体操锻炼，加强肌力和使肌力发展平衡。

(二) 手术治疗

1. 侧凸 Cobb 角<25°，应严密观察，如每年进展超过 5°，并且 Cobb 角>25°，应手术治疗。

2. Cobb 角在 25°～40° 之间也应行支具治疗；如每年进展超过 5°，且 Cobb 角>40° 应手术治疗。

3. Cobb 角>45° 的脊柱侧凸建议其手术治疗。

4. Cobb 角在 40°～45° 之间应根据患儿发育情况，Cobb 角的进展情况，主侧弯的部位，患儿及家长的要求等因素，决定保守还是手术治疗。

【护理重点】

(一) 术前护理

1. 肺功能训练 指导患儿吹气球或者向带有水的玻璃瓶内吹气，20min/ 次，3 次 /d，以增加肺活量，改善呼吸功能。

2. 轴向翻身 训练患儿床上轴向翻身及侧身卧床的方法，以适应术后和预防压疮。指导患儿练习床上使用大、小便器，预防术后因卧位不习惯而引起的便秘和尿潴留。

3. 饮食指导 先天性脊柱侧凸患儿身体发育畸形，营养状况差，术前指导患儿及家属做好饮食调整，嘱其进食高热量、高蛋白、高纤维、多维生素食物。

（二）术后护理

1. 术后去枕平卧 6h，以压迫伤口减少出血，6h 后协助轴线翻身，翻身时严禁躯干扭曲，以免植骨块移位，侧卧位时应用稍硬的长枕头置于脊柱后，支撑身体稳定，以后每隔 2h 翻身 1 次。

2. 术后体温升高多为吸收热，一般 3～4d 恢复正常。如体温>38.5℃采取降温措施。在降温过程中患者会大量出汗，应为患者保暖，防止受凉，并每 4h 监测 1 次体温。

3. 密切观察伤口渗血及渗液情况，保持伤口敷料清洁干燥，避免弄湿或污染，妥善固定引流管，避免打折、扭曲、受压，密切观察引流颜色和量，如有异常及时通知医生给予妥善处理。观察尿色及尿量，嘱患儿多饮水，预防泌尿系统感染及结石。

4. 由于手术中牵拉挫伤脊髓或破坏脊髓血供，或硬膜外血肿直接压迫均会造成脊髓损伤。因此患者清醒后，尤其是术后 72h，要严密观察双下肢感觉、运动和大小便功能，并与术前对照。

（三）并发症观察及护理

1. 肌力减退　主要表现为双下肢感觉、运动障碍，不能自行排便。护理措施：要 24h 内每小时评估双下肢感觉运动，测定肌力，24～48h 内每 4h 评估 1 次，48～72h 内每 8h 评估 1 次，术后 12h 拔除尿管检查括约肌控制力，发现问题及时报告医生进行处理。

2. 失血性休克　常由术后出血所致。术后 24h 心电监护，严密监测生命体征，氧气吸入，观察并记录引流液量及颜色，引流速度，评估患者出血量、晶体溶液和胶体液总量；观察尿量及尿色。

3. 肺部感染、肺不张、呼吸衰竭　主要表现为发热、气促等。护理措施：观察呼吸频率、幅度、血氧饱和度。后路矫形加胸廓改形术的患者术后常规胸带固定胸廓，防止出现反常呼吸，翻身动作缓慢，指导患者呼吸，床头抬高 20cm，每小时挤压胸管 1 次，记录 24h 引流量。

4. 创伤性胸膜炎　主要表现为胸闷、胸痛，说话气促。护理措施：行胸腔闭式引流者，上下床时夹管，行走时引流瓶低于切口，打开夹管。观察引流液颜色及性状。

5. 器械脱钩及断杆　前者与手术中安装不当或术后咳嗽、呕吐使压力增加有关。后者多与器械质量不过关和术后活动不适当有关。应加强护

理，术后患者卧硬板床，翻身采取轴型滚动式操作，严禁脊柱扭曲、折曲，以防棒（棍）折断或脱钩。

（四）康复护理

术后初期在床上适当活动及深呼吸，减少卧床并发症，为离床活动创造条件，可多做双下肢等长收缩及膝、踝关节主动屈伸练习，以促进血液循环，防止肌肉萎缩及关节强直。

1. 术后 7d 天开始 45°～70°靠坐，靠坐时严禁腰部折屈。

2. 术后 2 周拆线后，石膏背心固定者可进行功能锻炼。

3. 术后 3 周协助患者下床活动，测身高、体重、拍 X 线片，观察手术效果。活动范围和活动强度应循序渐进。

4. 术后 3 个月拆石膏背心，术后 6 个月摄 X 线片复查。

（五）护理注意事项

1. 预防切口晚发感染　晚发感染一般不像急性感染那样有明显红、肿、热、痛，仅表现为略有肿胀，轻微疼痛，久之破溃成窦道，且与植入金属相通。因此，要密切观察，一旦发生及时处理。

2. 胃肠道反应的观察　由于手术牵拉、全身麻醉的影响及维持过度矫正的位置，术后会因交感神经受牵拉引起胃肠功能紊乱，表现为腹胀、恶心、呕吐、食欲减退等，一般 24～48h 消失。若术后 3d 仍恶心呕吐频繁，呕吐物为胆汁，应警惕肠系膜上动脉综合征。

3. 活动范围、活动强度应循序渐进，3 个月内禁止弯腰负重。

（王　业　陈彩玲）

第三节　先天性高肩胛症

先天性高肩胛症（congenital undescended scapula）是一种较少见的先天性畸形。肩胛骨高位只是最突出的特征，常合并先天性脊柱侧弯、半脊椎、楔形椎、椎体缺如等颈胸椎畸形。

【疾病特点】

（一）病因

本病原因目前不明，根据学者推测，可能是由于肩胛带在胚胎期内没有完全下降的结果。肩胛带在胚胎期间是颈椎旁的一个枝芽，胎生 3 个月末才开始逐渐下降至胸廓上部。因某种不明原因，

肩胛骨不下降或下降不全,形成高位肩胛骨畸形。畸形可发生在一侧或双侧。

(二)症状及体征

1. 活动受限 双侧肩胛骨抬高达颈部,短小,内上角达到第 5 颈椎椎体水平,肩胛骨旋转,双侧肋骨及胸廓畸形,活动严重受限。

2. 肩关节不对称 患侧肩胛骨向前、向上移位 3～5cm。

3. 肩胛带肌肉系统出现肌力不足,胸锁乳突肌挛缩时,可出现斜颈。

4. 常伴随颈段脊柱侧凸、先天性颈椎融合等。

【治疗原则】

(一)非手术治疗

包括被动和主动的功能锻炼,伸展牵引短缩的肌肉,以改善上肢外展和上举的功能。一级畸形患者适合非手术治疗;某些二、三和四级畸形不能手术的患者,也可行非手术治疗。

(二)手术治疗

1. 在 3 岁以前的病儿多不能耐受手术。3～6 岁手术效果较好。年龄较大的患者手术效果较差。

2. 特别严重者,应考虑手术。

3. 双侧对称的畸形不需要手术治疗。

4. 如其他畸形严重,则不适合行矫正手术。

5. 如果上肢外展和上举的功能较少不多,可不必手术治疗。此外,也应从全身情况和术后疗效考虑是否适合手术。

6. 根据临床医生的经验而定,属二、三级畸形者,一般适合肩胛骨内上部及肩椎骨桥切术。

7. 属于三、四级畸形者,最好应用改良肩胛骨下移术,但手术应在 3～6 岁之间施行。

8. 对 6 岁以上的患者,应限于肩胛骨内上部分切除术。

【护理重点】

(一)术前护理

1. 根据患儿的年龄特点,制定相应的心理护理措施,通过通俗易懂的语言向患者讲解手术方法过程,详细说明术后的护理和康复知识。主动与家属及患儿沟通消除患儿及家属的顾虑。

2. 指导患者练习床上排便的方法,完善术前准备,为手术成功提供必要的条件。

(二)术后护理

1. 患者回房后严密观察其生命体征的变化,每小时巡视病房 1 次并记录监测结果,持续对患者的血压、心率、心律、血氧饱和度进行动态监测。

2. 加强体位护理,平卧或患侧卧位,侧卧位可对伤口及手术创面起到压迫止血的作用。全麻清醒后,患儿两种卧位交替。

3. 做好引流管的观察护理,密切观察患肢感觉运动功能及末梢血运情况。严格床旁交接班,加强巡视,预防臂丛神经损伤并发症发生。

4. 指导患儿功能锻炼协助进行肩部康复训练以预防关节粘连僵硬及肌肉萎缩,恢复肩关节功能。

(三)并发症观察及护理

臂丛神经损伤:主要表现为肢体肿胀、疼痛、皮肤发绀。护理措施:严密观察患肢感觉、血液循环及活动情况,术中肌电图监测,预防神经损伤的发生。

(四)康复护理

手术后的护理重点是正确指导患儿行肩部功能锻炼。良好的康复训练对恢复和改善功能具有极其重要的意义。通过早期指导患儿主动锻炼,并配合被动功能锻炼和局部按摩,同时指导家长共同参与,熟悉训练方法、步骤,持之以恒,可以提高疗效,促进患儿早日康复。

1. 术后 1～3d,下床活动,进行被动为主,配合主动的患肢上举外展锻炼,时间为上下午各 20min。

2. 在切口疼痛缓解情况下,指导患儿行患肢屈指、握拳及伸屈腕、肘关节的活动,3～4 次 /d,5～10min/ 次,可以预防关节粘连,促进患肢血液循环,减轻肿胀。

3. 术后 14d,拆除 U 形石膏托,开始进行功能锻炼,主要进行肩关节前后左右的往复摆动运动,3～4 次 /d,5～10min/ 次,15～20 遍 /min,并逐日增加运动的次数和摆幅。可以增加肩关节的活动度、松解粘连,为后期康复打下良好的基础。

4. 术后 4～5 周,行卧位旋臂操练及爬墙运动,3 次 /d,每次重复 5 遍;立位操练,患者站立,弯腰后患肢自然下垂,先做前后甩动,后做环旋运动,活动由小到大,每天操练 3 次,每次至少 5min,目的为预防软组织挛缩、关节粘连、创伤性关节炎等的发生,缩短康复时间,提高患儿的生活质量。

5. 整个康复锻炼过程中应强调遵循长期、规律、循序渐进的原则。

(五)护理注意事项

1. 预防感染 康复早期,注意保持伤口干燥,

2 天换药一次，术后 14d 拆线，康复活动中，动作轻柔，活动幅度适当，避免伤口张力过大，影响伤口愈合及缝合的肩袖再次断裂。

2．预防骨折　老年人骨质疏松严重，避免暴力手法，造成肱骨外科颈骨折。

3．术后 3 周内训练　要悬吊制动，特别是晚上睡觉时不仅要悬吊制动，更要保持合适的姿势，睡眠时要采取仰卧位，在上臂后方放一毛巾来支撑肩部。

4．禁止活动范围　康复过程中每个阶段都不能超过限定的活动范围及应用禁止的活动方式，如 3 周内禁止主动活动术侧肩关节，肩关节活动度内外旋均在 45° 以内，前屈在 120° 以内。

5．石膏外固定护理　术后石膏应完全暴露，冬季可用烤灯照射；在石膏未干前，避免用手指在石膏上压出凹陷，致使该处组织受压；密切观察石膏绷带松紧度及上肢血液循环情况，术侧肢体皮肤感觉、温度、颜色，发现异常及时处理。

6．头部固定护理　如出现轻度头颈偏斜，但胸锁乳突肌未见明显挛缩，则应考虑为长期高肩胛使一侧肌肉紧张所致，睡眠时头部用沙袋固定在中立位。

（六）护理健康指导

1．饮食易进高蛋白、高热量、高维生素饮食、少量多餐。

2．术后 2 周门诊复查，之后每次复查时间由医生决定。

3．遵医嘱伤口 2～3d 换药一次，14d 拆线。活动时要有吊带或肩关节外展固定架的保护。

4．要坚持康复锻炼，锻炼中出现肿胀、疼痛及任何不适要及时就医。

（王　业　陈彩玲）

第四节　肘　内　翻

肘内翻（cubital varus）是由于先天或后天因素造成尺骨轴线向内侧偏移，携物角<0°。

【疾病特点】

（一）病因

肘内翻最常见的原因为肱骨髁上骨折，约占80%。另肱骨远端全骨骺分离和内髁骨骺损伤、肱骨内髁骨折复位不良、陈旧性肘关节脱位也可造成肘内翻。

（二）症状及体征

1．肘部外观畸形，常没有症状。

2．畸形严重者，可发生迟发尺神经损伤。

3．病程长者，可引起肘关节骨性关节炎。

【治疗原则】

1．截骨配合内固定术　肱骨远端截骨术是肘内翻矫形的唯一有效的治疗方法，并且大多学者支持早期截骨以纠正肘内翻畸形。随着近年来肘内翻截骨矫形手术的不断发展，截骨方法也较为繁多，如单纯外侧闭合性楔形截骨、倒 V 形截骨、圆顶形截骨、梯形截骨等。

2．截骨配合外固定架　有学者对截骨方法和截骨后的固定方法进行改进，如采用经皮小切口截骨术进行截骨，配合外固定架、泰勒架牵拉成骨，以改善肘内翻畸形。

【护理重点】

（一）术前护理

1．加强心理护理　应根据不同情况，向患儿及家长做好耐心细致的思想工作，对此类疾病术后可能出现的各种情况，做好耐心的解释，针对家长的思想焦虑和担心，发放肘内翻术后的健康教育手册。

2．做好术前准备　完善相关术前检查，手术前 1 周开始训练床上大小便，做好患儿和家长的术前健康教育指导，指导患者应多食营养丰富、高蛋白、易消化的食物。

3．术晨用碘伏消毒患肢后用无菌治疗巾包裹。术前 30min 按医嘱应用抗生素。

（二）术后护理

1．密切观察患儿生命体征变化，测血压、脉搏、呼吸、心率、血氧饱和度。

2．加强安全管理　床栏、床头用枕头挡住床头栏杆防止坠床及躁动时出现碰伤。

3．术后予以患儿鼻导管吸氧，促进患儿苏醒，保持呼吸道通畅，麻醉未完全清醒时去枕平卧位，肩部垫高，头后仰偏向一侧，防呕吐、窒息发生。并于床旁备负压吸引器。

4．注意观察手指末端血运情况和淋巴液回流。方法：用手指轻压指尖，放松后，指尖由白迅速恢复成粉红色，说明手指末端血运良好。

（三）并发症观察及护理

1．神经损伤　由于手术切口的牵拉及术中止血带的使用，易造成尺神经及正中神经的挤压、挫伤。应在患儿麻醉恢复后及时观察患儿的手指活动情况。如出现小指麻痹及不能屈曲及大拇指不能翘起和不能完全握拳。应及时通知医生给予处理。

2. 前臂骨筋膜室综合征 是一种严重影响上肢功能的合并症，术后 24h 直至术后第 4 天为重点观察期。重点观察前臂的缺血改变，给予准确有效的减压处理。术后抬高患肢高于心脏水平 15～20cm。密切观察患肢肿胀程度，如出现典型被动牵拉指痛及 5P 征，应立即通知医生予以石膏充分的松解，石膏松解 30min 后观察松解效果。

3. 伤口渗血 术后伤口渗血是肘内翻术后的常见并发症，其主要原因是截骨方式为楔形，截骨面达不到完全对合，术后 24h 内是出血的高峰期，应给予密切、动态观察，用深色记号笔标记渗血情况，并标记时间，1h 观察 1 次渗血有无扩大，如连续渗血扩大或一次性渗血面积过大应立即通知医生给予相应处理。

（四）康复护理

善于诱导，使患儿认识功能锻炼的重要性，消除怕痛的恐惧心理，以积极、主动的态度配合治疗。然后根据患儿具体情况，制定相应的功能锻炼计划。

1. 术后 1～7d 因骨折处尚不稳定，水肿较重，术后第 2 天开始在石膏保护肘关节的情况下行腕关节和手指的屈伸练习，拇指的外展、对掌练习。从开始时 3～5 次 /d，6～10min/ 次，逐渐增加活动次数，以促进肿胀消退。

2. 术后 1～4 周 此期功能锻炼以指导患儿主动行握拳、松拳活动为主。指导患儿在锻炼时要求主动用力，前臂肌肉尽力收缩，收缩放松为 1 次，每天锻炼 200 次，以患儿不感觉剧痛为度，然后逐渐增加次数。

3. 术后 4～6 周 此期石膏外固定已拆除，骨折处已有明显骨痂生长，骨折断端相对牢靠，在早期锻炼的基础上加强腕关节的掌屈背伸、对掌背掌、左右侧屈、抓空增力活动锻炼，仍予主动锻炼为主，每个动作每天不超过 500 下，以患儿不感觉刺痛为宜，此期患肢仍不能持重。

4. 术后 6～8 周 此期骨痂生长良好，截骨端临床基本愈合，及时拔除克氏针，进行肘关节的活动锻炼。鼓励患者尽量使用患肢进行日常活动，如拿筷子吃饭、玩耍、拧毛巾、旋转门手柄等，逐渐

由轻至重，以增加肌力和提高患肢的关节活动度和灵活性，促进关节本体感觉的恢复。同时指导进行递进增重牵引下屈伸肘关节训练。

5. 克氏针取出后，第二天即可进行肘关节功能的锻炼，以主动活动为主。指导患儿尽力伸直及屈曲肘关节，此时禁止使用暴力。

6. 肘关节周围针眼闭合后，锻炼肘关节的伸屈功能，将患肢旋转桌面上，肱骨充分与桌面接触，肩关节与桌面垂直，桌面垫一小手巾，医护人员在患儿的对侧用一恒力将患儿前臂压向桌面，同时按住肩关节，避免肩关节的活动；半小时后，医护人员站在患儿的背后，运用恒力将患儿的前臂压向肩部，2 次 /d，50 下 / 次，每下坚持 10s，然后逐渐延长锻炼时间。

（五）护理注意事项

1. 预防感染 保持克氏针针眼处的清洁。如发现针眼发红有感染的可能时，可用 75% 酒精消毒，2 次 /d。保持克氏针的有效固定。

2. 疼痛护理 充分了解患儿疼痛的性质及程度，确定引起疼痛的病因。

3. 对极不配合的躁动患儿，悬吊的重锤应用布袋装起，以防砸伤。

4. 如患肢疼痛剧烈，应暂停锻炼，同时切记不可使用暴力，防止发生再次骨折。在锻炼的同时，指导家长正确的锻炼方法，因为其余的时间由家长来指导及督促患儿训练。

5. 在功能锻炼之前，护士要向家长讲解各种护理操作的程序和由此带来的不适及如何配合操作的实施，根据家长不同的社会背景和文化层次，选择针对性的沟通方式。

（六）护理健康指导

1. 实施外固定时序注意防止缺血性肌挛缩的产生，固定完毕后即可进行手指屈伸运动和肌肉收缩活动。

2. 一般 3d 后第一次复查，摄 X 线片后观察骨折对位情况并作相应处理。

3. 伸直位石膏固定 2 周后，伤口拆线，摄 X 线片，有少量骨痂生长即可更换屈曲位石膏固定，准备出院，指导患肢功能锻炼并做好出院宣教。

4. 出院 4～6 周后来院复查，有中量骨痂生长者即可拆除石膏，指导患儿进行患肢肘关节的曲、伸、负重等功能锻炼，定期复查。

5. 做好饮食指导，术后 6h 开始进食，以清淡

为宜,术后第 2 天鼓励患儿进食高热量、低脂肪、高蛋白、粗纤维、含钙高的食物,须饮鲜奶 200~300ml/d。

（王　业　陈彩玲）

第五节 发育性髋关节脱位

发育性髋关节脱位（developmental dysplasia of the hip）旧称先天性髋关节脱位,是发育过程中以髋关节在空间和时间上不稳定为特征的一组病变的总称,包括髋关节脱位、半脱位和髋臼发育不良。

【疾病特点】

（一）病因

1. 有学者认为先天性髋关节脱位是一种单基因或多基因的遗传性疾病。

2. 原发性髋臼发育不良及关节囊、韧带松弛是先天性髋关节脱位的主要发病原因。有学者认为髋臼发育不良、关节松弛是先天性、原发性改变,而髋关节脱位则是继发性改变,为髋臼发育不良的后果。

3. 胎儿在子宫内由于胎位异常或承受不正常的机械压力,可能改变甚至破坏了髋关节正常解剖关系,继而发生髋关节脱位。

（二）症状及体征

1. 后脱位　髋关节疼痛,活动障碍等。主要表现为髋关节弹性固定于屈曲、内收、内旋位,足尖触及健侧足背,患肢外观变短。腹股沟部关节空虚,髂骨后可摸到隆起的股骨头。

2. 前脱位　髋关节呈屈曲、外展、外旋畸形,患肢很少短缩,在闭孔前可摸到股骨头。

3. 中心脱位　畸形不明显,脱位严重者可出现患肢缩短,下肢内旋内收,髋关节活动障碍。常合并髋臼骨折,可有坐骨神经及盆腔内脏器损伤,晚期可并发创伤性关节炎。

【治疗原则】

（一）非手术治疗

1. 新发髋关节脱位在麻醉下手法复位,复位后下肢套牵引 3 周。3 个月内不负重行走。

2. 石膏托固定,应抬高患肢,注意观察末梢循环。

（二）手术治疗

手法复位多次未能整复者,宜早期开放复位。

有些髋关节脱位患肢切开复位的同时还需要进行螺丝钉、钢针骨折内固定,手术比较大。

【护理重点】

（一）术前护理

1. 健康宣教　针对患者及家属对疾病知识的缺乏而出现的相关负面心理,护理人员应在入院后对其进行相关知识、治疗方案与注意事项的详细讲解,使其能够对相关治疗与护理进行充分配合。

2. 饮食指导　在术前应多给予易消化、清淡的饮食,合理设置禁食水时间（禁饮:术前 2h;禁食:术前 6h）,避免因机体抵抗力下降导致的并发症。

（二）术后护理

1. 严密监测生命体征及观察伤口出血情况,若渗血过多,应及时更换敷料,保持干燥。

2. 应积极采取镇痛方式在患者发生疼痛时进行干预,对其进行有效镇痛,从而减轻手术应激反应,促进恢复。

3. 术后未清醒时,伴有血管、神经损伤的患者,严密观察末梢循环、血运、感觉、运动恢复情况。

4. 术后 6h,给予流质饮食,术后 1 天可依据患者情况恢复正常饮食,确保营养的摄入。

5. 伴有骨折的患肢,维持股骨髁上牵引,外展中立位 6~8 周。

（三）并发症观察及护理

1. 股骨头坏死　主要表现为股骨头结构改变,股骨头塌陷,引起患者关节疼痛、严重者可有跛行,行走困难,甚至扶拐行走。典型体征为腹股沟区深部压痛,可放射至臀或膝部。应指导患者增加营养,给予高蛋白、高热量、富含维生素食物。适当功能锻炼,促进肿胀消退,防止关节粘连及肌肉萎缩。

2. 创伤性骨关节炎　关节不同程度肿胀、疼痛,活动受限。增加营养,加强功能锻炼,做好疼痛护理。

（四）康复护理

1. 复位后在皮牵引固定下行双上肢及患肢踝关节的活动。

2. 术后当日指导患儿进行踝关节的主动背伸与跖屈等训练,并依据情况指导其进行适应的股四头肌收缩训练与趾间关节活动训练。

3. 术后第 3 天进行抬臀训练。

4. 单纯髋关节前、后脱位,去除皮牵引后,用双拐练习步行。

5. 2~3 个月内患肢不负重,以免缺血的股骨头因受压而塌陷。

(五)护理注意事项

1. 预防感染 康复早期,注意保持伤口干燥。康复活动中,动作轻柔,活动幅度适当,避免伤口张力过大,影响伤口愈合及缝合的肩袖再次断裂。

2. 手法复位后,皮牵引固定 3~4 周,其中后脱位于轻度外展,前脱位内收、内旋、伸直位。

3. 髋关节中心脱位,股骨头突入盆腔明显者,在大粗隆侧方和股骨髁上纵向骨牵引同时进行,将患肢外展,做大牵引量骨牵引,争取 3d 内达到满意复位。髋臼粉碎性骨折但股骨头未突入盆腔者,则在牵引下早期活动,牵引持续 10~12 周。

4. 拆除石膏后,采取"早期、间断、小量"的康复锻炼原则。可以在床上玩、爬、坐,但是一定避免患肢负重。对患肢进行静力收缩练习,逐日增加锻炼时间,并逐渐增加下地时间。若锻炼期间出现疼痛、肿胀不适,及时就诊。

(六)护理健康指导

1. 饮食护理 应给予高热量高蛋白高维生素高钙高锌的饮食,也可以指定膳食菜谱进行指导。

2. 皮肤护理 应按时观察患者皮肤状态,观察颜色及有无水肿,给予适当按摩,促进患肢血液循环,避免皮肤感染。

3. 心理护理 在治疗期间,尤其是应用支架或者石膏固定期间,不应随意活动,应保持心情平静。

4. 术后 4 周拍 X 线片检查。每半年复查 X 线片,观察 5 年以上。

(王 业 陈彩玲)

第六节 臀肌挛缩症

臀肌挛缩症(gluteal muscles contracture,GMC)是由多种原因引起的臀肌及其筋膜纤维变性、挛缩,引起髋关节功能受限所表现的特有步态、体征的临床综合征。

【疾病特点】

(一)病因

1. 先天遗传性因素 可能是由于胎儿在宫内位置异常,导致髋关节外展肌群和外旋肌群的变性、纤维化而发生挛缩。先天性或遗传性疾病所致肌肉发育不良或发育不全这类患儿多伴有家族史,因而不能排除本病的遗传倾向。

2. 注射因素 多数学者认同苯甲醇作为青霉素溶酶是最危险的致病因素,并指出该病与反复多次的臀部注射有关,为该病的常见病因。

3. 特发性因素 特发性 GMC 发病原因不明,发病前无外伤和肌内注射史,无其他肌肉挛缩及家族病史,发病年龄不等,多为 3 岁后或青春期发病。起病后症状逐渐加重,多为双侧对称性病变,病变较轻,依次为臀大肌、阔筋膜张肌和髂胫束。病变组织多位于臀大肌外下移于髂胫束处,呈片状挛缩,臀肌变性相对较轻,以筋膜变性增厚为主。

4. 免疫因素 由于肌内注射人群远远大于患者群。大量儿童接受肌内注射,但发病者仅为少数,故认为该疾病的发生与患儿机体免疫有关。

(二)症状及体征

1. 部分患者因局部脓肿形成破溃或切开引流,愈合后形成瘢痕,与深部组织粘连,形成局部皮肤陷凹,臀部失去丰满的外形,尤其在下蹲时呈凹陷状,为"尖削征"。

2. 髋关节伸展时,由于肌群松弛使臀股杠杆失效,臀三角力臂丢失,不能形成主动力矩,从而出现患肢运动不协调,呈外八字步态,如两侧不平衡时呈"摇摆步态",由于曲髋受限,跑步时呈"跳步征"。

3. 中立位屈髋时,臀大肌腱板紧张受阻于大转子,髋关节须外展外旋才能放松紧张的腱板来完成屈髋动作;下蹲时双膝分开,在髋关节屈曲 90° 时,双膝向外划一弧形,然后再靠拢,完全下蹲,称"划圈征"。

4. 髋关节屈曲受限,脊柱弯曲代偿,出现驼背畸形,有些患者屈髋或被动内收内旋时出现"弹响征"。

【治疗原则】

(一)一般治疗

单纯的臀大肌纤维化引起弹响,如果无明显功能障碍,亦不引起疼痛,可不手术治疗,嘱患儿可练习跷二郎腿、并腿下蹲等动作,如有病情变化,随时复查。

(二)手术治疗

症状明显,影响关节活动时,可通过手术加以解决。手术彻底松解挛缩索带是治疗本病的最好方法。手术注意保护坐骨神经不受损伤。

【护理重点】

（一）术前护理

1. 术前一般护理　完善各项术前检查及皮试,进行健康宣教。

2. 术前功能锻炼　指导患儿行股四头肌的主动收缩练习,俗称"绷劲",以增加股四头肌肌力。

（二）术后护理

1. 体位

（1）全麻术后去枕平卧并禁饮食6h,之后开始垫枕头。

（2）手术当天鼓励患儿开始功能锻炼。术后返回病房,双下肢并拢并以软布带适当约束,保持下肢中立位,避免下肢外展、外旋。

2. 监测生命体征　参见发育性髋脱位术后护理部分。

3. 静脉管路的固定和观察　参见发育性髋脱位术后护理部分。

4. 患肢的观察

（1）血液循环的观察:轻按患肢趾甲,放松后,脚趾由白迅速恢复粉红色,时间少于2s,说明患肢血运良好。如发现脚趾末端发凉、麻木、苍白、发绀等,应及时报告医生处理,防止发生肢体坏死或缺血性挛缩等并发症。

（2）活动的观察:主要是足趾的屈伸活动,如有异常,及时通知医生。

5. 饮食护理　多食富含维生素、蛋白质及微量元素等营养物质的食物,如新鲜水果、蔬菜、豆类和肉类等;适当增加饮水促进机能代谢,有助于机体恢复。

6. 管路护理　观察伤口引流管及引流液性质,保持引流管通畅,切忌打折、脱出。

7. 疼痛的护理　可对下肢远端部位进行按摩,有效缓解患者的疼痛,必要时遵医嘱给予止痛药。

8. 宣教

（1）患儿术后须平卧及禁食6h。

（2）在禁饮食期间如患儿嘴唇干燥,可以用勺子蘸少许温水轻轻为患儿湿润嘴唇,防止患儿躁动使针脱出。

（3）将患儿输液一侧肢体放在被子外以便观察,并协助扶好,防止患儿躁动使针脱出。

（4）可以适当轻轻按摩、抚触外露患肢皮肤,减轻肿胀,避免压疮。

（三）康复护理

1. 术后返回病房,双下肢并拢,并以软布带适当约束,保持下肢中立位,避免下肢外展外旋。

2. 麻醉清醒后,即开始股四头肌等长收缩、足部运动及臀部肌肉收缩运动,每次持续5min,3组/d,20次/组。

3. 术后第1天,引流管拔除后,去除约束膝关节的布带。指导患儿在仰卧位下进行髋关节内收及膝关节屈曲练习。固定双侧骨盆,将双下肢交叉后保持5~10min,双腿交替进行,3次/d. 膝关节屈曲练习3组/d,10次/组。

4. 术后第2天,行蜷腹屈髋屈膝练习,患儿仰卧位,双膝并拢、屈曲,要求患儿双手抱紧膝关节,尽量贴近胸腹部,并保持姿势。保持时间由30s逐渐延长至5min。

5. 术后3~7d

（1）坐位练习:指导患儿行髋关节屈曲内收练习。让患儿坐在椅子上,一名护士站在椅子后方,将患儿躯干挺直靠于椅背上,另一名护士将一侧患肢交叠于另一侧患肢上,保持承重患肢的足跟部踩在地面,俗称"跷二郎腿",双下肢交替进行,每侧肢体保持5~10min,3~5次/d。

（2）蹲位练习:指导患儿行髋关节屈曲练习。患儿站于床尾,双手握紧床挡缓慢下蹲,下蹲过程中,保持双膝并拢、双足并拢。双足跟不能离开地面,蹲下后,将胸部尽量贴近膝关节,双手抱紧双腿,保持5~10min,3~5次/d。护士站在患儿身后,双手放至患儿腋下起到保护和部分支撑作用,防止患儿摔倒。

（3）行走练习:在患儿面前画一条直线,让患儿行走时每一步均踩在直线上,俗称"走猫步"。不要求行走速度,但每一步均应达到标准。护士在一旁保护患儿的同时,注意观察患儿步态是否协调,并及时给予纠正。

（王　业　徐小飞）

第七节　先天性多指、并指畸形

先天性多指畸形(congenital polydactyly)是指正常手指以外的手指赘生,包括手指的指骨赘生,单纯软组织成分赘生,或是掌骨赘生等。这是先天性手和上肢畸形中最多见的一类,约占先天性上肢畸形的39.9%。其发生率约为1‰。

先天性并指畸形(congenitalsyndactyly)即两个以上手指部分或全部组织先天性病理相连。并指也是先天性上肢畸形中最多见的病种之一,其发生率大约为0.4%。从临床印象上是仅次于多指的常见手部先天畸形,有半数患儿为双侧性并指,男性患病率比女性高3倍,白色人种多于黑色人种。

【疾病特点】

(一)病因

(1)遗传因素 约5%的手部畸形是由遗传因素造成的。

(2)环境因素 即在胚胎时期受外界因素影响而发生的畸形,影响胚胎发育畸形的关键时期是妊娠前3个月。

(二)症状及体征

多指畸形按形态可有3种类型:①多余指无关节,也无肌腱的软组织皮赘;②多余指中有部分指骨、部分肌腱,是一个功能缺陷的手指;③具有完整的掌、指骨和完整的功能。

并指畸形以中、环指畸形最为多见(约50%),其次是环、小指并指(约30%),食、中指并指(约15%)及拇、示指并指(约5%)。既可能是单独出现的并指畸形,也可能是其他畸形的症状之一,如阿佩尔(Apert)综合征。文献记载有48种综合征的临床表现有并指畸形,从形态和手术角度,可将并指分为3大类,即皮肤并指、骨性并指和复合性并指。

【治疗原则】

综合考虑各方面因素,大部分患儿可在4~6岁后进行手术治疗。

【护理重点】

(一)术前护理

1.心理护理 主动配合医生向家属介绍手术目的、方法及预后,让家属对手术充满信心。

2.皮肤准备 注意修剪指甲,术前6h禁食水。

3.术前准备

(1)解释手术方式、麻醉方式、手术前后配合事项、术后常见不适的预防及护理。

(2)备皮,必要时配血。术前禁食6~8h,禁饮4~6h。

(3)术晨遵医嘱术前用药。

(二)术后护理

1.监测生命体征、尿量、患儿意识,及时准确执行医嘱,实施治疗给药措施。

2.严密观察指端皮肤颜色、温度、指腹弹性,毛细血管充盈时间和肿胀情况,及伤口处有无渗血、渗液,是否有活动性出血,如有异常及时通知医生。

3.术后应提供安静舒适的环境休养,患肢制动抬高15cm,有助于静脉回流,利于消肿。

4.石膏护理 保持有效固定,观察有无过松或过紧。石膏固定期注意观察神经血管情况,拆除石膏后,主动辅助屈伸训练。

5.固定护理 如有克氏针内固定时,密切观察固定情况,防止脱出,发现异常及时通知医生处理。

6.饮食护理 禁食6h后进流质或半流质饮食,术后第1天予高热量、高维生素、粗纤维、易消化饮食。

7.做好基础护理。

(三)并发症观察及护理

1.手指血液循环障碍 观察术后伤口局部出血情况。

2.感染 观察患儿体温的变化,伤口情况,遵医嘱给予抗感染治疗。

3.伤口裂开以及移植物坏死 术后对伤口进行定期换药,不做剧烈运动,禁止他人在室内吸烟。

4.静脉危象 观察有无皮肤暗紫、皮温正常或偏高,毛细血管充盈时间缩短,表面出现水疱或血泡,创面渗液为暗紫色,组织张力高。

5.动脉危象 观察皮肤有无苍白,皮温低,毛细血管充盈时间延长或反应消失,皮肤表面瘀斑,组织张力低。

6.瘢痕挛缩和指甲畸形 及时功能锻炼。

(四)康复护理

术后4~6周拔出克氏针后,可进行掌指和指间关节屈伸,握拳和对指活动,以感轻度疼痛为宜,循序渐进增加活动次数和时间,每天多次,10~20min/次,采用主动训练和被动训练相结合,关节伸屈幅度尽量到有酸胀感为止。

(五)护理注意事项

1.预防感染 康复早期,注意保持伤口及附近的皮肤清洁卫生,2d换药一次,术后14d拆线,康复活动中动作轻柔。

2. 随时观察有无疼痛症状加重或感觉运动异常。

（六）护理健康指导

1. 遵医嘱进行手指功能锻炼，解除固定后鼓励手部主动活动。

2. 指导患儿及家长自我观察患指的血液循环。

3. 若伤口出现红肿热痛，渗液等情况时，及时报告医护人员。

（王 业 徐小飞）

第八节 先天性马蹄内翻足

先天性马蹄内翻足是最常见的足部畸形，发病率为 1‰（男孩较女孩多 2 倍，单侧稍多于双侧），多与遗传和环境因素有关，或继发于神经肌肉疾病，如脑瘫、脊髓脊膜膨出、脊髓灰质炎（小儿麻痹症）或外部受压，如羊膜带综合征。

【疾病特点】

（一）病因

本症的确切病因尚不清楚，常见的说法有：遗传因素、发育异常、神经异常。

（二）症状及体征

先天性马蹄内翻足畸形，主要概括为三部分：①足前内翻、内收；②足跟内翻；③踝与距下关节屈呈马蹄畸形，有时有高弓畸形。

1. 僵硬型 畸形严重，足跟小，下垂和内翻极为明显，呈棒形。足前部也有内翻内收，踝和足跟内侧有明显的皮肤皱褶。当被动背伸外翻时呈僵硬固定，此畸形不易矫正。常伴其他先天畸形。

2. 松弛型 畸形较轻，足跟大小基本正常，踝及足背外侧有轻度皮肤皱褶，小腿肌肉萎缩不明显，在被动背伸外翻时可矫正内翻畸形，使患足达到或接近中立位。此畸形容易矫正。

【治疗原则】

（一）一般治疗

绝大多数患儿可以通过手法按摩和必要的控制措施而获得治愈，新生儿期是治疗该病的最佳时期。

（二）手术治疗

对治疗不佳和复发或没有经过治疗的患儿可采用手术治疗。

【护理重点】

（一）术前护理

1. 完善入院各项检查及拍摄患肢 X 线片。

2. 做好皮肤准备及药物过敏试验。

3. 专科宣教 为患者温水泡脚，3 次 /d，20min/ 次，以清洁皮肤皱褶，软化胼胝，防止感染，准备气垫，用于术后抬高患肢。

（二）术后护理

1. 一般护理

（1）体位：全麻术后去枕平卧并禁饮食 6h，之后开始垫枕头，麻醉恢复后在确保安全的情况下活动全身其他关节。

（2）监测生命体征：遵医嘱床旁心电监护及低流量吸氧，术后体温升高最常见，主要由手术吸收热引起，通常持续 3～5d。

（3）如体温<37.5℃，无须特殊处理，为患儿多饮水即可。

（4）如体温在 37.5～38.5℃之间，主要以物理降温为主，予温水擦浴或使用化学冰袋。

（5）如体温≥38.5℃，可以使用降温药物，辅助物理降温，常用的儿童退热药有对乙酰氨基酚、非甾体类抗炎药（布洛芬）等。

2. 静脉管路护理

（1）将带有静脉管路的肢体放在被子外，以便观察有无渗液或管路脱出等情况。

（2）用儿童输液固定板固定管路。

（3）穿刺部位贴标签，注明穿刺时间。

（4）适当调节输液速度，护士勤巡视患儿，液体输完及时更换或拔除。

（5）如患儿躁动明显，可让家长协助固定患儿输液的肢体。

3. 伤口引流的固定和观察

（1）妥善固定伤口引流袋或引流瓶。

（2）观察引流液的颜色、性状及量。

（3）患儿翻身时，避免牵拉引流管，防止管路滑脱。

4. 患肢的观察

（1）血液循环的观察：轻按患肢趾甲，放松后，按压处由白迅速恢复粉红色，时间少于 2s，说明患肢血运良好。如果发现脚趾末端发凉、麻木、苍白、发绀等，应及时报告医生处理，防止发生肢体坏死或缺血性挛缩等并发症。

（2）活动的观察：主要是脚趾的活动，如有异常，及时通知医生。

5. 饮食护理

（1）全麻术后 6h 开始进食，饮食上无特殊禁忌。

（2）麻醉恢复后饮食以清淡易消化为主。

（3）可先喝少量温水，如无不适，循序渐进喂食，少食多餐。

6. 石膏的护理

（1）保持石膏清洁干燥，勿向石膏内塞异物。

（2）石膏未干时，将患肢放在气垫上，并减少搬动，需要搬动时，应用手掌平托石膏，切忌用手指按压，以免造成石膏部分凹陷压迫皮肤形成压疮。

（3）石膏边缘如过于粗糙摩擦皮肤，应及时修整，石膏如挤压皮肤或松动，应及时松解或重新打石膏，保持石膏的清洁干燥及其完整性，避免污染、潮湿、变形、折断。

（4）注意观察石膏的松紧和塑形，抬高患肢 30°，促进血液循环，减轻肿胀。

（5）观察伤口处石膏有无渗血，给予标记和记录，如渗血迅速扩大，及时报告医生处理。

（6）观察患肢或足趾的颜色、温度、感觉和运动情况，若发现皮肤苍白或发绀，皮温低，感觉麻木剧烈疼痛、不能活动足趾等周围循环障碍的症状，应及时报告医生处理。

7. 皮肤护理

（1）患者石膏外固定，自己翻身困难，加强患儿皮肤观察和检查，防止皮肤压疮。

（2）倾听患儿主诉，防止石膏内皮肤压疮，必要时行石膏松解或修整。

（3）保持床单位整洁、干燥。

（4）每隔 2～3h 协助患者翻身，更换体位。

（三）并发症观察及护理

1. 复发　近半数的马蹄内翻足患儿经手术治疗后复发需进一步的治疗。石膏矫正复发畸形可避免重复大的手术操作，在生长停止阶段最后运用骨性矫形手术。这种方法也常有并发症出现。

2. 僵硬　僵硬可能是由于治疗过程中关节压力大、手术后筋膜间隔综合征，内固定材料、距骨缺血坏死及手术瘢痕等原因引起。

3. 无力　三头肌无力影响活动功能，过度延长及行反复延长肌腱手术都会增加三头肌无力的危险。

4. 内翻畸形　常引起第五跖骨基底部跖侧压力过大。

5. 过度矫形　后足外翻常出现在手术后，多为关节过度松弛的患儿。

（四）康复护理

1. 术后 24h 指导家长教患儿开始主、被动做足趾伸屈锻炼，按摩患儿患侧大腿的肌肉，并牵拉按摩足趾。

2. 指导患儿及其父母主、被动为患儿进行石膏内肌肉的舒缩运动，如行股四头肌的收缩舒张运动，防止肌肉萎缩，锻炼肌力的同时促进血液循环，活动次数由少到多，以患儿能忍受疼痛为准。

3. 鼓励患儿进行固定范围以外的肌肉收缩和关节的主动活动。功能锻炼宜循序渐进，待拆石膏后，则按早期康复训练计划进行康复锻炼，每天被动按摩足部，背伸外翻活动踝关节，动作轻柔，持续 5～10min，2 次 /d。

4. 外固定解除后嘱患儿 2 周内在床上训练，活动关节，做抬腿及肌肉收缩训练。

5. 2 周后下床，在家长的保护下开始行走训练。此后逐渐上下楼梯练习肌力和各关节协作功能。

6. 每天泡脚的同时加用手法活动关节和挤捏腓肠肌，以增加患肢的血运，改善腓肠肌的营养，对增加关节的活动度，降低腓肠肌的疲劳均有益处。

（五）护理注意事项

1. 手法扳正时，注意观察患儿有无剧烈哭闹及表情变化，以免用力过猛损伤骨骼及软组织，并注意防止皮肤损伤。每次正确手法矫正前，在跟腱及内踝下方先进行按摩，5～10min/ 次。

2. 手法扳正后使用外固定器具或石膏、胶布等维持正位时要经常检查足趾血液循环及小儿皮肤是否对胶布过敏，发现问题，应立即报告医生，采取防范措施。

3. 使用矫形板时固定要妥善，经常检查其松紧度，及时调整。手法扳正时，要维持患足矫形过正位数年，若治疗时间短，畸形易复发。

4. 手术后要注意观察足趾血液循环，包括足趾的感觉，皮温颜色，并耐心观察足趾血液循环及倾听主诉，若患儿诉患肢疼痛剧烈、麻木，应考虑是否石膏过紧，及时汇报医生检查处理，并检查有无石膏压伤皮肤。

5．若关节融合术者因手术涉及松质骨，容易出血及疼痛较重，术后要严密观察渗血情况，出血过多时要及时告知医生处理，疼痛严重且患肢麻木、感觉障碍者应立即检查处理。

（六）护理健康指导

1．告知家长

（1）保持患儿石膏清洁，防止大小便污染，避免碰撞致石膏断裂，为患儿患肢下垫气垫，以抬高患肢，利于静脉血液回流。

（2）在患儿石膏固定4～6周后带患儿门诊复查，拆除石膏。

（3）在矫形术后的最初6个月内每月带患儿门诊复查1次，若拍摄X线片证实无复发倾向则改为每3个月带患儿门诊复查1次，坚持带患儿复查1年以上，以防复发。

2．指导家长

（1）加强观察患儿患肢末梢血液循环、运动及感觉情况，如发现患儿患肢肿胀、肢体发凉、发绀或苍白，做主、被动运动时剧烈疼痛，立即带患儿到医院诊治。

（2）给予患儿高热量、高蛋白质、高维生素、高钙的营养丰富的易消化饮食。

（3）坚持为患儿患肢进行按摩和功能锻炼，督促患儿勿过早负重行走，以防畸形复发。

（王　业　徐小飞）

第九节　跚　外　翻

跚外翻（hallux valgus）是足部常见的畸形，是指拇指偏离中线向外侧倾斜>15°，超过生理正常角度。畸形一经形成难以自愈。常在第一跖趾关节内侧凸起处形成滑膜炎，影响患者生活。

【疾病特点】

（一）病因

1．先天因素　是由于关节、神经、肌肉等所造成的。例如：扁平足、遗传及足底筋力的降低和不平衡等，使脚底功能降低，造成不稳定进而变形。

2．后天因素

（1）主要是因穿着不合脚鞋子所造成的，因穿鞋跟太高、过尖及过窄的鞋，使脚跟不易固定，对脚趾造成挤压摩擦及压迫，影响脚趾的伸展与活动，破坏了原本三个立足点的功能，而行走时全身重量落在足部前端，脚趾会因身体重量压迫逐渐变形，就会造成跚外翻的现象。

（2）外翻病因主要与遗传有关，女性患病率高，何时开始穿高跟鞋对女性跚外翻患病有重要影响。父母有跚外翻，子女患跚外翻的概率明显增大。此外，女性足部韧带较男性弱，在同等遗传条件下，更易发生跚外翻。青少年期是身体骨骼结构形成的关键时期，此时儿童的软组织相对较松弛，骨骼迅速发育，身高增长，身体结构尚未定型。如此时过早穿高跟鞋，则高跟尖头鞋将前足紧紧地包裹着，使脚趾处于一种病理状态，并触发一系列的跚外翻发生机制，最终形成外翻。

（二）症状及体征

跚指的外翻位置常造成第二趾的锤状趾畸形，另外，前足增宽也使穿鞋更加困难，当鞋容纳足趾的前面部分较窄时，通常会形成鸡眼，并引起第一拓骨头内侧隆起于皮肤表面的滑囊增生，并引起疼痛。

【治疗原则】

（一）一般治疗

1．穿合适的鞋袜，减轻局部压力。

2．功能锻炼，按摩与牵拉。

3．佩戴合适支具，对于轻度畸形的患者，可以使用矫形辅具。

4．对于已形成跚囊炎的患者，给予局部使用消炎镇痛药物，可配合热敷理疗。

（二）手术治疗

对于保守治疗无效的严重跚外翻应采取手术治疗。

【护理重点】

（一）术前护理

1．皮肤准备。

2．麻醉前护理。

3．完善术前检查，局部情况和血供情况及专科检查。

4．心理护理　向患者介绍手术治疗跚外翻的特点，手术优缺点及手术的成功率，多与患者交流，消除患者的紧张和恐惧心理。

（二）术后护理

1．麻醉后护理。

2．患者仰卧位，垫气枕抬高双下肢，促进静脉回流，减轻肿胀，注意足趾末梢血运，特别注意观察跚指位置固定情况是否良好，如有异常及时通知医生。

3．疼痛护理　如术后疼痛，及时给予止痛药物，并观察患者有无头痛，恶心，呕吐等不良反应。

4．伤口护理　密切观察伤口处有无渗血，给予标记和记录，如出血量多时需及时报告医生换药处理或适当应用止血剂。

（三）并发症观察及护理

1．畸形复发　术后穿特制前开口软鞋帮矫形鞋，间歇性使用蹬外翻矫正带，预防复发。

2．蹬内翻　给予石膏固定护理，做好患者和家属宣教，讲解石膏固定期间的注意事项。

3．爪形趾畸形，拔除克氏针后，鼓励患者练习屈蹬趾活动，恢复足内在肌力量。

4．蹬趾过伸　在矫形期间尽量穿暴露脚趾的鞋，防止对足部产生压迫。

5．跖趾关节活动障碍，用绷带条固定蹬指于中立位或屈曲5°位。

6．蹬趾伸屈肌无力，一般无特殊处理，术后疼痛减轻后，每天要牵拉蹬趾数次，被动伸屈跖指关节，告知患者半年内会有蹬趾无力现象，通过锻炼则逐渐变好，以求得患者的配合。

（四）康复护理

循序渐进的功能锻炼对于蹬外翻的恢复是极其重要的，一方面促进截骨端的愈合，另一方面避免术后的粘连引起的功能障碍。

1．术后24h除蹬趾外其余四趾，踝关节及膝关节可进行主动及被动活动，4～5次/d，2～3min/次，无不适后每天增加活动量，以避免术后粘连引起功能障碍。

2．术后2d可在室内活动，但避免患处负重，2周后可适当增加活动量，穿特制前开口软鞋帮矫形鞋。

3．术后1～3周逐渐增加行走距离，不超过50m距离，行走时足跟负重。指导患者进行蹬趾趾间关节的主被动屈伸锻炼。并将蹬趾向内侧搬压，轻度内偏5°～10°，15min/次，早、中、晚3次。

4．术后14d拆线，开始跖趾关节主被动活动，可练习用足趾夹取地上纱布，3次/d。

5．术后3个月正常生活活动，3～6月内穿宽松平底鞋，半年后可穿正常鞋行走。

（五）护理注意事项

1．保持创面的干净清洁，洗澡时做好防水措施。

2．功能锻炼要循序渐进，随时保持蹬趾的正常位置。

（六）护理健康指导

1．定期门诊复查　术后4周，拍摄足正侧位X线片，如果截骨处愈合，拔出克氏针，可做屈伸活动。术后5～6周，可穿正常鞋。在恢复期，患足可能还有一些肿胀，可让患者穿舒适、较软的鞋。

2．生活护理　应减少行走或站立时间，尽量不要穿高跟鞋，穿鞋要宽松、舒适，且避免负重。每天用温水泡脚，促进血液循环。

3．功能锻炼　鼓励患者出院后继续坚持康复训练，一旦有复发症状，立即就诊。

（王　业　徐小飞）

第十节　骨　缺　损

骨缺损是指由于各种原因导致的正常骨质的缺失。往往源于高能损伤或骨折合并感染。尤其是感染后的骨缺损，多在局部形成广泛的皮肤瘢痕。创伤后、慢性骨髓炎、肿瘤剔除后及骨发育畸形等各种原因可造成大范围的骨缺损，若骨缺损20%或超过7cm，称之为大段骨缺损。

【疾病特点】

（一）病因

骨缺损的成因不一，主要由先天性因素，后天性因素和医源性因素产生。一般可分为无菌性骨缺损和感染性骨缺损。临床上最常见的骨缺损部位是胫骨干。由于骨缺损处理起来非常棘手，故此类疾病的致残率非常高。

（二）症状及体征

1．骨缺损2.5cm以上者，外观可见肢体短缩。

2．骨折两端间距1cm以上者，X线片可见无新骨连接或有假关节形成。

【治疗原则】

目前主要通过肢体短缩骨移植术，自体游离皮质骨移植，骨延长和带血管蒂骨移植术等手术方法来治疗。通常来说，治疗方式与骨缺损的长度不等而不同。其中，骨延长术主要是通过外固定架对骨骼进行牵拉，利用组织牵拉再生技术，实现骨的再生，进而重建缺损区域骨骼；同时，组织牵拉再生技术还能实现缺损区域软组织、神经、循环等功能的再生与重建。与传统"拆东墙补西墙"的移植技术相比，避免了供区损伤，降低了受区不愈合、感染坏死等风险；面对合并软组织缺损等严重损伤肢体，也挽救了濒临截肢的患者。目前，骨延长技术已经被广泛应用于临床。

【护理重点】

（一）术前护理

1. 心理护理。

2. 依据各种检查了解患者体质、骨质等情况，充分评估成骨情况。

3. 测量肢体（健侧、患侧）长度，周径并记录。

4. 指导患者备好合适的衣裤；若为下肢，应依照缺损长度提前备好对应高度的多层底的厚底鞋，也称"蛋糕鞋"。

（二）术后护理

1. 手术反应消失后开始延长，通常在手术后1周以后。延长速率根据患者年龄、延长区局部血供和成骨能力进行选择，通常为0.5～1.0mm/d，分4～6次完成。

2. 术后3～5d督促、鼓励患者扶拐练习关节功能活动和部分负重行走，使延长区承受间歇性应力刺激。患肢短缩显著者应着"蛋糕鞋"，以利负重活动。

3. 术后1～2周内指导患者保持应力刺激锻炼。

4. 正确指导适度功能锻炼，防止针道松动及机械性切割。如出现血性分泌物或分泌物增多，按照针道感染治疗方案进行。

（三）并发症观察及护理

1. 针孔感染　每天检查钢针松紧度，保持钢针张力，保持针眼处清洁干燥，用0.5%碘伏消毒针眼处2～3次/d，对局部有红肿或异常分泌物者及时换药，并遵医嘱应用抗生素。

2. 肌肉、关节挛缩　术后进行关节锻炼时应注意各个关节的屈伸锻炼，注意被动牵伸训练，促进肌肉组织延长再生。

3. 骨不连　术后注意定时观察肢体，如出现患肢偏移，成角，扭转，不均匀等情况，应及时报告医生。

4. 神经、血管损伤　严密观察患肢的皮肤感觉，关节活动，动脉搏动及末梢血液循环情况。与术前对比，如有异常情况，及时报告医生，采取相应的措施。

（四）康复护理

1. 给予患肢肌肉及关节活动训练，范围由小到大，次数由少到多，循序渐进。

2. 每天做膝关节和踝关节屈伸活动2次，以免引起膝关节屈曲和马蹄足畸形，并进行足背伸活动，防止跟腱挛缩。

3. 术后1周在床上进行功能锻炼，开始锻炼时间稍短，5～10min/次，2～3次/d，以后逐渐增加锻炼时间及次数。

4. 术后第2周起扶持患者下床带支架下地负重站立，并逐渐锻炼带支架行走。

（五）护理健康指导

1. 根据治疗处方，指导患者及家属掌握外固定架调节要求；必要时要做好明显标记，谨防患者及家属错误调节方向。

2. 进行良好的遵医教育，指导患者每2～4周门诊复查，定期拍X线片观察成骨情况。

3. 院外期间若发现外固定架固定针、螺母松动；针道护理无改善时一定及时就医。

4. 指导患者及早开展活动，防止深静脉血栓形成、骨质疏松等并发症。

（王　业　徐小飞）

第十二章

骨科围手术期护理

第一节　人工髋关节置换术

人工髋关节是由股骨头、髋臼和周围的软组织构成。人工髋关节置换术就是利用生物相容性与机械性能良好的人工材料将人体的股骨头或股骨头和髋臼置换。人工关节置换术主要目的是缓解关节疼痛、矫正畸形、恢复和改善关节的运动功能。

【人工髋关节置换术的类型】

1. 人工股骨头置换术　人工股骨头置换术是用人工材料将病变的股骨头置换。

2. 人工全髋关节置换术　人工全髋关节置换术是利用人工材料将人体的股骨头和髋臼置换，具有缓解关节疼痛，保持关节活动度，保持关节稳定性和不影响或修复肢体长度的综合优点。

3. 全髋关节翻修术　全髋关节翻修术是对初次全髋关节置换术失败后的一种补救手术。

4. 髋关节表面置换术　此术式优点是创伤小、出血少、恢复快、疗效好、费用低、股骨头颈不用切除，保留了较多的骨质，不影响未来行全髋关节置换术。

【手术适应证与禁忌证】

（一）适应证

1. 陈旧性股骨颈骨折。

2. 原发性或继发性髋关节骨关节炎、髋关节发育不良继发性骨关节炎。

3. 股骨头坏死。

4. 强直性脊柱炎、类风湿关节炎。

5. 髋关节强直。

6. 髋臼骨折、脱位。

7. 关节成形术失败。

8. 骨肿瘤（股骨头颈部或髋臼的低度恶性肿瘤）。

（二）禁忌证

1. 活动性感染。

2. 全身性感染或系统性感染。

3. 神经性关节。

4. 骨骼发育未成熟者。

5. 病理性肥胖。

6. 重要脏器疾病未得到有效控制者。

7. 下肢有严重的血管性疾病。

8. 难以配合治疗者。

【护理重点】

（一）术前护理

1. 完成各项辅助检查　如髋部、胸部 X 线片检查，化验常规检查，重要脏器如心、肝、肺、肾及手术耐受力检查，老年患者一定要查血糖及电解质。

2. 注意观察生命体征情况　有高血压病史者应将血压控制在正常范围内，纠正营养不良，多吃高蛋白、大量维生素饮食。

3. 做好心理护理　患者术前会顾虑手术效果，担忧术后能否恢复正常，易产生焦虑、恐惧心理。对此护理人员应给予耐心的开导，介绍科室医疗技术和成功率，举实例介绍一些术后功能恢复正常的或已接受手术治疗的患者，帮助患者排除忧虑，以良好的心态接受手术。

4. 为患者提供整洁、安静、舒适的环境。疼痛明显影响睡眠者，适当给予镇痛剂，缓解疼痛，促进睡眠。

5. 指导患者练习有效的咳嗽，有利于预防术后感染及呼吸道并发症，遵医嘱给予氧气雾化吸入。

（二）术后护理

1. 术后搬动患者时注意保持平稳，应将患侧髋部整个托起，防止患侧内收、扭转，保持外展中立位，以防止脱位。

2．卧硬板床。

3．妥善安置好各管道（氧气管、导尿管、引流管、输液管），并保持管道通畅。

4．严密观察生命体征变化，注意尿量的变化。

5．观察伤口渗血情况，敷料是否清洁，伤口引流量，同时注意引流通畅（引流袋固定应低于床旁30～45cm以上），根据引流量的情况第4天考虑拔管。

6．患肢保持外展30°的中立位，给予患者穿防旋鞋，两大腿间放软枕，以保持有效髋关节功能。

7．观察患肢远端血运，感觉运动情况。注意皮肤颜色、温度、肿胀情况，若患肢血运障碍，感觉功能异常，报告医生及时处理。

8．加强功能锻炼，预防并发症，促进功能恢复。

（三）并发症预防及护理

1．感染

（1）改善患者的全身状况，必要时遵医嘱输血以提高机体抵抗力。

（2）围手术期抗生素的应用，使组织内达到有效的抗生素浓度，降低感染发生率。

（3）加强病房管理，减少人员流动。术前/术后保持床单位干净整洁。

2．脱位 脱位原因与术后搬动不正确、早期功能练习不得当及患者的自身条件等有关。

（1）向患者说明预防脱位的重要性，使之从思想上提高认识，并告诉患者有关具体注意事项，以加强防范意识。

（2）术后保持肢体外展30°中立位。患侧穿防旋鞋防止外旋，两大腿之间可放置软枕，防止内收。

（3）术后不宜过早行直腿抬高活动，以免引起疼痛或脱位。术后4～7d在康复师监护下，锻炼患肢直腿抬高10°～15°，应注意不要过度。

（4）由于坐位是髋关节最易出现脱位和半脱位的体位，因此术后6～8周以躺、站或行走为主，每天可坐4～6次，每次限30min。

3．血栓形成 静脉血栓形成较多见，表现为肢体明显肿胀，严重者导致肢端坏死。如果移动肢体，可导致栓子脱落造成肺栓塞。肺栓塞是人工髋关节置换术后常见并发症，发生突然，轻者出现呼吸急促、心率增快、烦躁不安或表情淡漠。重者可引起呼吸困难、严重紫绀、昏迷，甚至因呼吸循环衰竭而突然死亡。因此，术后应注意观察生命体征、意识状态和皮肤情况，积极预防和及时发现肺栓塞，以免使患者遭受不必要的痛苦和损失。注意观察肢端皮肤颜色、温度、肿胀情况及有无异常，有无足趾被动牵拉痛等，及时发现血栓形成的迹象。

（四）康复锻炼

1．术后早期（术后当日至5d内） 术后当日即可进行患肢自足背开始的向心性按摩；足趾、踝关节主动、被动伸屈练习；术后2d进行臀大肌和臀中肌等长收缩练习，以保持肌肉张力；术后2～3d，便可进行髋关节屈伸练习以维持髋关节活动度。另外，还要加强上肢肌力练习，以便日后能较好地使用拐杖。

2．术后中期（术后5d至2w） 术后5d左右，患者体力已有所恢复，逐步开始由卧到坐、由坐到站、由站到行走的训练，进一步提高肌力。

3．术后晚期（术后2w以后） 此期应注意加强患髋外展、外旋和内收的功能锻炼。

（五）护理注意事项

1．防肺部感染 在患者病情许可时，多扩胸、深呼吸、咳嗽，有痰尽量排出，定期拍背，做腹式深呼吸等，均有助于排痰。还可训练吹气球、吹水泡。保持口腔卫生，做好口腔护理。

2．防下肢深静脉血栓 床上锻炼肌肉，对于活动不便的老人，家人可帮助按摩小腿肌肉，促进血液回流。卧床期间定时更换体位，每1～2h更换一次为宜。

3．防压疮 床铺要松软，擦身用温水。由于老年人血液循环差，加之术后卧床时间长，很容易在骶尾部、足跟、肩胛部、枕后部等骨突部位发生压疮，因此应保持床铺的柔软、清洁、干燥、平整。定时更换体位。

4．防泌尿系统感染 多喝水，常清洁。有些患者术后留置导尿，定时更换尿袋，尿管保持正确位置。每天清理尿道口。尽量缩短留置尿管的时间，一般术后第一天拔除。

5．防便秘 术后应尽快鼓励患者恢复进食、饮水，每天保持饮水量（包括食物中的摄水量），每天三餐粗细粮搭配，多吃新鲜蔬菜和水果。

6．防脱位 脱位是人工股骨头置换术后的并发症。足尖向上，两腿间放软枕。避免做髋关节外旋或者内收动作，"六不要"：不要交叉双腿，不要卧于患侧，不要坐沙发和矮椅，坐立时不要前倾，不要弯腰拾东西，不要在床上屈膝而坐。

（六）健康指导

1. 坐位　术后第 1 个月内坐的时间不宜过长，以免导致髋关节水肿，亦可用冷敷及抬高患肢来改善。保持膝关节低于或等于髋部，不宜坐过低的椅子、沙发，不要交叉腿和踝，前弯身不要超过 90°，坐时身体向后靠腿向前伸。应避免出现身体前倾，双足分开，双膝并拢的不良姿势。

2. 取物　术后 2 周内不要弯腰捡地上的东西，注意不要突然转身或伸手去取身后的物品。

3. 乘车　臀部位置向前坐，身体向后靠，腿尽量前伸。

4. 淋浴　伤口愈合后，可在扶持下进行淋浴。因站着淋浴有一定的危险，故可坐一个高凳，使用可移动的手持喷头，并准备一个带长柄的沐浴海绵以便能触到下肢和足。

5. 穿脱鞋袜　请别人帮忙或使用鞋拔子，选择不系带的松紧鞋、宽松裤，行后外侧切口者可内侧提鞋，行前内侧切口者可外侧提鞋。

6. 保持下肢经常处于外展或中立位，6～8 周内屈髋不要超过 90°，避免将髋关节放置在易脱位的体位。

7. 出现术侧髋关节任何异常情况，及时与手术医生联系。

（朱　丽　姚　丽）

第二节　人工膝关节置换术

膝关节是人体最大、解剖复杂、对运动功能要求最高的关节。膝关节由股骨髁、胫骨平台、髌骨及其周围滑膜、关节囊、韧带、半月板和肌肉等组织共同构成。膝关节置换术可解除膝关节疼痛、改善膝关节功能、纠正膝关节畸形和获得长期稳定。

【人工膝关节置换术的类型】

1. 全膝关节置换术　人工膝关节置换术主要用于治疗严重的关节疼痛、畸形，日常生活受到严重影响，经保守治疗无效或效果不佳的膝关节疾病患者。

2. 膝关节单髁置换术　单髁假体置换术保留了骨质，髌股关节、前后交叉韧带和未受损的对侧间隔的半月板、关节软骨都被完整地保留下来，从

而较好地保留了膝关节的运动功能和本体感觉。

3. 膝关节翻修术　膝关节翻修术是作为失败的人工膝关节置换术后的补救措施。

【手术适应证与禁忌证】

（一）适应证

1. 退变性膝关节骨关节炎。

2. 类风湿关节炎。

3. 非感染性关节炎引起的膝关节病损并伴有疼痛和功能障碍。

4. 创伤性骨关节炎。

5. 大面积骨软骨坏死，常规治疗失败者。

6. 感染性关节炎后遗的关节破坏。

7. 涉及关节面的肿瘤影响关节功能。

（二）禁忌证

1. 膝关节周围或全身存在活动性感染病灶。

2. 肌肉瘫痪或神经性关节病变。

3. 手术耐受性差。

4. 无痛并长期功能位融合的患者。

5. 精神心理素质不稳定，不能积极配合治疗的患者。

【护理重点】

（一）术前护理

1. 心理护理　要耐心讲解有关疾病和专科知识，介绍同种病例康复期的患者现身说法，以增强患者对手术的认识和信心。针对患者存在的心理问题，针对不同个体采取积极的态度，用患者能理解的语言及时和患者及家属交流，说明手术的必要性、手术的方法及优点，治疗过程如何配合，术后效果以及介绍术后注意事项，让患者做到心中有数，给患者安全和信任感，解除心理负担，取得理解和配合。

2. 特殊准备

（1）患者身体状况的准备：拍摄标准的膝关节正、侧位及髌骨 60° 轴位片，下肢全长负重位和非负重位膝关节正、侧位片，了解膝关节病变情况及下肢力线，术前模板测量，估计应选架体的大小。

（2）患者心理状况的准备：了解患者的精神状态，向患者提供有关手术及康复训练的资料，使患者了解手术的意义，自愿接受人工膝关节置换术。最大限度地消除患者的紧张情绪。

（3）制定功能锻炼计划：讲解并示范术后功能锻炼的方法，包括膝关节屈伸锻炼、股四头肌肌力训练，及拐杖或助行器的使用方法。

（4）健康宣教：训练患者深呼吸、有效咳痰、床上大小便的方法，预防坠积性肺炎、尿潴留、便秘等发生。

（二）术后护理

1. 生命体征的观察 患者术毕回病房后及时给予床边心电监护仪，0.5～1h 监测血压、脉搏、呼吸、经皮血氧饱和度一次，持续吸氧 4～6L/min，术后 24h 内应密切观察患者意识、面色、生命体征、尿量的变化，并详细记录。若有异常及时对症处理。

2. 切口引流管的观察 一般手术当天采用非负压引流，术后 1d 改为负压引流 24～48h，当引流量 <50ml/d 即拔管。在引流过程中要保持引流管的通畅，防止扭曲、折叠和堵塞。每 30min 挤压记录，如发现引流流速过快，超过 100ml/h 时，应通知主刀医生，必要时夹管 30min 后放开。要保持切口敷料的清洁干燥。

3. 术后体位 术后去枕平卧 6h，6h 后给予平卧位。患肢膝后垫软枕并抬高，保持中立位，避免小腿腓肠肌和腓总神经过度受压，造成小腿腓肠肌静脉丛血栓的形成和腓总神经的损伤。术后 3～5d 开始下床活动。

4. 患肢肢端血运的观察 密切注意观察患肢感觉和肢端皮温、肤色及足背动脉搏动及足背伸等情况，一旦出现异常及时处理。

（三）并发症预防及护理

1. 全身并发症的观察和护理 包括肺不张、坠积性肺炎、充血性心力衰竭、心律不齐、电解质紊乱，在护理上要密切观察患者的呼吸、心律、体温变化。

2. 神经损伤的观察和护理 全膝关节置换术的神经系统并发症主要为腓总神经损伤，发生率为 1%～5%，多见于严重的膝外翻或屈膝挛缩畸形的矫形过程中。术后要密切观察患肢肢端感觉和活动情况，一旦出现腓总神经损伤症状，应通知医生及时处理。

3. 深静脉血栓形成的观察及护理 深静脉血栓为最常见的并发症，如无预防措施发生率为 40%～88%，术后应密切注意观察肢体有无肿胀情况，肢端皮肤颜色、温度及有无异常感觉，有无被动牵拉足趾痛，有无胸闷、呼吸困难，发现以上情况应警惕下肢深静脉血栓形成或继发肺栓塞。对高龄、肥胖，心功能不全患者，可使用弹力绷带、弹力袜、下肢静脉泵、足底泵或口服阿司匹林、华法林、低分子右旋糖酐、肝素等药物预防。用药期间要注意观察皮肤黏膜的出血情况，定时检测凝血酶原时间，预防突发性出血。

4. 感染的观察和护理 感染是膝关节置换术后具有灾难性的并发症，在护理上术后要保持伤口敷料的清洁干燥和引流管的通畅，一旦污染及时更换，密切观察切口有无红、肿、热、痛等局部感染症状，抬高患肢，指导早期行患肢肌肉的静力收缩运动，以促进患肢血液循环，有利于消肿和伤口的愈合。

（四）康复锻炼

1. 前康复训练阶段 指导患者术前的股四头肌和腘绳肌的肌力训练及保持关节的活动范围（range of motion，ROM）训练。

2. 起始康复阶段（术后 1～2d） 旨在消除疼痛，并同时减轻肌萎缩及炎症反应。

（1）患肢可采用冰袋冰敷，加压包扎，减少关节出血及患肢肿胀。

（2）采取有效的镇痛及抗炎措施（止痛泵，股神经阻滞，抗炎药物，口服止痛药等），减轻疼痛及炎症反应。

（3）指导股四头肌等长收缩，有效的防止肌萎缩的发生。

（4）早期患肢的关节康复器锻炼，有利于关节的活动。

3. 中间康复阶段（术后 2～4d） 目的在于不增加疼痛和肿胀的前提下增加肌力。可以①终末伸膝锻炼；②直腿抬高；③渐进抗阻训练。

4. 促进康复阶段（术后 4～7d） 目标是获得适当的关节活动范围，获得最大的肌力并提高肌肉的耐力。可以进行：①扶栏杆下蹲练习；②渐进式膝踝屈伸练习；③扶助行器练习平路行走，患肢负 10kg。

5. 恢复活动阶段（术后 7～28d） 目的是让患者选择某一项或几项特定的活动方式，并继续锻炼直至膝关节功能达到预期的目的。进一步 ROM 训练。

（五）健康指导

1. 合理膳食，控制饮食以达到一个理想的体重，避免膝关节假体负荷过重。

2. 在关节功能恢复过程中，应避免跑步、跳跃等能够对膝关节造成冲击的活动。

3. 观察伤口处有无渗液或异味,体温连续超过38℃两天应及时复诊。

4. 乘坐飞机出行时,应随身携带诊断证明书。

5. 术后1个月、3个月、6个月、1年时来院复查,1年后每年复查1次。

(朱 丽 姚 丽)

第三节 人工肩关节置换术

肩关节是由肩胛骨的关节盂和肱骨头构成。当出现肱骨头缺血性坏死、肱骨头肿瘤、闭合或手法复位不能恢复功能的肱骨头粉碎性骨折等情况时,可进行人工肩关节置换术,其目的是解除患者肩关节疼痛,稳定关节,恢复其功能。按照置换的范围可分为半肩关节置换术和全肩关节置换术。

【人工肩关节置换术的类型】

1. 非限制性人工肩关节置换术 这种人工关节的肱骨侧假体与盂侧假体之间既有滚动也有滑动,能保证较大的肩关节活动度,又能缓冲可能加在假体上的各种剪力或"拔出力",从而减少了假体的松动率。适用于旋转袖功能正常的患者。

2. 限制性人工肩关节置换术 由于限制性人工肩关节置换术后松动率较高,只有在肩袖失去功能,或缺乏骨性支持而无法修复时,才考虑使用限制性人工肩关节置换术。

3. 半限制性人工肩关节置换术 也称为单球面全肩关节置换术,是一种无关节的、半限制性的、单球面全肩关节置换术。这种假体的肱骨头小,呈球面,头颈角为60°。据报道这种设计可获得较大的活动度。肩胛盂假体与肱骨头假体相匹配,并允许两部分假体的关节面持续接触。

【手术适应证与禁忌证】

(一)适应证

1. 严重的外伤导致肩胛骨和肱骨头的关节面完全性粉碎性骨折而不能复位者。

2. 肱骨头缺血性或放射性坏死。

3. 严重的慢性关节炎如骨性关节炎、创伤性关节炎、类风湿关节炎。

4. 肩关节融合术、成形术失败者。

5. 肱骨近端或肩胛骨肿瘤、病段切除术后有广泛骨和软组织缺损者。

(二)禁忌证

1. 有局部或全身感染病灶存在。

2. 肩部三角肌、肩袖肌肉麻痹。

3. 神经系统病损,引起肩关节完全麻痹。

4. 精神病患者或酒精中毒未控制者。

【护理重点】

(一)术前护理

1. 心理护理 肩关节骨病或意外创伤使患者承受着精神和肉体上的痛苦,求医心切。患者对手术的期望值较高,手术费用昂贵,同时又担心术后效果恢复不理想,以及术后可能出现的并发症而产生焦虑、恐惧的负性心理。应针对患者存在的心理问题,针对不同个体采取积极的态度,与患者及家属交流,帮助解决困难,说明手术的目的、手术的方法、如何配合及术后效果,并介绍术后的注意事项,让患者做到心中有数,理解所能达到的治疗程度,以身心的最佳状态接受手术,主动配合手术及术后完成严格长期的肩关节康复治疗,提高手术成功率。

2. 饮食指导 由于长期疼痛的折磨,以及疾病对代谢的影响,患者均有程度不同的营养不良;同时手术的创伤也使患者的营养状况处于低水平,不利于伤口愈合。因此应给予高热量、高蛋白、高维生素、易消化的饮食,必要时给予静脉补充营养,以提高手术耐受性,促进康复。

3. 术前准备

(1)术前全面了解各系统功能状态,年龄较大、体质较弱者给予全身支持疗法。合并有心脏病、高血压、糖尿病者应控制在能耐受的状态后再实施手术。

(2)皮肤准备:按肩部手术范围准备,术前一日备皮,备皮时一定不可损伤皮肤,并用软肥皂清洗,医用汽油脱脂,更换消毒衣裤,仔细检查术区皮肤情况,有皮肤破损及毛囊炎应及时处理。

(3)预防感染:术前1~2h及手术过程中给予有效抗生素各1次。

(4)常规备血,完善各项检查;术前常规禁食禁水,保证充足睡眠。

(5)术前适应性训练指导患者做三角肌、肱二头肌的等长收缩练习以及床上排尿排便。

(二)术后护理

1. 体位的护理

(1)因人工肩关节置换术患者使用全身麻醉,在麻醉未醒前,应去枕仰卧位,头偏向一侧,保持术侧肩关节中立位,上臂放置于软枕上。

（2）麻醉清醒后可平卧位或垫枕头，术后 6h 待生命体征稳定后，可保持术侧肩关节中立位，并取半卧位或健侧卧位。

（3）半卧位时，术侧肩关节用三角中悬吊保护固定于中立位，上臂下垂，屈肘 90°，前臂自然放在胸前。

（4）侧卧位应向健侧卧位，术侧屈肘 90°。绝对禁止术侧卧位，因该卧位可造成置换关节局部受压，导致置换关节向前脱位。

（5）站立时用三角巾悬吊固定，保持肩关节中立位，使患者感到舒适，并减轻切口疼痛。

2. 密切观察病情

（1）给予心电监护，血氧饱和度监测。严密观察患者意识、血压、脉搏、呼吸及血氧饱和度、引流量、每小时尿量等，并做好记录。发现异常及时通知医生。

（2）患肢观察：注意患者术侧肢体的皮肤温度、颜色、感觉、运动及末梢循环、肢体肿胀、切口渗血等情况，观察有无手指麻木、肢体发绀、出血等神经血管损伤症状出现。及时发现，及时处理。

（3）疼痛护理：手术后伤口疼痛可直接影响患者生命体征的稳定、饮食、睡眠和休息，从而影响伤口愈合及功能的恢复，故应重视术后疼痛的控制，评估疼痛性质、原因，积极采取有效镇痛措施。

（三）并发症预防及护理

1. 出血 术后使用心电监护仪，随时观察生命体征及尿量的变化，密切观察伤口敷料情况，保持引流管通畅，并记录引流物的性质、量、颜色。若 1h 内引流量大于 500ml，考虑有内出血的可能，应告之医生及时处理。

2. 脂肪栓塞 观察并记录患者的神志、呼吸、尿的变化，若患者有胸闷、胸痛、气急、神志模糊，或尿液中检查出有脂肪滴，胸片提示有暴风雪样改变即可确诊，应及时给予呼吸支持和吸氧、气管插管、气囊辅助呼吸。

3. 坠积性肺炎 术后患者怕痛而不敢翻身和深呼吸、用力咳嗽或做无效的咳嗽，痰液坠积肺部而引起感染。应指导并鼓励患者做深呼吸和有效的咳嗽、咳痰练习，必要时可行雾化吸入及翻身拍背排痰，使痰液稀释，促进肺复张，预防肺部感染。

4. 关节脱位、半脱位和假体松动、下沉 术后由于搬动、锻炼不当、患肢位置不妥等原因，可导致假体脱位。因此，术毕应将患肢呈外展 50°～

60°，前屈 45°，并用外展架固定。若手术中未广泛修补肌腱，则可用悬吊绷带固定于胸前，一般固定时间为 3 周左右。当患者平卧位时，外展架应与床面平行，肘关节稍抬高。经常检查外展架的螺丝有无松动，位置是否滑移。如置换肢体出现剧烈疼痛，术侧肢体较健侧肢体短，立即制动并通知医生配合处理。

（四）康复锻炼

1. 术后 3d，疼痛减轻后即可开始做术侧手腕关节的被动、主动伸展运动，以促进局部血液循环，使术肢远端肌肉、手指的功能尽早恢复。

2. 术后 5～7d 开始离床走动。患肢屈肘 90°，用三角巾悬吊固定于胸前，并做术肢握拳、松拳运动和伸、屈腕关节运动，以促进血液循环和手指、手腕关节功能恢复。

3. 术后 1 周，在站立位去除固定带下做伸、屈肘运动，可用健侧手协助患侧，腕部上举过肩，并且用手接触前额，以后可逐渐超过头部。

4. 仰卧位时，在保持术肢肩关节功能位置下做术肢轻度外展、内收运动，并以健肢协助，但是不宜过早地进行环行或摆动运动。

5. 术后 3 周，术肢做主动锻炼。在锻炼期间，利用按摩、针灸、超声波等方法消除疲劳，缓解疼痛，促进愈合。

（五）护理出院健康指导

1. 鼓励患者尽早使用术肢完成日常活动，但是必须禁止剧烈活动。

2. 不宜用力提或拖拉重物，避免投掷等挥动手臂的动作，以免引起置换关节脱位、松动甚至假体柄折断等。

3. 定期复诊，不适随诊。

（朱 丽 姚 丽）

第四节 人工肘关节置换术

人工肘关节置换术是指用人工肘关节代替损坏肘关节。人工肘关节假体一部分固定在上臂的肱骨中，假体的另一部分固定在前臂的尺骨中。然后将两部分以轴承连接，以允许人工肘关节屈曲。其目的主要是为了减轻患者疼痛、恢复肘关节功能以满足正常生活的需要。

【人工肘关节置换术的类型】

1. 非限制型（表面）肘关节置换术 适用于骨

质破坏不多、关节稳定者。

2. 半限制型假体置换术　适用于肘关节囊、韧带损伤广泛、骨质缺损、肌肉萎缩者。

【手术适应证与禁忌证】

（一）适应证

1. 类风湿关节炎。

2. 双肘关节强直。

3. 创伤性关节炎。

4. 肘关节成形术失败。

（二）禁忌证

1. 感染。

2. 同侧肩关节强直。

3. 神经源性骨关节病。

4. 屈、伸肘肌肉瘫痪。

5. 不伴疼痛的肘关节畸形。

【护理重点】

（一）术前护理

1. 心理护理　患者及家属担心术后效果不佳，采取积极有效的措施，如宣教材料和介绍成功病例，并耐心向患者及家属讲解手术过程、方式、注意事项，以消除患者及家属顾虑，使其积极主动配合手术。

2. 术前准备　术前 1 天常规备皮、禁食 12h、禁水 8h。术前了解患者的全身情况，加强营养，增强体抵抗力，以利于手术顺利进行。做好术前检查及配血工作，术前预防性使用抗生素，以预防感染，减少术后感染是肘关节置换术成功的关键之一，有皮肤感染的患者积极采取措施，尽早处理。入院后指导患者做肱二、肱三头肌的收缩练习，3 次 /d，20min/ 次。

（二）术后护理

1. 一般护理　术后保持患肢于功能位，肘关节屈曲 45°～60° 以利于伤口的愈合，术后 1 周于重新石膏固定肘关节屈曲 90°，持续 3～6 周。抬高患肢，高于心脏 15cm，以利于消肿，防止静脉回流障碍，减轻患肢疼痛。观察患肢皮温、色泽、感觉、运动、肿胀及伤口敷料渗血情况，警惕有无手指麻木及肢体发绀、切口出血等神经血管损伤症状出现，及时发现问题，及时报告处理。

2. 引流管护理　术后伤口引流管接负压引流积血，引流管于 24～72h 拔除。妥善固定引流管并保持通畅严密观察引流液颜色、性质、量并及时记录术后 2h 内出血量应在 70～100ml，如术后 10～12h 持续出血超过 600ml，需关闭引流管，通知医生及时处理。引流液过少而患肢局部肿胀明显时应考虑引流不畅，须及时查明原因。

3. 预防感染　感染是术后最严重的并发症。感染主要是由于肘部的骨性结构复杂，通过的血管神经较多，软组织覆盖少关节脱位，血肿，引流时间过长，主要是以预防为主。术后针对性使用抗生素；保持床单元整洁；切口敷料清洁、干燥，及时更换，切口换药时严格无菌操作；注意患者个人卫生，协助其做好卫生清洁；保持病房清洁，病房每天通风换气 2 次，保持空气新鲜，降低空气细菌数；严格监测体温变化。控制陪护探视，预防交叉感染。

4. 饮食指导　术后多摄入高维生素、高热量、高蛋白质等饮食，如蔬菜、豆制品、动物肝、鸡蛋、牛奶、骨头汤，鸡汤等，忌生冷、辛辣、油腻、煎炸食物。

（三）并发症预防及护理

1. 切口感染　感染是关节置换术失败的主要原因之一。针对此项并发症，术后密切观察切口有无红、肿、热、痛等，观察体温变化情况，注意保持切口皮肤的清洁干燥，术后遵医嘱正确使用抗生素。

2. 脱位　脱位是关节置换术最常见的并发症之一。向患者说明正确体位的重要性，加强防范意识，指导正确的功能锻炼方法。

（四）康复锻炼

1. 术后石膏固定于屈肘 45°，当患肢感觉运动恢复后进行肱二、肱三头肌的等长收缩，每天 5～6 次每次 10～20min。

2. 重复握拳（5s）、松拳（5s）等简单掌指关节活动，3 次 /d，10min/ 次，以患者不感到疲劳、患处无疼痛为原则。

3. 拆除石膏后行肘关节无痛性功能锻炼，循序渐进，逐渐增加角度。

4. 3 周后持较轻物体，3 个月后恢复正常功能，但避免持重物及较强的扭转暴力。

（五）护理健康指导

1. 指导患者保持乐观的态度，树立战胜疾病的信心，提高生活质量。

2. 防止外伤，加强营养，提高机体抵抗力，鼓励患者补充钙质、维生素 D，可促进骨吸收与骨形成，多食用牛奶及奶制品，豆类等含钙较多的食品。

3．嘱患者出院后继续加强关节活动度锻炼，每天练习屈、伸运动。

4．术后 1 个月、3 个月、6 个月、1 年复查。

5．当出现切口红肿，患肢肿胀疼痛加重等情况应立即来院检查。将科室电话留给患者，以使患者在康复过程中遇到问题随时询问，使患者最大限度地恢复功能。

（朱　丽　姚　丽）

第五节　人工踝关节置换术

人工踝关节置换术（artificial ankle replacement）是采用人工胫骨组件、距骨组件和独立可活动的聚乙烯衬垫替换有病变的踝关节胫骨端和距骨端，达到无痛和保留关节活动度的一种治疗方法。

【人工踝关节置换术的类型】

1．限制性人工踝关节。

2．非限制性人工踝关节。

3．半限制性人工踝关节。

【手术适应证与禁忌证】

（一）适应证

1．类风湿关节炎　病变同时涉及踝关节、距下关节和跗骨间关节的患者。

2．其他原因的炎症性关节炎、创伤性关节炎和骨性关节炎。

（二）禁忌证

感染及神经性踝关节炎是绝对手术禁忌证。对孤立的踝关节病变、距骨体无菌性坏死、明显骨缺损、韧带不稳定、严重的骨质疏松、踝关节融合术失败的患者均不宜采用人工踝关节置换术。

【护理重点】

（一）术前护理

1．心理护理　人工踝关节置换术是新开展的手术，患者对该手术了解不多，对手术的期望值较高，手术费用昂贵，同时又担心术后效果恢复不理想，以及术后可能出现的并发症，同时患者患病时间长，疼痛不适及生活自理能力受限而产生焦虑、恐惧的负性心理。

2．饮食护理　因踝关节骨病所造成的长期疼痛、功能受限，患者情绪受到影响，导致食欲下降，以及疾病对代谢的影响，患者均有程度不同的营养不良，同时手术的创伤使使者的营养状况往往处于低水平，不利于伤口愈合。应根据患者的饮食习惯，与患者及家属共同制定饮食计划，给予高热量、高蛋白、高维生素、易消化饮食，如乳类、蛋类、鱼、瘦肉、蔬菜、水果。必要时给予静脉补充营养，增强机体抵抗力，促进康复。

3．术前准备

（1）术前全面了解各系统功能状态，年龄较大、体质较弱者给予全身支持疗法。对合并有心脏病、高血压、糖尿病者应控制在能耐受的状态后再实施手术。

（2）皮肤准备：该手术对皮肤的要求非常严格，若手术区域的皮肤有破损或身体某部位有感染性病灶时，都必须延期手术，应及时控制感染，条件允许后，按踝部手术范围准备，术前一日备皮，备皮时一定不可损伤皮肤，并用软肥皂清洗，更换消毒衣裤，仔细检查术区皮肤情况，有皮肤破损时应做积极处理。

（3）常规备血，完善术前检查，常规禁食禁水。

（4）为预防感染，术前 1～2h 或对双侧同时手术踝关节置换术的病例在第二侧手术开始前加用一次抗生素。

（5）术前适应性训练：由于置换术后的患者，必须卧床一段时间，因此应指导患者练习床上大小便，使用大小便器及预防便秘的注意事项。指导患者抬臀运动、下肢肌肉等长收缩练习以及教会患者床上练习患肢直腿抬高运动，手杖助行的方法。

（二）术后护理

1．严密监测生命体征变化　给予吸氧 2L/min，持续心电监护至病情稳定。严密监测患者的体温、脉搏、呼吸、血压及血氧饱和度并记录。观察患肢有无疼痛及疼痛程度的变化。伤口引流管接负压吸引器并妥善固定，保持引流管的通畅，观察引流液的性质及量。定时由上至下挤压引流管，每小时 1 次，手术当天引流液的量应<400ml，色淡红，若 24h 超过 400ml，应加强观察及处理。一般在 48h 内当引流液<30ml 可考虑拔管，每天更换负压器，操作中保持无菌，避免引流液逆流。导尿管一般留置 24～48h 后可拔除。

2．患肢体位及石膏固定的护理　患者术后去枕平卧 6h 后可头部垫枕头，患肢行小腿石膏外固定，或使用短腿支具。患肢保持外展 20°～30° 中立位，以软枕抬高 30cm，以利于静脉血液及淋巴液回流。室温控制在 25℃左右，注意观察和判断石膏固定肢体的远端血液循环，患肢皮肤温度、末梢血运、感觉、运动等情况，肢体有无肿胀及肿胀程度。若患肢有苍白、湿冷、发绀、疼痛持续剧烈、感觉麻木或减退时，均应及时通知医师做妥善处理。手术当天根据石膏材料的不同，尽量减少搬动患者的次数。

3. 疼痛护理 疼痛是手术后最常见的症状，可直接影响患者生命体征的稳定、饮食、睡眠和休息，从而影响伤口的愈合及功能的恢复，故应重视术后疼痛的护理，积极采取有效镇痛措施。如评估疼痛的性质，时间和程度，观察患者的面部表情，耐心听取患者的主诉，根据患者的兴趣爱好，分散患者注意力。必要时使用镇痛剂或连续性镇痛泵，同时注意镇痛药物的副作用。

4. 生活护理 保持环境清洁整齐，多给患者关怀，协助其保持正确舒适的体位，加强基础护理，协助患者家属做好饮食护理，排尿、排便护理，帮助患者解决日常生活中的困难，满足其生活需要，鼓励患者进行一些力所能及的自立运动，提高生活自理能力。

（三）并发症预防及护理

1. 深部感染 术后深部感染是一个灾难性的并发症，发生率为2.7%，感染细菌来源于局部伤口和身体其他部位感染灶。常引起关节疼痛，手术失败，甚至累及足部而必要时行截肢术。因此，术前预防很重要，术前仔细检查皮肤，有无擦伤或皮肤病；有无口腔疾病；有无糖尿病病史，积极控制合并症，创造皮肤条件。术前晚及术中给予有效抗生素，术中、术后减少人员流动。术后保持伤口敷料干燥，引流管的通畅，加强巡视，观察有无血肿形成，术后使用有效抗生素7～14d预防感染发生，观察体温变化，尽量缩短置管时间，加强营养，促进伤口愈合。

2. 假体松动 这是手术失败的主要原因。松动与骨组织质量欠佳有关，其无菌性假体松动率在10%～25%。预防措施主要为改进假体设计，不断提高手术精确性，术后预防感染、延长制动时间、避免不当的大运动量活动也至关重要，同时要控制患者体重，减轻假体承受的应力。防止外伤，预防骨质疏松。如果假体发生松动，骨组织良好，可行一期翻修术或踝关节融合术。

3. 术后疼痛 因非感染因素引起的疼痛而行人工踝关节翻修术的约占8%，假体与腓骨间撞击是引起疼痛的原因之一，有时术后踝关节疼痛原

因不明。术后加强宣教，合理应用镇痛剂，嘱咐患者使用双拐限制过早负重，控制体重，减少大运动量活动。

4. 反应性交感神经营养不良 防止失用性骨质疏松，采用渐进保护性的术后负重练习（1～2年），经皮电刺激、硬膜外阻滞和心理治疗等方法。

5. 伤口愈合不良 是术后主要的并发症之一，发生率在40%左右。预防措施是术中采用中间或外前方皮肤伤口，保持术后正常的胫前肌腱的位置，术后可行高压氧疗，短腿石膏制动，以软枕抬高患肢，改善血液供应。

（四）康复锻炼

1. 术后第1天即可进行股四头肌等长收缩和直腿抬高练习。术后早期督促患者做膝关节、跖趾关节及趾间关节活动，促进血液循环，减轻水肿，促进功能恢复，但应限制踝关节跖屈。

2. 术后第2天扶拐杖离床患足不负重。术后患肢石膏固定，如需活动，应先在床上坐起，适应后在矫形器或拐杖辅助力量下离床，下床时应由专人陪护，防止跌倒。

3. 术后4周扶助行器部分负重。

4. 术后6周主动屈伸练习，可去掉管型石膏，改用踝关节支具和弹力袜，稳定踝关节内外侧。

5. 第12～14周弃助行器，正常行走步态。若在活动中出现关节疼痛或疲劳，锻炼时应循序渐进。

（五）护理健康指导

1. 休息接受全踝关节置换后要避免剧烈运动，12～14周后可负重行走。

2. 饮食指导 患者加强营养，多进食蛋白质、维生素、钙、铁丰富的食物，增加自身抵抗力，适当控制体重的增加，以减少对关节的负重，预防假体松动。

3. 复查 6个月内每月复诊1次。按时来院复查，有下列情况应及时就诊：患肢出现胀痛，局部切口出现红、肿、热、痛。要及时治疗全身性隐匿病灶，如呼吸道感染、泌尿系统感染、扁桃体炎、牙痛等，防止踝关节远期感染。

（朱 丽 姚 丽）

第六节 肿瘤假体置换术

对于侵及周围软组织的恶性肿瘤以及孤立的转移性肿瘤患者，假体置换术可避免肿瘤迅速扩

大及病理骨折,是在一段时期内使患者保持较好生活质量的姑息性手术。随着现代诊疗技术及材料学的发展和进步,保肢术有逐步取代截肢术的趋势。

【手术适应证】

1. 影像学检查确定病变广泛难以行局部大段切除而需做全肢骨切除者。

2. 血管、神经束未被侵犯。

3. 局部无感染。

4. 肿瘤能够广泛切除,有足够的软组织包盖。

5. 对于肿瘤广泛转移,预后较差的患者。

6. 病变侵袭股骨干,行节段性切除难以固定的中上或中下段恶性骨肿瘤。

7. 术前已确诊为恶性肿瘤且排除远处转移者。

8. 其他治疗方法困难的良性病变。

【护理重点】

(一)术前护理

1. 心理护理 骨肿瘤患者大多数情绪低落,部分患者出现轻生厌世心理,我们根据患者的年龄、职业、文化程度,讲解病情及现代治疗效果,让患者懂得手术目的是提高生活质量,了解人工假体置换术后的长期疗效及有关知识,为治疗和术后康复训练奠定基础。通过介绍以往成功治愈病例,增强患者战胜疾病的信心。做好家属工作,劝其关心体贴和安慰患者,勿在患者面前流露不安情绪,减轻患者的心理负担,使患者积极配合治疗及护理。

2. 术前康复护理 患者入院即强调术前锻炼的重要性,患者了解锻炼的内容,以提高患肢肌力,为术后功能的康复做准备。

(1)卧位护理:将患者置于骨科床,取平卧或半卧位,屈髋<45°,下肢外展30°并保持中立位,两腿间放置软枕,准备合适的"丁"字鞋。

(2)引体向上运动:患者平卧位或半卧位,双手拉住吊环,使身体整个抬高,臀部离床,停顿5~10s后放下。

(3)训练床上排便,防止患者术后因体位不习惯致尿潴留及便秘。

(4)下肢肌肉锻炼:患者踝关节背屈,绷紧腿部肌肉10s后放松,再绷紧,再放松,重复多次。

(5)助行器的使用训练,准备合适的助行器,对术前能行走者指导其掌握使用方法,练习部分负重状态下行走。

3. 放疗、化疗的护理 协助患者做好放疗前的常规检查,耐心讲解放疗的原因和治疗效果。嘱患者保护好照射标志,保持皮肤清洁干燥;穿着柔软舒适的纯棉内衣,以减少对皮肤的刺激,出现瘙痒禁止用手抓挠,照射野内禁贴胶布和使用刺激性消毒剂。对于化疗后出现恶心、呕吐等胃肠道症状的患者,嘱其勤漱口,遵医嘱给予中枢性止吐药,减轻患者的不适,提高患者对化疗及手术的耐受性,注意口腔卫生,给予高蛋白、高维生素、高钙等食物,禁食辛辣、过硬食物。

(二)术后护理

1. 术后生命体征监测 因肿瘤组织血运丰富,手术失血量较多,术后持续心电监护,密切观察意识、血压、脉搏、呼吸等病情变化,观察切口引流液的量、性质、颜色,观察患者的面色,尿量等,并做好记录,持续吸氧2~4L/min。

2. 术后体位 人工假体置换术主要并发症是假体脱位,其原因除与关节类型、手术入路、术后搬运不正确、早期功能锻炼不当等有关,还与术后体位有很大关系。

(三)并发症预防及护理

1. 预防假体脱位 注意保护患肢,在做各种操作和治疗时,应将整个关节托起,不可单纯牵拉、抬动患肢。

2. 预防下肢深静脉血栓形成 下肢深静脉血栓形成是肿瘤人工假体置换术后较常见的并发症。术后抬高患肢促进静脉回流,在术侧肢体外下方垫入适当厚度的软枕,指导患者在床上锻炼深呼吸、股四头肌等长收缩运动、双臀肌收缩运动及下肢轻度的内外旋活动,下肢穿弹力袜。

(四)康复锻炼

1. 指导患者引体抬臀运动,健侧下肢屈曲,健足与双肘关节用力支撑,也可采用牵引架双手上拉抬臀。

2. 术后第2~3天继续患肢肌力练习,使用下肢功能锻炼器(CPM)帮助患者被动活动。术后第3天锻炼幅度由30°开始逐渐增加,最大不能超过90°,持续锻炼1~2周。

3. 术后1周,膝关节可以完全屈曲,髋关节允许屈曲<90°,协助患者床边站立,患肢向前伸直,健肢着地双手支撑助行器站立,在患者能耐受的情况下协助其在床边进行活动。

4. 术后1~2周指导患者使用双拐行走,进行仰卧直腿抬高和屈膝屈髋训练。

（五）护理健康指导

1. 建议患者术后 1 个月，3 个月，6 个月，1 年定期随访复查，以后每年复查，利于了解患者康复情况以及肿瘤复发情况，根据病情及时修订康复计划。

2. 出院指导　向患者详细说明术后患肢功能的恢复，防止假体脱位的重要性，一般术后 3 个月根据恢复情况，患肢可逐渐负重，不能做体力劳动。

（朱 丽 姚 丽）

第七节　膝关节周围截骨术

膝关节周围截骨术作为可保留膝关节的一种术式近来逐渐受到重视，尤其是对年轻活动量较大的患者，可有效缓解骨关节炎症状，并为后期可能的膝关节置换等手术保留一定骨量，膝关节周围截骨术包括，胫骨近端内侧开放楔形截骨术、胫骨近端外侧闭合楔形截骨术、股骨远端内侧闭合楔形截骨术、股骨远端外侧开放楔形截骨术、腓骨上段截骨术等。

【手术适应证与禁忌证】

（一）适应证

1. 患者小于 65 岁（女性小于 60 岁）。

2. 膝关节活动度正常（至少屈膝>100°）。

3. 仅限于内侧间室骨性关节炎。

4. 屈曲挛缩畸形<15°，胫骨内翻畸形>5°。

5. 内侧胫骨近端角<85°。

6. 外侧软骨和半月板功能正常。

7. 韧带存在，无关节不稳。

（二）禁忌证

1. 合并有膝关节外侧间室软骨退变，髌股关节软骨退变。

2. 屈膝挛缩>15°。

3. 膝关节不稳。

4. 炎症性关节炎。

【护理重点】

（一）术前护理

1. 观察患者生命体征和身体状况　对患者生命体征、身体状况进行全面评估，对于存在手术风险的患者，应暂缓手术，积极处理。

2. 消除患者不良情绪　部分患者术前易出现紧张、焦虑、不信任等不良情绪。应主动向其介绍手术方法、效果及注意事项；通过多媒体课件、宣传视频、画册等手段展示手术成功的病例，并通过同类患者的现身说法使患者对医护人员产生信任感，主动配合手术治疗及术后康复。

3. 皮肤准备　患者入院后对手术部位进行彻底清洁，术日晨备皮。根据患者一般情况及选择的麻醉方式，按要求禁食水。

（二）术后护理

1. 密切监测患者生命体征　术后定时测量体温，术后 3d 体温在 38℃ 以内均为正常。术后如无恶心、呕吐等情况可少量进水，无不良反应后可正常饮食。术后确保切口清洁干净，观察有无渗血、渗液、红肿等情况，如术后出现伤口红肿、渗液，同时伴有体温升高超过 38.5℃，应考虑切口感染，并及时处理。血糖过高不利于切口愈合，应控制血糖防止发生切口感染。

2. 指导患者下肢活动　鼓励患者早期下地活动，在疼痛可耐受且全身情况允许的情况下，术后即刻或第 2 天开始负重行走，术后早期功能锻炼可促进下肢血液回流，有利于消肿，减轻疼痛，防止下肢深静脉血栓形成。为预防功能锻炼后肢体肿胀，术后 3d 内切口应用弹力绷带自远端向近端加压包扎，患者卧床时抬高患肢，可摇高床尾 20°～25°，下肢垫枕头或放置斜坡架，促进下肢静脉血液回流。

3. 异常情况的处理　术后患者的关节痛大多明显缓解，引发疼痛原因多为切口痛和局部肌肉痛。可根据情况采取抬高患肢、理疗、药物等措施。术后如发现患肢疼痛剧烈，足趾麻木、苍白、发绀、发凉，足背动脉触摸不到，怀疑血管损伤或小腿骨筋膜室综合征，应立即通知医生给予处理。

（三）康复锻炼

康复训练在恢复和维持膝关节的稳定、改善关节功能、避免关节僵硬、提高关节的反应力和灵活度方面有重要的作用。康复训练主要包括肌力训练、关节活动度训练和关节阶梯负荷训练、本体感觉训练（神经—肌肉反馈训练）等。

1. 放松训练　膝关节周围软组织按摩放松 5min。

2. 牵伸训练　长坐位，足后垫枕使膝关节伸直，用毛巾将脚尖背伸，向后牵拉腘绳肌，持续时间为 10s。

3．肌力训练　①压枕训练，长坐位，膝关节下垫枕，小腿慢慢抬起至膝关节完全伸直；②端坐位于床旁，勾脚，尽量伸膝，每次保持 3s；③膝关节屈曲 0～30°，进行缓慢蹲起训练。

4．腹肌训练　仰卧位，双足置于床面，双膝尽量靠拢，呼气时，头慢慢抬起，保持 3s，缓慢放下。

5．臀部肌力训练　①双臀训练，双手置于胸前，身体呈直线，保持 3s；②臀中肌的肌力训练，侧卧位，向上侧抬起腿，身体呈斜线，保持 3s。

6．提踵训练　注意身体不能向前向后晃动，保持 3s。

7．单腿负重训练　保持 3s。

8．踝部运动　长坐位，踝关节正反方向圆周运动。上述锻炼均为 10 次 / 组，3 组 /d。

（四）护理出院健康指导

1．日常生活中保护膝关节，多晒太阳，注意防寒防湿保暖。

2．尽量减少膝关节负重，适当活动膝关节。

3．对于严重骨质疏松症患者，建议其就医并口服维生素 D、钙剂及抗骨质疏松药等治疗。

（朱　丽　姚　丽）

第八节　关节镜手术

关节镜是应用于关节的一种内镜，应用于人体各关节伤病的检查诊断和治疗即称为关节镜手术。关节镜最初应用于膝关节，逐渐发展到肢体的其他各大关节，以至到腕关节、指间关节。关节镜技术由以往的一种技术逐渐发展成为一门具有理论和实践性的学科，进而使诊断方法改善，准确率提高，并使许多手术在不切开关节的微创条件下完成，手术精确度高、康复快、临床效果好，因此成为现代微创外科的一个重要组成部分，并不断成熟与发展，在骨科与运动创伤领域发挥着重要作用。

【适应证与禁忌证】

（一）适应证

1．各种不同类型的滑膜炎。

2．化脓性关节炎的关节清创与冲洗引流。

3．关节结核的病灶清除。

4．韧带损伤后的修复或重建手术。

5．关节囊内游离体取出术。

（二）禁忌证

1．切口周围有感染。

2．关节活动明显受限。

3．凝血机制异常者。

4．神经、肌肉等因素引起的撞击症。

【护理重点】

（一）术前护理

1．心理护理　向患者说明手术的重要性，告知微创手术的优点，介绍麻醉的方法、体位、手术的方法，消除患者的不安。

2．一般准备　术前评估患者全身状况，了解患者既往史、用药史及药物过敏史，做好手术部位的清洁。完善术前各种检查，密切观察各项生命体征，女性患者要注意是否在月经期。

3．皮肤护理　关节镜手术对手术区的皮肤要求比较严格，皮肤如有破损、疖肿、毛囊炎等均不能手术。为保证手术顺利进行，预防术后感染的发生，术前做好皮肤保护极为重要。

4．术前准备　皮肤准备的目的是清除皮肤上的微生物、减少感染、暴露手术区域，为手术创造良好的皮肤条件。术前备皮范围应足够大，同时注意不要刮破皮肤，备皮后嘱患者沐浴更衣；告知患者术前各种注意事项，麻醉前 2h 可饮用清饮料（白开水、淡糖水、无渣果汁等），去除所有首饰及义齿、眼镜等；术前进行特殊练习，指导患者进行预防术后并发症的训练，包括教会患者肌肉收缩和放松运动及体位改变练习。

（二）术后护理

1．遵医嘱给予床旁心电监护，严密观察患者的生命体征；观察手术伤口敷料有无渗血情况，发现渗血较多应及时通知医生；局麻术后 2h 进食少量流质饮食，增加患者术后的舒适感，一定程度上减少恶心、呕吐。

2．妥善固定引流管，保持引流管的通畅，定时挤捏引流管，防止引流管返折或堵塞，观察引流液的量、颜色、性质。

3．患肢用软枕抬高 15°～30°，外展 10°～20° 中立位，关节适当屈曲，可使膝关节处于松弛状态，利于血液回流减轻疼痛；肩关节术后用颈腕带悬吊肘关节屈曲 90° 的功能位，肘与胸之间垫一枕垫，使肩关节保持轻度外展位。

4．观察患肢动脉搏动、感觉、血运、颜色以及肿胀情况，重视患者的主诉。

5．术后常规给予止痛药，持续地、较好地控制疼痛，必要时根据疼痛评估表遵医嘱进行对症护理。

（三）并发症观察及护理

1. 关节内血肿　最常见。见于双侧支持带松解和外侧半月板全切除术后，术后患肢采用加压包扎时应密切观察患肢肿胀、疼痛、肢体关节活动情况，保持引流通畅。

2. 血栓性静脉炎　在关节镜手术中使用止血带或大腿固定器会增加该并发症的发生。早期症状轻微，随着病情的发展，患肢疼痛明显伴有压痛，严重时肢体肿胀，超声检查对诊断有帮助。指导患者早期进行康复功能锻炼，促进静脉血液的回流，防止静脉炎的发生。

3. 感染　主要表现为体温升高，局部红肿热痛，压痛明显。对未放置引流管者，严密观察局部肿胀情况，如肿胀明显，以手指按压局部，检查是否有波动感，有波动提示可能发生关节内积液，应严格无菌技术操作下用注射器穿刺抽液；对放置引流管者，加强引流管的护理，保持敷料清洁干燥，严密观察伤口局部有无红、肿、热、痛及体温变化。注意观察体温变化，每 6～8h 测量体温 1 次，高热患者遵医嘱对症护理。

4. 神经和血管损伤　因术中器械损伤、过度牵引等原因，可引起神经血管的损伤，表现为患肢肌肉无力及皮肤感觉障碍。术后注意观察患肢远端皮肤色泽、毛细血管充盈、各指（趾）的自主活动、皮肤感觉、肿胀程度、动脉搏动等情况。

5. 关节粘连　早期功能训练是预防的关键。

（四）康复护理

膝关节根据患膝的功能状态，按股四头肌等长收缩、直腿抬高练习、终末伸膝锻炼、膝关节活动范围练习的顺序循序渐进，锻炼原则为次数由少到多，锻炼时间由短到长、强度逐渐增强。

1. 术后当天　于麻醉状态下的患肢即可在 CPM 仪上开始锻炼，2 次 /d，1h/ 次，角度从 30° 开始，每天增加 10°，直至 100°～110° 止，感觉活动恢复后即可行足趾关节、膝关节旋转活动。

2. 术后 1～2d　踝关节背屈和股四头肌等长收缩运动。

3. 术后 3～4d　膝关节疼痛缓解后开始进行直腿抬高练习，20～30 次 / 组，每天 3 组；终末伸膝锻炼，以增加股内侧肌肌力，方法为患膝下垫一枕头，保持屈膝约 30°，然后使足跟抬离床面直至患膝伸直，保持 5～10s，放下肢体，放松肌肉。并开始膝关节活动范围的练习，以增加膝关节的活动范围，方法为患者平卧，足尖朝上，直腿抬高离开床面，使肢体与床面成 45° 角，屈膝关节，再缓慢伸直膝关节，放下肢体，放松肌肉。

4. 术后 3 个月内支具伸膝位保护下可行走，6 周后患肢完全负重，3 个月后可以去支具行走，6 个月逐步慢跑、骑自行车、游泳、爬楼梯等，10 个月至 1 年后参加正常体育活动。

（五）功能锻炼

进行功能锻炼防止肩关节周围肌肉萎缩。运动治疗应在无痛或微痛的前提下进行，动作宜稍慢，有控制。

1. 术后当天　麻醉消退后，开始活动手指、腕关节、握拳练习。

2. 术后 1～2d　肱三头肌等长收缩练习，患肢上臂背侧肌肉等长收缩练习，可在健侧肢体协助保护下进行；耸肩练习；腕关节的主动屈伸练习，尽最大范围活动腕关节。

3. 术后 3d　根据患者情况开始肩关节"摆动练习"：健侧手臂扶住桌子，弯腰，患侧手臂笔直下垂，像钟摆一样来回摆动，然后从小到大绕圈子，逐渐增加活动范围，但不超过 90°，练习后即刻冰敷 15～20min。

4. 术后 2～3 周　继续加强以上练习，逐渐加大负荷和被动活动的范围，在患者可耐受的情况下增加患肢爬墙练习，方法：面朝墙，双脚离墙站立，患肢手指爬墙，在疼痛允许范围内尽量往上爬，患肢手臂朝墙再做此练习。

5. 术后 4～6 周　继续加强以上练习，练习时完全无痛以及没有疲劳感后可不再进行。开始渐进性肌力强化练习：三角肌、肩袖、三头肌及肩胛骨肌。

（六）护理注意事项

1. 预防感染　康复早期，注意保持伤口的清洁、干燥；康复过程中，动作轻柔，活动幅度循序渐进，避免伤口张力过大，影响伤口愈合。

2. 预防关节粘连　术后早期功能锻炼是关键。

3. 预防肺部感染　肩关节镜术后患者因肩部伤口疼痛，影响患者呼吸，患者害怕疼痛而不敢咳嗽，又因全麻插管后呼吸道分泌物增多，应教会患者在保护伤口的情况下如何做深呼吸及咳嗽咳痰的动作，必要时行雾化吸入。

（七）护理健康指导

1. 术后 1 个月、3 个月、6 个月、1 年门诊复查。

2．遵医嘱按时按量口服止痛药、营养神经药物等。

3．保持伤口清洁、干燥；活动时要有佩戴吊带、肩关节外展固定架或膝关节支具的保护。

4．坚持康复锻炼，每天循序渐进，锻炼过程中出现明显肿胀、疼痛及其他不适时及时就医。

（朱 丽 姚 丽）

第九节 椎间孔镜技术

椎间孔镜与脊柱内镜类似，是一个配备有灯光的管子，外径6.3mm，30°，工作通道直径3.7mm，工作长度190mm，注水及冲洗通道。它从患者身体侧方或者后侧方（平或斜的方式）进入椎间孔，在安全工作三角区实施手术。椎间盘纤维环之外做手术，在内镜指示下可以清楚地看到突出的髓核、神经根、硬膜囊和增生的骨组织，然后使用各类抓钳摘除突出组织，镜下去除骨质，射频电极封堵破损纤维环。椎间孔镜是同类手术中对患者创伤最小、效果最好的微创治疗腰椎间盘突出的手术。

【适应证与禁忌证】

（一）适应证

1．腰椎间盘突出症状严重，腿痛重于腰痛，经严格的保守治疗无效或已造成急性神经功能障碍者。

2．保守治疗有效，但症状很快复发，且反复发作两次以上，发作时症状严重，影响工作和生活，病史超过半年者。

3．出现神经根麻痹损害者。

4．中央型椎间盘突出合并马尾神经损害。

5．椎间盘突出症的病史、症状、体征并不典型，但CT、MRI以及椎间盘造影等影像检查发现有椎间盘巨大突出者。

6．合并侧隐窝狭窄的椎间盘突出。

7．突出物有钙化的椎间盘突出。

8．有神经根受压的阳性体征。

9．影像学检查与临床症状、体征相一致。

10．经系统保守治疗6～8周无效者。

（二）禁忌证

1．曾行化学溶解术的患者。

2．有严重肌力下降、足下垂或马尾综合征者。

3．有腰椎滑脱等节段不稳定表现者。

4．伴有脊柱畸形、肿瘤者。

5．凝血功能障碍者。

6．合并严重心理障碍者，或者手术恐惧心理大，不愿意接受手术治疗者。

7．合并严重内脏功能减退或其他身体异常不能承受手术者。

8．症状、体征表现与影像学检查不一致者。

【护理重点】

（一）术前护理

1．心理护理 患者容易产生紧张、恐惧心理，担心手术效果，应对患者用通俗易懂的语言向患者讲解椎间孔镜手术的优缺点和操作过程，消除患者对疾病与手术的忧虑、恐惧，增强其战胜疾病的信心，积极配合治疗和护理。

2．体位训练 椎间孔镜手术要求患者俯卧位，为耐受手术，指导患者练习手术体位，每天练习2次，每次30～60min，循序渐进，直至能坚持1h以上。

（二）术后护理

1．术后采取三人平拖搬运法将患者移至病床，平卧4～6h后可翻身。翻身过程及翻身后保持脊柱在一条水平线，避免扭转。侧卧位时，身后用稍硬的枕头做支撑。术后24h之内尽量不下床或坐立。

2．观察双下肢感觉、活动情况，了解患者腰痛症状有无缓解、麻木是否减轻、直腿抬高度数有无增加、有无大小便功能障碍等。如患者下肢疼痛、麻木不消失或较术前加重，下肢及肛门周围感觉丧失加重或扩大，应立即报告医生及时处理。

3．术后要注意观察患者有无感冒情况，如有咳嗽、咳痰、便秘等增加腹内压的病情，要及时处理，以防止腹内压增加所致椎间盘压力增大，髓核再发突出。

4．术后24h之内尽量在床上大小便，如不能配合者，可遵医嘱下床坐马桶大小便，并佩戴腰围。如有便秘等情况不能强行排便，可使用缓泻剂或者甘油灌肠剂。

5．术后合理饮食，增加营养、水分的摄入，多食含纤维的食物，如水果、蔬菜等，尽量少食甜食、面食或者喝冷饮，以防止腹胀、便秘的发生。

（三）并发症观察及护理

1．椎间隙感染 一般发生于术后3周，临床出现低热、腰痛，翻身时加剧。虽然发生率不高，但处理困难，给患者带来的痛苦大，是一种严重的并发症。其原因可能与深部器械反复出入有关；还可能与椎间盘结构特点有关，因纤维环内层和髓核缺血运，以及手术本身的创伤及髓核碎片残留，伤口引流不畅等，故应特别注意预防及观察。

2. 切口感染　临床表现为切口边缘皮肤坏死、感染和皮下血肿，往往由于切口较小，致使工作通道放入过紧，对皮肤造成压迫、坏死而继发感染。预防对策：适当扩大皮肤切口。使切口稍大于手术通道直径，在手术结束时，注意处理伤口内和皮内的活动性出血，必要时留置引流，观察术后伤口渗血情况。

3. 下肢放射痛加重　少数患者术后可出现下肢放射性疼痛加重。其原因可能与术中分离和牵拉神经根，过度刺激神经根，使神经根水肿加重有关。预防对策：术中操作尽可能轻柔，减少牵拉神经根时间。术后密切观察下肢感觉、活动、疼痛情况，如肢体麻木、疼痛症状加重或感觉异常、大小便丧失，及时报告医生及时处理。

（四）康复护理

功能锻炼可增加腰背肌力，有助于改善肌肉萎缩，使腰背肌起到肌肉夹板作用，有利于腰背功能的恢复。

1. 术后第 1 天　协助患者平卧于床上行直腿抬高练习，防止神经纤维粘连，每天活动 3 次，每次 30 下左右。逐渐增加抬高角度和时间，以患者能耐受为准，逐步由被动活动变为主动活动。

2. 术后第 3 天　进行腰背肌功能锻炼，2 次 /d，30min/ 次；患者佩戴腰围并有人扶助下床活动，体质较弱或老年患者根据情况，锻炼次数可依据个体耐受为准。

（五）护理注意事项

1. 患者 1 个月内尽可能以卧床休息为主，睡硬板床，在腰背肌锻炼的基础上，术后 4 周逐渐负重。

2. 观察下肢活动情况，如有不适及时报告医生及时处理。

（六）护理健康指导

1. 继续加强腰背肌锻炼，运动量以腰腿部无不适为宜，循序渐进，持之以恒。如有不适随时复诊，定期复查。

2. 活动时戴腰围，腰围需佩戴 2～3 周。

3. 纠正术前不良坐姿、睡姿。

（朱　丽）

第十节　皮肤（皮瓣）移植术

随着显微外科技术的不断发展，在创伤显微外科领域中皮肤（皮瓣）移植术已得到广泛的应用，是修复创伤组织缺损的一个重要治疗方法。传统定义为：在身体的一部分切取创面所需的皮肤或皮下组织，并在切取过程中保留部分组织与身体相连，用于覆盖另一部分创面的方法。被切取用来覆盖创面的部分称为皮瓣，保留与身体相连的部分称为皮瓣蒂，接受移植物的创面称为受区，提供皮肤或皮下组织来源的部分称为供区。较新的概念是，为了覆盖创面并替代组织缺损，用于恢复外观与功能的组织移植方法。

【适应证与禁忌证】

（一）适应证

1. 有骨、关节、肌腱、大血管、神经干等组织裸露的创面，且无法利用周围皮肤直接缝合覆盖时，应选用皮瓣修复。

2. 拇指、手指再造均需以皮瓣为基础，再配合支撑组织的移植。

3. 手及手指的先天性或外伤后缺损需功能重建。

4. 手部瘢痕挛缩畸形，瘢痕切除矫正畸形后有骨骼、肌腱外露者，或瘢痕切除后进行肌腱、神经、骨骼修复后的创面。

5. 手部慢性溃疡伴有骨骼、肌腱外露经病灶清除后的创面。

（二）禁忌证

1. 存在严重的基础疾病，如严重心力衰竭、肾衰竭、严重高血压、糖尿病，不能耐受长时间手术的患者。

2. 受区创面存在严重感染，未进行彻底清创，感染未得到良好控制的患者。

3. 患有严重的四肢血管硬化者，可导致皮瓣血管危象，严重影响术后效果。

【护理重点】

（一）术前护理

1. 心理护理　意外发生的伤残，使患者心理上遭受严重的打击，易造成心理危机，此时患者对病情极度恐惧，怀疑自己的适应能力。护士要有针对性地做好解释工作，告诉患者手术的方法和目的，使患者充分认识到手术对解除自己病痛的意义,详细解答患者的提问,消除其对手术的恐惧。

2.一般准备 全面细致地收集病史,综合分析判断,评估患者对手术的耐受力。控制室内温度,使室温恒定在25~28℃,禁止吸烟。

3.皮肤准备 皮肤准备包括供区和受区两部分,范围应跨越两个关节。有创面者应消毒创口周围皮肤。

4.体位准备 皮瓣移植术对体位要求严格,术后需绝对卧床,局部制动。术前患者有意识地进行卧床训练,并训练创伤使用大小便器。

(二)术后护理

1.一般护理

(1)监测生命体征,给予氧气吸入、心电监护。

(2)出血情况观察:观察创面边缘的渗血情况,随时估计出血量。

(3)引流管护理:如有引流装置,应保持引流管通畅,观察引流管有无受压、扭曲、折叠以及引流量的颜色、量、性状,如有异常,及时报告医生处理。

2.体位护理 总的原则是,保证移植再植物的血供,防止受压。一般取平卧位,用软枕或专用的肢体垫抬高患肢30°,以利于静脉回流,减少局部组织水肿。并保持患肢制动,防止吻合口部或蒂部的血管因活动而牵拉或扭曲。禁止侧卧位,防止皮瓣受压迫性刺激。

3.局部保温 室温保持在25~28℃之间,湿度为60%。局部皮瓣给予保温,予以烤灯照射,照射距离约30~40cm,皮瓣上方覆盖凡士林油纱保湿。夏季避免过热、出汗、潮湿引起伤口感染。

4.皮瓣护理

(1)皮瓣的颜色:术后皮瓣复温后,颜色应红润,色泽较健侧稍红或与健侧相同。观察时应注意光线、供皮区皮肤、消毒剂3个因素的影响。如色泽发绀,提示静脉回流受阻,苍白则提示动脉供血不足。

(2)皮瓣的温度:皮温的变化是半段皮瓣血液循环情况最敏感和有效的方法。复温后的皮瓣温度,应等于或略高于健处1~2℃,应在33~35℃以上。如低于健处3℃以上并伴有色泽的改变,提示有血液循环障碍,需立即处理。如皮温降低到27℃以下,提示动脉性血液循环障碍;如皮温降低到27~31℃之间,提示静脉性血液循环障碍。术

后7d内,应每小时测量皮温1次,并与健处作对照,测量皮温的部位要固定,压力要恒定。

(3)毛细血管充盈反应:是指用手指或玻璃棒压迫移植皮瓣使之苍白,放松压迫时,皮瓣应在1~2s内转为红润;如超过5s,或反应不明显,则都应考虑有血液循环障碍。皮瓣的毛细血管充盈现象通常没有足趾移植或断指再植明显,应仔细观察。

(4)皮瓣的肿胀程度:皮瓣移植术后组织均有轻微肿胀,一般于术后3~7d肿胀逐渐消退。如皮瓣肿胀明显且持续加重,皮纹消失,出现水疱,表明静脉回流受阻,应立即报告医生处理。皮瓣水肿较轻时,可严密观察,抬高患肢,促进静脉回流。必要时可适当拆除部分缝线,达到减压的目的。

(5)局部出血情况:发现局部性出血,应先查明原因。出血量较多,移植物发生血液循环障碍者,应立即报告医生进行手术探查;出血不多,应严密观察,保持引流通畅,切不可压迫皮瓣止血。

(三)并发症的观察及护理

1.皮瓣血管痉挛 血管痉挛是皮瓣移植术常见的并发症之一,如不及时处理,可造成血管栓塞,导致皮瓣移植术失败。为避免血管痉挛应保证患者术后体位舒适,患肢制动;维持电解质、酸碱平衡,纠正血容量不足;加强保暖;禁止患者及陪护人员吸烟。

2.皮瓣血管栓塞 动脉血管栓塞常发生在术后30~60min内,皮瓣颜色变为淡红色或苍白,肿胀不明显;静脉血管栓塞表现为皮瓣肿胀或变色,疑为血管痉挛,可立即进行手术探查,切除栓塞吻合口,重接或做血管移除,力争6h内重建供血。

3.皮瓣水肿 常因静脉回流障碍所致。术后适当抬高患肢或皮瓣移植部位,促进静脉回流;用棉签自移植物的远端向近心端滚动,对微循环瘀血有明显效果。必要时可适当拆除部分缝线,或采取滴血疗法,经上述处理无明显效果,可行手术探查。

(四)康复护理

1.患者不饮用含有咖啡因的液体;术后避免直接或间接吸烟,以免引起血管收缩。

2.强调术后正确体位的重要性,绝对卧床2周,保证皮瓣的血液循环。教会患者及家属观察皮瓣血运的方法,如皮瓣颜色变浅或发紫,都应及时告知医护人员,以便及时处理。特别是夜间和

凌晨,是血管危象高发时段。

3.患者出院后皮瓣的感觉尚未恢复正常,仍需注意保暖皮瓣,防止烫伤或冻伤。冬天避免用热水袋等物给皮瓣区取暖,外出时用棉罩或其他保暖物品保护皮瓣。

4.为防止局部瘢痕增生,出院后6个月内皮瓣移植处需用弹性绷带加压包扎。

5.对于皮瓣尚未断蒂出院的患者,应注意保持皮瓣附近皮肤的清洁、干燥,每天用酒精棉球擦拭早晚各一次,防止溃烂和感染。

(五)护理注意事项

1.预防感染　按医嘱早期足量应用敏感抗生素,抗生素做到现配现用。病室定时消毒,注意无菌技术。限制陪护人员及探视人员,防止交叉感染。

2.加强皮肤护理　术后制动时间长,做好生活护理的同时要加强皮肤护理,定时按摩全身受压部位。定期更换潮湿的床单位,防止皮肤接触面因出汗潮湿,发生皮肤溃烂。

3.疼痛护理　术后根据患者情况选择使用止痛剂与止痛方法,尽量避免一切引起的疼痛的诱因,如伤口包扎过紧;患肢牵拉、扭曲和活动;体位不舒适等。术后治疗和护理动作应轻柔,患肢给予有效固定,必要时用石膏托外固定。

(六)护理健康指导

1.定期复查,皮瓣断蒂在术后3~4周进行。

2.告知患者及家属保持情绪稳定,防止患者激动、愤怒、忧虑,以免血管痉挛。

3.进食高蛋白、高营养、易消化食物,多食新鲜水果、蔬菜。保持大便通畅,不憋尿,教会患者预防便秘的方法,必要时给予开塞露通便。

(朱　丽)

第十一节　断肢(指)再植术

断肢(指)再植术是指完全离断或不完全离断的肢体,采取清创、血管吻合、骨骼固定、肌腱和神经修复等一系列的外科手术,将肢体再重新缝合回机体原位,加之术后各方面的综合处理,使其完全存活并最大限度地恢复功能。

【适应证与禁忌证】

断肢(指)再植的适应证应当与再植目的相统一。断肢(指)再植的适应证是相对的,随着时代

与医学技术的发展而不断变化。断肢(指)是否适于再植,是受许多因素制约的,包括断肢(指)损伤的情况、医生的技术能力、医院的条件、患者的经济情况、职业、生活要求、主观意愿及是否合并重要器官的严重损伤等。

(一)适应证

1.全身情况　必须能够耐受较长时间的手术,如合并颅脑、内脏损伤或严重休克者,应以抢救生命为主,断肢(指)再植术应暂缓或放弃。

2.肢体条件　与受伤的性质有关。

(1)切割伤:断面整齐,血管、神经、肌腱损伤轻,再植生活率高,效果较好,应力求再植成功。

(2)碾压伤:切除碾压部分后,可使断面变得整齐,在肢体缩短一定范围后再植,成功率仍可较高,应争取再植成功。

(3)撕裂伤:组织损伤广泛,移植后成功率和功能恢复均较差,应慎重。

3.再植时限　与断肢的平面有明显关系。再植时限是越早越好,应分秒必争,一般以6~8h为限,如伤后早期即行冷藏保存者,可适当延长。上臂和大腿离断,再植时限宜严格控制,而断掌、断指和断足由于肌肉组织较少,变化较轻,再植可延长至12~24h。时限越长成功率越低、功能恢复越差。

4.年龄　青年人由于对于生活和工作的需要,对断肢(指)再植要求强烈,应尽量努力再植。小儿对创伤的修复能力和功能恢复的适应能力强,亦应争取再植。老年人断肢(指)机会较少,且多有慢性器质性疾病,是否再植应慎重考虑。

(二)禁忌证

1.断肢(指)发生在高温季节,离断时间过长,且未经冷藏保存者。

2.断肢(指)经防腐剂或消毒液长时间浸泡者。

3.断肢(指)多发性骨折及严重软组织挫伤,血管床严重破坏,血管、神经、肌腱高位撕脱者。

4.患有全身性慢性疾病,不能耐受长时间手术,或有出血倾向者。

5.精神不正常,本人无再植要求且不能合作者。

【护理重点】

(一)术前护理

1.心理护理　意外伤残给患者带来严重的心

理创伤,大多数都有恐惧、焦虑、自卑等心理反应。担心离断肢体能否接活,功能能否恢复,是否造成残疾;担心日常生活、择业、社会交往方面产生不利影响。护士除给予关心、安慰和心理支持外,一定要向患者说明,通过治疗即长期的功能锻炼,术后部分功能将得到恢复,鼓励患者战胜自我,保持稳定情绪,乐观对待意外和人生,积极配合治疗。同时,做好家属的思想工作,教育正确面对受伤的现实,稳定情绪,配合医护人员工作。

2．病室准备 病室要求宽敞、明亮、通风,室温恒定在20～25℃,室内空气定时消毒、通风,限制人员探视。

3．病情观察 监测生命体征,严格观察有无其他器官损伤,以及离断肢体的局部情况。

（二）术后护理

1．生命体征的观察 遵医嘱给予氧气吸入、心电监护。严格观察尿量,并准确记录液体出入量,以便及早发现休克或急性肾衰竭的迹象。低位断肢再植后全身反应较轻;高位断肢再植后因大量毒素被吸收,导致中毒性休克和急性肾衰竭,因此当保留肢体可能危及患者生命时,应及时截除再植的肢体。

2．体位护理 术后患者去枕平卧6～8h,患肢用软枕垫高,使之略高于心脏水平,并确保患肢不受压或扭曲,以利于静脉回流,术后绝对卧床10～14d,患者不得大幅度翻身及患侧卧位、坐起或下地。

3．疼痛护理 术后应用持续镇痛不仅可以镇痛,还可以保持血管扩张,防止血管痉挛。

4．抗感染治疗 术中严格无菌操作,彻底清创,并应用抗生素预防感染。患肢伤口愈合前,保持局部干燥、清洁、敷料浸湿后及时更换。

5．药物治疗的护理 断肢(指)再植后局部若发生感染,可使吻合的血管栓塞,吻合口破裂或发生败血症,因此,术中及术后应及时应用抗生素预防感染。为防止血栓形成,术后常规应用抗凝药物,因此要严密监测血常规、凝血功能;禁食硬性、粗糙食物;各类穿刺或注射后,针眼按压时间要大于5min。术后常规使用抗血管痉挛药物,一般应用5～7d后逐渐减量至术后12～14d,中途不宜突然停药。

（三）再植体血液循环的观察与护理

1．皮肤颜色

（1）皮肤颜色变化反映了皮下血液循环的状况,是最易观察的客观指标。正常再植肢(指)体的皮肤颜色是红润的,或与健侧的皮肤颜色相致。

（2）观察皮肤颜色应在自然光线下,日光灯照射下皮肤显得苍白,夜间在烤灯下观察,皮肤颜色稍红、偏暗,应注意加以区别。

（3）皮肤颜色突然变成苍白是动脉痉挛的最早表现,皮肤颜色逐渐变为苍白,而经药物治疗处理无好转,随后出现散在的紫色斑点,表明为动脉栓塞。

（4）皮肤颜色由红润变成暗紫色是静脉回流障碍的表现,应检查静脉是否受压。随之皮肤上出现散在的黑紫斑点则表明为静脉栓塞,之后黑紫斑点可相互融合扩展到整个再植肢(指)体。

（5）血管危象常发生在术后48h内,应每2h观察一次,与健侧肢体相比较,并做好记录。

（6）要准确判断血管危象是由血管痉挛引起还是由血管栓塞所致。一旦发现,解除压迫因素,应用解痉药物,有条件者可行高压氧治疗。如经短时间观察不见好转者,多为血管栓塞,应立即做好手术探查的准备,切除原吻合口重新吻合,可使再植肢(指)体恢复良好的血液循环。

2．皮肤温度

（1）皮温用半导体皮温计测试,术后3d内应每小时测试一次,3～7d可每2h测试一次。

（2）手术刚结束时再植肢(指)体的皮肤温度较低,在3～5h内恢复正常。

（3）皮温的测量要与健侧肢体相比较。当室温为20～25℃时,再植肢(指)体的皮肤温度通常在33～35℃,与健侧肢体温差在2℃以内。

（4）再植肢(指)体与健侧肢体的皮温相差在3℃以上,多为动脉栓塞所致;如温差逐渐增大,并且是先增高而后降低,则多为静脉血管栓塞所致。

3．组织张力 组织张力即再植肢(指)体恢复血液循环后的饱满程度及其弹性。正常情况下,再植肢(指)体有轻度肿胀、弹性好,张力与健侧相同或略高于健侧。当发生动脉危象时,张力降低,指腹瘪陷,皮纹加深;发生静脉危象时,则张力高,指腹胀满,皮纹变浅或消失,甚至会出现张力性水疱。

4．毛细血管充盈时间 毛细血管充盈时间很少受外界因素的干扰,对临床判断再植组织有无血液循环具有最直接的价值。轻压再植肢(指)体的甲床,颜色变白,去除压迫后颜色变为红润,其间所需的时间称为毛细血管充盈时间,正常为1～

2s。动脉供血不足时，毛细血管充盈时间延迟；动脉栓塞时，组织无血供，毛细血管充盈消失。静脉回流不畅时，毛细血管充盈时间早期缩短，后期静脉完全栓塞时，毛细血管充盈消失。

5．指腹侧方小切口放血　本项观察为侵入性操作，一般不宜应用，当断指再植后静脉回流障碍，则有必要采用。操作时必须严格无菌，手法轻柔，防止粗暴操作引起动脉痉挛。血供正常时，切口内有鲜红色血液涌出，边擦拭边流，数分钟后自行停止。动脉供血不足时，溶血缓慢，提示动脉痉挛。如切口内快速流出紫红色血液，以后逐渐变为鲜红色，提示动脉血供良好，静脉回流障碍。如切开后流出少量暗紫色血液，后又流出一些血浆样液，说明先发生了静脉危象后又发生了动脉危象。

（四）功能锻炼

肢体的成活只不过是断肢（指）再植成功的第一步，重要的是要恢复肢体的功能。

1．术后 3 周内　为软组织愈合期，由于静脉及淋巴回流不畅和肌肉瘫痪，常出现持续肿胀。在肢体远端，自指尖向手掌和前臂进行向心性按摩和揉捏。在不影响骨折愈合的情况下，被动活动患肢远端关节。如前臂离断者，可活动指间关节和掌指关节，使其活动范围达到正常。

2．术后 4～6 周　为功能恢复期，此期缝合的软组织基本愈合，骨折部位固定良好后开始做以下练习。被动轻柔活动患肢上、下端未被固定的关节，以保持其正常活动度。特别强调掌指关节屈曲、拇指外展及肩关节的外展、外旋运动。用手托住患肢，主动活动未固定关节，以恢复肌力并松解粘连的组织，从而恢复手指的主动屈、伸活动度，对固定区的肌肉行静力性收缩和放松，以促进血液、淋巴循环，维持并恢复肌力。

3．恢复期　骨骼愈合、外固定去除后，主动进行关节各方向的运动，动作应平稳、缓和，达到最大幅度时再适度用力，使关节区域感到紧张或轻度的酸痛感。进行被动牵伸活动，以引起关节区有紧张或酸痛感为度。可以通过手、棍棒、滑轮、绳索及专用练习器械，向患肢施加助力，进行主动训练和被动训练还可用支架或专用的牵引器械做重力牵引，每次牵引 10～20min。

（五）护理注意事项

1．测量皮温要定部位、定时间、定压力，患肢与健肢应在同一温度环境中。

2．要排除外界环境温度的影响。再植肢（指）体由于失去神经支配，温度调节功能丧失，极易受到外界温度的影响，当局部有烤灯时，常出现温度升高的假象，应予以注意。

3．强调绝对卧床休息的重要性，卧床时间为10～14d。

4．提高患者自我保护意识，再植肢（指）体应保暖，受凉会引起血管痉挛；不能食用含咖啡因的食物，以免血管收缩；向患者强调绝对不能吸烟，也不允许他人在病房吸烟，尼古丁会降低血液含氧量，危及再植肢（指）体的血液供应。

（六）护理健康指导

1．告诉患者再植肢（指）体感觉的恢复需要一定时间，感觉功能未恢复前，应注意保护患肢，以免发生烫伤或冻伤，因为一旦发生，则难以愈合。

2．继续进行再植肢（指）体功能锻炼，进行日常生活的各项活动，防止肌肉萎缩和关节僵硬等。

3．3 个月内避免再植肢（指）体用力过度，避免重体力劳动，以免影响功能恢复。

4．教育患者进行再植肢（指）体的自我观察及护理，观察再植肢（指）体末梢颜色、温度、感觉、运动等，如有异常情况，应及时就诊，定期到门诊复查。

（朱　丽）

第十二节　截　　肢

截肢是指切除身体四肢的一部分，其中在关节的切除称为关节离断，截肢术就是指经骨或关节将肢体截除，并通过体疗训练与安装假肢使该残肢发挥其应有的作用。截肢的目标是切除病变肢体部分及重建具有生理功能的残端。对肢体无法修复的损伤或病变施行截肢手术，使患者返回正常生活自食其力的第一步。因此，截肢手术像整形与重建手术一样，在计划与实施过程中需要细心与技术。

【适应证】

病肢与伤肢的血运丧失无法修复就是截肢的唯一绝对适应证。截肢的一般适应证包括：周围血管疾病、创伤、感染、肿瘤、神经损伤、先天发育异常。

【护理重点】

（一）术前护理

1．术前评估

（1）在术前，对每个截肢患者全身状况进行全面的检查、评估。对于有严重损伤的患者要排除合并症，机体状况能否接受手术，对血管疾病或糖尿病患者要注意控制血糖，判断截肢后安装假肢的条件以及以后功能康复、训练、利用假肢活动能力的大小等都要做出评估。

（2）对不同病因而截肢应进行不同评估。如因感染而需截肢者，应考虑是否需要开放截肢。对外伤后需要截肢者应评估残端需有良好的皮肤及软组织覆盖以及截肢平面。对血管疾病及糖尿病引起肢体干性坏死者，应确定患肢的血液循环及肢体坏死部位。

2．术前护理

（1）急危重症患者应首先考虑抢救生命，采取多种有效措施，纠正休克及水、电解质紊乱及酸碱平衡，预防重要脏器的病理损害与功能衰竭，积极做好术前准备。

（2）一旦决定截肢后有必要选择性地向患者介绍病情及治疗的重要性，手术的具体方案，介绍相同病例康复效果，帮助患者从悲观、绝望的心理中走出来，并做好家属的工作，取得理解与支持。

（3）对肢体严重外伤及感染应及时做细菌培养及药敏试验，根据结果选择抗生素。慢性感染的患者术前应大剂量应用抗生素 3d 以上，防止术后残端感染。对特异性感染患者应做好隔离，以免发生交叉感染。

（4）对糖尿病、贫血、严重衰竭、水电解质紊乱的患者应积极采取对症治疗，控制病情，待全身状况好转后再进行手术治疗，以增加残端与伤口的愈合能力，减少术后并发症的发生。

（5）对有贫血、低蛋白血症、长期慢性消耗性疾病、恶病质等患者术前应补充高热量、高蛋白、高维生素饮食，必要时可输血或给予静脉高营养，以利于伤口的愈合。

（6）对截肢部位皮肤完整者，术前应做好皮肤准备，肢体有开放性伤口、窦道、感染病灶时，术前应加强换药。

（7）下肢截肢者训练床上使用大、小便器，指导学会拐杖的使用，进行手臂拉力训练，以便术后扶拐下地活动。

（二）术后护理

1．严密观察全身状况和残端伤口情况，床旁交接班。

2．床旁备止血带、沙袋。严密观察伤口渗血情况。

3．了解患者疼痛情况，必要时镇痛、镇静剂。

4．观察残端皮肤有无压痛发红及皮肤刺激等，包扎时骨突出处用棉垫衬护，绷带包扎不宜过紧，不能在残端近端加压，以免远端缺血，引起疼痛、水肿等。如在残端使用压力过大，应在数小时后放松一次，重新包扎。

5．术后抬高患肢不宜超过两日，使患肢维持在伸展位或功能位。可在两腿间放置一软枕。

6．伤口愈合后，指导患者每天用中性肥皂清洗残肢，不可擦医用酒精，酒精会使皮肤干裂。

7．给予残端均匀压迫，使残端软组织收缩。还可对残端进行按摩或拍打，用残端蹬踩等，并逐渐负重，可强化残肢面的韧性及肌肉力量。

（三）并发症的观察及护理

1．出血及血肿　床旁备止血带和沙袋便于及时止血。术后 24～72h 内拔除引流物，引流物取出后发现残端血肿，在无菌条件下穿刺抽吸，并加压包扎。严重出血或血肿反复发生者，需手术探查止血。

2．残端感染　治疗纠正容易合并感染的疾病。术后适当加压包扎，根据术中情况残端留置引流物。及时做药敏试验和细菌培养，合理使用抗生素。

3．残端窦道和溃疡　早期加强残端护理，促进局部血液循环，提高皮肤的耐磨、耐压程度；保持残端清洁；皮瓣过长可行切口切除，皮肤糜烂和溃疡者，应针对病因及时去除，按时换药，必要时全身应用抗生素；慢性不愈的窦道应采取手术治疗。

4．残肢疼痛　术后的正常疼痛应及时应用镇痛剂。对残端感染，血肿应及时对症治疗，骨质增生，死骨存留者可通过手术切除骨刺，清除死骨等治疗。神经痛的关键在术中操作，术后理疗、热敷、按摩、适当变动假肢套筒可避免局部的压迫与牵拉，均可减轻疼痛。对神经瘤引起的顽固性疼痛，通过手术切除局部瘢痕组织和神经瘤，使神经断端回缩到正常的肌肉间隙中。大多数患者在术后一段时间内对已经切除部分的肢体依然存在着一种虚幻的感觉。术前做好解释工作，使患者有充分的思想准备。心理治疗是预防患肢痛的有效方法。病史长者可轻轻叩击其神经残端，也可采用多种理疗,如热敷、蜡疗等。

5.关节挛缩 及时使下肢截肢者的残肢维持在伸展位或固定于功能位。术后及时应用镇痛药物,解除肌肉痉挛,注意预防残端感染。膝下截肢术后,患者躺、坐时不要让残肢垂下床缘,长时间处于屈卧位。膝上截肢术后不要将枕头放在两腿之间,更不要把残肢放在拐杖的手柄上。病情稳定后及早开始残肢的功能锻炼。

6.残端紧缩 残端提高,弹力绷带包扎,不仅能控制水肿,而且脂肪组织缩小,便于日后能紧凑于假肢臼内,不再发生萎缩。臼状石膏可给残端坚实的压力,更好的控制水肿,裹紧和保护伤口,使残端能萎缩。

7.残端水肿或萎缩 术后抬高患肢位置,促进静脉血液回流,2d后肢体放平。绷带包扎过紧或不得要领造成的残端水肿,应急时松解,改用弹力绷带包扎。使用石膏应注意观察,防止松脱。加强残肢锻炼,改善局部血液循环,避免残端水肿。如残端过短或假肢槽不合体时,容易造成局部挤压,导致残端水肿进而出现肌肉萎缩,应及时更换假肢,局部按摩、理疗,并加强功能锻炼。

(四)康复护理

1.日常功能训练 术后残端应给予均匀压迫,以促进残端组织收缩。术后1d抬高患肢,促进静脉回流,防止肿胀;患者卧床休息,鼓励深呼吸及有效咳嗽咳痰方法,预防肺部感染。

2.关节活动训练 指导关节活动的原则就是从被动活动到主动辅助活动,再过渡到主动活动。术后第2天起在不引起不能耐受疼痛情况下,进行被动地、范围尽量接近正常、最大限度地髋关节屈、伸、外展、内收等活动,活动时速度要缓慢,动作要轻柔。当患肢疼痛减轻后逐渐过渡为主动辅助运动,最后由患者进行主动运动。

3.增加肌力与耐受训练 进行屈髋肌训练:仰卧,健肢屈髋屈膝,双手抱住健侧膝盖,将残肢尽量屈曲坚持5s;伸髋肌训练:仰卧,残肢下垫一软枕,嘱患者使残肢向下尽量将软枕压扁并坚持5s;髋内收肌训练:仰卧或俯卧,双腿间夹一软枕,嘱患者使残端尽量内收将枕头压扁并坚持5s;髋外展训练:仰卧或俯卧,嘱患者将残肢尽量外展并坚持5s。

4.对残端进行按摩、拍打,有残端蹬踩,先蹬踩在柔软物品上,由软到硬,并逐渐增加残肢的负重,如此可软化残肢面的韧性及肌肉力量,以促进新生血管形成,通常残肢于2~3个月缩至原来的大小,以适合戴假肢。

(五)护理注意事项

1.术后抬高患肢不宜超过2d,使患肢维持在伸展位或功能位。

2.预防感染,注意保持伤口干洁,康复活动中,动作轻柔,活动幅度适当,避免因伤口张力过大,影响伤口愈合。

(六)护理健康指导

1.调整好心态,以正确的态度面对截肢现实,回归社会,从事力所能及的工作。

2.继续康复训练,能够独立正确地装卸假肢,熟练掌握假肢操作技巧,提高利用假肢活动的效率与耐久力,可进行日常生活及职业活动。

3.不能下床走动的患者,可用轮椅将其推到室外活动;当患者无法休息与睡眠时,应安排与创造安静舒适的环境,或在睡前服镇静药物,以改善睡眠质量。

4.定期门诊复查,观察残端情况,6个月后安装假肢。

(朱 丽)

第十三节 肿瘤血管栓塞术

介入放射学主要采用Seidinger法经皮动脉穿刺插管,已经可以将导管直接插入各个脏器的供血血管。股动脉是最常用部位,周围无重要器官。选择股动脉穿刺的并发症发生率低,穿刺点在腹股沟韧带以下1~2cm,股动脉搏动最强烈处。它广泛应用于肿瘤诊断及治疗,主要用于肝癌、宫颈癌等治疗。

【护理重点】
(一)术前护理

1.详细了解病情 包括患者既往史和有无药物过敏史。

2.协助完善术前各项检查 如抽血查凝血酶原时间、血常规、肝肾功能等。

3.饮食护理 高蛋白、高热量、高维生素、低脂易消化饮食,戒烟酒。术前4h禁食水,但降压药物照常服用,降糖药物遵医嘱处理。特殊患者按特殊患者饮食护理。

4.术前一日必须要行穿刺点处备皮,根据需要做皮试,指导个人卫生,如沐浴、修剪指甲、更换清洁衣裤等。

5．术前半小时执行术前用药,留置静脉针,并备好术中用药。

（二）术后护理

1．观察患者神志情况,每小时监测生命体征,必要时延长心电监护时间;术后 3d 内测量体温,3 次 /d,发热患者按要求测量。

2．观察穿刺处伤口敷料、穿刺侧肢体足背动脉搏动及末梢血液循环情况,并与对侧比较。

3．饮食指导 除禁忌及支架介入术外,术后即可进食少量流质饮食,并逐渐过渡到普食。鼓励进高热量、高维生素、低脂易消化饮食。多饮水,保证尿量 2 000ml/d 以上。

4．体位与休息 动脉造影 + 化疗 / 栓塞 / 灌注者,术后平卧位,沙袋压迫 4h,穿刺侧肢体平伸制动 4～8h;卧床休息 24h 时,3d 内避免剧烈运动。

5．心理护理 耐心、详细解释患者疑问,加强与患者及家属沟通。

（三）不良反应的观察与护理

1．栓塞后综合征 出现发热、疼痛、胃肠道反应,应及时通知医生,并做好对症护理。

2．穿刺点出血或血肿 严密观察穿刺部位有无渗血渗液,保持敷料清洁干燥,避免感染。如有血肿,除观察肢体功能外,还应观察局部包块有无动脉搏动,防止假性动脉瘤形成。协助患者床上使用大小便器,必要时可留置导尿管,防止过早活动。

3．血栓 若出现肢体变冷、下肢疼痛、趾端苍白麻木、足背动脉搏动减弱,及时通知医生,24h 后鼓励患者尽早下床活动。

4．骨髓抑制 嘱患者卧床休息,加强患者皮肤、口腔护理,注意无菌操作,预防感染。重度骨髓抑制者,实施保护性隔离。

（四）护理注意事项

告知患者术后应取平卧位,双下肢保持伸直状态,穿刺处敷料加压包扎 12～24h,不可自行放松减压,注意安全,防跌倒。注意个人卫生,定期复查。

（五）护理健康教育

1．做好心理护理,保持乐观的精神,提高对癌症的抵抗力,既可以抑制癌症发展,又可促进癌细胞的逆转消亡。

2．指导患者生活力求规律化,规律地饮食,定时、定量、定内容;规律性地起居,定时起床、定时睡眠等;注意休息,避免疲劳。

3．避免粗糙、坚硬的食物,防止大呕血。

4．注意观察小便颜色及量,小便少有可能出现腹水,饮食上尽量少吃咸的食物,控制盐的摄入。

（朱　丽）

第十三章

骨科常见急重症处理

第一节 多 发 伤

多发伤的定义至今为止尚未完全明确。广义上指机体同时遭受两个或两个以上解剖部位的损伤都可称为多发伤。但是这个定义忽视了多发伤与复合伤的区别。不同组合的多发伤，伤势可以非常悬殊，这就失去了该定义的意义。因此，目前多数学者对多发伤的定义是指在同一机械致伤因素作用下，机体同时或相继遭受两种以上解剖部位或器官的较严重损伤，至少一处损伤危及生命或并发创伤性休克，称为多发伤。多发伤有较高的死亡率。对患者生命构成威胁，需要进行急诊处理。

【疾病特点】

（一）病因

发生多发伤的原因很多，包括钝性损伤和锐器伤，较常见于自然灾害、交通事故、战争、工程事故以及坠落事件等，一般以交通事故最为多见，其次为高处坠落、挤压伤、刀伤和塌方等。

（二）症状及体征

1. **病情变化快、死亡率高** 由于多发伤严重影响机体的生理功能，机体处于全面应激状态，其数个部位创伤的相互影响很容易导致伤情迅速恶化，出现严重的病理生理紊乱而危及生命。多发伤的主要死亡原因大多是严重的颅脑外伤和胸部损伤。

2. **伤情严重、休克率高** 多发伤伤情严重、伤及多处、损伤范围大、出血多，甚至可直接干扰呼吸和循环系统功能而威胁生命，特别是休克发生率甚高。

3. **伤情复杂、容易漏诊** 多发伤的共同特点是受伤部位多、伤情复杂、明显外伤和隐蔽性外伤

同时存在、开放伤和闭合伤同时存在，而且大多数伤员不能述说伤情，加上各专科医生比较注重本专科的损伤情况、容易忽略他科诊断而造成漏诊。

4. **伤情复杂、处理矛盾** 多发伤由于伤及多处，往往都需要手术治疗，但手术顺序上还存在矛盾。此时医务人员要根据各个部位伤情、影响生命程度、累及脏器不同和组织深浅来决定手术部位的先后顺序，以免错过抢救时机。

5. **抵抗力低、容易感染** 多发伤伤员处于应激状况时一般抵抗力都较低，而且伤口大多是开放伤口，有些伤口污染特别严重，因而极其容易感染。

【治疗原则】

（一）生命支持治疗

1. 多发伤伤员首先应进行生命支持，由一组训练有素和协调一致的医护人员进行。开放气道，必要时建立人工气道，进行心肺脑复苏。

2. 止血、固定、抗休克，包括手指按压血管、加压包扎、止血带止血、抗休克裤等。

3. 在得到初步的生命支持及复苏后可进行进一步的检查及处理，根据创伤部位对生命的威胁程度选择手术顺序。

（二）药物治疗

给予镇痛、止血、扩容、升压、抗感染等药物治疗。

（三）手术治疗

绝大多数需进行急诊手术治疗，且多发伤手术处理顺序选择合理与否是抢救成功的关键。应成立创伤抢救小组，根据生命危险程度抓住伤后黄金 1h 的抢救期，包括清创缝合术和手术探查。

【护理重点】

（一）术前护理

1. 迅速、准确、果断地进行接诊和处理，对开

放性伤口需要进行清创缝合，在缝合前要将伤处彻底清洗干净，不留异物，修剪创缘，探查有无神经、血管及肌腱损伤，然后进行缝合。

2．积极抗休克治疗　多发创伤病情危重，创伤患者由于大量失血以及暴露于寒冷环境或维持正常体温能力下降（休克、中毒或镇静麻醉）等原因常伴有低体温的发生。迅速建立多条静脉通道进行补液输血治疗。低体温是创伤患者死亡三联征之一，及时保暖复温可以防止机体寒战，减慢心率，减少氧耗，防止凝血功能障碍，提高生存率。

3．在抗休克同时尽快做好禁食禁水，采血、配血、备皮、药敏试验等术前准备，提前通知麻醉科做好相应准备，争取在伤后 1h 内对伤员实施手术。

（二）术后护理

1．密切观察病情变化。

2．注意卧床休息，避免撕拉伤口，有利于伤口恢复。

3．妥善固定引流管，保持引流通畅，记录引流液的量、色和性质。改变体位时，注意防止引流管受压、牵拉。

4．保持手术伤口清洁、干燥，要每天定时换药，预防伤口感染，若出现伤口红肿、流脓等情况，应及时报告医生。

5．在医生指导下合理使用抗生素抗感染治疗，术后协助患者进行有效咳嗽排痰，预防肺部感染。

6．做好心理护理，鼓励患者表达不良情绪，耐心倾听，帮助患者提高对疾病、治疗及护理的认识。多给予患者肯定，稳定患者的情绪，使其感受到来自医护人员的关怀，激发求生欲望。

7．积极预防各种术后并发症的发生。

（三）并发症观察及护理

1．脂肪栓塞综合征　主要表现为神经系统症状，如头痛、头晕、昏迷；呼吸系统症状，如咳嗽、咳痰、呼吸困难、胸痛等；还可出现皮肤或皮下瘀点。密切观察患者生命体征，控制输液速度，操作轻柔，给予患肢有效制动，溶栓治疗。

2．骨筋膜室综合征　创伤后肢体持续性剧烈疼痛，且进行性加剧。患者表面皮肤略红，温度稍高，肿胀，有严重的压痛。注意敷料包扎不易过紧，可以将伤肢放置在心脏水平，避免长时间重物压迫肢体，一旦确诊，马上进行减压处理。

3．呼吸窘迫综合征　严重的创伤直接或间接造成肺损伤发生呼吸窘迫。严密观察患者呼吸频率、节律和深度的变化，及时给予氧疗，报告医生必要时尽快建立人工气道。

（四）康复护理

1．疼痛护理　运用心理安慰方法或音乐疗法分散患者注意力，其次为减少疼痛，在患者咳嗽时可以帮助患者按住伤口或用枕头抵住伤口，必要时给予镇静镇痛药。

2．生活护理　保持病室安静、空气清新，保证患者足够的睡眠；加强皮肤护理、口腔护理；加强营养支持。

3．功能锻炼　对患肢进行循序渐进的功能锻炼，防止关节僵硬和肌肉萎缩，并能促进骨折的愈合。

4．心理护理　多发伤患者病情多较为严重，存在脂肪栓塞、呼吸窘迫综合征的可能，使患者容易出现紧张、焦虑等负面心理，医护人员应耐心、细致做好解释工作。

（五）护理注意事项

1．预防感染　严重创伤使各种防御功能下降，窗口污染严重，易发生二重感染。因此，早期局部伤口处理要彻底，选用适当的抗生素，以预防感染发生。

2．预防坠积性肺炎　要鼓励患者做深呼吸和咳嗽，如病情允许，要经常翻身叩背。每天给予雾化吸入以稀释呼吸道分泌物，也可服用祛痰药和抗生素。

3．预防压疮　昏迷、气管插管、长期卧床、大小便失禁、营养状况不佳是发生压疮的高危因素。使用气垫床，每 2h 协助翻身，防止骨突处受压，使用泡沫敷料保护尾骶部及足跟，保持皮肤干燥清洁，增加营养供给。

（六）护理健康指导

1．骨折后应进行正确的固定，操作手法应温柔，对预防脂肪栓塞十分重要，告诫骨折患者在骨折处尚未处理好时应绝对禁止活动。

2．若出现出血点，勿用手去抓挠，病情好转后会自然消失。保持创面清洁、干燥，防止感染。

3．出现呼吸困难、胸闷、头晕、烦躁不安时及时报告医生。

4．向患者解释各种药物的作用和副作用。

5．指导患者的自我病情观察，注意有无呼吸困难、胸闷头晕等不适。

6. 注意局部患肢保暖，保持肢体功能锻炼，以利于恢复局部肢体功能，预防并发症。

7. 提高身体抵抗力，避免过度劳累，预防感冒，保持充足的睡眠。

（王自珍　刘爱红）

第二节　急性肺栓塞

急性肺栓塞（acute pulmonary embolism，APE）是由于内源性或外源性栓子堵塞肺动脉主干或分支引起肺循环障碍的临床和病理生理综合征。包括肺血栓栓塞症、脂肪栓塞综合征、羊水栓塞、空气栓塞等。肺栓塞的严重程度主要取决于栓子的性质、大小、阻塞的范围、栓塞后释放的体液因子及原心肺功能状况。肺栓塞发生后如果不及时救治死亡率较高，是骨折患者术后死亡的重要原因之一。

【疾病特点】

（一）病因

以 50～60 岁年龄段最多见，绝大多数 APE 是以下肢静脉病开始的，以肺疾病终结，栓子最多来自骨盆和四肢静脉。一般分为原发性和继发性两类因素。

1. 原发性因素　主要由遗传变异引起，包括 V 因子突变、蛋白 C 缺乏、蛋白 S 缺乏和抗凝血酶缺乏等，40 岁以下的年轻患者无明显诱因或反复发生该疾病。

2. 继发性因素　指后天获得的易发生静脉血栓栓塞的多种病理和病理生理改变。包括骨折、创伤、手术、恶性肿瘤和口服避孕药，急性心肌梗死，因各种原因的制动 / 长期卧床和高龄等，这些因素可单独存在，也可同时存在。其中高龄是独立的危险因素。而骨折术后长期卧床造成下肢静脉血栓形成，是形成肺栓塞的主要原因。

（二）症状及体征

1. 呼吸困难及气促　是最常见的症状，多于栓塞后立即出现，尤以活动后明显。

2. 胸痛　包括胸膜炎性胸痛或心绞痛样疼痛，胸膜炎性胸痛是 APE 最常见的胸痛类型，心绞痛样疼痛与体循环低血压、冠状动脉痉挛、右心室壁张力增高等因素引起冠状动脉血流减少、心肌耗氧量增加有关。

3. 晕厥　可作为 APE 唯一或首发症状，其中有约 30% 的患者表现为反复晕厥发作。

4. 烦躁不安，惊恐甚至濒死感　是 APE 常见症状，主要由严重的呼吸困难和（或）剧烈胸痛引起，因病情的严重程度不同，症状的轻重程度变异很大。

5. 咯血　常为小量咯血，大量咯血少见。

6. 咳嗽　多为干咳或少量白痰，当继发感染时，也可伴有喘息症状。

7. 心悸　多于栓塞后即刻出现，主要由快速性心律失常引起。

8. 腹痛　可能与膈肌受刺激或肠缺血有关。

9. 猝死　猝死率不足 10%，但其后果严重，抢救成功率很低，是 APE 最危重的临床类型。

【治疗原则】

（一）一般治疗

1. 绝对卧床休息 2～3 周，保持大便通畅，避免用力，以防血栓脱落。

2. 密切监测患者的生命体征，动态监测心电图、动脉血气分析。

3. 对症治疗，如胸痛、烦躁给予吗啡；缺氧予以吸氧；发生心衰者按心衰治疗等。

（二）药物治疗

1. 肝素。

2. 维生素 K 拮抗药。

3. 纤维蛋白溶解剂　即溶栓治疗，纤维蛋白溶解剂可促进静脉血栓及肺栓子的溶解，恢复阻塞的血液循环，是一种安全的治疗方法。

（三）手术治疗

1. 肺栓子切除术。

2. 下腔静脉阻断术　适用于抗凝治疗有致命性出血危险及反复栓塞者，可结扎或置以特制的夹子或滤过器等方法。

【护理重点】

（一）溶栓前护理

1. 留置外周静脉套管针，以方便溶栓中取血栓监测，同时常规进行血、尿及肝肾功能检查。治疗期间避免皮内、皮下、肌内注射及动静脉穿刺，以防出血。溶栓中严密观察生命体征及有无出血倾向；有无呼吸急促、喘憋的情况；神志及瞳孔的变化，以判断有无颅内出血。

2. 做好心理护理　肺栓塞一般发病急，胸痛和呼吸困难明显，容易产生紧张和焦虑情绪，护理人员应加强与患者的沟通，使患者对疾病有一定的认识,给予适当的引导,增强战胜疾病的信心。

(二)溶栓后护理

1. 密切观察患者病情,注意有无呼吸增快,心动过速的情况发生;有无胸痛、咳嗽、咯血、气短等加重等症状;观察双下肢变化,有无酸胀、乏力、肿胀、双下肢不对称等。

2. 溶栓后 2 周内及急性期给予肝素或低分子肝素抗凝治疗 7～10d,嘱患者绝对卧床休息,勿用力咳嗽,避免突然坐起,转身等体位的突然改变。有合并下肢静脉血栓的患者提高患肢 20°～30°,膝关节屈曲 15°。

(三)并发症观察及护理

常见并发症是出血,可发生在溶栓治疗过程中,也可发生在溶栓治疗结束后。应注意复查血常规、血小板计数,如果出现不明原因的血红蛋白、血细胞计数下降时,应注意是否有出血并发症。

1. 皮肤、黏膜出血 最常见,包括皮肤、穿刺点、牙龈、鼻腔等,尤其要注意观察曾进行深部血管穿刺的部位是否有血肿形成。注意测血压时袖带不可长时间捆绑,必要时采用手动测血压。应尽量减少穿刺次数,穿刺后应延长按压时间,特别是动脉穿刺后。

2. 脑出血 注意观察神志及瞳孔的变化。

3. 消化道出血 注意观察胃内容物、呕吐物及粪便颜色。

4. 腹膜后出血 这种情况隐匿,多表现为原因不明的休克。

5. 泌尿系统的出血 注意观察尿的颜色。

6. 呼吸道出血 注意观察有无血性痰,偶为小量咯血。

(四)康复护理

1. 根据患者病情及手术方法制定个性化的活动计划,遵从"被动到主动"逐渐递减、递增活动量的原则进行。

2. 穿抗栓袜或气压袜,不可只在小腿下放置垫子或枕头,以免加重下肢循环障碍。

(五)护理注意事项

1. 遵医嘱及时给予溶栓剂及抗凝药,注意药物疗效及不良反应。

2. 在溶栓治疗时,应尽量降低出血的风险,避免静脉切开,动脉穿刺以及其他侵入性操作。

3. 有效制动 急性肺栓塞溶栓后,下肢深静脉血栓松动,极易脱落,要绝对卧床休息两周,不能做双下肢的活动及双下肢按摩。另外要避免负压增加的因素,如有上呼吸道感染要积极治疗,以免咳嗽时腹压增大,造成栓子脱落,卧床期间所有检查均要平车接送。

4. 肺栓塞活动期绝对卧床休息,一般在充分抗凝的前提下卧床休息 2～3 周,无明显症状且生活能自理者也应卧床,禁止床上卧床时突然坐起,并注意不要过度屈曲下肢,严禁挤压、按摩患肢,防止血栓脱落造成再次肺栓塞。

(六)护理健康指导

1. 定期随诊按时服药,特别是抗凝血药服用一定要按照医嘱服用,刺激性药物饭后服用。

2. 指导患者学会自我观察出血现象。

3. 消除患者的恐惧心理,APE 患者一般发病急,病情变化快,患者易出现惊恐、恐惧等心理变化。要根据患者的情况做好心理护理,解除思想负担,使其更好地配合治疗和护理。

4. 按照医嘱定期复查抗凝指标。

5. 平时生活中注意下肢活动,有下肢静脉曲张者可穿弹力袜等,避免下肢深静脉血液滞留,血栓复发。

6. 告知患者发生病情变化及时就医。

(王自珍 刘爱红)

第三节 脂肪栓塞综合征

脂肪栓塞综合征(fat embolism syndrome,FES)多发生在严重创伤,由于骨盆和长骨骨折、手术、软组织损伤或烧伤等原因,致使患者骨髓或其他组织中的脂肪和脂类物质进入血液,进而造成肺、脑和皮肤等器官的血管堵塞,导致患者出现呼吸困难、意识障碍和皮肤瘀斑等症状的一类临床综合征。

【疾病特点】

(一)病因

关于脂肪栓塞综合征的病因有较多理论分析。脂肪从骨折后受损的骨髓或脂肪组织进入静脉循环中,脂肪球会聚集并阻塞肺、脑、皮肤等终末器官。另一种理论提出脂肪栓子被代谢成游离脂肪酸,在较高浓度情况下诱导炎性反应,损伤终末器官。

(二)症状及体征

FES 的临床表现差异很大,可分为暴发型、完全型和不完全型,该病的主要表现有以下几点。

1．皮肤瘀斑　通常表现为骨折后出现皮肤或皮下瘀点、瘀斑,是本病的典型症状,50%左右的发生率。最初发病后24～48h内出现,1～7d后消失。

2．呼吸异常　咳嗽是大部分呼吸系统疾病共有的症状,但骨折后出现咳嗽、咳痰、胸痛、呼吸困难等症状是比较反常的,但对于脂肪栓塞来讲是比较典型的症状,需特别注意。

3．神经系统异常　如头晕、头痛、失眠、昏迷等,如果骨折后出现这些难以解释的神经系统症状时,应考虑脂肪栓塞综合征的可能。

4．其他症状　部分可出现尿失禁、痉挛、斜视等症状,不完全型脂肪栓塞综合征患者可在伤后1～6d出现轻度发热、心动过速、呼吸快等非特异症状。而暴发型脂肪栓塞综合征一般在骨折创伤后立即或在12～24h内突然死亡,有类似急性右心衰竭或肺梗死表现,患者常有严重呼吸困难、咯血、心动过速。

【治疗原则】

1．呼吸支持　症状较轻者,通过鼻导管或面罩供氧,定时血气分析,使氧分压维持在70mmHg以上。对进行性呼吸困难者,应立即行气管切开或气管插管,尽早用人工呼吸机辅助呼吸。

2．保护脑组织　给予头部降温、脱水、镇静等措施。

3．药物治疗

(1)激素:如在有效的呼吸支持下,血氧分压仍不能维持70mmHg以上时,应使用激素,从而减轻肺水肿,降低毛细血管通透性,减轻游离脂肪酸对呼吸膜的毒性作用。

(2)高渗葡萄糖:对降低儿茶酚胺的分泌、缓解游离脂肪酸的毒性有一定效果。

(3)白蛋白:能与游离脂肪酸结合,使后者毒性作用降低。

(4)其他药物治疗:补充血容量、减少红细胞聚集;加强抗感染;心动过速或心律不齐时,应用强心类药物防止心力衰竭发生;支气管痉挛时给予气管扩张药等。

4．早期高压氧治疗　可以减少并发症和后遗症的发生,降低致残率及病死率。

【护理重点】

1．严密观察病情,监测生命体征变化,及早发现,及时治疗。

2．取平卧位或半卧位,保持呼吸道通畅,及时吸痰,防止呼吸道交叉感染和肺不张。

3．建立有效的静脉通道,及时补液输血,预防失血性休克,以改善组织灌注,维持血压和水、电解质平衡。FES患者由于缺氧时间较长,脑、肺有不同程度的缺氧、水肿表现,在维持足够血容量的同时,要严格控制输液速度。

4．及时对骨折肢体进行有效制动,保持患肢的正确体位;尽量减少搬动患者,各项操作时注意动作要轻柔。

5．保持病室安静,空气新鲜,保证足够的休息和睡眠。

6．加强皮肤护理,保持皮肤清洁、干燥,避免刺激物,以防破损。预防压疮,病情严重时,患者大小便失禁,应及时更换被单、衣裤、擦澡,保持床单位清洁干燥,使用气垫床,定时给予受压处皮肤按摩。

7．加强营养　给予低脂肪、高蛋白、高糖、高维生素饮食,提高机体免疫力。

(王自珍　刘爱红)

第四节　骨筋膜室综合征

骨筋膜室由骨、骨间隙、肌间隔和深筋膜等组成。骨筋膜室综合征(osteofascial compartment syndrome)是指由骨折、血管损伤、软组织损伤等引起的组织间隙内压力增高,导致骨筋膜室内肌肉和神经发生进行性缺血坏死而引起的临床综合征。多见于前臂掌侧和小腿。

【疾病特点】

(一)病因

1．骨筋膜室容积骤减

(1)外伤或手术后敷料包扎过紧。

(2)严重的局部压迫:肢体受外来重物或身体自重长时间的压迫。

2．骨筋膜室内容物体积迅速增大

(1)缺血后组织肿胀:组织缺血毛细血管的通透性增强、液体渗出、组织水肿、体积增大。

(2)损伤、挫伤、挤压伤、烧伤等损伤引起毛细血管通透性增强、渗出增加、组织水肿、容积增加。

(3)小腿剧烈运动,如长跑、行军。

(4)骨筋膜室内出血、血肿挤压其他组织。

（二）症状与体征

1. 局部症状　最早期症状是创伤后肢体持续性剧烈疼痛且进行性加剧；患肢麻木、手指或足趾呈屈曲状态，肌力减退，被动牵伸可引起剧痛。

2. 全身症状　当肌肉广泛坏死，可出现体温升高、脉搏加快、血压下降等现象，严重者可出现休克、肾衰竭，甚至死亡。

3. 体征　局部皮肤表面有红、肿、热、痛征象；肢体远端毛细血管充盈时间延长、动脉搏动减弱，甚至消失。

【治疗原则】

1. 骨筋膜室综合征一经确诊，应立即切开筋膜减压。早期彻底切开筋膜减压是防止肌肉和神经发生缺血性坏死的唯一有效方法。

2. 局部切开减压后，血液循环获得改善，大量坏死组织的毒素进入血液循环，应积极防治失水、酸中毒、高钾血症、肾衰竭、心律不齐、休克等严重并发症，必要时还需行截肢术以抢救生命。

【护理重点】

1. 疼痛的观察和护理　骨筋膜室综合征的早期，患者多表现为不同程度的被动牵拉疼，而晚期则缺血缺氧严重，神经功能丧失后感觉消失，无疼痛感。护理观察时注意鉴别是原发伤引起的疼痛还是肌肉缺血引起的疼痛。原发伤引起的疼痛可通过复位和固定使疼痛逐渐减轻，而骨筋膜室综合征多表现为静止时仍存在疼痛。护士在临床中注意仔细观察并鉴别疼痛的原因，并反复进行评估，及时与医生沟通。

2. 观察和监测远端脉搏及毛细血管充盈时间　组织肿胀会使动脉与皮肤距离增大，脉搏相对减弱，若脉搏真正消失，则可能是血管损伤或晚期骨筋膜综合征导致的动脉闭塞。护理人员在临床观察中对骨筋膜室综合征保持高度敏感性，观察肢体远端动脉搏动和毛细血管充盈状态并结合临床表现，进行综合分析，及时报告医生，及时行清创减压术。

3. 体位　对疑有骨筋膜室综合征的患者肢体切忌抬高，以免加重缺血，对于确诊患者，应立即松开所有外固定物，尽量减少患肢活动。

4. 病情观察　对急性创伤或骨折外固定者，加强患肢远端皮肤颜色、温度、动脉搏动和毛细血管充盈时间的观察，并重视患者的主诉。在患者使用脱水剂间，应选用较粗血管，确保穿刺针在血管内，防止渗入皮下组织。观察脱水剂效果，患肢症状有无改善。

5. 心理护理　由于患肢剧烈疼痛，担心预后，因此对患者需进行心理安慰，解除其因疼痛所致恐惧，减轻焦虑。向患者说明早期手术的必要性，并做好家属工作，取得配合。

（王自珍　刘爱红）

第五节　创伤性休克

创伤性休克是由于机体遭受剧烈的暴力打击重要脏器损伤、大出血等，是有效循环血量锐减，微循环灌注不足以及创伤后的剧烈疼痛、恐惧等多种因素综合形成的机体代偿失调的综合征。

【疾病特点】

（一）病因

1. 失血　急性大量出血、失血浆、失液；失血是创伤造成血流灌注不足引起休克的最常见的原因。

2. 神经内分泌功能紊乱　严重创伤和伴随发生的症状，如疼痛、恐惧、焦虑与寒冷等，都将对中枢神经产生不良刺激，导致反射性血管舒缩功能紊乱，末梢循环障碍而发生休克。

3. 组织破坏　严重的挤压伤可导致局部组织缺血和组织细胞坏死。

4. 细菌毒素作用　由于创伤继发严重感染，细菌产生大量的内、外毒素，这些毒素进入血液循环，均可引起中毒反应，导致脓毒症休克。

（二）症状与体征

1. 休克代偿期（微循环缺血期）

（1）微循环血量锐减时血压下降，但周围循环阻力增高，血压维持正常或稍微下降，脉压缩小。

（2）患者神志紧张、烦躁、口渴、面色苍白、黏膜干燥、呼吸深而快、脉搏加快。

（3）外周静脉充盈度降低、尿量轻度减少。

（4）体位改变时引起的心率增加以及舒张压的下降，有助于发现轻、中度血容量降低。

2. 休克期（淤血性缺氧期）

（1）意识虽清，但神志淡漠，反应迟钝。

（2）呼吸浅快，脉搏细速。

（3）血压下降，收缩压（60～80mmHg），脉压缩小明显，少尿或无尿，尿量<20ml/h。

（4）表浅静脉塌陷、毛细血管充盈迟缓。

（5）估计失血量为总血容量的 20%～40%。

3．弥散性血管内凝血期（DIC 期）

（1）神志意识由朦胧 - 浅昏迷 - 深昏迷。

（2）全身皮肤、黏膜发绀，四肢厥冷，体温不升；呼吸困难，甚至出现潮式呼吸，脉搏细弱不清；血压下降明显<60mmHg 或测不到；无尿。

（3）皮肤、黏膜出血瘀斑或有消化道出血，提示有 DIC。

（4）出现进行性呼吸困难、吸氧不能改善呼吸状况，提示有 ARDS。

【治疗原则】

创伤引起休克的原因各异，根除或控制导致休克的原因对阻止休克的进一步发展十分重要，其治疗的原则为尽快恢复有效循环血量，对原发病灶做手术处理。即使病情尚未稳定，在积极抗休克的同时亦进行相对应的外科手术处理。

1．一般性治疗　平卧位，去枕或稍抬高下肢，保持呼吸道通畅，吸氧，适当应用镇静剂和止痛剂，立即开通静脉通道，现场救治时可用抗休克裤。

2．病因治疗　及时找出发生休克的原因，积极处理。创伤性休克最重要的原因是活动性大出血和重要脏器损伤所致的生理功能紊乱，必要时需紧急手术。

3．补充血容量及输液　输液量应根据受伤情况、临床表现、休克程度、尿量和各项化验指标等进行判断。

4．血管活性药物的应用　对血容量补足后休克仍不见好转者，可应用血管活性药物。

5．纠正酸碱平衡，维持重要脏器功能及其他对症支持治疗。

【护理重点】

（一）护理措施

创伤性休克多伴有多处损伤，在积极纠正休克的同时，动态监测各种检查结果，以免发生漏诊或误诊；尽快恢复有效血容量，遵医嘱补液或输血治疗。

1．体位护理　给予患者抗休克体位，上身抬高 20°～30°，下肢抬高 15°～20°，以增加回心血量。如有颅内伤或胸部伤，可用平卧位，以利于下肢静脉回流和改善呼吸。同时注意保暖、骨折处制动和固定。

2．给予包扎止血，控制快速活动性出血与输

液扩容量对治疗休克有同等重要意义。判断出血性质并及时采取压迫，包扎或手术止血措施。抗休克裤是专为紧急抢救各种原因所致的低血容量性休克患者而设计，对心肺复苏有重要意义。现场穿抗休克裤，只需 1～2min，可使自身输血达 750～1 500ml，迅速纠正休克。另外，在止血同时密切观察患者的血压变化，有条件时宜进行血流动力学监测。

3．迅速建立静脉通路　建立两条或以上的静脉通道，快速补充血容量，注意先晶后胶，先盐后糖，宁酸勿碱，宁少勿多。

4．血管活性药应用　血管扩张剂主要应用于休克早期，微血管痉挛性收缩阶段，以改善微循环，提高组织灌注，使血压回升，常用药物有多巴胺、异丙肾上腺素、山莨菪碱等；血管收缩剂主要应用于休克期微血管扩张阶段，增加外周循环阻力，改善微循环，使血压升高，常用药物有间羟胺、去甲肾上腺素、肾上腺素等。注意认真查对血管活性药物的名称、用法及用量，以确保用药的准确无误。注意药物滴注的匀速，以维持稳定血压，禁忌药物滴注时慢时快，以免引起血压骤升骤降。严密观察局部皮肤，严防药物渗漏至皮下，导致局部皮肤坏死。

5．积极处理创伤处　疼痛可引起休克，因此应注意积极处理创伤及创伤带来的疼痛，避免接触其疼痛部位。做好骨折固定的同时可以适当给予镇静镇痛的药物。

6．加强病情观察　注意观察患者意识和表情，反映中枢神经系统、脑组织的血流灌注情况。

（1）观察缺氧程度和大脑皮质功能状态，是判断休克分期的首要临床指征。微循环痉挛期，全身血液重新分配，脑供血得到相对保证，呈轻度缺氧状态，患者神志清楚、紧张、兴奋、烦躁不安；微循环扩张期，脑血流灌注不足逐渐加重，患者由兴奋转为抑制、神志淡漠、精神萎靡，反应迟钝；弥散性血管内凝血期，患者神志又朦胧进入昏迷。意识水平的恢复及表情的正常提示病情好转。

（2）观察皮肤颜色、湿度及趾端温度的变化提示外周微循环的血流状态。

（3）观察尿量，反映肾脏灌注情况，对怀疑存在休克的患者可留置尿管，以便观察。

（4）观察中心静脉压（central venous pressure，CVP）及周围浅表静脉充盈度。浅表静脉塌陷表示

循环血量不足，充盈表示病情好转。

（二）并发症观察及护理

1. 急性呼吸窘迫综合征　常发生于休克期内，也可在稳定后48～72h内发生。表现为进行性呼吸困难，吸氧不能缓解。给氧，保持患者呼吸道通畅；严重呼吸困难者可行气管插管或气管切开。

2. 急性肾衰竭　休克时，肾内血流重新分布并转向髓质，从而导致皮质内的肾小管缺血坏死，发生急性肾衰竭。应注意观察患者的尿量及全身水肿情况。

3. 预防感染　体温升高时提示感染可能。儿童休克早期，直肠温度如缓慢下降，往往表示已有隐性休克，应引起高度警惕，严密监测体温变化。

4. 预防意外损伤　休克初期，因患者会有焦虑不安、烦躁等症状，应积极采取预防措施，以防发生意外。对于意识不清的患者，应加用床旁护栏，以免发生坠床。输液的肢体可用夹板固定。如患者有拔除身上各种管道及导线的企图，可以使用约束带适当约束。

（王自珍　刘爱红）

第六节　感染性休克

感染性休克（septic shock）又称败血症性休克或脓毒症休克，是指由病原微生物及其毒素在人体内引起的一种微循环障碍，致组织缺氧、代谢紊乱和细胞损害。在外科较常见，死亡率较高，可超过50%。

【疾病特点】

（一）病因

常见于急性化脓性腹膜炎、胆道化脓性感染、绞窄性肠梗阻、泌尿系统感染等。

（二）症状及体征

1. 感染性休克时血流动力学有低动力型（低排高阻型）和高动力型（高排低阻型）改变。前者表现为冷休克，后者表现为暖休克。

2. 冷休克时，外周血管收缩，阻力增高，微循环瘀滞，大量毛细血管渗出，使血容量和心输出量降低。患者表现为体温突然降低，躁动不安，淡漠或嗜睡；面色苍白、发绀、花斑样；皮肤湿冷；脉搏细速，血压降低，脉压减小（<30mmHg）；尿量骤减（<25ml/h）。

3. 暖休克较少见，常见于革兰氏阳性菌感染引起的休克早期，主要为外周血管扩张，阻力降低，心输出量正常或稍高。患者表现为神志清醒，疲乏，面色潮红、手足温暖，血压下降、脉搏慢、搏动清楚。但革兰氏阳性菌感染的休克后期亦可转变为冷休克。休克晚期，心力衰竭，外周血管瘫痪，即成为低排低阻型休克。

【治疗原则】

纠正休克与控制感染并重。在休克未纠正以前，将抗休克放在首位，兼顾抗感染。休克纠正后，控制感染成重点。有外科感染病灶时，原发病灶是发生感染性休克的主要原因，需要尽快处理原发病灶。

1. 补充血容量　首先快速输入等渗盐溶液或平衡盐溶液，再补充适量的胶体液，如血浆、全血等。补液期间应监测中心静脉压，作为调整输液种类和速度的依据。

2. 纠正酸碱平衡　感染休克的患者，常有不同程度的酸中毒，应予以纠正。轻度酸中毒，在补足血容量后即可缓解；严重酸中毒者，遵医嘱静脉输入5%碳酸氢钠，再根据血气分析结果补充用量。

3. 应用血管活性药物　经补充血容量休克未见好转时，可考虑使用血管扩张药；也可联合使用α受体和β受体激动剂。毒血症时，心功能受到一定损害而表现为心功能不全，也可给予毛花苷C、多巴酚丁胺等。

4. 应用皮质类固醇　应用皮质类固醇能抑制体内多种炎性介质的释放、稳定溶酶体膜、减轻细胞损害。临床常用氢化可的松、地塞米松或甲泼尼龙缓慢静脉注射。应用时注意早期、足量，但不宜多用48h。否则有发生应激性溃疡和免疫抑制等并发症的可能。

5. 其他治疗　营养支持，处理DIC和重要器官功能不全。

【护理重点】

（一）护理措施

1. 体位　去枕平卧位或将患者头和躯干抬高20°～30°，下肢抬高15°～20°，增加回心血量，改善重要器官血供；使膈肌下降，促进肺膨胀，利于呼吸。

2. 建立静脉通路　迅速建立1～2条静脉输液通道，必要时应立即行中心静脉插管，可同时监测CVP。

3．合理补液 休克患者一般先快速输入晶体溶液，如平衡盐溶液、生理盐水、葡萄糖溶液，以增加回心血量和心输出量。后输胶体液，如全血、血浆、清蛋白等，以减少晶体溶液渗入血管外第三间隙。

4．控制感染 遵医嘱大剂量使用有效抗生素，积极治疗或手术处理原发病灶，如外科或创伤中造成的脓肿、肠管坏死、消化道穿孔等。

5．抗休克裤的使用 抗休克裤充气以后在腹部与腿部加压，使血液回流入心脏，改善组织灌注，同时可以控制腹部和下肢出血。当休克纠正后，由腹部开始缓慢放气，每 15min 测量血压一次，若血压下降超过 5mmHg，应停止放气，并重新注气。

6．记录出入量 输液时，尤其在抢救过程中，应有专人准确记录输入液体的种类、数量、时间、速度等，并详细记录 24h 出入量以作为后续治疗的依据。

7．严密观察病情变化 定时监测体温、脉搏、呼吸、血压及 CVP 变化。观察意识、面唇色泽、皮肤指端温度、瞳孔及尿量。若患者从烦躁转为平静，淡漠迟钝转为对答自如、口唇红润、肢体转暖；尿量>30ml/h，提示休克好转。出现神志改变，面色、脉搏血压、尿量等相继改变时需警惕感染性休克的发生。外科感染患者若体温突升至 40℃ 以上或突然下降，则表示病情危重。

8．遵医嘱应用血管活性药 使用时从低浓度、慢速度开始，每 5～10min 测一次血压。血压平稳后每 15～30min 测一次，并按药物浓度严格控制滴数。严防药液外渗，若注射部位出现红肿、疼痛，应立刻更换滴药部位，患处用 0.5% 普鲁卡因封闭，以免发生皮下组织坏死。血压平稳后，逐渐降低药物浓度，减慢速度后撤除，以防突然停药引起不良反应。

（二）并发症观察及护理

1．气道梗阻 注意将昏迷患者头偏向一侧，或置入通气管，以免舌后坠，及时清除气道分泌物。严重呼吸困难者，协助医师行气管插管或气管切开，并尽早使用呼吸机辅助呼吸。

2．感染 遵医嘱大剂量使用有效抗生素，必要时采集标本行细菌培养。全身脓毒血症者，在患者寒战、高热发作时采集血培养标本，以提高检出率。气管切开及呼吸机辅助通气患者注意加强气道护理，预防呼吸机相关性肺炎等二重感染的发生。手术患者注意保持敷料的干洁，预防伤口感染。

3．发生意外伤害 对躁动或神志不清的患者，撑起床栏以防坠床；输液肢体宜用夹板固定。必要时，四肢以约束带约束。

4．皮肤完整性受损 感染性休克患者病情危重，局部皮肤长期受压，分泌物、引流液等容易刺激皮肤发生破损及压疮形成。注意保持皮肤清洁，床单位平整，病情许可的情况下给予翻身、按摩受压部位皮肤，防止压疮。

（三）护理注意事项

1．保持体温稳定 需要保暖时采用加盖棉被、毛毯和调节病室内温度等措施，进行保暖。一般室内温度以 20℃ 左右为宜。忌用热水袋、电热毯等进行体表加温，以防烫伤及皮肤血管扩张，增加局部组织耗氧量而加重缺氧。失血性休克时，若为补充血容量而快速输入低温保存的大量库存血，易使患者体温降低。故输血前应注意将库存血置于常温下复温后再输入。同时感染性休克患者也常容易发生高热，应给予物理降温；可将冰帽或冰袋置于头部、腋下、腹股沟等处降温；也可用 4℃ 等渗盐水 100ml 灌肠；必要时采用药物降温。

2．监测呼吸功能 密切观察患者的呼吸频率、节律、深浅度及面唇色泽变化，动态监测动脉血气，了解缺氧程度及呼吸功能。

3．吸氧 经鼻导管给氧，氧浓度为 40%～50%，氧流量为 6～8L/min，以提高肺静脉血氧浓度。

（王自珍　刘爱红）

第七节 挤压综合征

挤压综合征（crush syndrome）是指肢体、臀部等肌肉丰富的部位受到压砸或长时间重力压迫后，受压肌肉组织大量变性、坏死，出现以高血钾、高血磷、肌红蛋白血症及肌红蛋白尿为主要表现的进行性肾衰竭。临床上主要表现为少尿甚至无尿，以肾衰竭为特点，是外科一种急重症，如果处理不及时后果及其严重。

【疾病特点】

（一）病因

挤压综合征多发生在房屋倒塌、工程塌方、交通事故等意外伤害中。在战争、发生强烈地震等严重灾害时可成批出现。此外，偶见于昏迷与手术者，肢体长时间被固定体位的压迫而致。挤压综合征的临床表现出现在外部压力解除后，这说明受压肢体产生的有害代谢物质在血液循环恢复后进入体内。

（二）症状及体征

1. 局部症状　局部出现疼痛，肢体肿胀，皮肤有压痕、变硬，皮下淤血，皮肤张力增加，在受压皮肤周围有水疱形成。检查肢体血液循环状态时，值得注意的是如果肢体远端脉搏不减弱，肌肉组织仍有发生缺血坏死的危险。

2. 全身症状　患者出现头晕、胸闷、腹胀等症状。严重者心悸，甚至发生面色苍白、四肢厥冷。

3. 肌红蛋白尿　这是诊断挤压综合征的一个重要条件。患者在伤肢解除压力后，24h 内出现褐色尿或自述血尿，应该考虑肌红蛋白尿。肌红蛋白尿在血中和尿中的浓度，在伤肢减压后 3～12h 达高峰，以后逐渐下降，1～2d 后可自行转清。

4. 其他临床表现　容易出现高钾血症、代谢性酸中毒、低钙血症等。

【治疗原则】

（一）现场急救处理

1. 抢救人员迅速进入现场，力争早期解除重物压力。

2. 伤肢制动，以减少组织分解毒素的吸收及减轻疼痛，尤其是对尚能行动的伤员要说明活动的危险性。

3. 伤肢用冷水降温或暴露在凉爽的空气中。禁止按摩与热敷，以免加重组织缺氧。

4. 伤肢有开放伤口和活动性出血者应止血，但避免应用加压包扎和止血带。

5. 对已经出现肿胀、发硬、发冷、血液循环受阻的严重伤肢，应在现场给伤员做下肢小腿筋膜切开术，使伤肢减压。

（二）伤肢处理

1. 早期切开减张　使筋膜间隔区内组织压下降，防止或减轻挤压综合征的发生。早期切开的适应证为：①有明显挤压病史；②有 1 个以上筋膜间隔区受累，局部张力高，明显肿胀，有水疱及相应的运动感觉障碍者；③尿液肌红蛋白实验阳性。

2. 截肢适应证　①患肢无血供或严重血供障碍，估计保留后无功能者；②全身中毒症状严重，

经切开减张等处理，不见症状缓解，并危急患者生命者；③伤肢并发特异性感染，如气性坏疽等。

（三）全身治疗

1. 补液改善循环　伤后尽快补充乳酸林格液和胶体液。

2. 碱化尿液　因挤压综合征常有酸中毒，所以早期即用碱性药物以碱化尿液，以防酸中毒，防止肌红蛋白与酸性尿液作用后在肾小管中沉积。

3. 利尿　当血压稳定后，可进行利尿，使在肾实质受损害前，有较多的碱性尿液通过肾小管，增加肌红蛋白等有害物质的排泄。

4. 解除肾血管痉挛。

5. 血滤　对挤压综合征的患者，一旦有肾衰竭的证据，应及早进行透析疗法。

【护理重点】

（一）护理措施

1. 病情观察

（1）观察挤压部位的状况，评估受压部位疼痛、肿胀程度，挤压肢体运动障碍、关节活动受限状况等。对伤情较轻、局部肿胀不明显、血供无明显障碍者可以暂时固定肢体并制动。对肿胀逐渐加重的患者，患肢远端发生血液循环障碍时应立即报告医生做好切开的准备。并对切开减压的伤口应给予充分引流，保持伤口干洁。同时密切观察患肢的颜色、温度、感觉和末梢温度。

（2）观察受伤处皮肤色泽和感觉，受压部位张力较高，触之有较硬的感觉，应注意评估受压部位皮下淤血、红斑和皮肤表面水疱的情况，患肢感觉减退情况及出现麻木感的程度，若肢体远端皮肤苍白、温度偏低，则提示病情严重；若皮肤逐渐转红转暖，则提示病情好转。

2. 观察肾功能

（1）少尿期：尿量及颜色的变化，出现少尿或无尿，尿色呈红棕色、褐色或茶色为肌红蛋白尿。此时注意控制摄入量，防止水中毒；准确记录 24h 出入量；给予高热量、高维生素、低蛋白、易消化饮食；防治高钾血症；少尿期禁用高钾食物及药物。

（2）多尿期：24h 尿量超过 400ml，提示进入多尿期，重点为维持水电解质和酸碱平衡，控制氮质血症，防止各种并发症，饮食中蛋白质可逐日加量。

3. 预防感染　感染是挤压综合征中仅次于急性肾损伤的死因，伴有伤口感染、肌肉坏死时极易发生。伤口局部应彻底清创处理，及早应用敏感

抗生素,同时要注意选择肾毒性小的抗生素。

4. 一般护理

(1)绝对卧床休息,减少代谢率、减少蛋白质分解代谢,从而减轻氮质血症和肾脏负担。

(2)尽快减除肢体压迫。

(3)妥善包扎固定伤口,临时固定患肢,禁止按摩、热敷,有出血者进行止血,禁止加压包扎及使用止血带。

(4)碱化尿液,喝碱性饮料。

(5)纠正低血容量、积极抗休克治疗。

(6)积极预防和纠正高钾血症。

(二)并发症观察及护理

1. 休克 部分伤员早期可不出现休克,或休克期短而未发现。有些伤员因挤压伤强烈的神经刺激,广泛的组织破坏,大量的血容量丢失,可迅速产生休克,而且不断加重。按照休克的护理常规进行护理。

2. 高钾血症 因为肌肉坏死,大量细胞内钾进入循环,加之肾衰竭排钾困难,容易造成高血钾,注意禁止含钾食物及药品的摄入,控制输入库存血。

3. 酸中毒及氮质血症 肌肉缺血坏死以后,大量磷酸根、硫酸根等酸性物质释出,使体液 pH 值降低,致代谢性酸中毒。严重创伤后组织分解代谢旺盛,大量中间代谢产物积聚体内,非蛋白氮迅速升高,临床上可出现神志不清、呼吸深大、烦躁、恶心等酸中毒、尿毒症等一系列表现。应每天记出入量,测尿比重的变化。

(王自珍 刘小红)

第八节 急性呼吸窘迫综合征

急性呼吸窘迫综合征(acute respiratory distress syndrome,ARDS)是指由各种肺内和肺外致病因素所导致的急性弥漫性肺损伤和急性进行性呼吸衰竭。主要病理特征是炎症导致的肺微血管通透性增高,肺泡腔渗出富含蛋白质的液体,进而导致肺水肿和透明膜形成。临床表现为进行性呼吸窘迫、顽固性低氧血症和呼吸衰竭,肺部影像学表现为双肺渗出性病变。

【疾病特点】

(一)病因

引起 ARDS 的原因和危险因素很多,包括各种严重休克、严重创伤、严重感染、吸入有毒气体、肺脂肪栓塞、误吸胃内容物、溺水、氧中毒、大量输血、弥散性血管内凝血(DIC)、代谢性紊乱、药品和麻醉品中毒、急性胰腺炎、妊娠高血压等。

(二)症状及体征

呼吸急促、口唇及指(趾)端发绀,不能用常规氧疗方法缓解的呼吸窘迫,可伴随胸闷、咳嗽、血痰等症状;体格检查:呼吸急促,鼻翼扇动,三凹征;听诊双肺早期可无啰音,偶闻及哮鸣音,后期可闻及细湿啰音,卧位时背部明显;叩诊可及浊音。

【治疗原则】

消除和治疗原发病;尽早呼吸支持;改善循环和组织氧供;预防并发症;维护肺和其他器官功能,预防多脏器功能障碍综合征(MODS)。

(一)呼吸支持治疗

1. 氧疗是纠正低氧血症的基本手段,需要根据患者低氧血症改善的程度调整氧疗的方式。早期可采用经面罩持续正压吸氧,但大多数需要辅助机械呼吸末正压通气联合氧疗为主的综合治疗。

2. 机械通气是 ARDS 患者的主要治疗手段,给予呼气末正压通气(positive end expiratory pressure,PEEP)或持续气道正压通气(continuous positive airway pressure,CPAP),可以把部分已经塌陷的支气管和闭合肺泡扩张,提高功能残气量,降低肺内静脉血分流,改善通气与血流比例和弥散功能,提高氧分压。

(二)维持适宜的血容量

1. 在保证血容量足够,血压稳定的前提下,控制液体入量,达到出入液量轻度负平衡(500~1 000ml/d);

2. 使用利尿剂,减轻肺水肿。

(三)改善肺微循环

在 ARDS 早期(24~48h)短期使用肾上腺皮质激素,可刺激Ⅱ型细胞产生肺表面活性物质,稳定肺泡功能,改善生理分流;纠正低氧血症,减轻肺泡水肿,稳定溶酶体膜,改善微循环。

(四)原发病治疗

积极控制原发病(如全身性感染、创伤、休克、烧伤等),遏制其诱导的全身失控性炎症反应,是预防和治疗 ARDS 的必要措施。

(五)营养代谢支持

ARDS 患者处于高代谢状态,应及时补充热量和高蛋白、高脂肪营养物质。

【护理重点】

（一）护理措施

1．病情观察　密切观察生命体征及意识状态，尤其是呼吸困难和发绀的变化；观察每小时尿量的变化，准确记录 24h 出入量。遵医嘱正确采集动脉血气分析和生化检测标本并及时送检。

2．准确记录每小时出入量，合理安排液体输入速度，防止液体输入过多造成肺水肿。

3．保持气道通畅，改善通气功能　湿化痰液、适当补液、清除气道分泌物。对咳嗽无力的患者定时翻身叩背，对痰液黏稠者给予雾化吸入，对无力咳嗽或昏迷的患者可使用导管吸痰。必要时建立人工气道，可以选择插入口咽通气管、气管插管或气管切开。

4．俯卧位通气护理　如果进行过几次肺泡复张术，但患者仍然处于缺氧，可以把患者翻身进行俯卧位通气（严重的低血压、室性心律失常、颜面部创伤及未处理的不稳定性骨折为俯卧位通气的相对禁忌证）。俯卧位通气可减轻患者背侧肺组织压力，促进肺泡复张，改善通气灌注比，增加氧合。当出现明显并发症时（如恶性心律失常或严重血流动力学不稳定时）需考虑随时终止俯卧位通气。

5．用药护理　遵医嘱使用抗生素、呼吸兴奋剂、支气管痉挛药物、糖皮质激素等，观察药物疗效及不良反应。如使用糖皮质激素应观察睡眠、血糖、血压情况及有无应激性溃疡、水电解质酸碱平衡失调等。

6．控制感染，纠正酸碱和电解质失衡　根据血、痰、分泌物培养、血气、生化检查选择药物进行治疗。注意科学合理使用抗生素，严格各项操作，减少院内感染的发生。

7．加强基础护理　强化口腔护理，减少口咽部细菌定植，从而减少吸入到下呼吸道微生物的数量，降低呼吸机相关性肺炎（VAP）的发生率。加强眼部、鼻腔、会阴、皮肤的护理，定时翻身，预防压疮。

（二）并发症观察及护理

1．多器官功能障碍综合征（MODS）　是指机体遭受严重创伤、休克、感染及外科大手术等急性损害 24h 后，同时或序贯出现两个或两个以上的系统或器官功能障碍或衰竭，不能维持体内环境稳定的临床综合征。一旦发生，应做好人工气道护理及各脏器功能的监测和护理。同时体外膜氧合器（extracorporeal membrane oxygenator，ECMO）作为一种心肺支持的体外循环技术可以提高患者生存率，应用 ECMO 技术进行治疗时，需要加强专科技术操作护理，保持仪器的顺利运转。

2．低氧血症　ARDS 的通气重点是要预防难治性低氧血症的出现。机械通气时合理选择通气模式，小潮气量和足够水平呼气末正压可以降低气压伤和院内获得性肺炎，同时维持合理的氧合。注意及时清理呼吸道分泌物，观察患者呼吸状态，有无烦躁、呕吐等病情变化，监测血气分析结果变化。

（三）康复护理

1．做好各项基础护理　保持病室空气清新，温湿度适宜；保持患者皮肤清洁，定时协助患者更换体位，防止压疮；保持肢体功能位，进行肢体康复锻炼。

2．鼓励患者进食高蛋白、高脂肪、低碳水化合物，遵医嘱做好鼻饲或静脉营养。进行肠内营养时注意观察有无消化道出血，监测血糖变化，保持充足的液体输入量。

3．做好心理护理　患者容易出现紧张不安、焦虑、抑郁，治疗不合作等，医护人员应充分理解患者，多用语言和非语言的沟通，了解患者的需求，尽量满足需要，提供必要的督导帮助。同时在疾病康复期安排亲友探视，以缓解压力，满足其爱与归属的需求，促进健康。

（四）护理注意事项

1．合理氧疗　ARDS 早期一般需要高浓度给氧，使 $PaO_2 > 60mmHg$ 或 $SPO_2 > 90\%$，但随着疾病的恢复和低氧血症的纠正，注意防止氧中毒的发生，根据血气监测中 PaO_2 和 SPO_2 的改善降低给氧浓度，防止氧中毒。

2．加强相关专科支持技术护理　需要气管插管、呼吸机辅助通气患者注意加强人工气道的护理，口腔护理。做好呼吸机相关性肺炎的预防，需要进行 ECMO 支持治疗的患者，维持相关仪器设备的有效运转，严密观察患者生命体征和容量状态变化，积极防治各种并发症。

3．如为创伤原因导致的 ARDS，积极解除原发病因，妥善处理伤情，否则氧疗很难解决呼吸窘迫。

（王自珍　刘小红）

第九节 多器官功能障碍综合征

多器官功能障碍综合征(MODS)是指机体遭受严重创伤、休克、感染及外科大手术等急性损害24h后,同时或序贯出现两个或两个以上的系统或器官功能障碍或衰竭,不能维持体内环境稳定的临床综合征。

【疾病特点】

(一)病因

1. 严重感染 败血症菌群紊乱、细菌移位及局部感染病灶是引起MODS最常见和最重要的因素。

2. 应激 严重创伤、烧伤、外科手术等应激因素可导致肠黏膜屏障功能破坏,使肠道内蓄积的细菌及内毒素侵入体内形成肠源性内毒素血症,然后通过其直接或间接作用诱发机体器官功能损害。

3. 各种类型的休克 常因各脏器血流不足而呈低灌注状态,造成组织缺氧等影响,损害各脏器的功能,尤其是创伤大出血和严重感染等引起的休克更易发生MODS。

4. 心跳、呼吸骤停 复苏不完全或复苏延迟造成各脏器缺血、缺氧。而复苏后又引起"再灌注"的损害,同样可以发生MODS。

5. 其他 大量、快速输血、输液,及药物使用不当等。

(二)症状及体征

1. 循环系统不稳 多种炎性介质对心血管系统作用。病程的早、中期会出现"高排低阻"的高动力型的循环状态。心输出量增加,外周阻力下降,造成休克而需要用升压药来维持血压。

2. 高代谢 全身感染和MODS通常伴有严重营养不良,全身氧耗量和能量消耗增加。

(1)持续性的高代谢:代谢率可达到正常的1.5倍以上。

(2)耗能途径异常:蛋白分解增加,负氮平衡,O_2消耗增加,CO_2产生增加。

(3)对外源性营养物质反应差:补充外源营养并不能有效地阻止自身消耗。

3. 组织细胞缺氧 高代谢和循环功能紊乱造成氧供和氧需不匹配,机体组织细胞处于缺氧状态,临床主要表现是氧供依赖和乳酸性酸中毒。

【治疗原则】

1. 控制原发病是MODS治疗的关键 治疗中应早期去除或控制诱发MODS的病因,避免机体遭受再次打击。

2. 改善氧代谢,纠正组织缺氧 主要手段包括增加全身氧输送、降低全身氧需、改善组织细胞利用氧的能力等。

3. 代谢支持与调理 利用代谢支持与调理对机体继续调控和治疗,可望进一步提高营养代谢支持的疗效,改善MODS患者的预后。

4. 抗凝治疗 MODS易于合并凝血功能已有的紊乱,凝血功能紊乱推动MODS病情进一步进展和恶化,因此抗凝治疗十分必要。

5. 免疫调节治疗 基于炎症反应失控是导致MODS的本质性原因这一认识,抑制全身炎症反应综合征有可能阻断炎症反应发展,最终可能降低MODS病死率。免疫调节治疗实际上是MODS病因治疗的重要方面。

【护理重点】

(一)护理措施

1. 急救护理 熟练掌握各器官功能改变时的紧急抢救流程、抢救药物的剂量、用法、注意事项和各种抢救设备的操作方法,配合医生进行抢救。呼吸功能障碍患者要保持气道通畅,必要时协助医生进行气管插管呼吸机支持通气。急性左心衰竭患者立即予以半卧位、吸氧,遵医嘱给予强心、利尿等药物治疗。

2. 做好基础护理,加强心理护理。

(1)应保持室内的清洁卫生,保持适当的温、湿度。

(2)注意口腔和皮肤护理。定期清洁口腔、翻身、防止口腔炎和压疮。

(3)饮食宜清淡,少食多餐,保持大便通畅。

(4)对发热患者应采取温和的降温方法,避免使用大量激素使体温骤降发生虚脱。

(5)病情危重患者极易产生恐惧、焦虑悲观心理。护理人员要实施有效的心理护理,清除患者心理上的各种障碍,使其积极配合治疗,促进疾病的康复。

3. 病情观察 MODS患者器官功能改变早期常无特异性或典型表现,出现明显或典型症状时往往器官功能已受损严重,难以逆转。因此,早期识别MODS具有非常重要的临床意义。护士应熟悉 MODS 的诱因和发生、发展过程，掌握 MODS 器官功能变化各期的临床表现，做好生命体征监测，积极协助医生早期发现病情变化，预防器官衰竭的发生。

4. 器官功能监测与护理　严密监测患者呼吸功能、循环功能、中枢神经系统功能、肾功能、肝功能、胃肠功能和凝血功能等。遵医嘱做好对各器官功能的支持和护理，评估各种器官功能支持和保护的效果，及时发现器官功能变化并配合医生采取相应的处理措施，尽可能维持或促进各器官功能的恢复，减少器官损害的数量和程度，从而降低死亡率。

5. 感染预防与护理　MODS 患者免疫功能低下，机体抵抗力差，极易发生院内感染。因此，应加强口腔护理、气道护理、尿路护理、静脉导管护理和皮肤护理等；严格执行无菌技术、手卫生、限制探视等院内感染管理制度；早期、正确采集血、尿、痰等标本进行细菌培养和药物敏感试验，为治疗提供依据；监测各辅助检查指标的变化，及时报告医生，尽早使用足量的抗生素控制感染。

6. 心理和精神支持　MODS 患者存在严重的躯体损伤和精神创伤，如疼痛、失眠、对残疾或死亡的恐惧、经济负担的压力等，需要医护人员给予患者心理和精神支持，并应让患者家属参与到治疗过程中，帮助患者和患者家属度过疾病危重阶段并避免创伤应激综合征的发生。

（二）并发症观察及护理

1. 呼吸系统功能障碍护理

（1）保持气道通畅，维持足够的气体交换。

（2）氧疗管理

1）采取半卧位、纠正低氧血症，给予高流量（>50%）吸氧，甚至纯氧，使 PO_2 维持在 60mmHg 以上，注意气体湿化，防止气道干裂损伤。

2）若不能缓解，进行机械通气。

2. 循环系统功能障碍的护理

（1）床边心电、血压及血氧饱和度监测，当收缩压低于 90mmHg 并持续 1h 以上或需血管活性药物维持血压，往往是循环失代偿的结果。

1）根据患者情况持续低流量吸氧 1～2L/min。

2）急性左心衰竭发作时可给予乙醇湿化吸氧。

3）并控制液体滴数<40 滴/min。

4）依据患者病情给予半卧位休息，气短严重、心慌时可酌情给予坐位。

（2）谨慎输液

1）输液要谨慎、适量，掌握单位时间的输液速度，为防止液体过量。

2）若患者出现循环系统衰竭时，需及时调整药物浓度和滴注速度，注意观察血压、心率、心律变化。

3）适量使用强心利尿剂及血管扩张药，如西地兰、多巴胺、酚妥拉明等，提高心肌收缩力，减轻心脏前后负荷，改善心功能，并注意用药后反应。

3. 胃肠功能障碍的护理　创伤后 48～72h 是发生应激性溃疡的高峰。

1）常规放置胃管，以便于观察胃液及出血情况，观察胃液量、色、pH 值的变化，避免使用刺激性药物或食物。

2）对于出血患者应及时抽吸胃内容物及血液，减少对胃黏膜的刺激，积极止血治疗，同时根据出血情况及时备血、输血、安慰患者。消除恐惧心理，严密观察病情及血压的变化。

3）恢复肠道机械屏障功能，补充谷氨酰胺，抑制胃酸分泌，给予奥美拉唑。

4）恢复胃肠蠕动，清除肠道毒素，应给予胃肠减压，纠正低钾、低镁，积极灌肠。

5）恢复肠道菌群。

6）早期恢复肠道营养。

4. 肾功能障碍的护理

（1）少尿期

1）严格卧床休息，预防感染，做好口腔护理。

2）严格记录出入量，限制液体入量，防止水中毒。

3）注意观察病情：水肿进展，电解质变化（高钾、低钠、高磷、低钙、代谢性酸中毒），肾功能变化。

4）做好血液透析的护理。

（2）多尿期

1）注意血钾、血钠的变化，及时补充电解质。

2）入量为出水量的 1/3～1/2。

3）嘱患者多饮水、进食足够热量、维生素食物，蛋白量可逐渐增加。

5. 神经系统的护理

（1）评估患者意识程度及瞳孔变化。

（2）及时评估其有无误吸、咳嗽，吞咽反射有无受损。

（3）评估缺氧情况：慢性缺氧表现为智力或

定向功能障碍，CO_2 潴留常表现为先兴奋后抑制现象。

（4）一旦出现肺性脑病的症状与体征，要保持呼吸道通畅，持续低流量吸氧，躁动不安者应加床挡，防止坠床。慎用镇静剂，作好气管切开的准备。

6．导管及引流管的护理　妥善固定气管插管、胃管、尿管及各种引流管。保持管路的通畅，更换管路和引流袋时严格无菌操作。

7．中心静脉穿刺置管的护理　如有锁骨下静脉、股静脉置管，在护理此类管道时严格无菌操作，随时观察插管有无扭曲、脱出，输液是否通畅，每周更换敷料 1 次，如有浸湿、污染随时更换。

（三）康复护理

1．休息与运动　向患者介绍卧床休息的重要性，根据病情变化指导患者适度活动。

2．饮食护理　指导患者进食清淡、易消化、富含营养及纤维素的饮食，糖尿病患者给予糖尿病饮食，改变不良饮食习惯，戒烟、戒酒。

3．用药护理　告知患者及其家属药物的作用、不良反应及应用注意事项，嘱患者严格按医嘱用药，不可擅自停药或换药，以免引发严重不良后果。

（四）护理注意事项

1．病情观察

（1）体温：MODS 患者常伴有体温升高，可高达 40℃，可采取乙醇擦浴、冰袋物理降温等措施，而当体温低于 35℃时，提示病情十分严重，常是危急或临终表现，应协助医师进行抢救。

（2）意识：注意观察意识状况及昏迷程度，昏迷患者每班给予格拉斯哥评分。

（3）脉搏：观察脉搏快慢、强弱、规则情况，注意有无交替脉、短绌脉、奇脉等表现，如有细速和缓慢脉现象，常常提示血管衰竭。

（4）血压：血压低时注意重要器官的保护，合理使用血管扩张药物。

（5）呼吸：注意观察呼吸的快慢、深浅、规则度，出现异常及时通知医师。

（6）尿：注意尿液的量、颜色、比重、酸碱度和血尿素氮、肌酐的变化，警惕非少尿型肾衰竭。

2．严格执行无菌操作原则和各项护理常规，及时有效地清除感染源，鼓励患者早期运动，促进血液循环，防止感染。

（王自珍　刘小红）

第十节　弥散性血管内凝血

弥散性血管内凝血（disseminated intravascular coagulation, DIC）是许多疾病在进展过程中产生凝血功能障碍导致的一种临床病理综合征。由致病因素激活凝血及纤溶系统，导致全身微血栓形成，凝血因子大量消耗并继发纤溶亢进，引起全身出血及微循环衰竭的临床综合征。

【疾病特点】

（一）病因

DIC 的发生与疾病状态有关。急性和亚急性 DIC 最常见原因是感染、产科意外、恶性肿瘤等。此外，严重创伤和组织损伤、烧伤、毒蛇咬伤或某些药物中毒也可引起 DIC。慢性 DIC 主要见于恶性实体瘤，死胎综合征，以及进展期肝病等。

（二）症状及体征

DIC 主要临床症状可归纳为出血、多器官功能障碍、微循环障碍（休克）和贫血。急性 DIC 以前三种症状较为多见。

1．出血　主要由于凝血酶和纤溶酶产生过多造成的。

2．休克　急性 DIC 常伴有休克发生；慢性、亚急性 DIC 可有休克，也可无休克。

3．多器官功能衰竭　由于微血管内广泛的微血栓形成，阻塞微血管，引起不同脏器不同的部位组织细胞缺血缺氧，从而发生代谢、功能障碍或缺血坏死，严重者可导致脏器功能不全甚至衰竭。

4．微血管病性溶血性贫血　其特征是外周血涂片中可见一些带刺的收缩红细胞，可见新月体、盔甲形等形态各异的红细胞碎片。

【治疗原则】

1．治疗原发病、去除诱因　有效治疗原发病，可控制 DIC 进展。如积极控制感染性疾病、治疗休克、纠正酸中毒、保持水、电解质平衡等极为重要。

2．抗凝治疗　肝素为临床上常用抗凝药。抗凝治疗适应证：①严重的出血和血栓形成危及生命，而疾因又不能迅速去除时；②准备补充凝血因子或纤溶制剂而促凝物质又仍可能在血液中起作用时；③慢性和亚急性 DIC 时。

3．抗血小板聚集药　适用于慢性及亚急性 DIC。

4．补充凝血因子和血小板　适用于消耗性低凝期和继发纤溶亢进期，高凝期禁用，而消耗性低凝期应与肝素合用。

5．抗纤溶治疗　抗纤溶药物适用于以继发性纤溶亢进而血管内凝血已被基本阻断时才能应用。

6．溶栓治疗　仅在纤溶不足而有广泛栓塞时应用。常用链激酶可与肝素联合应用。

【护理重点】

（一）护理措施

1．病情观察

（1）观察出血症状：可有广泛自发性出血，皮肤黏膜瘀斑，伤口、注射部位渗血，内脏出血如呕血、便血、泌尿道出血、颅内出血、意识障碍等症状。

（2）观察出血部位、出血量：有创性操作部位皮肤压迫止血时延长、观察有无再出血或血肿形成，定时查凝血功能，遵医嘱输血小板、新鲜血浆、止血药。

（3）观察有无微循环障碍症状：皮肤黏膜发绀缺氧、尿少尿闭、呼吸循环衰竭等症状。

（4）观察有无高凝和栓塞症状：加强凝血指标监测，以免发生出血。

2．出血的护理

（1）按医嘱给予抗凝剂、补充凝血因子、成分输血或抗纤溶药物治疗。正确、按时给药。

（2）严格掌握用药剂量，如肝素，严密观察治疗效果，监测凝血时间等实验室各项指标，随时按医嘱调整剂量，预防不良反应。

3．微循环衰竭的护理

（1）保持呼吸道通畅，氧气吸入，改善缺氧症状。

（2）定时测量体温、脉搏、呼吸、血压，观察尿量、尿色变化。

（3）建立静脉通道，按医嘱给药，纠正酸中毒，维持水、水电解质平衡，维持血压。

（4）做好各项基础护理，预防并发症。

（二）康复护理

1．按医嘱给予饮食护理，胃肠道出血者应禁食，给予静脉输液。

2．按医嘱给予吸氧，抗凝，抗纤溶药物，以及补充凝血因子和血小板等治疗。在使用肝素抗凝过程中，应尽量减少肌内注射及各种穿刺，以免引起局部血肿。

3．按医嘱迅速有效地防止原发病，注意维持水，电解质与酸碱平衡，防止微循环淤滞。

4．做好心理护理，使患者保持稳定的情绪，安心接受治疗。

5．配合患者饮食习惯，提供可口、易消化、易吸收、富含营养的食物，少量多餐。

6．循序渐进地增加运动，促进身体健康。

（三）护理注意事项

1．病情观察　定时测生命体征，注意观察意识状态、皮肤及黏膜出血范围，若已有呕血、便血、咯血时要记录出血量，并警惕脑出血。

2．绝对卧床休息，对意识障碍者应采取保护性措施，保持身心安静。

3．配合医生做好有关检查，如查血小板、纤维蛋白原、凝血时间等。

4．协助翻身，每2h一次，避免拖拉动作增加皮肤与床的摩擦。

5．避免搔抓、碰撞。

6．提供气垫、气圈，减轻局部受压。

7．注意静脉采血时有无血液迅速凝固的早期高凝状态。

8．用药护理　大剂量肝素可引起自发性出血或出血加重，遵医嘱给予肝素后应注意观察出血有无减轻或加重。定期测凝血时间，以指导用药。

（王自珍　刘小红）

第十一节　创伤的全身反应

广义的创伤是指人体受到外界某些物理性（如机械力、电力、激光、强声等）、化学性（如强酸、强碱及糜烂性毒剂等）或生物性（如犬、蛇、昆虫的咬蜇等）致伤因素作用后所造成的组织结构的破坏；狭义而言，创伤是指机械力作用于人体后所造成机体结构完整性的破坏。全身性反应是机体受到严重创伤后通过神经、内分泌系统的应激反应，可引起一系列器官功能和代谢方面的变化，是一种非特异性应激反应。

【疾病特点】

（一）病因

1．按致伤原因分类　可分为刺伤、切割伤、挤压伤、火器伤、烧伤、冻伤、爆震伤、冲击伤等。

2．按受伤后皮肤、黏膜完整性分类　可分为闭合伤和开放伤。伤部皮肤、黏膜完整者称为闭合伤,如:挤压伤、挫伤、扭伤、冲击伤等;伤部皮肤、黏膜破损者称为开放伤,如擦伤、裂伤、刺伤、撕脱伤、切割伤和火器伤等。

3. 按受伤部位分类 可分为颅脑伤、颌面部伤、颈部伤、胸部伤、腹部伤、骨盆脊柱脊髓伤、四肢伤等。

4. 按伤情轻重分类

(1) 轻伤:指伤员局部软组织伤,意识清楚,仍可坚持工作,无生命危险或只需小手术者。如无感染的软组织伤、闭合性四肢骨折、轻度撕裂伤等。

(2) 重伤:指一般无生命危险,生命体征稳定,但需严密观察病情变化,尽可能在伤后 12h 内处理的创伤。如:广泛软组织创伤、肢体挤压伤等。

(3) 危重伤:指随时有生命危险,需紧急处理的创伤。如:①收缩压<90mmHg、脉搏>120 次/min、呼吸>30 次/min 或<12 次/min;②头、颈、胸、腹或腹股沟部穿透伤;③意识丧失或意识不清;④腕或踝以上创伤性断肢;⑤连枷胸;⑥有两处或两处以上长骨骨折;⑦3 米以上高空坠落伤。

（二）症状及体征

1. 体温改变 创伤后感染是创伤后最常见的并发症,体温变化尤为明显。发热为炎性介质如白介素（IL）、细胞破坏后释放出的肿瘤坏死因子（TNF）等作用于体温调节中枢所致。

2. 神经内分泌系统变化 由于疼痛、精神紧张、失血等刺激,使下丘脑 - 垂体 - 肾上腺皮质轴和交感神经 - 肾上腺髓质轴发生应激效应,产生大量的儿茶酚胺、促肾上腺皮质激素（ACTH）、抗利尿激素（ADH）、生长激素（GH）和胰高血糖素;同时,肾素 - 血管紧张素 - 醛固酮系统也被激活。上述 3 个系统互相协调,共同调节全身各器官功能和代谢,以对抗致伤因素的损害作用。

3. 机体代谢变化 严重创伤后,机体发生以高能量消耗和高分解代谢为主要表现的代谢紊乱。进一步加重机体组织的结构和功能损害。

4. 免疫系统变化 严重创伤可引起免疫功能紊乱。细胞免疫和体液免疫功能下降,将导致机体容易并发感染,严重的全身性感染是创伤常见且严重的并发症。

【救治原则】

1. 现场急救 ①脱离危险环境;②保持呼吸道通畅,解除呼吸道梗阻;③心肺脑复苏;④抗休克,处理活动性出血;⑤伤口处理;⑥骨折固定;⑦安全转运。

2. 院内急救 抢救先于一切,应按"抢救 - 诊断 - 治疗"的程序进行。处理以挽救生命为第一位,保留肢体,防止感染,避免和减少残疾,依次排在第二、三、四位,力争四方面全达到,矛盾时舍肢保命。

3. 紧急救护 牢记 VIPCO 程序:通风（ventilation）:保持呼吸道通畅、通气和给氧;输注（infusion）:输血、输液扩容抗休克;搏动（pulsation）:监护心搏,维护心泵及心肺复苏;控制出血（control bleeding）;手术（operation）。

【护理重点】
（一）护理措施

1. 体位 正确的卧位能保证患者安全,使其舒适,有利于治疗作用的发挥,并能防止和减少并发症的发生。颈椎骨折、胸腰椎骨折、高位截瘫的患者应采取平卧位。半坐位最适用于胸腹部创伤。对于颅脑损伤的患者应取头高脚低位。四肢伤和长期卧床的重症患者,无论是在运送过程中还是在治疗中,都要注意将肢体摆放在功能位置上,使肢体、关节保持功能位。

2. 皮肤护理 创伤重症患者由于伤情复杂,常带有石膏、输液管、留置导尿管和各种切口引流管、胃肠减压或做牵引等,且常伴有意识不清,易发生压力性损伤。应做好对重症患者压力性损伤风险因素的评估,建立压力性损伤预报报告制度。

3. 伤口护理 重症创伤患者常有多处伤口,有时合并神经、血管损伤及骨折等;伤口大、伤道深、伤道内有异物,感染的菌种多;而且疼痛及功能障碍明显,搬动不便,体位不合适,使换药时操作不方便,影响工作效率。应根据不同伤口,区别对待,制定伤口换药频率及换药次序,清洁伤口先换,感染伤口后换;一期缝合伤口先换,开放伤口后换;感染轻的伤口先换,重的后换,有严重感染或隔离患者的伤口应最后更换。换药时应注意观察伤口有无出血、高度肿胀和臭味,对引流不畅者,必要时行对位引流。并注意伤肢有无发白,发绀、麻木、灼痛等现象,发现情况,立即报告医师,及时处理。

4. 心理护理 对重症创伤患者应给予更多关心,使之保持与医务人员和探视者较多的接触。创伤患者大多比较年轻,濒死患者面对死亡,一般都有恐惧心理，可是有些患者临死时，反而显得比较平静，希望早些死去，结束因创伤带来的痛苦和精神负担。护理人员面对濒死患者不能显得紧张，要积极抢救并耐心地陪伴和照顾患者。

5．并发症的预防　预防导管相关性感染对严重创伤和烧伤的救治意义重大，在科学指导和严格监控下实施集束化干预措施，不仅能让静脉置管操作达到标准化，同时可进行局部调整，大幅度降低导管相关性感染发生率，提高严重创伤、大面积烧伤以及其他危重病的救治成功率。

（二）护理注意事项

1．抗休克　尽快建立两条或两条以上静脉输液通道，补充有效循环血量，若静脉塌陷者行静脉切开，可加压输入平衡盐溶液、右旋糖酐、血浆、全血等。高张盐液是创伤后现场、途中及急诊室救护中的一种较理想的复苏液体。必要时可用抗休克裤，并留置导尿管观察每小时尿量。

2．控制出血　可在原包扎的外面再用敷料加压包扎，并抬高出血肢体，对活动性较大的出血应迅速钳夹止血，对内脏大出血应在积极抗休克的同时，行剖腹探查止血。

3．胸部创伤的处理　胸部开放性创口，应迅速用各种方法将创口暂时封闭，张力性气胸应尽快穿刺排气减压及闭式引流，必要时行开胸手术。

4．颅脑损伤的处理　"降低脑耗氧量，减轻脑损伤，预防脑疝"是颅脑损伤的处理原则。应用20%甘露醇、高渗糖、呋塞米、地塞米松或甲泼尼龙等，降低颅内压，必要时采用冬眠疗法给予脑部降温，降低脑耗氧量；限制液体入量，成人每天不超过2 000ml，含盐液不超过500ml，颅内血肿一旦确认明确，应迅速钻孔减压。

5．腹部内脏损伤的处理　疑有腹腔内出血者，应及时做交叉配血试验，尽快输血、防治休克，并做好术前准备，尽早行剖腹探查止血。

6．骨科创伤的处理　多发伤患者90%以上合并骨折，骨盆骨折易引起出血性休克，可直接危及患者生命。应在迅速纠正全身情况后尽早手术治疗。

（三）护理健康指导

1．指导患者及时恢复功能锻炼，目的是恢复局部肢体功能和全身健康，防止并发症，使手术达到预期效果。

2．休息与运动　急性期根据伤情卧床休息，

可减轻伤情的进一步加重，减轻疼痛，保护创伤组织或器官，防止伤后继发性出血和活动性出血等并发症的发生。

3．心理指导　主动关心、同情患者，解除其恐惧、焦虑等情绪，树立战胜疾病的信心，积极配合检查、治疗，利于康复。

4．康复指导　病情稳定后，强调功能锻炼的重要性，督促患者积极进行身体各部位的功能锻炼，防止肌肉萎缩和（或）关节僵硬并发症的发生。

（王自珍　刘小红）

第十二节　髋关节置换术后脱位

髋关节置换术是指采用金属、高分子聚乙烯、陶瓷等材料，模仿人体髋关节球-窝关节的形态、构造及功能制成人工关节假体。脱位是人工全髋关节置换术（total hip arthroplasty，THA）后常见的并发症。大多数脱位发生于术后3个月内，即多数为早期脱位。脱位给患者造成了巨大的痛苦和心理负担，同时也给广大的骨科医生造成了极大的困扰，分析THA术后脱位的原因，并进行预防具有重要的意义。

【疾病特点】

（一）病因

1．与手术有关因素

（1）手术入路：手术入路是一个与全髋关节置换术后脱位有关的危险因素。一般后外侧入路发生脱位比前外侧和前方入路更高。因为后外侧入路的手术主要破坏的是两个关节囊性韧带结构，故而增加了术后脱位的发生。

（2）术中假体类型及放置不当。

（3）手术后关节囊未完全愈合。

2．患者髋部肌肉韧带松弛、软组织失衡、肌力不平衡是引起早期脱位的重要原因。

3．早期功能锻炼不得当或不正确的翻身和体位。

4．既往有髋部手术史也是增加髋关节置换术后脱位的重要因素。

5．高龄超过80岁作为一个独立因素会导致脱位率的增加。

（二）症状及体征

1．脱位时，常伴有沉闷声音，活动受限，疼痛加剧。

2．关节不能转动。

3．两侧肢体不等长、不对称，下肢内、外旋异常或缩短。

【治疗原则】

（一）一般治疗

手法复位：屈髋拔伸法。复位后，可采用皮肤牵引或骨牵引固定，患肢两侧置沙袋防止内、外旋，牵引重量5～7kg。

（二）手术治疗

1．切开复位。

2．必要时行翻修术。

【护理重点】

（一）术前护理

1．心理护理　护士要进行术前宣教，多与患者沟通，帮助其摆脱术前的焦虑紧张情绪，建立战胜疾病的信心。

2．术前功能锻炼　由于术前髋部的疼痛，患者活动减少，肌肉力量可能已经减弱。术前应进行简单的肌力训练，特别应加强髋的展肌、股四头肌等肌肉的力量。

（二）术后护理

1．术后及时止痛，从手术床移动患者到病床时，应有专人保护髋关节，避免牵拉肢体，髋关节脱位最重要的原因是展肌力乏力，术中应避免做无谓的软组织松懈。

2．保持术后正确的体位　①接受后外侧手术方法的患者术后保持腿外旋和外展、髋部伸展。避免交叉腿、避免臀部弯曲>90°和脚趾向内旋转。②接受前路手术方式的患者，术后保持内旋、内收和过屈状态，避免使用便盆和脚趾向外旋转。

3．术后每2h抬臀一次，促进尾骶部血液循环，保持受压部分干燥。①健肢膝关节屈曲，足底用力，双手借助牵引床支架用力将臀部抬起，以臀部离开床面为宜，陪护协助按摩尾骶部数秒，如非牵引床则借助二肘关节为着力点，将臀部抬起。②三点法：健肢膝关节屈曲，足底用力，二肘关节为发力点，将臀部抬起。

4．术后术肢外展30°中立位，可用沙袋固定或穿钉子鞋，两大腿之间可放置软枕以防患肢外旋、内收。大便时，尽量不使用便器，可用直径15cm带孔洞的木板床垫；如用便盆时，应从健侧置入，避免置换的髋关节外旋和内收，使用简易接尿器以免移动髋关节。嘱咐患者肢体在床面上的30°

以内的外展、内收运动，轻度外旋位进行股外侧肌和内收肌的肌力训练。注意观察双下肢是否等长、是否疼痛，下床时应避免内收和屈髋。

5．术后不宜过早进行直腿抬高活动，以免引起脱位。

6．向健侧翻身时，两腿之间放置普通枕或外展枕以保持患肢外展，另外，有人主张患者翻身至患侧，利用床作为夹板使患肢保持轴线。

7．术后第1天或第2天可以坐起，后路手术患者采用半坐位而不是正常坐位，不超过30°，一周内髋关节屈曲不能超过70°，起身时避免向前弯曲。允许前路手术患者术后髋关节90°屈曲坐位。

8．术后第2、3天，病床摇升至30°～60°，做踝关节主动伸屈练习，股四头肌等长收缩运动，保持肌肉张力和髋关节被动活动，开始活动范围为髋25°，膝40°，以后逐步增加。

9．髋、膝关节屈曲不超过90°，髋、膝关节主动运动练习方法：足在床上平移，不离开床面，不主张直腿抬高练习，据研究直腿抬高运动支点在髋部，力臂长，重力大，髋部负重大，相当于站立行走的负重。

10．术后1周，病床摇升至90°，进行坐位练习，坐位时间不宜过长，避免髋关节疲劳，患者还可以坐于床边，双手后撑伸展髋关节，充分伸展屈髋肌；坐位到立位训练方法：患者双手拉住床上支架，使整个人移至健侧床边，重心在健侧，慢移至床边下垂，健肢负重，患肢不负重。

（三）康复护理

1．术后2～3个月之内应避免的动作及体位

（1）内收：术后患髋内收易使人工关节脱位。

（2）"跷二郎腿"，下蹲穿鞋及类似动作。

（3）患髋伸直、内收外旋位，如卧位向健侧翻身。

（4）6～8周内屈髋大于90°。

2．肌力训练　术后第1天开始进行患肢踝泵运动、股四头肌等长收缩训练。双上肢及健侧下肢的肌肉力量训练，尽早开始呼吸训练并持续坚持下去。术后5～6d开始伸膝训练，患肢外展，抬高臀部即桥式运动训练。术后7d开始直腿抬高训练，站立位腘绳肌开链训练。酌情逐步开展股四头肌，腘绳肌，及臀肌的抗阻肌力训练。肌力训练要在无痛的情况下进行，根据患者的情况酌情不断增加训练的频率及强度。

3. 关节活动度训练　双上肢及健下肢诸关节每天进行 3～4 次主动活动度训练。术后 2～3d 开始患髋的被动关节活动度训练，术后 5～6d 开始主动屈膝和髋外展训练。但屈髋不能大于 90°，避免内收、内旋、半屈动作。

4. 负重及体位转移　术后 2～3d，训练卧位到坐位的转移；术后 5～6d，从床上到椅子转移；术后 7d，扶双拐站立，训练扶双拐或步行器行走，非骨水泥型 20% 负重；6 周之后逐渐增加到 100% 负重；术后 2 周出院，达到患肢肌力 4～5 级，患髋关节伸屈 0～90°，基本生活自理。

（四）护理注意事项

1. 人工髋关节置换术后要尽早开始肌力训练。

2. 关节活动训练在手术后疼痛减轻就应进行，训练早期要避免易使人工关节脱位的动作及体位。

3. 手术 3 个月内，应避免盘腿、交叉双腿、跷二郎腿、弯腰拾物、坐矮凳或软沙发、蹲姿等屈髋超过 90° 的动作。

4. 手术 6 个月内避免患肢内收和内旋，站立时患肢应尽量外展。

5. 定期检查、复诊：术后第 1、2、3、6、12 个月复诊；尽量减少每天上下楼梯的频率和层数。

（王自珍　刘小红）

参考文献

[1] 孙玉梅，张立力. 健康评估[M]. 4 版. 北京：人民卫生出版社，2017.
[2] 黄人健，李秀华. 外科护理学[M]. 北京：中国医学电子音像出版社，2016.
[3] 余传隆，刘智鹏，张长青. 骨科疾病诊断与治疗[M]. 北京：军事医学科学出版社，2006.
[4] 宁宁. 骨科康复护理学[M]. 北京：人民军医出版社，2005.
[5] 吕学正. 外科护理学[M]. 杭州：浙江大学出版社，1993.
[6] 冯传汉，张铁良. 临床骨科学[M]. 2 版. 北京：人民卫生出版社，2004.
[7] 刘义兰，王桂兰. 骨科护理学[M]. 北京：中国协和医科大学出版社，2005.
[8] 苗凤珍，韩淑杰，王凤霞. 骨科疾病护理及健康教育指导[M]. 北京：军事医学科学出版社，2006.
[9] 金芳. 骨科临床实用护理[M]. 北京：科学技术文献出版社，2005.
[10] 班秋云，钱培芬. 临床骨科护理手册[M]. 上海：上海世界图书出版公司，2006.
[11] 李乐之，路潜. 外科护理学[M]. 5 版. 北京：人民卫生出版社，2012.
[12] 车明明. 足部骨折患者进行综合护理后的效果观察[J]. 黑龙江科学，2021，12（04）：94-95.
[13] 卢佳丽，冀云涛. 股骨颈骨折老年患者术后互联网＋延续护理模式构建及应用效果分析[J]. 内蒙古医学志，2021，53（8）：1014-1015.
[14] 王海洲，祁冀，杨冰，等. 中西医结合快速安全手术流程应用于老年股骨转子间骨折临床研究[J]. 新中医，2021，53（16）：106-111.
[15] 孟国林，胡蕴玉. 骨科实验技术[M]. 北京：人民卫生出版社，2012.
[16] 徐苓. 骨质疏松症[M]. 上海：上海科学技术出版社，2011.
[17] 席越. 骨组织病理解剖学技术[M]. 北京：人民卫生出版社，2009.
[18] 卫小春. 关节软骨[M]. 北京：科学出版社，2007.
[19] 陆守曾，陈峰. 医学统计学[M]. 北京：中国统计出版社，2007
[20] 瑞菲尔·努纳兹（RafaelNunez）流式细胞术原理与科研应用简明手册[M]. 刘秉慈，许增禄，译. 北京：化学工业出版社，2005.
[21] 喻荣彬. 医学研究的数据管理与分析[M]. 北京：人民卫生出版社，2003.
[22] 王洪复. 骨细胞图谱与骨细胞体外培养技术[M]. 上海：上海科学技术出版社，2001.
[23] 傅华，李枫. 现代健康促进理论与实践[M]. 上海：复旦大学出版社，2003.
[24] 刘勤，金丕焕. 分类数据的统计分析及 SAS 编程[M]. 上海：复旦大学出版社，2002.
[25] 吕姿之. 健康教育与健康促进[M]. 北京：北京医科大学出版社，2002.
[26] 刘忠厚. 骨质疏松学[M]. 北京：科学出版社，1998.
[27] 王步标. 人体生理学[M]. 北京：高等教育出版社，1994.
[28] 弗兰克尔（Frankel, V.H.），诺尔丁（Nordin, M.）. 骨骼系统基本生物力学[M]. 黄庆森，单文文，译. 天津：天津科学技术出版社，1986.
[29] 陈灏珠，林果为. 实用内科学[M]. 北京：人民卫生出版社，2009.
[30] 廖二元，谭利华. 代谢性骨病学[M]. 北京：人民卫生出版社，2003.
[31] 化前珍. 老年护理学[M]. 北京：人民卫生出版社，2012.

[32] 郑彩娥. 实用康复护理学[M]. 北京: 人民卫生出版社, 2012.

[33] 尤黎明. 内科护理学[M]. 北京: 人民卫生出版社, 2012.

[34] 韩斌如, 王欣然. 压疮护理[M]. 北京: 科学技术文献出版社, 2012.

[35] 张华果, 司文腾, 何宇迪, 等. 老年髋部骨折术后患者跌倒恐惧心理体验的质性研究[J]. 中华护理杂志, 2021, 56(4): 527-533.

[36] 真启云, 谢军, 庞剑剑, 等. 老年髋部骨折患者围手术期谵妄管理方案的实施及效果评价[J]. 中华护理杂志, 2017, 52(9): 1068-1072.

[37] 任华. 骨科手术清创冲洗的研究进展[J]. 中华护理杂志, 2010, 45(6): 522-524.

[38] 陈来娟, 戴兰兰, 张雪敏. 改良搬运法在多发性肋骨骨折患者中的应用[J]. 中华护理杂志, 2013, 48(6): 577.

[39] 王峻, 陈仲, 侯丽莉, 等. 护士参与的联合疼痛管理在骨折患者中的应用[J]. 中华护理杂志, 2012, 47(12): 1122-1123.

[40] 陈旭娟, 朱晓萍, 田梅梅, 等. 老年髋部骨折术后患者肺部感染预测模型的构建及验证[J]. 中华护理杂志, 2021, 56(5): 659-666.

[41] 陈莉. 分级康复运动对成人髌骨骨折患者内固定术后膝关节功能恢复的影响[J]. 护理实践与研究, 2021, 18(12): 1837-1840.

[42] 邢明祥, 张丰麟. 接骨续断方对踝关节骨折外固定术后关节功能的影响[J]. 实用中医药杂志, 2021, 37(8): 1281-1282.

[43] 裴福兴, 陈安民. 骨科学[M]. 北京: 北京大学医学出版社, 2016.

[44] 邱贵兴. 骨科学高级教程[M]. 北京: 中华医学电子音像出版社, 2016.

[45] 柏树令, 丁文龙. 系统解剖学[M]. 9版. 北京: 人民卫生出版社, 2018.

[46] 王欣, 徐蕊凤, 郑群怡. 骨科护士规范操作指南[M]. 北京: 人民卫生出版社, 2017.

[47] 陈秀云, 于梅. 骨科护士专科技能操作与考评[M]. 北京: 人民卫生出版社, 2016.

[48] 唐天驷, 郑召民. 积极健康地发展我国的微创脊柱外科[J]. 中国脊柱脊髓杂志, 2003, 13(2): 69-703.

[49] 郭家伟, 郑召民. 经皮椎体成形术填充物的研究进展中国脊柱脊髓杂志[J]. 2004, 14(2): 126-128.

[50] 肖剑如. 脊柱肿瘤外科学[M]. 上海: 上海科学技术出版社, 2004.

[51] 徐万鹏, 冯传汉. 骨科肿瘤学[M]. 北京: 人民军医出版社, 2001, 179-189.

[52] 丘街世, 黄兆民, 韩士英. 骨关节肿瘤学[M]. 北京: 科学技术文献出版社, 2006: 60-84.

[53] 蔡郑东, 纪方. 实用骨肿瘤学[M]. 北京: 人民军医出版社, 2004: 371-386.

[54] 张东, 姚安晋. 良性纤维组织细胞瘤[J]. 实用放射学杂志, 1996, 12(11): 653.

[55] 王勇, 葛宝丰, 刘兴炎, 等. 骨良性纤维组织细胞瘤的分类和特征[J]. 临床骨科杂志, 2005, 8(3): 214-217.

[56] 赵春和, 相国元, 叶学正, 等. 骨原发性恶性纤维维织细胞瘤[J]. 中华骨科杂志, 1999, 19(1): 43-44.

[57] 吴肇汉, 秦新裕, 丁强. 实用外科学[M]. 4版. 北京: 人民卫生出版社, 2017: 237-237.

[58] 陈孝平, 汪建平, 赵继宗. 外科学[M]. 北京: 人民卫生出版社, 2018: 614.

[59] 詹红生, 郑昱新. 成人膝关节滑膜炎诊断与临床疗效评价专家共识[J]. 中国中医骨伤科杂志, 2016, 24(1): 1-3.

[60] 郭锦丽, 程宏, 高朝娜. 骨科专科护士实操手册[M]. 长春: 吉林大学出版社, 2018, 11: 221, 366, 368.

[61] 周阳, 张玉梅, 贺爱兰. 骨科专科护理[M]. 北京: 化学工业出版社, 2020: 112.

[62] 高梅岭. 实用临床护理[M]. 长春: 吉林科学技术出版社, 2017: 129.

[63] 王颖. 全科康复医学[M]. 上海: 上海交通大学出版社, 2018: 330.

[64] 刘东霞. 风湿免疫疾病的诊断与治疗[M]. 长春: 吉林科学技术出版社, 2018: 321.

[65] 张群. 新编骨科临床与治疗新进展[M]. 长春: 吉林科学技术出版社, 2017: 478.

[66] 葛均波, 徐永健, 王辰. 内科学[M]. 9版. 北京: 人民卫生出版社, 2018: 807-812.

[67] 刘巧琼. 氨甲蝶呤联合来氟米特与硫酸羟氯喹治疗类风湿关节炎的临床观察[J]. 中国现代药物应用, 2020, 14(17): 200-202.

[68] 李雪, 苏茵. 早期类风湿关节炎的诊断与治疗[J]. 中华内科杂志, 2020, 59(9): 724-727.

[69] 郑秀娟. 新编外科护理学[M]. 上海: 上海交通大学出版社, 2018: 363.

[70] 胥少汀, 葛宝丰, 徐印坎. 实用骨科学[M]. 北京: 人民军医出版社, 2012.

[71] 丁淑贞, 丁全峰. 临床护理一本通—骨科临床护理[M]. 北京: 中国协和医科大学出版社, 2016.

[72] 温贤秀, 肖静蓉, 何述萍. 疾病护理常规—外科疾病

［M］. 北京：人民卫生出版社，2018.

［73］马方方. 图解实用骨科临床护理［M］. 北京：化学工业出版社，2018.

［74］党世民. 外科护理学［M］. 北京：人民卫生出版社，2019.

［75］金艳，刘雪莲，黄英. 骨科专科服务能力与管理指引［M］. 辽宁：辽宁科学技术出版社，2018.

［76］范玲. 儿童护理学［M］. 3 版. 北京：人民卫生出版社，2017.

［77］张鹏，宋文慧. 8 岁以上高肩胛症的手术和术后康复治疗探讨［J］. 中外医疗，2013，14：32-33.

［78］姜海，苗武胜. 儿童先天性高肩胛症的手术治疗［J］. 中国矫形外科杂志，2009，3（17）：371-372.

［79］方瑛. 先天性单侧高肩胛症术后的护理［J］. 护理与康复，2007，3（6）：168-169.

［80］隗永媛，郭志祥. 先天性高肩胛症 2 例［J］. 临床军医杂志，2013，11（41）：1121.

［81］汪飞钱，邦平，邱勇. 先天性脊柱侧弯伴高肩胛症的临床评估与手术［J］. 中国骨与关节杂志，2021，2（1）：78-81.

［82］夏和桃. 实用骨外固定学［M］. 北京：人民卫生出版社，2013.

［83］胡亚楠，叶蕾，代少君. 楔形截骨术治疗肘内翻患儿的术后护理［J］. 护理学杂志，2012，27（16）：31-32.

［84］易银芝，谢鑑辉，董林. 36 例儿童肘内翻畸形截骨矫形术后护理［J］. 当代护士，2011（10）：57.

［85］陈兰. 200 例小儿肱骨骨折闭合性手法复位的观察及护理探索［J］. 护理研究，2018（9）：224.

［86］田野. 不同内固定方式治疗儿童肘内翻畸形的疗效［J］. 临床骨科杂志，2016（6）：333-335.

［87］张广秀. 儿童肱骨髁上骨折93 例的护理体会［J］. 护理进修杂志，1990（2）：37-38.

［88］郭建芸，张玉勤，杨志梅. 儿童肱骨髁上骨折 168 例功能锻炼指导与护理［J］. 中国误诊学杂志，2011（8）：5994.

［89］邓道维，汪从秀，张智群，等. 儿童肱骨髁上骨折并发症及护理［J］. 遵义医学院学报，2006（3）：96-98.

［90］刘颖. 综合护理干预对小儿肱骨髁上骨折疼痛及并发症的影响［J］. 河北医学，2012（10）：1482-1484.

［91］吕秀娟. 儿童肱骨髁上骨折早期康复护理干预对预后的影响［J］. 实用临床医药杂志，2014（3）：71-73.

［92］吴晓玉，纪容渝，徐洪芳. 婴儿先天性肌性斜颈治疗的护理［J］. 现代医药卫生，2002，18（7）：623.

［93］黎笑乐，夏美. 改良式内镜下手术矫正先天性肌性斜颈 4 例围手术期护理［J］. 齐鲁护理杂志，2008，14（22）：63-64.

［94］高丽霞，高秀丽. 临床护理路径在先天性肌性斜颈患儿围手术期护理中的应用效果观察［J］. 世界最新医学信息文摘，2019，19（7）：200-201.

［95］李文锦，周孙章，林高鸥，等. 胸锁乳突肌双切口手术治疗先天性肌性斜颈疗效观察［J］. 临床合理用药，2020，3（13）：144-145.

［96］钱卫南. 循证护理预防神经纤维瘤合并脊柱侧弯患者术后早期并发症的效果［J］. 大医生，2018，11-12：623.

［97］马殿群，解鲜冬，张凤云，等. 神经纤维瘤合并脊柱侧弯患者术后预防早期并发症的循证护理［J］. 护理实践与研究，2016，13（3）：71-73.

［98］陈淑敏，武慧玲. 先天性脊柱侧弯后路半椎体切除围手术期护理［J］. 中国误诊学杂志，2008，8（23）：5672-5673.

［99］韩浩贤，赵岳，董昕，等. 发育性髋关节脱位 1 例诊治及护理过程的体会［J］. 基层医学论坛，2018，22（15）：2142-2143.

［100］王康，郝建宗，张放，等. 发育性髋关节脱位婴幼儿临床特征及预防治疗措施［J］. 临床军医杂志，2020，48（6）：731-732.

［101］吴艳，夏群英. 家长参与护理在儿童发育性髋关节脱位术后康复中的应用效果［J］. 中国当代医药，2020，7（15）：226-227.

［102］吴琼，李连永. 综合护理干预应用于小儿发育性髋关节脱位术后的效果［J］. 中国继续医学教育，2019，11（30）：182-183.

［103］黄映梅. 术后早期康复护理干预对小儿发育性髋关节脱位手术预后的影响［J］. 中国现代药物应用，2019，13（1）：204-205.

［104］朱小娟. 骨科临床护理手册［M］. 北京：人民卫生出版社，2014.

［105］王岩. 坎贝尔骨科手术学［M］. 北京：人民军医出版社，2011.

［106］李天红，李艳红. 实用小儿骨科护士工作手册［M］. 湖北：湖北科学技术出版社，2014.

［107］何晓真，张进川. 实用骨科护理学［M］. 河南：河南医科大学出版社，2006.

［108］高小雁，董秀丽. 积水潭小儿骨科护理［M］. 北京：北京大学医学出版社，2014.

［109］任蔚虹，王慧琴. 临床骨科护理学［M］. 北京：中国医药科技出版社，2007.

［110］高小雁，秦柳花，高远. 骨科护士应知应会［M］. 北京：北京大学医学出版社，2018.

[111] 刘联群. 骨伤科专病护理路径[M]. 北京：人民卫生出版社, 2010.

[112] 廖威明. 外科学[M]. 北京：科学技术文献出版社, 2009.

[113] 宋金兰, 高小雁. 实用骨科护理及技术[M]. 北京：科学出版社, 2008.

[114] 曹伟新, 李乐之. 外科护理学[M]. 北京：人民卫生出版社, 2006.

[115] 徐万鹏, 李佛保. 骨与软组织肿瘤学[M]. 北京：人民卫生出版社, 2008.

[116] 宁宁. 骨科康复护理学[M]. 北京：人民军医出版社, 2005.

[117] 景娥, 刘慧卿, 冯桂敏. 骨科疾病护理[M]. 北京：科学技术文献出版社, 2008.

[118] 王答华. 手外伤带蒂皮瓣转移术的护理[J]. 中国交通医学杂志, 2005, 19（4）：419.

[119] 王亦璁. 骨与关节损伤[M]. 3 版. 北京：人民卫生出版社, 2002.

[120] 王爱根, 林艳芳. 游离皮移植术的术后护理 356 例[J]. 中国实用护理杂志, 2003, 19（12）：33.

[121] 王炜. 整形外科学[M]. 杭州：浙江科学技术出版社, 1999.

[122] 王凤萍, 冯娜. 全髋关节置换术后关节脱位的预防措施及护理干预[J]. 护理研究, 2020, 11：206.

[123] 黄海棠, 许瑞芝. 预防护理措施在全髋关节置换术后关节脱位护理中的效果[J]. 临床医学研究与实践, 2018, 3（34）：189-190.

[124] 邓倩倩, 张新星. 人工髋关节置换术后置换关节脱位的预防及护理干预[J]. 中国实用医药, 2018, 7（12）：225-226.

[125] 阮斌铃. 全髋关节置换术后预防髋关节脱位的研究进展[J]. 当代护士, 2018, 25（34）：13-14.

[126] 娄湘红, 杨晓霞. 实用骨科护理学[M]. 北京：科学出版社, 2006：380-390.

[127] 黄飞燕, 彭文丽, 陈静金, 等. 髋关节置换术后并发症的预防性护理[J]. 实用医技杂志, 2008, 15（6）：813-814.

[128] 金艳. 髋关节置换术患者围手术期自我康复训练指引手册[M]. 辽宁：辽宁科学出版社, 2018：1-100.

[129] 张天敏, 申丽, 任洪波. 外科 ICU 指南[M]. 北京：人民军医出版社, 2014.

[130] 朱建英, 叶文琴. 创伤骨科护理学[M]. 2 版. 北京：科学出版社, 2017.

[131] 文柯力, 陈雪梅. 脓毒症合并弥散性血管内凝血的机制及抗凝治疗研究进展[J]. 现代医药卫生, 2019, 35

（9）：1370-1373.

[132] 周立, 王蓓, 彭飞. 危重症急救护理程序[M]. 3 版. 北京：科学出版社, 2019.

[133] 周兵, 覃顺华, 汤展宠. 血必净注射治疗脓毒症凝血功能障碍的研究进展[J]. 现代医药卫生, 2017, 29（1）：78-80.

[134] 李志云, 杜仲平, 王春雨, 等. 丹红注射液对严重脓毒症凝血功能及预后的影响[J]. 世界中医药, 2015, 10（8）：1197-1200.

[135] 康洋波, 许永安. 创伤性凝血病诊断策略研究进展[J]. 中华创伤杂志, 2020, 36（12）：1133-1136.

[136] 张渊, 祝墡珠, 陈倩. 弥散性血管内凝血的发病机制和治疗的研究进展[J]. 中华全科医师杂志, 2005, 4（11）：668-670.

[137] 杨婉君, 耿智隆, 吴俊东. 创伤性凝血功能障碍相关机制研究进展[J]. 中国急救医学, 2020, 40（3）：263-266.

[138] 熊云新, 叶国英. 外科护理学[M]. 4 版. 北京：人民卫生出版社, 2018.

[139] 邓辉. 急危重症护理[M]. 2 版. 北京：中国中医药出版社, 2018.

[140] 邱海波, 管向东. 重症医学高级教程[M]. 北京：中华医学电子音像出版社, 2016.

[141] 邵志江. 创伤后多器官功能障碍综合征预报后因素研究进度[J]. 哈尔滨医药, 2014, 34（4）：391.

[142] 张茂. 严重创伤后脏器功能不全的防治[J]. 中华争诊医学杂志, 2007, 16（4）：447-448.

[143] 徐建国, 潘娅静, 赵洁. 严重创伤患者改良 SIRS 评分与 MODS 的相关性分析[J]. 浙江医学, 2012, 34（19）：1584-1588.

[144] 高小雁, 彭贵凌. 积水潭创伤骨科护理[M]. 北京：北京大学医学出版社, 2014.

[145] 刘涛, 白祥军. 挤压伤和挤压综合征[J]. 创伤外科杂志, 2016, 18（7）：447-449.

[146] 黄静聪, 王毅鑫, 苏文利. 损伤相关分子模式与创伤后全身炎症反应综合征[J]. 创伤外科杂志, 2017, 19（6）：475-477.

[147] 李庆印, 陈永强. 重症专科护理[M]. 北京：人民卫生出版社, 2019.

[148] 丁淑贞, 丁全峰. 骨科临床护理[M]. 2 版. 北京：中国协和医科大学出版社, 2017.

[149] 张晓峰, 蒋益常. 骨伤疾病辨治思路与方法[M]. 北京：科学出版社, 2019.

[150] 付小兵. 创伤、烧伤与再生医学[M]. 2 版. 北京：人民卫生出版社, 2017.

[151] 周立,王蓓,彭飞. 危重症急救护理程序[M]. 3 版. 北京：科学出版社,2017.

[152] 梁名吉. 呼吸内科急危重症[M]. 北京：中国协和医科大学出版社,2018.

[153] 丁淑贞,姜秋红. 呼吸内科临床护理[M]. 北京：中国协和医科大学出版社,2017.

[154] 黄子通,于学忠. 急诊医学[M]. 2 版,北京：人民卫生出版社,2018.

[155] 郭锦丽,高小雁,胡靖. 骨科临床护理思维与实践[M]. 2 版. 北京：人民卫生出版社,2020.

[156] 史铁英. 急危重症临床护理[M]. 北京：中国协和医科大学出版社,2018.

[157] 杨志寅. 内科危重症病[M]. 2 版. 北京：人民卫生出版社,2006.

第三篇

革 新 篇

第十四章

ERAS 理念在骨科的临床应用

第一节　骨科患者的疼痛管理

疼痛（pain）是临床中最常见的症状之一，如今成为在体温、脉搏、呼吸、血压之后的第五生命体征。疼痛是在人身体内一种现存的或潜在的组织损伤，导致人出现不愉快的感觉和情绪上的影响，是身体对不利刺激的一种保护性防御措施。

【概述】

（一）疼痛分类

WHO 将疼痛的程度痛划分成以下 5 种程度：

0：不痛；

Ⅰ：轻度痛，可不用药的间歇痛；

Ⅱ：中度痛，影响休息的持续痛，需用止痛药；

Ⅲ：重度痛，非用药不能缓解的持续痛；

Ⅳ：严重痛，持续的痛伴血压、脉搏等的变化。

疼痛的等级分类方法则基于病理生理学机制、时间、病因或影响部位等因素。

疼痛的病理生理学机制主要有两种：伤害感受性和神经病理性。伤害感受性疼痛是由躯体和内脏结构遭受伤害并最终激活伤害感受器所引起的。伤害感受性疼痛可进一步分为躯体痛和内脏痛。躯体伤害感受性疼痛通常能精确定位，常由手术或骨转移引起。内脏伤害感受性疼痛常常更加弥散，多发生于内脏器官受到挤压、侵犯或牵拉后，很难精确定位。神经病理性疼痛则是由外周或中枢神经系统遭受伤害所导致。包括像椎管狭窄、创伤后神经痛、幻肢痛等。疼痛按发病持续时间可分为急性疼痛和慢性疼痛。急性疼痛发生于创伤或手术后，有自限性，当组织损伤恢复后即减轻，若不减轻即可发展为慢性疼痛。慢性疼痛指持续时间超过急性损伤或疾病的正常痊愈时间，间隔几个月或几年就复发的疼痛，也可简单定义

为持续时间超过 3 个月的疼痛。病因分类则更注重引起疼痛的原发疾病，如癌性疼痛、关节炎疼痛，以及镰状细胞疾病的等。按发病部位可分为头痛、肩痛、腰痛和腿痛等。急性疼痛占疼痛患者总数的 20%～50%。

（二）疼痛特点及机制

1. 疼痛的特点

（1）疼痛普遍存在：疼痛是大多数骨科患者最常见的症状，也是患者最关切、最急于解除的症状。骨骼系统的疾病、外伤和手术都会对机体造成伤害，引起患者的疼痛。

（2）疼痛强度大且变化快：大多数骨科患者的疼痛以急性疼痛为主，且都在中度以上，甚至是重度疼痛。尤其在创伤和术后的早期，患者的体位需要严格限制、术后石膏绷带固定、神经组织炎性水肿等使疼痛发生率极高。此外，由躯体感觉系统的损害或疾病导致的神经病理性疼痛存在着自发性、痛觉过敏、感觉异常、非伤害性刺激可诱发的特点。患者表现出不同的疼痛性质，以牵扯样痛、电击样痛、针刺样痛、撕裂样痛、烧灼样痛、重压性痛、膨胀样痛及麻木样痛为主，即使原有病因去除、损伤愈合或得到有效控制，但疼痛仍迁延持续，严重影响患者生存质量，并伴发情感障碍。创伤伊始和术后早期患者的疼痛特别剧烈，在有效措施的干预下，往往能在数天内得到缓解。疼痛的缓解与治疗的时效有着明显的关系。

（3）疼痛伴发心理变化：患者受伤往往具有非常大的偶然性，没有一个心理逐渐适应的过程，突然造成的剧烈疼痛，会严重影响患者的心理变化，甚至影响患者对治疗、康复锻炼，甚至二次手术的态度。相对于急性疼痛，慢性疼痛（持续 1 个月以上）患者也不为少见，目前，中国至少有 1 亿以上的慢性疼痛患者。慢性疼痛的发生也预示人体体质下降或其

他部位可能出现了健康危机。疼痛给患者带来的痛苦，会导致睡眠紊乱、食欲缺乏、精神崩溃甚至有的患者因无法忍受长期的疼痛折磨而选择自杀。

（4）疼痛与康复锻炼相互制约：患者术后的康复锻炼是整个治疗过程的重要环节，良好的康复锻炼可以减轻以至消除疼痛，而疼痛未加处理会降低患者进行功能锻炼的依从性，结果康复锻炼不到位，使疼痛持续存在甚至加重，最终影响手术的治疗效果。

2. 疼痛的机制

（1）保护作用：普遍认为疼痛有重要的生理学功能，是机体处在危险或存在有害刺激时的信号。与损伤或疾病相关的急性疼痛，往往伴有某些节段或节段上的反射反应，通过增加"重要器官"的灌注，减少"非重要器官"的血供。来维持内环境的稳定。

（2）病理生理：持久的剧烈疼痛对机体是有害的。组织破坏如挤压伤、骨折、手术，可引起局部生物化学的改变及自主神经反射反应。这种生物化学的改变，通过释放细胞内化学物质到细胞外液周围神经末梢诱发局部疼痛、触痛及痛觉过敏。这些致痛性物质还通过改变由平滑肌、毛细血管及交感神经传出纤维组成的微环境起间接作用，变换有害刺激为冲动传递到大脑。

（3）皮质反应：剧烈的急性疼痛，会使患者出现强烈的忧虑或害怕，促使皮质间接引起血黏度增高、凝血时间缩短、血纤维蛋白溶解减慢、血小板聚集增加。通过皮肤—内脏和内脏—内脏反射，使尿量减少，降低肌肉的新陈代谢，增加血栓形成的危险。严重外伤的患者由于强烈的伤害性传入，可持久导致大血管的过度收缩，局部缺血、缺氧导致机体内脏的损伤，同时儿茶酚胺的释放，会进一步加重机体的休克表现。

（三）国内外现状

近年来，随着对疼痛研究的不断深入，疼痛护理管理逐渐成为临床护理中一个重要组成部分。国外研究表明，目前国际上最佳的疼痛规范化管理模式是 Rawal 等提出的以护士为主导、麻醉医师承担监督角色的疼痛规范化管理模式，此模式能够充分体现护士在疼痛规范化管理中的重要作用。在我国，疼痛管理起步较晚，但随着人们生活水平的不断提升，疼痛管理也越来越受到人们的重视。国内部分医院建立了院内疼痛管理团队，提出了无痛病房的管理模式。2011 年 3 月，原卫生部首次提出

开展"癌痛规范化治疗病房"，开启了我国无痛病房的新时代。有研究显示开展以护士为主导的、多种镇痛模式相结合的范化疼痛管理，可明显改善患者的疼痛状况，提高患者的生活质量。通过这些疼痛规范化管理的实践活动，使更多的患者得到了专业护理，在疼痛控制方面取得一定的成效。

【临床管理】

（一）管理体系的构建

1. 框架

（1）人员组成：包括由医务部、临床科室、麻醉科、药剂科、护理部组成的多科室联合协作。同时护理部组织成立疼痛管理小组，由 1 名护理部副主任负责主持该小组工作；另设立组长、副组长、秘书各 1 名组成领导小组，负责小组制度建设、组织培训及质量控制等工作；各病房设立联络员 1 名进行病房疼痛工作培训、指导、质控、病例收集等工作；最终建立临床疼痛护理工作的三级管理模式。通过疼痛管理的多学科协作及疼痛护理的三级管理，提高医务人员疼痛管理意识，更新疼痛管理观念，推进疼痛诊疗规范化及疼痛护理规范化工作在临床的开展与实施，促进疼痛管理质量的提升及相关科研工作的发展。

（2）系统建设：借助信息化管理，初步实现疼痛评估记录信息化，患者疼痛程度及疼痛病情可进行系统内分享，有利于复杂疼痛患者的多科室会诊及镇痛药物规范化应用的系统内预警，有利于临床医务人员实施规范化诊疗，完善患者筛查、评估、治疗、会诊、教育、随访、质控等全过程的管理。

2. 职责　建立疼痛护理管理职责，领导小组负责制定小组相关制度及工作流程，指导病房联络员组织科室人员学习并督促执行，进行复杂病例的收集，组织开展全院疼痛规范化管理的宣传，结合临床工作特点开展与质控相结合的疼痛管理学习，通过参与质控督导，进一步完善疼痛诊疗规范化工作。

3. 制度　建立疼痛管理制度，利于指导临床工作的开展，规范疼痛控制工作的内容，为疼痛护理实践提供指引，同时优化工作程序，明确各级人员工作职责，从而推动疼痛规范化工作在临床的实施。

4. 无痛病房疼痛评估流程　疼痛评估是以患者的主诉为核心标准，相信患者的主诉，并如实进行记录。通过评估，及时掌握患者的疼痛情况，进行疼痛处理。入院患者疼痛评估流程见图 14-1，围手术期疼痛管理方案见图 14-2。

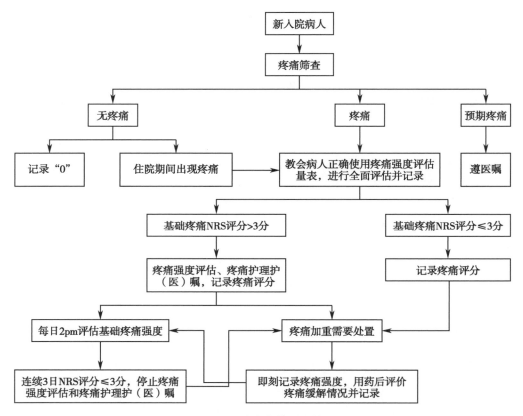

图 14-1　入院患者疼痛评估流程

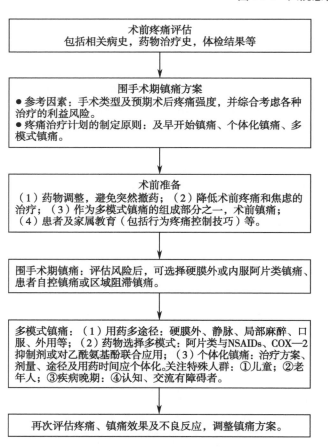

图 14-2　围手术期疼痛管理方案

（1）疼痛筛查：通过疼痛筛查可找出疼痛患者及预期发生疼痛的患者，给予患者进行全面的评估对患者的疼痛及预期疼痛做到早发现、早干预，为患者提供规范的疼痛诊疗。

（2）疼痛评估及记录：疼痛评估及记录：采取定时评估和实时的疼痛评估，定时评估即每天 10：00 和 22：00 在疼痛评估量表内记录患者疼痛的情况，每天 14：00 时在体温单内记录患者过去 24h 的疼痛情况（图 14-3）；实时评估即在患者出现疼痛主诉时的评估以及给予镇痛措施后的效果反馈的评估，并记录在疼痛评估量表内。内容包括：患者疼痛的部位、性质、程度，是否药物治疗，睡眠情况，有无药物不良反应等内容并做好相应的记录。对于出现≥7 分的重度疼痛（包括爆发痛）要予以记录并全病房交班。

（3）疼痛宣教：通过评估患者对疼痛治疗的态度及依从性了解患者对疼痛治疗的认知。有针对性地提供疼痛教育，同时调动患者家属在疼痛治疗中的积极作用，给予患者家庭系统的支持，提高患者疼痛治疗的依从性。

（4）疼痛随访：通过疼痛随访掌握患者当前疼痛情况及缓解情况、服用镇痛药情况、药物不良反

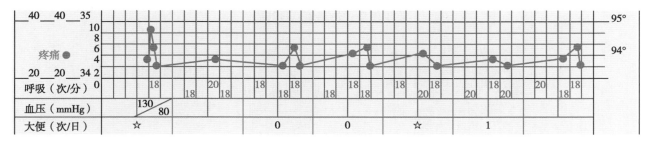

图 14-3 体温单疼痛记录

应。了解患者是否存在镇痛不足、服药时间和方法不正确、带药不足、药物不良反应不能耐受等问题，根据具体情况给予相应指导或督查患者就诊。

（二）临床管理

1. 评估　疼痛是一种主观感受，所以我们应该尊重患者，相信患者主诉，根据其不同情况，使用科学评估方法进行评估。我们必须秉承客观的原则，对患者进行全方位的、持续性的评估。疼痛的评估方式实际上有 3 种：分别是行为观察法、患者自我报告法和生理指标评估法。

评估方法：从住院第 1 天起对所有住院患者根据不同的个体情况，使用不同的评估工具进行疼痛评估。内容包括评估的日期和时间、疼痛部位、持续时间及程度、处理措施及不良反应。疼痛评估方法有口述分级评分法（VRS）、视觉模拟评分法（VAS）、数字评分法（NRS）、面部表情疼痛量表、词语描述量尺、五指法等，以及使用简明 BPI 量表对患者疼痛进行多维度评估（图 14-4）。

口述分级评分法（VRS）、视觉模拟评分法（VAS）、数字评分法（NRS）、面部表情疼痛量表详见第四章第五节。

根据 JCI 疼痛管理总则，疼痛筛查和疼痛评估时主要使用数字评分法（NRS）Wong-Banker 面部表情量表法（faces pain scale revision，FPS-R）、FLACC 疼痛评估量表。骨科患者由于创伤、手术等因素，急性疼痛较多，可采用数字评分法（NRS），Wong-Banker 面部表情量表联合使用。

2. 预防

（1）非药物干预

1）认知干预：患者在治疗过程中，加强对患者的心理护理对患者的康复来说是有着积极的作用。通过对患者的心理干预，可以帮助患者增强战胜疾病的信心，帮助患者保持良好的心态，有助于患者的治疗。手术前由主管护士为患者解释疼痛产生的原因，疼痛规范化管理的优势，手术后向患者

及家属告知维持正确体位的重要性，鼓励患者积极进行术后康复训练，为患者及家属讲解康复训练的重要性，克服患者的惰性和惧怕疼痛的心理，树立信心，积极主动地进行功能锻炼，可有效预防关节粘连及肌肉萎缩的发生。严密观察患者生命体征，认真听取患者的主诉。正确指导患者的饮食，保证营养供给。

2）行为干预：通过暗示疗法、认知行为疗法、松弛疗法、呼吸镇痛法、物理疗法等，指导患者通过按摩、热湿敷、想象、分散注意力、神经阻滞、神经破坏疗法等降低疼痛的程度。

3）环境支持：保持病房的舒适、整洁，光线柔和，调整病房温湿度，减少患者家属探视次数，保持病房安静，空气清新，以利于患者康复。

4）中医疗法：耳穴埋籽可缓解患者术后的疼痛。太极拳、易筋经、五行健身操、意念法及姿势法，既可以增加气的生成，也能降低气的消耗，有利于静养正气，扶正祛邪。根据患者的体质与饮食禁忌进行对症调理，切忌肥甘厚味，对于热邪较重患者，饮食以清热为主，选用偏凉性的食物；对气血虚为主的患者，选用温性滋补食物。

（2）药物干预

1）给药原则：世界卫生组织建议三阶梯止痛方案是目前药物治疗的基本准则。

第 1 阶梯：包括对乙酰氨基酚或非甾体抗炎药（NSAID）非阿片类镇痛剂。例：塞来昔布胶囊，双氯芬酸钠肠溶片，布洛芬缓释胶囊。

第 2 阶梯：若第 1 阶梯药物不能缓解，则在此基础上使用弱阿片类镇痛剂或小剂量强阿片类药物。例：曲马多，氨酚羟考酮片。

第 3 阶梯：若疼痛仍剧烈，则使用强阿片类镇痛剂。例：盐酸羟考酮缓释片、即释吗啡等。

2）用药原则（表 14-1）

A. 无创给药：尽量口服给药。口服给药经济、方便、副作用小，不会给患者带来额外痛苦，是

简明疼痛评估量表（BPI）

科室_____ 姓名：_____ 病案号：_____ 诊断：_____
评估日期：_____ 评估护士：_____
　　1.大多数人一生中都有过疼痛经历（如轻微头痛、扭伤后痛、牙痛）。除这些常见的疼痛外，现在您是否还感到有别的类型的疼痛？（1）是 （2）否
　　2.请您在下图中标出您的疼痛部位，并在疼痛最剧烈的部位以"×"标出。

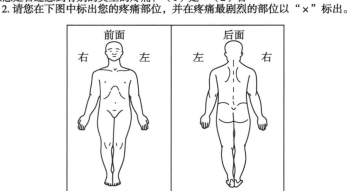

　　3.请选择下面的一个数字，以表示过去24小时内您疼痛最剧烈的程度。
（不痛）0 1 2 3 4 5 6 7 8 9 10（最剧烈）
　　4.请选择下面的一个数字，以表示过去24小时内您疼痛最轻微的程度。
（不痛）0 1 2 3 4 5 6 7 8 9 10（最剧烈）
　　5.请选择下面的一个数字，以表示过去24小时内您疼痛的平均程度。
（不痛）0 1 2 3 4 5 6 7 8 9 10（最剧烈）
　　6.请选择下面的一个数字，以表示您目前的疼痛程度。
（不痛）0 1 2 3 4 5 6 7 8 9 10（最剧烈）
　　7.您希望接受何种药物或治疗控制您的疼痛？

_____
　　8.在过去的24小时内，由于药物或治疗的作用，您的疼痛缓解了多少？请选择下面的一个百分数，以表示疼痛缓解的程度。
（无缓解）0 10% 20% 30% 40% 50% 60% 70% 80% 90% 100%（完全缓解）
　　9.请选择下面的一个数字，以表示过去24小时内疼痛对您的影响
（1）对日常生活的影响
（无影响）0 1 2 3 4 5 6 7 8 9 10（完全影响）
（2）对情绪的影响
（无影响）0 1 2 3 4 5 6 7 8 9 10（完全影响）
（3）对行走能力的影响
（无影响）0 1 2 3 4 5 6 7 8 9 10（完全影响）
（4）对日常工作的影响（包括外出工作和家务劳动）
（无影响）0 1 2 3 4 5 6 7 8 9 10（完全影响）
（5）对与他人关系的影响
（无影响）0 1 2 3 4 5 6 7 8 9 10（完全影响）
（6）对睡眠的影响
（无影响）0 1 2 3 4 5 6 7 8 9 10（完全影响）
（7）对生活兴趣的影响
（无影响）0 1 2 3 4 5 6 7 8 9 10（完全影响）

图14-4　简明BPI量表

一种简单、科学的给药方式。

　　B．按时给药：根据患者的疼痛程度、发作特点、药物的作用时间等，有规律地按时给药，维持稳态血药浓度，以达到持续缓解疼痛。不主张按需给药。除非疼痛是周期性的或是不可预测（无规律）的发作。

　　C．超前镇痛：超前镇痛是防止中枢敏感化形成的一种抗伤害方法。术前应用镇痛药，能减轻术后疼痛，并可减少术后镇痛药的用量，延长镇痛时间。

　　D．按阶梯给药：根据疼痛程度和病情需要，按阶梯由弱到强逐步选择不同强度的镇痛药。首先选用非阿片类药物，若达不到止痛效果，应加用弱阿片类药物；如果弱阿片类药物与非阿片类药物联合使用仍不能止痛时，则选用强阿片类药物。

　　E．用药个体化：根据不同个体对药物敏感度的差异、既往使用镇痛药的情况及药物的药理特点来确定药物种类和剂量。同时，要定期评估患者的疼痛强度和用药反应，及时调整用药剂量。

F. 医护人员要认真观察患者用药后的疗效和反应,监护用药过程,密切注意治疗细节。对于止痛效果不理想或出现不良反应时,要查找、分析原因,及时采取有力措施,以取得最佳的疗效。

G. 临床药师参与病房内的疼痛管理,能够指导止痛药物的科学化使用,有效防止镇痛药物的滥用,减轻患者的痛苦和不必要的经济负担。

3)给药途径:主要包括口服、皮下或静脉注射、经皮肤吸收、对于创伤较大,手术时间较长或患者耐受性较差,可使用自控镇痛系统。

A. 口服给药:方便、易行,患者易于接受,但疗效随胃肠功能的影响变异较大,且起效慢。

B. 肌内注射:是临床上最常用的给药方法,适用于术后中重度疼痛的患者,局限性在于注射部位疼痛、镇痛作用短暂、需反复注射等。

C. 经皮下注射给药:操作方便易行、药物的生物利用度高、镇痛作用产生快,适用于各种术后疼痛的患者,特别是胸外科和骨科等大手术后患者的疼痛治疗,其局限性为局部易形成肿块、出现感染等。

D. 患者自控镇痛(patient controlled analgesia, PCA):PCA 是一种新型止痛技术,患者根据疼痛需要自我控制给药时机和剂量,来达到自我控制镇痛的目的。PCA 给药准确性高,维持血药浓度稳定,方便快捷,反应迅速,减少护士的工作量及避免患者反复肌内注射的痛苦。

表 14-1　常用镇痛药物一览表

通用名	禁忌证	注意事项 / 不良反应
盐酸曲马多缓释片	1. 对本品有过敏者禁用。 2. 对于有癫痫或容易发作的患者禁用。	1. 恶心、呕吐。 2. 轻微的头痛,头晕、嗜睡。 3. 出汗和口干。 4. 偶见精神亢奋、烦躁不安、便秘,皮疹和皮肤瘙痒。 5. 肝肾功能受损的患者,因其半衰期延长,用药间隔要适当延长。 6. 本品不建议 14 岁以下的患者使用。 7. 药物会掩盖急腹症患者的症状,须诊断明确后方可给药。
氨酚羟考酮	1. 对羟考酮、对乙酰氨基酚过敏者禁用。 2. 对脑损伤、颅内压增高者禁用。 3. 对于老年患者、肝肾功能不全、甲状腺功能减退、前列腺肥大、尿道狭窄的患者慎用。	1. 恶心、呕吐。 2. 轻微的头痛,头晕、嗜睡。 3. 出汗和口干。 4. 偶见精神亢奋、烦躁不安、便秘,皮疹和皮肤瘙痒。 5. 肝肾功能受损的患者,因其半衰期延长,用药间隔要适当延长。 6. 本品不建议 14 岁以下的患者使用。 7. 药物会掩盖急腹症患者的症状,须诊断明确后方可给药。
盐酸哌替啶	1. 室上性心动过速、颅脑损伤、颅内占位性病变、慢性阻塞性肺病和支气管哮喘、严重肺功能不全患者。 2. 肝功能损伤、甲状腺功能不全者慎用。	1. 恶心、呕吐。 2. 呼吸抑制。 3. 耐受和身体依赖。 4. 瘙痒。 5. 便秘、尿潴留。 6. 镇静和认知功能障碍。
塞来昔布胶囊	1. 禁用于对塞来昔布过敏者。 2. 不可应用已知对磺胺过敏者。 3. 不可用于服用阿司匹林或其他非甾体抗炎药后诱发哮喘、荨麻疹或过敏反应的患者。 4. 冠状动脉搭桥手术后疼痛的治疗。 5. 禁用于有活动性消化道溃疡或出血的患者;重度心力衰竭的患者;妊娠晚期。	1. 不推荐在进展期肾脏患者应用。 2. 不推荐在重度肝功能损害的患者中使用。 3. 对体重低于 50kg 的老年患者,建议使用最低剂量(100mg)。

续表

通用名	禁忌证	注意事项／不良反应
盐酸吗啡注射液	呼吸抑制已显示发绀、颅内压增高和颅脑损伤、支气管哮喘、肺源性心脏病代偿失调、甲状腺功能减退、皮质功能不全、前列腺肥大、排尿困难及严重肝功能不全、休克尚未纠正控制前、炎性肠梗等患者禁用。	1. 连用 3～5d 即产生耐药性，1 周以上可成瘾，需慎用。但对于晚期中重度癌痛患者，如果治疗适当，少见依赖及成瘾现象。 2. 恶心、呕吐、呼吸抑制、嗜睡、眩晕、便秘、排尿困难、胆绞痛等。偶见瘙痒、荨麻疹、皮肤水肿等过敏反应。 3. 本品急性中毒的主要症状为昏迷，呼吸深度抑制、瞳孔极度缩小、两侧对称，或呈针尖样大，血压下降、发绀，尿少，体温下降，皮肤湿冷，肌无力，由于严重缺氧致休克、循环衰竭、瞳孔散大、死亡。
盐酸羟考酮控释片	缺氧性呼吸抑制、颅脑损伤、麻痹性肠梗阻、急腹症、胃排空延迟、慢性阻塞性呼吸道疾病、肺源性心脏病、慢性支气管哮喘、高碳酸血症、已知对羟考酮过敏、中重度肝功能障碍、重度肾功能障碍（肌酐清除率<10ml/min）、慢性便秘、同时服用单胺氧化酶抑制剂，停用单胺氧化酶抑制剂<2 周。妊娠妇女或哺乳期妇女禁用。手术前或手术后 24h 内不宜使用。	可能出现阿片受体激动剂的不良反应。可能产生耐受性和依赖性。常见不良反应：便秘（缓泻药可预防便秘）、恶心、呕吐、头晕、瘙痒、头痛、口干、多汗、嗜睡和乏力。如果出现恶心和呕吐反应，可用止吐药治疗。偶见不良反应：厌食、紧张、失眠、发热、精神错乱、腹泻、腹痛、血管舒张、消化不良、感觉异常、皮疹、焦虑、欣快、抑郁、呼吸困难、体位低血压、寒战、噩梦、思维异常、呃逆。罕见不良反应：眩晕、抽搐、胃炎、定向障碍、面红、情绪改变、心悸（在戒断综合征的情况下）、幻觉、支气管痉挛、吞咽困难、嗳气、气胀、肠梗阻、味觉反常、激动、遗忘、张力过高、感觉过敏、张力过低、不适、肌肉不自主收缩、言语障碍、震颤、视觉异常、戒断综合征、闭经、性欲减退、阳痿、低血压、室上性心动过速、晕厥、脱水、水肿、外周性水肿、口渴、皮肤干燥、荨麻疹、变态反应、过敏性反应、类过敏性反应、瞳孔缩小和绞痛。可能发生排尿困难、胆道痉挛或输尿管痉挛。服药过量可能发生呼吸抑制。

（左 雯 郭珊珊 姚晋囡）

第二节 骨科患者的静脉血栓栓塞症管理

静脉血栓栓塞症（venous thromboembolism，VTE）是位列第三的最常见的心血管疾病，也是骨科手术常见并发症之一，其手术范围及部位与血栓发生率相关。近年来，骨科手术术后并发症VTE 也成为了热门话题，越来越受到医学界的重视。笔者所在医院从管理层面建立 VTE 管理小组，辐射到每个临床科室，规范管理，建立相应的制度、质控及评估预防体系，借助信息化，搭建VTE 预警系统。在对 VTE 患者的监测中，我们从数据及治疗中探索答案，总结经验，以便拟定出更完善的 VTE 防治管理体系。

【概述】

静脉血栓形成多发生在普通外科手术后、矫形术后、骨科术后、妊娠术后等，是指纤维蛋白、红细胞以及不等量的血小板和白细胞在静脉内形成凝块，通常发生于血液较慢或血流紊乱的部位，是导致静脉管腔阻塞产生临床征象的一类疾病。其中最常见的是下肢静脉、盆腔静脉；其次为上肢静脉和脏器静脉。

（一）VTE 类型

静脉血栓栓塞症是指血液在静脉内不正常的凝结，使血管完全或不完全阻塞，属静脉回流障碍性疾病。VTE 包括深静脉血栓形成（deep vein thrombosis，DVT）和肺血栓栓塞症（pulmonary thromboembolism，PTE），两者是同一疾病在不同发病阶段及不同部位的两种表现形式。

1. 深静脉血栓形成是指深静脉的血液发生凝固，形成血栓，引起相应血管血液回流障碍的临床综合征。多见于下肢深静脉，主要包括髂股、股及小腿深静脉血栓形成，是骨科大手术后常见并发症之一。

2. 肺血栓栓塞症是指来自于静脉系统或右心的血栓阻塞肺动脉主干或其分支导致的肺循环和呼吸功能障碍。栓子中 80% 左右为血栓栓子，而肺梗死检验来源中，来自静脉血栓的占 80% 左右。

（二）危害及重要性

VTE 是骨科手术常见并发症之一，其中 DVT 的危害较大，也较为常见。DVT 脱落的血栓栓子可引起 PTE 的发生，是骨科手术后最为严重的并发症，也是静脉血栓形成导致死亡的主要原因。VTE 在美国发病率高于心肌梗死和卒中，在英国每年 DVT 发生率为 5.9 万人，发病率高、死亡率高、致残率高，给社会及其家庭都带来了沉重负担，VTE 的防治成为临床持续关注的课题。VTE 的发生是有明确诱因的，积极主动消除这些诱因，可明显降低 VTE 的发生。对骨科手术患者明确危险因素并实施有效的 VTE 预防措施，能降低发病率、死亡率，利于关节功能的恢复，尽早回归社会生活，减轻家庭负担，提高患者的满意度。

（三）发病机制

Virchow 三联征是下肢深静脉血栓形成的概念基础，即静脉血流瘀滞、静脉内膜损伤和血液高凝状态。骨科手术相关的 VTE 危险因素主要有：①静脉血流瘀滞：研究表明，血流的淤滞可导致血液中的炎症因子释放、自由基产生，增加血栓形成的风险，如术中体位、麻醉、止血带的使用、制动、失血、中心静脉置管等；②静脉内膜损伤：在各种病理因素的影响下血管内皮细胞病变使得血管内皮细胞产生功能障碍，炎症因子释放，激活血小板凝集，导致血栓形成，如穿刺、药物、感染性损伤、手术、创伤、骨折以及过度屈伸、抻拉等动作造成软组织损伤造成的内膜损伤等；③血液高凝状态：凝血功能亢进、抗凝血因子抑制、机体代谢异常等都可导致血栓形成，如肥胖、年龄、水肿、术中器械止血、炎症反应、合并症（血糖、血脂）等，以上因素均可增加 VTE 的发生风险。

（四）国内外现状

VTE 的危害性让国外众多医疗机构进行研究，并提出了相关的预防指南，如《美国胸科医师协会抗栓治疗与血栓预防临床实践指南》第 9 版等，给医务工作者的工作带来了指导性建议，以降低临床 VTE 发生率。在国外预防指南的大背景

下，我国也相继推出了骨科 VTE 预防指南，如《中国骨科大手术静脉血栓栓塞症预防指南》《肺血栓栓塞症诊治与预防指南》等，针对预防方法制定的《静脉血栓栓塞症机械预防中国专家共识》，并多次召开会议进行指南的解读和推广。随着医务人员对 VTE 的认知逐步加深，预防 VTE 的意识进一步强化，各医院都在逐步建立自己的 VTE 防治体系，使患者的依从性得到了提高，治疗更规范。笔者所在医院在院里的"五位一体"联防联治的管理体系下，搭建 VTE 预警系统，从而提高 VTE 的早评估、早预防、早诊断和早治疗。通过体系中的质控管理优化流程，促进工作的推进，总结经验，深化研究，防治 VTE 工作任重而道远，还有很多困惑伴随着我们，需要所有医务人员的共同努力攻克难题。

【临床管理】

（一）管理体系的构建

1. 框架

（1）人员："五位一体"包括医务部，临床、医技科室，护理部，呼吸科室及血管外科，多科室协作联防联治，其中护理部可建立自己的 VTE 护理防治管理小组，分别设置组长、副组长、各科室联络员若干名，形成一张防治 VTE 的脉络，分布在每个位置，组织工作，提高所有医务工作者防治 VTE 的意识，更新概念，促进科研发展。

（2）系统：建立 VTE 防治管理体系，借助信息化，搭建 VTE 预警系统，减少临床医务工作者的工作量，系统可进行入院患者的自动评估（VTE 风险评估和出血风险评估），筛选风险等级，根据风险等级生成个性化的预防治疗措施并记录，再根据信息反馈进行质控，实现患者评估、预防、诊断、治疗、质控等全过程的防治 VTE 的体系。

2. 职责 建立 VTE 护理防治职责，领导小组负责制定小组相关制度及工作流程，组织相关人员开展会议进行学习，负责收集全院 VTE 的数据等；联络员要负责本病房的数据收集，组织开展防治 VTE 工作，组织本病房的人员进行学习，传达会议内容，向领导小组反馈工作中的问题。

3. 制度 制度在管理体系中尤为重要，具有指导和约束性，对开展工作起到提示和指导作用，规范工作内容，优化工作程序。防治 VTE 建立管理制度，在护理部的领导下，指导各科室开展 VTE 预防护理管理工作，明确各级人员工作职责，细化

VTE 预防管理流程。

（二）临床管理

1. 评估 VTE 风险评估量表包括 Caprini 评估量表、Rogers 评估量表、Padua 评估量表、RAPT 评估量表、Autar 评估量表等，量表之间内容差异大，各有利弊，适用范围也不尽相同，应根据情况选择合适的量表进行评估。我院在 VTE 防治工作的过程中尝试使用不同量表，数据分析总结经验，根据患者情况及病种，筛选出适合的量表应用于临床。患者入院后 24h 内 VTE 防治系统自动收集患者信息进行风险评估，护理人员进行核查，当患者出现病情变化或者手术后再次进行评估。患者的评估数据更准确，利于临床开展工作，提供预警信息，早发现、早预防、早诊断、早治疗。VTE 风险评估流程图见图 14-5。

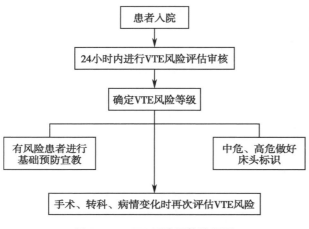

图 14-5 VTE 风险评估流程图

2. 预防 VTE 的预防措施在国内外指南中都有明确的指导建议，从临床工作和文献数据中也可看到积极有效的预防措施能够降低 VTE 的发生率。2016 版的《中国骨科大手术静脉血栓栓塞症预防指南》数据中可看到从 2009 版此指南推广以来我国髋关节置换术后深静脉血栓相较之前的发生率降低了约 8 倍，膝关节置换术深静脉血栓相较之前的发生率降低了约 18 倍。根据风险评估等级选择相应的预防措施在预防 VTE 工作方面事半功倍。预防措施包括基本预防、物理预防和药物预防。

（1）基本预防

1）注重宣教，术前术后对患者进行 VTE 防治知识的宣教，提高患者的依从性。

2）手术动作轻巧、精细，避免造成静脉内膜损伤。

3）术中正确使用止血带。

4）选择正确的穿刺部位，适度补液。

5）鼓励患者术后多饮水，避免脱水。

6）病情允许的情况下尽早下地活动，术后抬高患肢，利于血液回流。

7）注意合并症（糖尿病、高血脂等）的治疗，建议戒烟、戒酒。

8）多食低脂、高纤维素、易消化的食物，可保持大便通畅，避免便秘导致腹压增高而影响下肢静脉回流。

（2）物理预防：物理预防措施主要包括梯度压力袜（graduated compression stockings，GCS）、间歇充气加压装置（intermittent pneumatic compression，IPC）和足底加压泵（venous foot pump，VFP），三者都是通过机械加压的方式促使静脉血液回流，有效地改善静脉循环，减少腿部静脉逆流和淤血，从而有助于防止 VTE 的发生。指南推荐与药物联合应用。单独使用物理预防仅适用于合并凝血异常疾病、有高危出血风险的患者。出血风险降低仍建议与药物联合应用。

物理预防使用的禁忌证：①任何有可能妨碍充气压力带作用的腿局部情况，例如：皮炎、感染、静脉结扎（在手术后即刻）、坏疽或者刚做完皮肤移植手术；②腿部大范围水肿或由充血性心力衰竭引发的肺部水肿；③腿部严重畸形，腿部严重水肿者慎用；④严重的动脉硬化症或其他缺血性血管病；⑤对材料过敏者；⑥新发的深静脉血栓症、血栓性静脉炎。

（3）药物预防：抗凝药物可以减少血栓生成或防止已形成的血栓进一步发展，它是通过影响凝血过程中的某些凝血因子阻止凝血过程的药物。应用药物预防时要评估出血风险，权衡利弊。抗凝药物包括：普通肝素、低分子肝素、华法林、新型口服抗凝药（达比加群、利伐沙班）等，使用时应注意药物的给药方式。

出血风险包括：①活动性出血，有肝素诱导血小板减少症病史；②急性脑卒中，严重颅脑或急性脊髓损伤；③严重肾功能不全；④血小板小于 $100 \times 10^9/L$；⑤联合使用抗血小板药物；⑥存在难治疗的遗传性出血疾病；⑦凝血障碍，获得性出血疾病（如急性肝功能不全）。

抗凝药物主要的不良反应之一就是出血，使

用药物时要告知患者药物的使用方法及副作用，注意观察患者用药后的反应，皮下出血或牙龈等部位出血时要及时告知，避免临床不良事件的发生，对肾功能、肝功能损害患者，应注意药物的选择和使用剂量。

药物的禁忌证：①绝对禁忌证：近期有活动性出血及凝血障碍；骨筋膜间室综合征；严重头颅外伤或急性脊髓损伤；血小板低于 $20 \times 10^9/L$；肝素诱发血小板减少症者，禁用肝素和低分子肝素。②相对禁忌证：既往颅内出血；既往胃肠道出血；急性颅内损害或肿物；血小板减少至 $(20 \sim 100) \times 10^9/L$；类风湿视网膜病患者。

3. 质控　采用线上线下联合质控，VTE 管理体系采用信息系统完成 VTE 质量指标监测，涉及多类型多模块，指标丰富、全流程监控、横纵向数据对比，对患者全方位质量把控，综合统计提高患者的医疗安全质量。VTE 防治护理管理小组制定并定期修订护理质量与安全考核标准，依据护理质量与安全标准，VTE 防治领导成员每季度对全院督查一次，对 VTE 防治进行督查，并有记录，对存在的问题进行分析、整改。所涉及的评价内容包括：VTE 的评估、护士的宣教、VTE 的预防、VTE 预警工作的落实、记录的完整性及小组管理的情况。

（张　然　李　林　李春敏）

第三节　骨科患者的饮食管理

【概述】

围手术期饮食管理是外科择期手术术前一项至关重要的准备工作，其目的是让胃有充分的时间排空，以避免麻醉期间胃内容物的反流而导致误吸，降低吸入性肺炎或窒息的发生，保证手术的安全性。

我国目前仍在引用《外科护理学》教材中的传统标准：成年择期手术患者术前禁食 8～12h、禁饮 4h，术后禁食禁饮 6h。近年来，加速康复外科理念（enhanced recovery after surgery，ERAS）在外科领域得到了快速发展，围手术期饮食管理是其中重要组成部分。2019 年《骨科手术围手术期禁食禁饮管理指南》中指出：全身麻醉、区域麻醉或麻醉镇静的择期手术患者最短可在术前 2h 进食清饮，对乳制品和淀粉类食物需至少禁食 6h；术后一旦

清醒即可进食清饮料，如无不良反应，1～2h 后即可进行正常饮食。

（一）国内外现状

患者在接受麻醉手术时存在着反流和误吸的风险，术前保证恰当的禁食和禁水时间，可以充分保障患者围手术期的安全性。我国一直沿用 1946 年 Mendelson 提出的禁食禁水标准，即成人术前禁食 8～12h、禁水 4h。国外报道择期手术患者术前禁食时间至少 6h，禁饮时间至少 2h。在我国择期手术患者术前禁食时间至少 8h，禁饮时间至少 2h。早在 1999 年美国麻醉医师协会（ASA）即提出缩短禁食禁饮时间，《术前禁食和应用药物制剂降低肺部误吸危险实用指南》在 2011 年和 2017 年进行更新，更新中强烈推荐对全身麻醉、区域麻醉或麻醉镇静的择期手术患者最短可在术前 2h 进食清饮，对乳制品和淀粉类食物需至少禁食 6h。《创伤骨科围术期禁食水管理专家共识》（2018 版）及《骨科手术围手术期禁食禁饮管理指南》（2019 版）也支持 ASA 推荐的禁食禁饮时间。在术后饮食的恢复方面，2017 年《欧洲临床营养与代谢学会指南：外科临床营养》指出，通常患者术后经口进食不应中断，应根据患者的耐受程度和手术类型选择恢复进食时间，绝大多数患者应在术后数小时内恢复饮食。尽管指南已被大量临床证据所证实，但术前从前 1 天午夜禁食仍然在许多国家实行。除了给患者造成不必要的不适，术前禁食使得患者代谢状态变差，从而无法更好应对手术的应激反应。我国大部分医院对围手术期饮食的管理与指南推荐仍有很大差距，对患者预后造成一定影响，在骨科领域亦有不少相关报道。

（二）ERAS 理念下的骨科饮食管理

加速康复外科促进术前禁食禁饮管理的发展，围手术期禁食禁饮管理是 ERAS 的重要组成部分。围手术期长时间禁食水会对患者产生诸多不利的影响，包括口渴、饥饿、烦躁、头痛、脱水、血容量减少、低血糖等，使患者对手术麻醉耐受能力下降，不利于术后快速康复。现代 ERAS 的理念认为，为了降低患者在围手术期的应激反应，保持患者在整个围手术期生理功能尽可能少地下降，患者应该在代谢稳定的状态下进入手术室，而不是在禁食状态下。术后数小时内应恢复饮食。多学科协作模式理念强调医生、护士、麻醉师等多方协作。在 ERAS 理念下，术前清淡饮食被碳水化合

物饮料为主的清流质所替代。Amer 等对 3 110 例患者进行 meta 分析未发现有患者出现吸入性肺炎等并发症。李庭等对 190 例创伤骨科患者进行了前瞻性队列研究，结果证实术前 2h 进水是安全的，无吸入性肺炎等并发症发生。缩短术前禁食水时间有助于缓解患者分解代谢，改善其主观感受以及促进手术恢复。加速康复理念下的骨科饮食管理是安全可行的。

【临床管理】

（一）管理体系的构建

1. 框架（图 14-6）

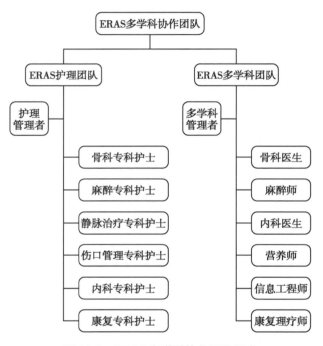

图 14-6 ERAS 多学科协作团队组成

2. 职责 骨科 ERAS 围手术期饮食管理团队组建分工明确、配合默契、运行高效的多学科合作队伍，改变团队成员临床思维，共同优化围手术期饮食管理模式及实施方案。ERAS 多学科协作队伍成员包括医院管理人员（全面负责，质量监管）、骨科医生（负责 ERAS 围手术期饮食管理模式建立及方案实施）、麻醉医师（负责有关于 ERAS 术期饮食管理模式建立及方案实施的专业指导及实施）、营养师（负责 ERAS 饮食管理营养评估与营养支持干预）及信息工程师（负责信息化技术支持，与护士对接，动态完善信息化平台），护士负责整体围手术期饮食管理模式建立及方案实施，协调团队协作，同时，护士是 ERAS 围手术期的教育者、通信者、协调者、评估者及反馈者。优化 ERAS 骨科饮食护理流程，使患者的主观感受得到很大程度上的改变，减少生理及心理创伤，降低应激反应，加快患者康复。

（二）临床管理

1. ERAS 骨科饮食管理内容 术前禁食 6h，禁饮 2h。有经口进食禁忌者，推荐经静脉给予糖负荷；无经口进食禁忌者，推荐术前给予糖负荷，在骨科手术患者清饮记录单内记录（表 14-2）。根据患者预排手术时间，预计第 1、2 台手术患者，术前 1 天 18：00—24：00 口服 800ml 麦芽糊精果糖饮品，术前 1 天 24：00 至手术当天 06：00 口服 400ml 麦芽糊精果糖饮品；预计接台手术患者术前 1 天 18：00～24：00 口服 800ml 麦芽糊精果糖饮品，术前 1 天 24：00 至手术当天 10：00 口服 400ml 麦芽糊精果糖饮品。麦芽糊精果糖饮品配料包括：结晶果糖、麦芽糊精、预糊化玉米淀粉。营养成分以每 100g 含量及营养素参考值（NRV%）为参数，其中能量 1 615kJ，19%；蛋白质 0，（占 NRV% 的 0%）；脂肪 0，（占 NRV% 的 0%），碳水化合物 96.5g，32%；钠 20mg，2%。术后一旦清醒即可进

表 14-2 骨科手术患者清饮记录单

床号姓名	台次顺序	种类	晚 23：00 前		种类	早 6：00 前		种类	早 9：00 前	
			入量	签字		入量	签字		入量	签字
		清饮/饮料/水/茶/咖啡	ml		清饮/饮料/水/茶/咖啡	ml		清饮/饮料/水/茶/咖啡	ml	
		清饮/饮料/水/茶/咖啡	ml		清饮/饮料/水/茶/咖啡	ml		清饮/饮料/水/茶/咖啡	ml	

续表

床号姓名	台次顺序	种类	晚 23:00 前	种类	早 6:00 前	种类	早 9:00 前
		清饮/饮料/水/茶/咖啡	ml	清饮/饮料/水/茶/咖啡	ml	清饮/饮料/水/茶/咖啡	ml
		清饮/饮料/水/茶/咖啡	ml	清饮/饮料/水/茶/咖啡	ml	清饮/饮料/水/茶/咖啡	ml
		清饮/饮料/水/茶/咖啡	ml	清饮/饮料/水/茶/咖啡	ml	清饮/饮料/水/茶/咖啡	ml
		清饮/饮料/水/茶/咖啡	ml	清饮/饮料/水/茶/咖啡	ml	清饮/饮料/水/茶/咖啡	ml
		清饮/饮料/水/茶/咖啡	ml	清饮/饮料/水/茶/咖啡	ml	清饮/饮料/水/茶/咖啡	ml
		清饮/饮料/水/茶/咖啡	ml	清饮/饮料/水/茶/咖啡	ml	清饮/饮料/水/茶/咖啡	ml
		清饮/饮料/水/茶/咖啡	ml	清饮/饮料/水/茶/咖啡	ml	清饮/饮料/水/茶/咖啡	ml
		清饮/饮料/水/茶/咖啡	ml	清饮/饮料/水/茶/咖啡	ml	清饮/饮料/水/茶/咖啡	ml
		清饮/饮料/水/茶/咖啡	ml	清饮/饮料/水/茶/咖啡	ml	清饮/饮料/水/茶/咖啡	ml
		清饮/饮料/水/茶/咖啡	ml	清饮/饮料/水/茶/咖啡	ml	清饮/饮料/水/茶/咖啡	ml
		清饮/饮料/水/茶/咖啡	ml	清饮/饮料/水/茶/咖啡	ml	清饮/饮料/水/茶/咖啡	ml
		清饮/饮料/水/茶/咖啡	ml	清饮/饮料/水/茶/咖啡	ml	清饮/饮料/水/茶/咖啡	ml
		清饮/饮料/水/茶/咖啡	ml	清饮/饮料/水/茶/咖啡	ml	清饮/饮料/水/茶/咖啡	ml
		清饮/饮料/水/茶/咖啡	ml	清饮/饮料/水/茶/咖啡	ml	清饮/饮料/水/茶/咖啡	ml

食清饮料,如无不良反应,1～2h 后即可进行正常饮食。

2. ERAS 骨科饮食管理流程(图 14-7)

3. 术前饮食管理禁忌人群 ①骨科急诊手术患者;②各种形式的胃肠道梗阻患者;③上消化道肿瘤患者;④病理性肥胖患者;⑤妊娠期女性;⑥胃食管反流及胃排空障碍者;⑦糖尿病患者(视为相对禁忌);⑧困难气道患者;⑨其他无法经口进食患者。

4. 术后饮食管理不适用于 ①预计术中出血>1 000ml:防止应激性溃疡问题;②手术时间>6～8h,因存在药物蓄积问题应适当延长术后进食水时间;③特殊部位手术:如骨盆手术对肠道功能的影响。

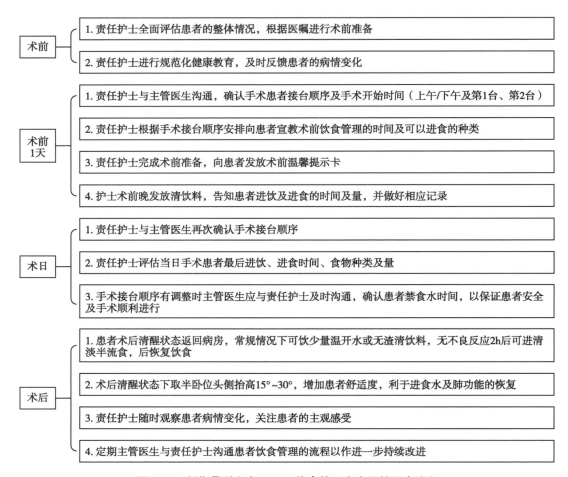

图 14-7　创伤骨科患者 ERAS 饮食管理方案医护配合流程

（姜　耀　陈露萍）

第四节　骨科患者的皮肤管理

一、概述

以预防和减少皮肤破损及压力性损伤的发生为目的的皮肤管理是骨科临床护理的重点。护士对皮肤破损（潮红、水疱、硬结等）、压力性损伤危险因素的认识、预防和治疗观念影响着皮肤护理质量。

（一）定义

压力性损伤曾被描述为压力性溃疡、压疮、褥疮、压力性坏死等。2016 年 4 月美国国家压疮咨询委员会（National Pressure Ulcer Advisory Panel，NPUAP）宣布将"压力性溃疡"更新为压力性损伤。同时将压力性损伤的定义更新为：发生在皮肤和（或）皮下软组织的局限性损伤，通常位于骨隆突处或与医疗器械或其他器械有关。损伤可表现为完整的皮肤或开放性溃疡，可能会伴有疼痛。损伤是由于存在强烈的和（或）长期压力或压力联合剪切力导致。

1. 医疗器械相关性压力性损伤　该定义描述了损伤的原因，指由于使用用于诊断或治疗的医疗器械而导致的压力性损伤，损伤部位的模式或形状通常与所使用的设备一致。这类损伤可以根据以上压力性损伤分期系统进行分期。

2. 黏膜压力性损伤　指由于使用医疗设备而导致的相应部位的黏膜出现的压力性损伤。由于损伤组织的解剖特点，这一类损伤无法进行分期。

（二）分期

2016 年 4 月美国国家压疮咨询委员会（NPUAP）在更新压力性损伤定义的同时，对压力性损伤的分期也进行了更新。新的分期系统中，阿拉伯数字代替了罗马数字，"可疑深部组织损伤"名称中去除了"可疑"二字。具体分期如下：

1. 1 期压力性损伤　皮肤完整，出现指压不变白的红斑或称指压不褪色的红斑（图 14-8）。通常发生在易受压的骨隆突处等易受压部位，与周围组织相比，该部位可能有疼痛硬块或松软，皮温升高或降低。深色皮肤的患者可能表现不同，甚至不易察觉。此期的颜色改变不包括紫色或栗色变化，因为这些颜色变化可能提示存在深部组织损伤。

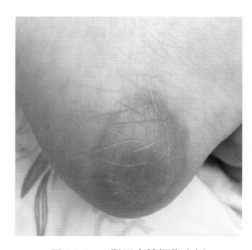

图 14-8　1 期压力性损伤实例

2. 2 期压力性损伤　部分皮层缺失或出现水疱（图 14-9）。真皮层部分缺损，伤口床可表现为完整的或破损的浆液性水疱，呈粉红色或红色，无腐肉、焦痂。该分期需与失禁相关性皮炎、皱褶处皮炎以及医疗粘胶相关性皮肤损伤或创伤伤口（撕脱伤、擦伤）等相鉴别。

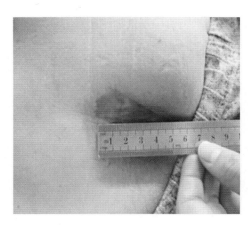

图 14-9　2 期压力性损伤实例

3. 3 期压力性损伤　全皮层缺失（脂肪组织暴露），可能会看到皮下脂肪组织，但没有骨骼、肌腱或肌肉组织暴露。可能会看到腐肉，还可伴有潜行和窦道。此期压力性损伤的深度因解剖位置不同而各异，鼻、耳、枕部及足踝因缺乏皮下组织，3 期压力性损伤可能较表浅；相比之下，有显著脂肪组织的区域可以形成非常深的 3 期压力性损伤。

4. 4 期压力性损伤　肌肉／骨骼暴露，全层皮肤和组织缺失，可见骨／肌腱外露或直接触及，可延伸到肌肉和（或）支撑结构（如筋膜、肌腱或关节囊）而可能导致骨髓炎的发生。此期压力性损伤的深度因解剖位置不同而各异，鼻、耳、枕部及足踝因缺乏皮下组织，故此溃疡可能较表浅。

5. 不可分期压力性损伤　皮肤全层或组织全层缺失（深度未知）。全层皮肤和组织缺失，由于被腐肉和（或）焦痂掩盖，不能确认组织缺失的程度。直至腐肉和（或）焦痂能够充分去除，伤口基底外露，才能准确分期。缺血肢端或足跟的稳定型焦痂（干燥，黏附稳固，完好而无发红或波动）可作为"人体的自然（生物）覆盖物"，不应去除。

6. 深部组织损伤　深度未知。由于潜在的软组织受压力和（或）剪切力损伤，局部区域的皮肤颜色改变为紫色、暗紫色或深红色或有血疱形成。与邻近的组织相比，这些受损区域的软组织可能有疼痛、硬块、浓稠状、软绵样、发热或冰凉。在深肤色人种中，深部组织损伤可能难以察觉。疼痛和温度变化通常先于颜色改变出现。伤口可能会演变成为被一层薄痂覆盖。即使有最佳的治疗，也可能迅速发展至多层组织暴露，清创后才能准确分期，该分期应与血管、创伤、神经性伤口或皮肤病相鉴别。

（三）发病机制

影响压力性损伤形成的原因很多，其中局部组织（多为骨隆突部位）受压过多是导致压力性损伤形成的主要因素。此外，降低皮肤对压力耐受性的因素也是导致压力性损伤形成的重要原因。

1. 压力增加　患者局部皮肤承受的压力与患者活动受限及感知觉受损有关，所有这些因素都降低了患者通过改变体位来减少压力的能力。患者移动、活动能力减退，如脊髓损伤、卒中、多发性硬化等，会增加患者发生压力性损伤的风险。此外，感知觉受损会增加压力性损伤的发生率。常导致感知觉受损的情况有：慢性病（如糖尿病、阿尔茨海默病）、应用某些药物（如镇静剂、催眠药等）

都会造成患者感知觉能力的减退而导致压力性损伤易于形成。

2. 组织耐受力降低

（1）外因：压力、剪切力、摩擦力、潮湿等都会影响皮肤耐受压力的能力。

（2）内因：年龄因素（年老或年幼）、活动能力（活动受限、卧床等）、营养状况（低蛋白血症、营养不良、严重贫血等）、组织灌注不足（如组织水肿、体温过低、末梢循环障碍）等因素。

二、骨科卧床患者压力性损伤的风险评估

（一）评估风险因素

预防压力性损伤的第一步是使用压力性损伤危险评估工具进行风险评估。风险因素是指导致皮肤暴露于过多压力或降低皮肤对压力耐受性的因素。包括活动受限、高龄、失禁、感染、低血压、营养不良等。

（二）评估时机

应进行动态评估。在患者入院后尽早识别其存在的压力性损伤风险。初评后，根据临床机构要求和患者的危险程度决定复评的频率，或当手术或病情加重时随时复评。

（三）识别高危患者

2013年《中国压疮护理指导意见》提出的压力性损伤高危人群有脊髓损伤患者、老年人、ICU 患者、手术患者、营养不良患者、肥胖患者、严重认知功能障碍患者等。骨科患者常因高龄、骨折造成活动受限、手术、截瘫、截瘫导致大小便失禁等原因成为压力性损伤的高危人群。

（四）评估易患部位

压力性损伤多发生在受压部位或骨隆突起处，如骶尾部、背部、足跟部、肩胛骨、肘部等。骨科患者除以上部位以外，对于有石膏包围或有压迫的地方、支具穿戴不合适形成的压迫点等处也容易发生压力性损伤（图14-10）。

（五）评估工具

建议使用有信度和效度的结构化风险评估工具进行风险评估，包括营养及皮肤状况、活动、移动能力。目前临床上常用的评估工具有 Barden 量表、沃特洛压疮危险因素评估量表（Waterlow 压疮危险因素评估量表）、Norton 量表等。在使用风险评估工具时，应结合其他风险因素、临床表现，不可单纯依赖风险评估工具的结果，且要注意所选择的工具是否适用于该人群，以保证评估有效性。

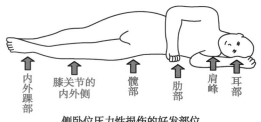

侧卧位压力性损伤的好发部位

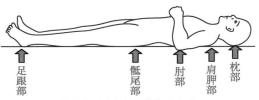

仰卧位压力性损伤的好发部位

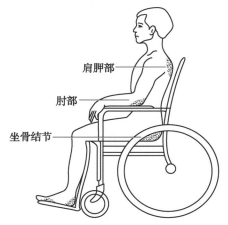

坐位压力性损伤的好发部位

图 14-10 压力性损伤好发部位

三、骨科卧床患者压力性损伤的预防

（一）皮肤护理

皮肤护理在压力性损伤预防过程中起着重要作用，其主要目的是通过减少压力、摩擦力、剪切力及皮肤浸渍和干燥现象，进而减少皮肤损害及压力性损伤的发生。应先根据风险评估结果，针对皮肤问题如脆弱皮肤、失禁性皮炎、糖尿病、脊髓损伤后截瘫等情况，制定个体的皮肤护理计划。包括皮肤检查、清洁、使用保护性敷料、使用皮肤保护剂等。

1. 每天更换体位或护理活动时至少检查皮肤 1 次，重点检查骨隆突处及医疗器具下方和周围皮肤。国内外研究均证实，在压力性损伤高发部位，使用预防性敷料联合常规护理能有效减少压力性损伤的发生。2014NPUAP/EPUAP（欧洲压疮咨询委员会）指南建议考虑在经常受到摩擦力与剪切力影响的骨隆突处（如：足跟、骶尾部）应用聚氨酯泡沫敷料预防压力性损伤。每次评估皮肤时还应进行疼痛的评估，如受压部位疼痛，需要采取局部保护措施。

2. 危重、水肿患者每班评估器械交界处的皮肤状况 1 次；特别关注血压袖带、血氧饱和度指夹部位，有问题随时更换。

3. 静脉输液治疗患者，凡使用固定夹及三通等装置，需做好皮肤受压部位的保护，以防压力性损伤发生；PICC、CVC 等在换药时应检查受压处皮肤，更换受压部位。

4. 选择 pH 弱酸性或中性的清洗剂，根据不同患者的具体情况决定皮肤清洁的频率。避免热水及用力擦拭。

5. 大小便失禁患者，失禁后应立即清洗皮肤，失禁相关性皮炎患者每次便后及时用温水或专用皮肤清洁剂清洗，再使用皮肤保护剂保护。

6. 干燥皮肤应每天使用保湿剂。

7. 骨隆突处皮肤应避免按摩，因为按摩会增加局部皮肤温度且增加组织耗氧。

8. 对于压力性损伤风险较高的患者应及时采取措施、做好记录及交接班。

（二）营养评估与护理

营养评估的目的是分析判断个体的营养不良风险，制定个体化营养护理计划。营养不良指任何形式的营养失衡现象。营养不良增加了压力性损伤发生伤口难愈合。

（三）局部减压

目前还缺乏改变体位最佳时间的证据，NPUAP/EPUAP 循证指南建议应根据患者组织耐受程度、活动及移动能力、健康状况、治疗目标及舒适度来决定翻身的频率，同时需考虑患者所使用的支撑面类型来决定。

1. 变换体位　①一般情况下，有压力性损伤危险不能主动变换体位的患者使用普通床垫、静态或动态充气床垫减压情况下应每 2h 变换体位一次，考虑延长夜间变换体位的间隔时间，以使睡眠不被干扰；②如使用凝胶海绵床垫，变换体位频度可延长至 4h 一次；③尽可能减少患者持续坐在椅子上的时间，一般要求每次不超过 60min，每天坐位控制在 3 次以内，以缓解压力。

2. 减压装置　应使用适宜的减压装置，如气垫床、高密度海绵（适用于预防高龄和有股骨颈骨折的患者）、楔形垫（可使患者保持 30° 侧卧）等装置。只能作为变换体位的辅助手段，不能够替代变换体位。不能使用环形或圈形装置，如：气圈或者垫圈，这类装置将压力集中到了周围组织，增加了此部位的水肿和静脉充血。也不能使用充水手套抬高足跟，此种方法实际上是在增加压力而不是减压。

四、骨科患者医疗器械相关性压力性损伤的预防

除给予患者压力性损伤的预防措施以外，骨科患者使用医疗器械的过程中还应重点关注以下几点：

1. 易患人群　医疗器械相关性压力性损伤易患人群包括新生儿、婴儿、幼童、老年人、危重症者、神经感觉运动障碍者、截瘫、使用石膏、支具、外固定架、牵引、呼吸机面罩等医疗器械时间长者。

2. 高危部位　骨科患者使用石膏、支具、牵引等易发生的压力性损伤部位：依次为骶尾部、髋部、大转子、足跟、外踝和臀部。上述受压部位需使用泡沫敷料或液体敷料进行预防性保护。

3. 预防措施

（1）所有被支具、石膏固定部位的骨突处，建议在不影响固定效果的同时，使用软棉衬垫或泡沫类敷料进行保护。每班评估检查 1 次皮肤状况及患肢血运情况，并询问患者主诉。

（2）使用支具治疗的患者，肢体穿保护套保护。病情允许情况下，每 4h 放松一次，松紧以一指为宜。

（3）牵引治疗患者保持力线与身体呈水平线，牵引重量合适。患肢用气垫沿小腿全长垫起，足跟悬空。注意保护受牵引弓压迫的部位。

（4）骨科围手术期使用医疗器具变换体位困难的患者，每隔 2h 使用翻身易协助翻身一次。侧卧位时应使用三角垫保持其侧卧 30°，骶尾部及骨隆突处使用泡沫敷料或液体敷料保护。限制翻身者，采取局部按压床垫方式减压。

五、临床管理

医院应建立皮肤管理体系，成立皮肤管理小组，增强全院护理人员对皮肤问题的预防与控制能力，减少皮肤损伤的发生率。通过对皮肤问题实施科学有效的管理，规范护理行为，从而加强病区安全管理，提高护理质量，确保住院患者的安全。实施科学的有效管理，及时修订各项制度，做到"四化"，实施入院评估常规化，压力性损伤发生患者报告制度化，管理小组预防指导具体化，管理指标客观化，进一步加强预防压力性损伤的几个重要环节管理，有效地预防患者住院期间压力性损伤发生。

皮肤小组建立三级护理管理体制。领导小组（可由护理部领导组成）、管理小组（可由总护士长或伤口师组成）及科室联络员（护士长或护理骨干）组成。皮肤小组各级管理严格执行各自职责，认真执行会诊流程，入院患者压力性损伤管理流程；认真填写各种表格，包括皮肤压力性损伤评估表、皮肤压力性损伤护理报告单、压力性损伤护理记录表、伤口护理记录单、高危患者皮肤压力性损伤评估表、高危患者防范压力性损伤记录表、手术患者皮肤交接单等。有情况及时逐级报告处理并做好护理记录，对于异常皮肤变化患者要加强监护及交接班，防止皮肤情况进一步恶化，保障患者皮肤安全。同时皮肤小组各级成员要定期组织和参加有关压力性损伤的培训及讨论。

（刘名名 韩 冰）

第五节　ERAS 理念下老年髋部骨折患者的管理

目前加速康复外科（ERAS）已经发展十分迅速，并已在临床应用中证实其可行性和优越性。人口老龄化的日益严重，导致了脆性骨折发病率大幅上升。根据老年人自身心理及生理的特点，其在 ERAS 的实施中也存在许多难点和争议。

在我国创伤骨科领域，ERAS 理念下老年髋部骨折是发展相对较快的。老年髋部骨折包括股骨颈骨折、股骨粗隆间骨折和股骨粗隆下骨折等。它是最严重的脆性骨折类型，伤后 1 年死亡率可达 20%～30%，患者独立日常生活的能力下降 60%。给患者、家庭、卫生系统和社会带来了巨大的负担，已经成为全球共同重视的问题，也是我国卫生系统面临的重要挑战。

脆性骨折联盟（Fragility Fracture Network，FFN）在 2016 年罗马第五届 FFN 全球会议上，邀请全球和区域学术领域的多个主席召开了圆桌会议。大家均认同面对全球脆性骨折的快速增长，我们的应对仍显不足，并决定发起改善脆性骨折治疗的全球行动呼吁。并首次发表在 2018 年 49 卷第 8 期 *Injury* 杂志。该呼吁已得到全球多个领域和国家学术组织的支持，涉及老年科（内科）、骨科、代谢性骨病（骨质疏松）、康复科、风湿免疫科等专业。我国已经得到中国脆性骨折联盟，中华医学会骨科学分会，中华医学会老年医学分会，中国老年学和老年医学学会保健康复分会，中华医学会物理医学与康复学分会的支持。

老年髋部骨折手术治疗已经比较成熟，但发生髋部骨折的老年人存在许多慢性合并疾病，手术前需要进行相应的检查、评估和治疗，该方面就会延长手术前准备时间。而延期手术会增加老年髋部骨折患者的并发症和病死率，延长患者康复时间，因此 ERAS 对老年髋部骨折的患者有较重要的意义。英格兰将 ERAS 作为老年髋部骨折的标准化处理流程，根据大宗病例报道，ERAS 可以显著缩短患者的住院时间（平均缩短 3d 以上），减少医疗开支。Hansson 等对 664 例髋部骨折患者的研究发现，ERAS 措施使伤后 24h 内接受手术的比例从 62% 增至 78%。常志泳等对老年股骨颈骨折的患者进行临床研究中采用 ERAS 理念，显示患者术后住院时间、手术中中枢神经系统并发症发生率及恶心、呕吐发生率明显降低。杨明辉等在 ERAS 理念下对老年股骨粗隆间骨折患者的研究中，将术前等待手术的时间缩短了 5d，治疗费用下降了 4 000 元，深静脉血栓、压疮及泌尿系统感染的发生率均有不同程度的下降。有指南建议尽可能在患者住院 48h 内完成老年髋部骨折的手术治疗，可以降低并发症的发生率，不会提高患者的病死率。那么如何提高患者住院 48h 内手术率成为一个重要课题。

很多指南和专家共识推荐对老年髋部骨折采取多个科室协同治疗组共同处理。最常见的协作模式有患者住在骨科病房，由老年科医生会诊；少数医院采用患者住在老年科病房，由骨科医生会诊的方式。但并没有针对老年髋部骨折成立多科室协作治疗组。在 2015 年 5 月北京积水潭医院成立了采用多科室协作，骨科和老年科共同管理（共管）模式治疗年龄≥65 岁老年髋部骨折患者的治疗单元，多科室协作治疗组由骨科、急诊内科、麻醉科、老年科、康复科和护士组成。从急诊开始，在急诊内科完善相关检查，并减少不必要的检查项目，协同老年科和麻醉科早期介入患者病情评估和治疗。患者住院到共管模式的治疗单元后，骨科医生负责患者手术准备和实施，老年科医生负责处理内科并发症，根据患者的情况作出相应的治疗，同手术室协商建立"绿色通道"。而康复医生全程介入患者的治疗过程，在康复医生的指导下加速康复，鼓励患者术后尽早坐起，空心钉内固定术术后第 1 天可以下床活动，关节置换术术后第 2 天可以下床活动，并在患者疼痛可耐受的范围内完全负重。老年髋部骨折患者均会增加其再次发生骨折的风险，我们还要对患者进行骨折风险评估、跌倒评估，提前给予预防措施，包括药物治疗和非药物治疗。

尽管在 ERAS 理念下通过共管模式对治疗老年髋部骨折患者，能有效降低 1 年死亡率，缩短住院时间，提高治疗效率，改善治疗效果，但多数患者不能恢复到伤前的活动能力。近年来也有文章指出人工髋关节置换术后感染性翻修的发生率较前有所增加，统计学分析认为，ERAS 可能与其存在相关性。虽然我们已经在老年髋部骨折领域有所成就，但无解的难题仍需要逐个击破。

（毛梓瑾 贾云洋 彭贵凌）

第六节 3D 打印技术在骨科的应用

一、概述

3D 打印又称为添加制造或快速成型技术，是一种以数字模型文件为基础，运用黏合材料，通过逐层打印的方式创建实体的技术。它是集机械工程、计算机辅助设计（computer aided design，CAD）、逆向工程技术、材料科学、激光技术于一身，可以自动、直接、快速、精确地将设计思想转变为具有一定功能的原型或直接制造零件，从而为零件原型制作、新设计思想的校验等方面提供一种高效低成本的实现手段。

3D 打印技术在美国诞生，1984 年美国科学家 Charles Hull 最先利用数字资源制作成三维立体模型，随后其又率先推出了光固化方法将 3D 打印技术的发展推向了一个新的高度。2012 年，苏格兰学者应用 3D 打印技术打印出人造肝脏组织，标志着 3D 打印技术首次进入医学领域。我国的 3D 打印技术起步较晚，2012 年由湖南一家公司研制出我国第一台激光 3D 打印机，起初主要用于航天、工业等领域。医学领域起初主要应用在整形外科、颌面外科等专科，随着技术的不断成熟，近年来该技术在复杂的骨盆髋臼骨折、关节置换翻修、脊柱侧弯等骨科领域的应用也逐渐受到重视。从最初的应用于术前规划、患者术前宣教以及医学生教育培训的 3D 打印解剖结构模型，到用于术中的个体化手术器械及适合个体尺寸、适应疾病特征、具有良好配合贴附程度的 3D 打印手术辅助导板、个性化内植物和假体、人造骨以及用于填充节段性骨缺损的组织工程支架，再到用于保护患肢及术后康复矫形器具等方面得到探索和应用，已成为满足个性化需求的重要途径。

二、3D 打印技术在骨科中的应用

1. 内植物 骨科手术为了纠正畸形和恢复功能，经常需要使用到内植物和假体。常规的内植物和假体基本能满足大部分病例的需求，但是针对某些特殊患者的特殊情况，可能需要外科医生在术中费力地去修整内植物。3D 打印技术根据患者的实际情况定制个性化和特殊需求的内植物已经基本实现，实现了"私人订制"，能够与患者的骨骼有更好的匹配度。同时，内植物的微孔设计是骨科 3D 打印内植物最显著也是最重要的特征之一。金属微孔可供骨组织长入，故有人形象地称之为"金属骨小梁"，目前在人工髋膝关节置换、骨缺损患者、骨肿瘤及椎体置换等方面应用较多。将 3D 打印技术个性化定制的关节假体应用于严

重肱骨远端中,可以获得较好的功能恢复和重建。

2. 3D 打印模型 以患者的影像学资料为基础,利用 3D 打印技术制作出 1:1 等比例实物模型,该实物模型能够真实反映病变部位情况,从而在复杂骨折分型、关节损伤程度、脊柱侧弯情况等方面有良好的应用。借助三维立体模型,既可以实现对手术的精确控制、简化手术操作、提高手术的速度和效率,又可以减少患者术中感染、降低并发症的发生。3D 打印模型还可用于术前的医患沟通,可以从多个视角对骨折进行观察,赋予了视觉上和触觉上的全新体验。

3. 个性化导航导板 3D 打印导航导板的设计是将患者 CT 图像数据导入到 Mimics 软件中,重建骨折的三维模型,将局部作增厚处理为底基,利用软件操作在底基上确定导板导孔通道的方向,并且可以测量螺钉的长度和直径,设计好的导板以 STL 格式导出,利用打印机进行打印。3D 打印导航导板的应用降低了手术操作的难度,实现了内固定物的精确置入,减少了患者的损伤,降低了并发症的发生率。

4. 个性化支具 支具治疗作为骨科疾病的一种重要的保守治疗方式,在治疗骨折、畸形、运动损伤等方面具有确切的效果。但是,传统制作支具工艺繁琐、制作者水平参差不齐、治疗效果有限。近年来 3D 打印逐渐运用于支具的设计和生产当中,相比传统获取的资料更准确、工艺制作耗时更短、制作的误差更小。有学者采用 3D 打印技术,根据患者个体情况制作出针对性的足踝支具、脊柱侧弯支具,有效率均高于传统支具。

5. 手术器械 3D 打印手术器械能够减少制作时间,同时也能按照外科医生偏好进行手术器械调整、创新甚至推广。对于一些昂贵手术器械,基层医院可以通过 3D 打印技术以较低的成本使用这些原来难以获取的手术器械。

三、3D 打印技术在骨科临床应用的局限性

虽然 3D 打印技术集众多优势于一身,也不免有其弊端。3D 打印技术只有在生物工程、医学、影像学等领域相互合作的基础上才能发挥作用,只有大型的医院才拥有充足的资源和设备以及医工结合人才,这限制了该技术在各级医院的普及。打印时间较长限制了其在急诊手术中的应用。另外,打印材料、打印费用以及医学伦理等因素也限制了 3D 打印技术的广泛应用。以上问题均有待进一步研究解决,只有真正地做到了 3D 打印技术的临床转化,才能最大化发挥其作用。

(刘名名 韩 冰)

第七节 智能机器人在骨科手术中的应用

一、概述

医疗机器人技术是集医学、生物力学、机械学、机械力学、材料学、计算机图形学、计算机视觉、数学分析和机器人学等多学科为一体的新型交叉研究领域,能够从视觉、触觉和听觉上为医生决策和操作提供充分的支持,扩展医生的操作技能,有效提高手术诊断与评估、靶点定位、精密操作和手术操作的质量。

骨科机器人作为医疗机器人领域的一个分支,起源于 20 世纪 90 年代。主要的机器人产品包括:用于辅助定位的 Caspar、Renaissance、ROSA spine、PinTrace 等机器人;用于术中灵巧操作的 RoboDoc、RIO、Acrobot Sculptor 等机器人。

(一)发展历程

1991 年,美国 Integrated surgical Systems 公司推出了全球第一个骨科手术机器人 RoboDoc 系统,并于 1992 年完成了全球第一例机器人辅助人工全髋关节置换术。RoboDoc 系统的研发和实验成功是世界医学领域的一个里程碑,但其存在手术时间长及系统稳定性不足等问题,并且造成坐骨神经损伤的风险较高。1997 年,德国 0rthoMaquetg 公司研制出了 Caspar 机器人系统,该系统具有与 RoboDoc 系统类似的设计,可用于人工全膝和全髋关节置换术中的骨面处理,还可在交叉韧带重建术中进行植入物的骨隧道钻削。同年,英国帝国理工学院的 Davis 等研发了一款用于全膝关节置换术和微创膝关节单髁置换术的 Acrobot 机器人系统(后续推出新型号 Acrobot Sculptor),并首次提出了主动约束(active constraint)的概念,使用过程中需要将固定基准点位置的夹钳连接在股骨和胫骨上,实现坐标系配准。同样在 1997 年,瑞典的 Medical Robotics 公司研发出了一个基于 6 自由度骨科机器人的

多用途手术平台 PinTrace，获得了 CE 认证，实现了二维透视导航，在长骨骨折、骨盆骨折手术中得到有效应用。2001 年，以色列 Mazor Surgical Technologies 公司采用"Hover-T"技术，研制出了可直接固定于患者脊柱上的小型 6 自由度并联机器人 Renaissance 系统，该系统为被动式机器人，可用于专门引导脊柱融合术中螺钉植入方向，并实现了更大的操作范围，适用于胸、腰、骶椎手术。2008 年，美国 Makosurgical 公司研制出 RIO 机械臂，设计原理与 Acrobot 系统类似，主要用于全膝关节或膝关节单髁置换手术，该系统使用实时注册导航，由术者和机械臂共同操作手术器械完成手术，可在术中随意调整患者肢体，并实时对操作进行精细调整。2014 年 Medtech 医疗公司推出了 ROSA spine 产品，通过欧洲 CE 认证，该机器人系统包括一个 6 自由度的机械臂，能够识别术中力学信号的异常，术中导航基于 3D-arm CBCT 实时引导，实现实时呼吸追踪和补偿，提高了手术精确性和安全性。

（二）国内研究现状

2004 年，北京积水潭医院联合北京航空航天大学提出了基于 2-PPTC 结构的骨科双平面定位技术，实现了术中的靶点精确定位，并研发出一种小型双平面骨科机器人系统，于 2004 年完成国内首例机器人辅助骨科手术，2006 年完成了国内首例骨科机器人异地远程规划手术，并获得我国首个骨科机器人Ⅲ类器械注册证，填补了我国此领域的空白。2008 年，第三军医大学联合中国科学院沈阳自动化研究所研发了脊柱微创手术机器人，该系统可以提供三维空间内全方位的运动，反馈机械臂尖端所受力情况，在术中辅助医生进行打孔操作，减少医生的 X 射线辐照损伤，有效地保证了医生的健康安全。2012 年，香港中文大学威尔士亲王医院研制出 HybriDot 骨科机器人，融合人机协同操作理念，实现了机器人的主、被动混合控制，显著提升了机器人的操作效率。2014 年，北京积水潭医院联合中国科学院深圳先进技术研究院研发了一款基于力反馈的主被动一体化脊柱手术机器人 RSSS，完成了脊柱手术机器人的构型设计和人机交互仿真，并成功进行了基于导航系统的脊柱钻钉道实验。郑州大学研制了无框架脊柱手术机器人，能实时动态监测确保进针的精度和安全，大幅减少了射线辐射，且不需要进行各种匹配与注册等繁琐操作。2015 年，北京积水潭医院联合北京天智航科技股份有限公司研发的第三代骨科机器人天玑®骨科手术机器人系统，是一种基于术中实时三维图像进行手术空间映射和手术路径规划的机器人定位系统，是国际首台通用型骨科手术机器人，可完成脊柱、骨盆、四肢骨折等多种手术，特别适用于微创式术。

二、骨科机器人的主要构成（以天玑® 为例）

天玑®骨科手术机器人系统由移动式 6 自由度机械臂系统、光学跟踪系统和手术规划及导航系统组成（图 14-11）。手术过程中，医生基于三维影像可以通过手术规划系统规划椎弓根螺钉植入的预定路径。机械臂系统可以自动计算椎弓根螺钉预定路径的实际空间位置，并在光学跟踪系统的配合下控制机械臂连同附着在机械臂末端的导向器工具定位至预定路径，并通过导向器引导术者准确植入椎弓根螺钉。光学跟踪系统可以实时探测到患者的实际所处位置以及由于各种原因导致的患者位置变化，并协同机械臂系统进行实时运动补偿，使机械臂系统能够始终准确定位到预先设计的椎弓根螺钉植入路径。

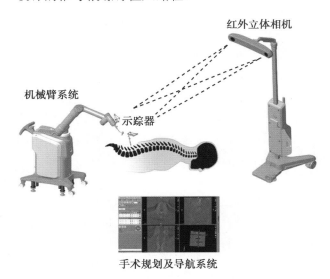

图 14-11　天玑®骨科手术机器人系统

机械臂系统主要由机械臂及其控制器组成。该系统采用 6 自由度机械臂，末端安装有多用途通用工具基座，支持导向器、示踪器和手术器械等多种配套工具的安装固定。机械臂安装在移动平台底座上，配有自动平衡支撑系统，用于确保机械臂系统和患者之间的位置关系保持固定。

光学跟踪系统由红外立体相机和两组对应的示踪器组成，两组示踪器分别安装在机械臂末端和患者棘突上。术中，光学跟踪系统能够实时监测机械臂末端和患者的位移变化，并自动补偿该位移，保障机械臂系统和患者之间固定的相对位置关系，并实时显示在光学跟踪系统的显示屏上。

通过术中影像学资料和基于标记点技术，实现患者影像和机械臂系统工作空间的匹配，完成机器人系统的注册过程，从而允许医生在上述匹配的影像上设定手术规划。椎弓根螺钉植入参数及植入路径规划确认后，相关内容通过计算机传递至机械臂系统执行。为了保障手术安全，手术规划及导航系统还提供了椎弓根螺钉路径虚拟仿真和软急停功能，防止机械臂系统在运行过程中触碰到障碍物。

三、机器人技术在骨科手术中的应用效果

（一）机器人技术在脊柱外科的应用效果

2015年田伟院士等完成了国际首例机器人辅助上颈椎手术。一位61岁女性，因齿突Ⅱ型骨折，在机器人辅助下，对患者进行前方螺钉固定。术后影像学资料提示螺钉放置安全、准确，计划位置与实际位置的计算偏差仅为0.9mm，术中未发现并发症。两周后随访，临床及影像学表现良好。同年，田伟院士还完成了国际首例机器人辅助下后路C1～C2经关节螺钉固定治疗寰枢椎不稳定手术。一名43岁寰枢椎畸形不稳定患者，行机器人辅助后路C1～C2经关节螺钉内固定，术中未出现并发症，术后随访提示临床疗效及影像学表现良好。

一项回顾性研究比较了30例机器人辅助下经椎间孔腰椎融合术（transforaminal lumbar interbody fusion，TLIF）手术和31例传统徒手TLIF手术，发现计算机辅助导航有助于微创脊柱手术。在2014年进行的一项关于机器人辅助手术在胸椎黄韧带骨化减压手术中的作用的回顾性研究中，研究纳入了确诊为胸椎黄韧带骨化并接受机器人辅助下黄韧带切除的患者，并进行了为期4年的随访。研究结果表明：所有患者的神经症状恢复，JOA评分从6.1分上升到8.6分。

meta分析研究也发现，在脊柱外科手术中应用骨科机器人技术，具有与传统徒手手术等效的准确性、较少的邻近关节破坏、较少的辐射暴露等优势，但手术时间相对较长；同时meta分析研究证实在脊柱外科手术中应用导航引导椎弓根螺钉置入能够显著提高手术精确性，同时不延长手术时间或减少畸形矫正效果。

（二）机器人技术在关节外科的应用效果

机器人辅助手术可以实现精确截骨，经过测量，机器人辅助手术中截骨面和假体之间的距离从0.15～0.29mm不等，而徒手人工截骨时，其假体距截骨面的距离可达到0.16～0.42mm，可见机械臂截骨后在截骨面和假体之间的距离更小，更利于截骨面骨质对于假体的良好长入。下肢力线对于膝关节置换手术的远期疗效至关重要，研究证明当冠状面对线误差大于3°时，假体的使用寿命显著降低，患者满意度下降，而目前报道的机器人辅助膝关节置换手术都能达到更符合正常生物力学的下肢对线，获得更满意的假体位置。

在髋关节置换方面，机器人辅助手术可以保证更多臼杯假体处于"安全区"内，即能达到准确的位置，优于传统手术及导航辅助手术。研究表明，机器人辅助手术可以实现对股骨侧假体的准确放置，减少股骨柄的内外翻以及使其在髓腔能达到更好的压配。文献报道，徒手髋关节置换术后平均双下肢长度差异可达到1～15.9mm，当术后患肢短缩10mm以上，或延长6mm以上时，患者将明显感觉不适。而借助机器人辅助髋关节置换术，可以改善传统徒手髋关节置换术后出现双下肢不等长问题。

（三）机器人技术在创伤骨科的应用效果

应用机器人辅助手术技术行骨盆骨折的经皮通道螺钉固定，避免了重要血管、神经损伤的发生风险，实现了螺钉置入的精准性。虽然骨盆解锁复位架的置入、复位过程、导航图像采集及配准等操作占用了手术的部分时间，但是总体上该技术缩短了手术和麻醉时间，降低了手术风险，真正实现了骨盆骨折的微创治疗。术后随访结果也证实了应用骨科机器人辅助骨盆骨折手术的优势，骨折愈合良好，无医源性神经、血管损伤和异位骨化等并发症发生。

机器人辅助股骨粗隆间骨折手术时，通过机器人对骨折部位的解剖和几何学分析及机械臂的

辅助，术者很容易将主钉导针快速、准确置于股骨髓腔内最佳位置，进行导针穿刺的重复性较小。在机器人辅助下进行股骨转子间骨折髓内钉内固定术时，机械臂可按照规划的导针进入股骨髓腔的路径和位置进行引导，在实时监控及路径自动修正过程中引导导针运行到位，辅助手术医生完成导针置入，提高导针进入髓腔的一次性成功率，增加手术的流畅性。避免因反复置入导针而延长手术时间和增加术中透视次数，一定程度上可减少患者出血量，并能减少患者术中肌肉软组织、骨骼等再损伤。

（黄　洁　韩　冰）

第十五章
骨科新术式的临床护理

第一节 反球型肩关节置换术的护理

【概述】

现代肩关节置换手术的发展始于 20 世纪 50 年代，Neer 教授于 1951 年使用钴铬钼合金假体进行人工肩关节置换治疗肱骨近端骨折，为现代肩关节置换的发展奠定了基础，并且通过研究，他发现对于肩袖肌腱完整的患者，全肩关节置换术后可获得令人满意的临床效果。

根据手术方式的不同，肩关节置换术包括半肩关节置换（肱骨头置换）、全肩关节置换以及反球型肩关节置换术。前两种置换方式国内外已普遍开展，而反球型肩关节置换术近年在国外尤其欧洲应用逐渐增多，在国内逐渐开展。

人工肱骨头置换手术在患者肩袖肌腱完好的前提下，单纯行肱骨头置换可以获得良好的疗效。全肩关节置换手术的前提是肩袖肌腱完好或肩袖损伤可完全修复，并且不伴有严重的肩盂骨缺损。对于存在明确肩袖损伤，尤其是不可修复性肩袖损伤的骨关节炎患者，传统解剖型肩关节置换术后疗效难以预计。

反球型肩关节置换术是指肩关节假体的球形关节面唯一肩关节盂侧，而盂杯位于肱骨近端的半限制性人工肩关节。该术式大大降低了肩盂假体松动的概率。当患者肩袖严重损伤，其动态稳定机制被破坏，三角肌的动力难以通过肩袖肌肉转化为肩关节上举的动力，而通过反球型肩关节置换，可以使三角肌作为肩关节前屈上举的动力直接发挥作用，进而替代了部分肩袖肌肉（冈上肌）的功能（图 15-1、图 15-2）。

随着反球型肩关节置换术的成功病例逐渐增多，越来越多医生开始接受反球型肩关节置换的理念。

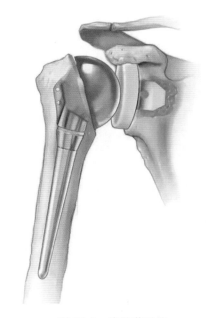

图 15-1 肩关节置换

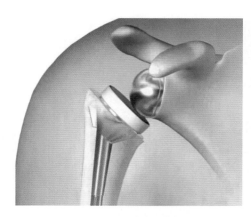

图 15-2 反球型肩关节置换

【手术适应证与禁忌证】

1. 适应证 无法修复的肱骨大结节骨折，肱骨近端陈旧骨折不愈合；肩袖功能障碍 / 严重骨质疏松的肱骨近端骨折；无法修复的肩袖损伤；传统的人工假体置换手术或创伤后的手术治疗方案失败。

2. 禁忌证　腋神经损伤；三角肌功能不良；年轻且对肩关节要求较高的患者；活动的局部或全身感染；严重骨质疏松或骨质量较差，不能支撑假体；肥胖，肌肉、神经或血管病变；严重畸形。

【手术优点及缺点】

1. 优点　盂肱关节稳定性好；肩盂侧基座与骨质结合牢靠，不需要骨水泥；肩关节假体自身强度高，稳定性好；通过调节三角肌张力，可以起到代偿肩袖肌力不足的作用。

2. 缺点　费用较高；肩关节旋转功能相对较差。

3. 影响反球型肩关节置换假体固定的几种情况：①骨质疏松、骨质量较差；②代谢紊乱或糖尿病、免疫抑制剂治疗、甾体类激素治疗；③全身或局部感染史；④骨肿瘤；⑤对移植物过敏反应。

【常见置换术后不良反应】

1. 假体移位。

2. 早期或晚期感染。

3. 假体松弛。

4. 半脱位或脱位。

5. 心血管疾病（血栓、肺栓塞、心肌梗死）。

6. 血肿和（或）伤口延迟愈合。

7. 肺炎和（或）肺不张。

【护理】

（一）护理评估

1. 术前评估

（1）心理：评估患者的心理状态，有无焦虑、恐惧等心理动态。

（2）疾病知识：评估患者对疾病知识了解情况。

（3）肩关节外展包：评估肩关节外展包型号是否符合。

2. 术后评估

（1）病情变化：评估患者的生命体征，观察患者有无不适情况。

（2）伤口情况：评估患者伤口有无渗血、渗液等情况，有无引流管及是否妥善固定。

（3）肩关节外展包使用情况：评估患者肩关节外展包的松紧度及使用方法是否正确。

（4）疼痛：评估患者疼痛情况。

（二）围手术期护理

1. 术前护理　皮肤准备、药敏试验、生命体征

监测；根据患者个体情况，选择合适的支具，术前试戴肩关节外展包，使患者掌握佩戴方法。

2. 术后护理

（1）给予全身麻醉术后护理常规，严密观察病情。监测生命体征，进行饮食指导。

（2）观察患肩伤口渗出、肿胀、患肢末梢血液循环和感觉运动等情况，警惕血管神经损伤的可能。

（3）保持肩关节体侧外展30°～60°，24h持续佩戴肩关节外展包，观察肩关节外展包松紧度是否适宜，佩戴方法是否正确。

（4）妥善固定引流装置，保持引流通畅，记录引流液的量、色和性质。改变体位时，注意防止引流管受压、牵拉。

（5）术后24h内持续肩关节周围冰敷，有助于减少出血，减轻疼痛及肿胀。冰敷时注意避免冰袋直接接触皮肤，以免冻伤。

（6）并发症观察及护理

1）上肢深静脉损伤：主要表现为上肢肿胀、疼痛、皮肤发绀和浅表静脉曲张。上肢肿胀是最早出现的症状。护理措施：要密切观察患肢的肿胀、肢体的皮温、皮肤颜色。患肢制动抬高，禁止按摩或挤压，抗凝是目前治疗静脉血栓的基本方法。

2）腋神经损伤：常由于肩外侧切口延长甚至偏下，引起腋神经过度牵拉所致，主要表现为肩外展受限。加强对患肢感觉、运动、皮肤温度及颜色的观察，指导患者尽量屈曲、外展、后伸及上举肩关节，可采用爬墙法，以练习增加肩关节活动范围。

3. 特殊护理

（1）输血及输血后护理：有证据表明，氨甲环酸（tranexamic acid）可有效降低反球型肩关节置换手术的输血率，减少患者围手术期的总失血量及伤口引流量，同时对血红蛋白的影响微乎其微。对于未应用氨甲环酸止血的患者，要严格遵守安全输血管理制度，认真核查，密切关注患者是否发生输血反应及并发症。

（2）向患者及家属宣传肩关节外展包的使用目的：①制动患肢，使其各关节处于功能位；②放松三角肌和冈上肌；③减少患肢伤口及肌肉张力。

（3）肩关节外展包使用过程中的注意事项：佩戴肩关节外展包的过程中必须双人进行操作。一名护士将患者的肢体进行固定，另一名护士进行外展包的佩戴。一名护士协助患者肩关节外展30°～60°，并在佩戴过程中从始至终保持患肢位

置。另一名护士将主包体放于患者的腋下；再将第一根长带从患者颈部穿过固定于主包体前后面，第二根长带从患者腰间穿过固定于主包体前后面；然后将副包体放置于前臂下方，将三根短带分别固定于上臂和前臂。

肩关节外展包使用过程中应注意以下几点：

1）佩戴过程中嘱患者坐正坐直，不要耸肩、不要躲避。

2）佩戴时密切注意患者主诉以及生命体征表现，切忌因松紧度异常造成患者出现呼吸异常等不适症状，如患者感觉颈部约束带长期佩戴皮肤不适，可在颈部垫一块纯棉吸汗手帕，也可垫柔软纱布，不可随意将约束带松开。

3）外展包与皮肤间需有纯棉衣物保护，佩戴期间为保证腋下皮肤舒适，可将婴儿爽身粉轻涂在腋下，或在腋下垫一块吸汗手帕，使该处皮肤清洁干燥。

4）注意患肢角度，避免因角度不正确造成关节位置的改变，先将患肢角度调整好，再放置外展包，最后进行固定。

5）告知患者功能锻炼需遵医嘱，不可随意摘包，睡眠时可平卧或健侧卧位，不可患侧卧位，以免造成外展包位置的改变。起床及换药后需观察外展包位置是否正确。

6）护士需在患者出院前指导家属掌握外展包佩戴方法，患者在家中更换衣服时全程需要家属操作，患者不可自行拆戴外展包。

7）告知患者及家属佩戴时，所有操作均需以保证患肢角度为前提，总佩戴周期长短应遵医嘱，不可随意摘包。

8）肩关节外展包一般情况下佩戴6～8周，全天24h佩戴，撤支具时间及肢体负重时间复查时由医生决定。

（4）肥胖（BMI≥30kg/m²）对反球型肩关节置换术后恢复的影响：有研究显示，肥胖会增加反球型肩关节置换术后脱位、骨折及二次修复的概率。肥胖患者术后前屈角度与非肥胖患者有显著不同。因此对于肥胖患者要求其尽量减重，以防止术后并发症。同时，医生在考虑手术前应充分考虑到肥胖患者发生脱位等并发症等风险。

【功能锻炼】

1．第1阶段（术后第1天至术后第3周） 手指做握拳、伸指等简单动作，每个动作持续10s，主要目的是促进血液循环、减轻患肢肿胀。还可以做腕关节屈伸、前臂旋转，肘关节屈伸，以保持相邻关节活动度。除训练时间外佩戴外展包，24h肘关节不要超过腋后线。

2．第2阶段（术后第3～6周） 除训练时间外，患侧肩关节应用外展包来固定，以防止假体松动、脱位。做邻近关节的被动活动。指导患者取仰卧位并在辅助下进行肩关节的被动前屈、外旋练习。每次练习结束后，用化学冰袋冰敷患侧肩关节15～20min，以缓解练习造成的局部疼痛。术后早期在腋下夹软枕，术后第5周开始进行肩关节的被动外展训练，从外展40°～50°开始，逐渐增加外展角度。

3．第3阶段（术后第6～12周） 术后6周X线片显示肱骨干与大、小结节有愈合表现时，可去掉外展包，开始三角肌的等长收缩练习，以增强肩关节的肌力。患者可进行主动的前屈、外旋活动。此阶段鼓励患者应用患侧手参与日常生活活动，如洗脸、刷牙、梳头、系带、穿上衣、洗澡等。3个月内避免内收、内旋（手背后）动作。

4．第4阶段（第13周及以后） 在肩关节抗阻力训练阶段，应进一步增大关节的活动度并提升肌肉的力量和耐力，增强肩关节向各个方向的牵拉强度。可以进行主动的前屈、外展、后伸、外旋、内旋活动。因接受反球型肩关节置换术的患者多为中老年人，并且反球型肩关节和人体肩关节的结构相反，所以锻炼时肌肉力量有限，重物不宜过重，以0.5～1kg为宜。同时鼓励患者参与正常的日常生活活动，但应避免参加对抗性的体育活动。建议患者出院后在专业康复医院内继续进行康复锻炼。对于出院后康复锻炼需要在家中完成的患者，详细告知患者和家属正确的康复锻炼方法。主要包括以下几点：强调坚持康复锻炼的重要性，肩关节的康复锻炼应每天进行；在进行肌力和抗阻力训练时应量力而行。注意正确掌握运动量，避免患肢提重物，禁止做投掷等运动，以防止人工肱骨头脱位。

（张 爽 张晓婕 鲁 楠）

第二节 腕关节镜手术护理

腕关节镜是一种用于诊断和微创治疗腕关节损伤与疾病的新技术。该技术从腕部小切口置入迷你高清摄像头，妥善地评估及治疗关节腔内病变，并在腕关节周围进行有限切开来进行关节内损伤结构的修复，从而避免了常规切开手术对患者腕关节周围组织造成的不必要的组织破坏。

【概述】

腕关节镜在刚刚问世时，仅用于对腕关节内疾病进行诊断，由于术者可以在腕关节镜下直接对腕关节进行观察，因此腕关节镜对腕关节损伤的诊断准确率明显高于 X 线片、CT、MRI 等检查。正因为如此，对腕关节疾病进行诊断仍是腕关节镜的重要应用之一，而该技术也是目前对腕关节内疾病诊断的金标准。

随着腕关节镜技术的不断进步，腕关节镜可以在明确诊断及患病部位后，随即对相应损伤进行直接治疗。在目前所能治疗的疾病中，腕关节镜能达到与切开手术相似的手术效果，且对腕关节周围结构的破坏更小。近年来，随着人们对腕关节镜技术应用的探索，已经有越来越多的腕关节疾病可以使用腕关节镜技术进行微创治疗（图 15-3）。此外，传统腕关节镜容易导致关节周围软组织肿胀等手术并发症也得到了改善。

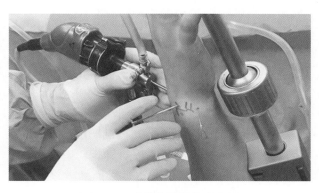

图 15-3　腕关节镜的临床应用

【手术适应证与优点】

1. 适应证　所有腕骨及腕骨间韧带均可以通过不同入路的腕关节镜进行观察及治疗。因此，目前临床腕关节镜手术的适应证包括：①桡骨远端关节内骨折；②舟骨骨折；③腕关节韧带损伤，三角纤维软骨复合体（triangular fibrocartilage complex，TFCC）损伤的诊断和治疗；④腕关节类风湿关节炎、骨关节炎的清创、滑膜切除；⑤腕骨脱位和腕关节不稳定的微创治疗等。上述适应

证也是临床使用腕关节镜治疗较为常见的几种疾病。

2. 优点　对于桡骨远端骨折的治疗，腕关节镜技术的优点主要包括以下几方面：①关节内骨折复位视野好，能够在极小的切口范围内进行直视下骨折端解剖复位及固定，同时可有效避免切口过大对组织造成严重损伤。②与其他方法相比，该技术能够准确判断关节面是否平整。在腕关节镜下，操作者能够详细观察整个关节面的骨折状况，能够使骨折块更加准确地复位。此外，桡关节骨折的 X 线片检查不能明显显示有潜在危险的软骨骨折或关节内游离体，而在腕关节镜下则能够及时发现，并进行修正与清除。③腕关节镜下能够详细观察其关节软骨的损伤程度，有利于对预后的判断，能够减少舟月韧带、月骨三角骨韧带撕裂等腕关节内紊乱征等。此外，腕关节镜在其他腕关节疾病的治疗中也具有微创、精准、术后康复快等优点。

【护理】

（一）护理评估

1. 术前评估

（1）详细了解病情：包括发病及受伤时间、部位及受伤机制。了解受伤史时还要了解患者的职业，优势手，既往有无手部其他疾病等。

（2）身体情况

1）局部：腕部局部疼痛和压痛的情况，是否有功能障碍、畸形，患侧与健侧的比较。

2）全身情况：是否伴有其他器官系统的损伤。

3）辅助检查：影像学检查结果。

（3）心理和社会支持情况

1）心理和认知状态：患者对腕部疾病的了解程度，对拟采取的手术或保守治疗及预后的认知程度和心理反应。

2）社会支持系统：患者家庭、家属的理解和支持程度，以及对住院的经济承受能力。

2. 术后评估

（1）手术状况：麻醉方式、手术方式、术中情况。

（2）身体状况：症状是否缓解，患肢是否能妥善固定，治疗效果如何，能否按计划进行功能锻炼。

（3）心理和认知状况：患者及家属对疾病的过程、治疗和护理的了解程度。

（二）围手术期护理

1. 术前护理

（1）心理护理：由于长期的腕部疼痛，对患者日常生活与工作造成了影响，易引发焦虑情绪。护理人员应加强与患者沟通交流，以消除其对手术未知感而产生的顾忌，加强患者对手术的信心，积极配合治疗。

（2）术前准备：手术前1天，患肢进行术区备皮清洁；了解患者有无过敏史，进行药敏试验预防术后感染。

2. 术中护理 患者术中通常会采用臂丛麻醉。调整手术室温度为23～25℃，监控患者的体温情况，防止因手术时间过长导致患者体温过低（低于36℃）；根据手术时长适量补液，补液量不超过1 000ml。

3. 术后护理

（1）生命体征观察：患者术中常规为臂丛神经阻滞麻醉，虽然术后可以进食水，但要观察患者有无术后麻药反应，预防发生恶心呕吐等严重反应，向患者解释麻醉药物的副作用，向患者介绍预防跌倒的注意事项。

（2）体位护理：术后患者常存在酸胀感及沉重感，护理人员应协助患者患侧上肢放置于功能位，位置稍高于心脏水平，促进患者静脉回流，以避免患者肢体疼痛、肿胀。

1）平卧位时，协助患者患肢外展、前伸、前臂旋前、患肢软枕抬高20°～30°，亦可患肢屈曲放在胸前。

2）健侧卧位时，协助患者患肢曲肘90°，前臂旋前，置于软枕抬高。

3）坐位或站立位时，健肢协助患者曲肘90°使手腕部略高于心脏水平。最佳位置为患肢屈曲于胸前中立位，用三角巾悬吊平行于心脏水平。

（3）伤口护理：观察伤口，有出血时可用记号笔标出渗血的范围，严重出血时立即通知医生。通常术后1～2天内无医嘱一般不需要更换伤口敷料。

（4）石膏护理

1）密切观察患肢末梢血液循环情况：观察末梢血液循环状况，对皮肤是否出现发绀、苍白，肢体异常麻木等现象，一旦患者出现上述现象，表示石膏包扎过紧，石膏对患肢造成一定压迫，影响患肢的末梢血液循环，应通知医生给予石膏及时拆除或适当松解，以免患肢因末梢血液循环障碍引起指端坏死、缺血性肌痉挛缩症状的发生，加重病情，影响预后。

2）肿胀：护理人员应对患者患肢肿胀进行观察，若患者石膏包裹处皮肤出现红肿、胀痛等异常情况，避免固定处皮肤出现感染、溃烂、骨筋膜室综合征等并发症的发生。

3）异常气味：密切留意患者石膏内是否存在异味，一旦出现异味提示骨折创面可能出现感染，或出现皮肤压疮，应将石膏打开，仔细检查骨折创面及受压处皮肤，一旦存在压疮、感染等情况，立即进行处理。

（5）疼痛护理

1）为患者创造舒适的病房环境，减少外界对患者造成的不良刺激，转移患者对疼痛的注意力。

2）护士引导患者摆放正确体位，以减轻疼痛程度。

3）术后常规给予患者静脉镇痛药物治疗，进行超前镇痛。

4）患者疼痛明显时，根据止痛药的三阶梯原则给患者应用止痛药物。

（6）神经和肌腱的观察：腕关节镜主要并发症是桡神经和伸肌腱群的损伤，术后观察患肢有无垂腕、伸指受限及感觉障碍，及时发现需立即通知医生。

4. 特殊护理

（1）腕关节冷敷：可使用冰敷机及冰袋。

1）术后患者返回病房条件允许的情况下可遵医嘱使用冰敷机，使用前评估患者的全身情况是否可以配合，患肢肿胀程度，皮肤完整性及有无石膏固定，给予患者患肢垫棉垫保护，用冰敷袋包裹患肢，有石膏者设定1～2℃，无石膏者设定5～6℃，每次运行1h，一天两次。

2）亦可立即用一冰袋放置在腕关节周围冷敷，每次15～20min，每天4～6次，以减少组织液的渗出，收缩毛细血管，还有助于肿胀的消退；术后连续使用2～3d。有出血时可延长使用冰袋的时间，使用中应注意严格防止冰袋漏水浸湿伤口。

（2）支具的护理：患者首次换药后或出院前可遵医嘱更换石膏为支具。

1）优点：对于石膏支具更加轻便安全，不影响固定范围以外的关节活动，透气性好易保持清洁。

2）用途：固定支具用于限制关节活动及损伤的组织得以修复。

3）护理：患者必须严格遵医嘱佩戴支具，嘱患者不得随意摘除修改支具；保持皮肤干燥，皮肤若有张力性水疱出现，及时通知医生处理，防止皮肤溃烂，佩戴支具时观察支具边缘是否光滑，舒适度是否适宜，嘱患者不可将支具靠近 50℃ 的地方，避免利器划伤支具表面，佩戴支具时伴有疼痛，摩擦皮肤时应及时通知医生护士。

【功能锻炼】

术后使用护腕支具于功能位制动腕关节，因此腕关节镜手术后的功能锻炼对于患者功能恢复很重要。包括主动活动和被动活动，必须在术前向患者讲解清楚，取得患者的配合，否则将有可能造成手术的成功而功能锻炼影响治疗效果。术前教会患者腕背伸、屈活动角度，克服心理上的困难，以达到预期的治疗目的。

1. 腕背、伸屈活动　自术后 24h 开始，指导患者练习，每 10min 一次，每次持续 10s，每天 15～20 次，腕背伸、屈曲的角度主动活动以患者能承受的最大限度为准，循序渐进，以患者稍感疲劳为度，以促进局部血液循环，减轻腕部肿胀。如腕背伸、屈曲的角度不满意，可以协助患者被动活动，以达到最满意的效果。

2. 患肢肌肉伸展运动　自术后第 1 天开始，嘱患者握拳和松拳，持续 5～10 秒，每 10 次为一组，第 1 天练习 5 组，第 2 天练习 10 组，以后可根据患者的具体情况进行调整。锻炼期间应密切观察患肢的肿胀情况，有血液循环障碍时，如指端温度情况、皮肤颜色变深或苍白、毛细血管充盈时间延长等，应暂时停止锻炼，针对具体情况采取相应的治疗措施，好转后再进行功能锻炼。

3. 全上肢肌肉锻炼　术后第 2 天开始练习肱二头肌、肱三头肌、三角肌等，嘱患者进行肘关节的屈伸活动，肩关节的外展，每次 5～10s 缓慢进行。随术后时间的延长，可逐渐增加患肢的负重能力。一般在术后 1 个月可提取一定重量的物品，并根据患者的承受能力逐渐增加。所有功能锻炼以患者不感疲劳为原则。

4. 腕关节屈伸及尺偏、桡偏锻炼　2 周后去除护腕支具，逐渐行腕关节屈伸及尺偏、桡偏功能锻炼。可用健手帮助患侧手腕做背伸、掌屈、尺偏和桡偏活动；也可用两手背相对练习掌屈，两手掌相对、前臂放于胸前练习背伸；或将手掌平放在桌面上使前臂垂直于桌面练习背伸。

（刘　莹　曹建华）

第三节　腰椎退行性疾病行斜外侧椎间融合术的护理

【概述】

（一）腰椎退行性疾病行斜外侧椎间融合术

腰椎椎间融合术（lumbar interbody fusion，LIF）是目前治疗腰椎退行性疾病经典而有效的手术方法，按其手术入路可分为前路 LIF（anterior LIF，ALIF）、后路 LIF（posterior LIF，PLIF）、经椎间孔入路 LIF（transforaminal LIF，TLIF）、直接外侧椎间融合术/极外侧椎间融合术（direct LIF/extreme LIF，DLIF/XLIF）和斜外侧椎间融合术（oblique lateral interbody fusion，OLIF）等。随着科技不断进步，手术技术的发展愈趋于微创化，OLIF 手术已成为近年来微创手术的发展方向之一。1997 年，德国的 Mayer 开展了 ALIF 的改良术式，在直视下或在显微镜辅助下行小切口设计，为 OLIF 技术的开展奠定了基础。2012 年，Silvestre 等正式报道了 OLIF 手术，OLIF 手术是从腹膜后正常解剖间隙，进行椎体间融合手术；而后，Hynes 等在原有经腰大肌入路椎间融合器的基础上改良并研发了 OLIF 专用的融合器，和相应的通道系统，使得 OLIF 的技术和理念在国际上迅速推广应用。OLIF 技术自 2014 年引进，目前已在全国范围内广泛开展。

（二）展望

随着 OLIF 手术在临床中的大量应用与相关研究，在临床实践中技术的改良与创新应用也相继引起医生与学者的关注。对于无骨质疏松症且终板处理满意，椎体融合器塌陷风险极小，符合 OLIF 适应证的患者，只行单纯的椎间融合间接减压，而不行椎体后路内固定的可行性已在临床治疗中的得到尝试。虽然术后随访时间还相对较短，但已有研究表明轻度滑脱或畸形患者经单纯融合术后症状可明显改善，同时可以减轻患者的经济负担，融合器偶有下陷且多与患者骨质疏松相关。而合理应用较宽、较高的融合器可一定程度上减少后路固定的使用。目前认为，中、重度畸形，严重骨质疏松症、腰椎明显失稳的患者不适宜单纯融合，还应行后路经皮椎弓根钉-棒系统内固定术以保障术后节段的稳定性。利用 OLIF 技术不但可以实现腰椎滑脱症的复位及间接减压，而且减少了椎体骨性结构及周围肌肉韧带等软组织损伤，节省了手术时间，缩短患者术后恢复时间，但其适应证还存在一定局限性，在临床实践中还应注意适应证的把握与手术关键步骤的学习及操作注意事项以减少并发症的发生。在今后的临床研究中也需大数据及长期随访的研究，以更好地指导临床治疗与技术创新。

（三）优势

OLIF 手术是通过腹膜后的腹部血管鞘和腰大肌前缘间的生理间隙进入，直达病变椎间盘，不需要打开椎管，不损伤后方肌肉、韧带和骨性结构；同时，OLIF 技术，能切除足够多的椎间盘组织，融合器与终板接触面积大，并可向两侧延伸至椎体周围致密的骨性隆突上，可大幅增加融合器的支撑强度。与传统的后路手术不同，OLIF 技术不需要取俯卧位而是采用侧卧位，在不破坏椎板、关节突关节以及椎旁肌肉的情况下进行手术，经腹部侧方切口，穿过腹主动脉与腰大肌的间隙到达椎间盘，可适用于 L2～L5 节段的病变。而正是因为不需要剥离脊旁肌、不侵入腰大肌，OLIF 技术与其他微创融合技术相比也有着损伤小、出血少、神经损伤率低、术后恢复快等优势。

【手术适应证与禁忌证】

1. 适应证　OLIF 手术适用于需要重建椎间稳定性、恢复椎间隙高度、实现间接减压和恢复腰椎正常序列的各类腰椎疾病，包括腰椎间盘突出症、椎间盘源性疼痛，腰椎节段不稳症和轻中度腰椎管狭窄症等，对于矫正矢状位及冠状位的脊柱失衡或畸形也有着较好的疗效，特别是退行性腰椎滑脱症以及腰椎侧后凸畸形。根据 OLIF 技术的入路特点，在处理脊柱感染、术后邻近椎体退行性病变、融合术后假关节形成等情况时，也得到了尝试性应用，并取得了一定的成效。

2. 禁忌证　对于髓核脱出、脂肪沉积或其他占位性因素等造成的椎管狭窄、先天性椎管狭窄、黄韧带钙化等造成的骨性椎管狭窄、后方关节突关节已形成骨性融合的椎管狭窄，由于使用 OLIF 技术无法有效撑开椎间隙高度或椎管容积不能通过间接方式得以有效扩大，所以不适合使用 OLIF 技术进行间接减压治疗。

【护理】

（一）护理评估

1. 术前评估

（1）详细了解病情：包括病程、既往史、合并症等。

（2）身体情况

1）症状：包括有无双下肢无力、步态不稳、跛行、疼痛、麻木等。

2）辅助检查：影像学检查结果。

（3）心理和社会支持情况

1）心理和认知状态：患者对腰椎疾病的了解程度，对拟采取的手术或保守治疗及预后的认知程度和心理反应。

2）社会支持系统：患者家庭、家属的理解和支持程度，以及对住院的经济承受能力。

2. 术后评估

（1）手术状况：麻醉方式、手术方式、术中出血情况等。

（2）身体状况：症状是否缓解，治疗效果如何，能否按计划进行功能锻炼。

（3）心理和认知状况：患者及家属对疾病的过程、治疗和护理的了解程度。

（二）围手术期护理

1. 术前护理

（1）心理护理：术前护士要向患者及其家属解释手术的基本知识，缓解患者紧张情绪。

（2）术区皮肤准备：上至左乳头及左肩胛骨下缘连线，下至臀裂顶点及会阴部连线，前至前中线，后至后正中线。如需同时行后路经皮椎弓根钉内固定，还需增加备皮区域：上至肩胛骨下缘，下至臀裂顶点，左右两侧至腋中线。

（3）物品准备：翻身易。

（4）肠道准备：术前 1 晚清洁灌肠。术前一般禁食 8～12h、禁水 6～8h。

2. 术后护理

（1）密切观察生命体征变化及伤口、敷料情况。

（2）并发症的观察

1）腹膜穿孔及结肠穿孔的观察：有无腹膜刺激征，腹部压痛、反跳痛和腹肌紧张。常见症状有腹部难以忍受的剧烈疼痛，大汗淋漓，高热，全身虚弱无力，不语等症状。

2）神经功能观察：术后严密观察患者双下肢

感觉、活动情况，并与术前比较。

3）输尿管损伤：输尿管损伤可表现为输尿管狭窄、输尿管瘘和断裂，造成相应的临床症状。包括：腰腹疼痛、尿少、腹水、腹膜刺激征、恶心呕吐等情况发生。

（3）如有留置引流管，保持引流管及其他各种管路通畅。

（4）饮食护理：全麻清醒后可少量多次饮水，无不适反应后可进少量流食，肠鸣音恢复后可正常饮食；可给予低糖、高蛋白、高维生素食物，防止便秘。

（5）体位护理：全麻清醒后可枕枕头，平卧 4h 后可翻身侧卧，尽量避免引流管受压。术后第 1 天晨可行床头摇高 30° 卧位，术后第一天可下地活动。

（6）腰围佩戴：术后佩戴腰围 3 个月。

（7）健康指导：出院后外出行走时需佩戴腰围。术后 3 个月复查，3 个月内不做腰背肌锻炼及重体力活动，应以直立行走为主，可进行简单日常生活。纠正患者不良姿势，不宜弯腰拾物、仰卧位坐起等，避免摔倒。

（闫 硕 刘名名）

第四节 儿童膝关节镜手术的护理

【概述】

膝关节是人体最大、最复杂、所受作用力最强的运动关节，随着人类社会和经济的快速发展，户外活动增多、交通事故频发、生活方式改变，膝关节疾病的发生率呈逐年上升趋势。

膝关节镜最早作为一种诊断工具，因其能在直视下对病变进行观察，并可取病变组织进行活检、涂片、细胞培养等多种检查，其诊断为膝关节疾病诊断的"金标准"，随后逐渐发展成为一门新兴的亚学科，治疗了众多的膝关节疾病。

随着关节镜的发展，在儿童膝关节手术治疗中，关节镜已成为一个有价值的辅助工具。关节镜是微创的，比切开复位内固定更人性化；它不需要开放手术的广泛术野暴露便可精确地使骨折复位；此外，关节镜的使用还可以提供减轻疼痛、促进早期关节全范围活动、提高骨折愈合速度及关节功能迅速康复的优点，因此，关节镜使得相互对立的手术和非手术治疗两者之间距离更近。儿童

膝关节镜手术逐渐在小儿骨科中开展，造福了广大膝关节疾病的儿童患者。

【护理】

（一）护理评估

1．术前评估

（1）了解患儿病情：包括患儿受伤原因、时间，以及有无其他不适症状。

评估患儿家属对疾病、术后疼痛及术后康复的了解程度。

（2）体格检查

1）膝关节局部疼痛情况，是否存在功能障碍。

2）全身情况：是否伴有其他部位损伤。

3）辅助检查：影像学及各种血常规检查。

2．术后评估

（1）了解患儿术后麻醉恢复情况，各项生命体征及管路。

（2）术后患儿局部皮肤状况，肢体固定状况及何时可配合行功能锻炼。

（3）术后患儿疼痛的评估。

（4）患儿及家属的心理评估及对功能锻炼的依从性。

（二）围手术期护理

1．术前护理

（1）术前准备：术前 1 天行术区备皮及皮肤清洁；了解患儿有无过敏史并行药敏试验。

（2）指导患儿行功能锻炼，学会术前适应性训练，使患儿尽早适应术后康复训练，为关节活动和肌肉力量训练打好基础。主要包括：

1）踝泵运动：双足同时背伸并维持 5s，跖屈并维持 5s，20 个 / 组，10 组 /d。

2）直腿抬高练习：双下肢交替伸直抬高 45°，保持 10s，10 个 / 组，10 组 /d。

2．术后护理

（1）病情的观察：术后密切观察患儿麻醉反应，生命体征变化，患肢足趾血运、颜色、温度及活动度，判断有无神经血管的损伤。

（2）患肢的护理：可将患肢抬高 20°～30°，以利于静脉和淋巴液回流，减轻疼痛，注意切口局部有无肿胀及渗出，观察伤口外敷料及引流量。

（3）伤口的护理：术后给予静脉抗感染治疗，预防伤口感染。术后 2～3d 给予伤口更换较薄的外敷料，以利关节功能锻炼，并观察积液情况。术后满 2 周给予伤口拆线，更换外敷料。如膝部积

液较多，应减少患儿下床活动，增加床上非负重锻炼，适当休息，2～3周后积液可完全吸收。

（4）引流管护理：术后第1天晨测引流量小于20ml，于次日拔管。一般引流放置不超过48h，以减少感染的机会。

（5）外固定的护理：如术后有长腿膝支具外固定，需每班检查支具以确定固定完好，维持膝关节伸直位，支具边缘皮肤情况良好。

（6）冷疗的护理：术后使用冰袋对膝关节进行持续冷敷24h，以减少关节内出血，减轻局部肿胀，缓解疼痛。

（三）疼痛护理

疼痛是婴幼儿和儿童均具备的一种主观感受，新生儿不仅能感受疼痛，且会因为疼痛治疗不充分，带来日后疼痛反应增强。小儿术后疼痛会给患儿带来痛苦并影响其康复过程。疼痛在术后24～72h内最严重，个别可能持续数日或数周。术后早期应按时规律给药，后期可根据疼痛评估按需给药。总体原则为小儿术后镇痛应根据患儿年龄、手术类型和临床情况合理给药，提供安全、有效、个体化的联合镇痛方案，并尽可能减少相关不良反应。

1. 疼痛评估 由于部分小儿尤其是婴幼儿不会主动诉说疼痛，小儿疼痛评估相对于成人更困难。目前还没有任何一种量表能作为理想的评估手段适用于所有种类的疼痛或所有年龄段的小儿。儿童常用疼痛评估方法有：

（1）自我评估：患儿根据提供的量表自己评估和描述疼痛的程度。主要有视觉模拟评分法、数字等级评分法、语言等级评定量表等。

（2）行为学/观察评估：测量疼痛相关的行为学表现或者对由患儿父母或监护人提供的疼痛的叙述进行评估。主要有CRIES评分、FLACC评分、CHEOPS疼痛评分、Comfort评分等。

（3）生理学评估：根据疼痛引起的生理学变化进行评估。疼痛评估的生理学参数包括心率、呼吸、血压、心率变异度、皮质醇变化、皮质诱发活动等，但这些参数受行为学影响较大，在疼痛评估时，生理学指标必须与其他评估手段联合使用。

2. 药物镇痛

（1）对乙酰氨基酚：是一种常用的解热镇痛药，抑制中枢的COX-2，尤其对COX-3选择性抑制，还有调节抑制下行5-HT能通路和抑制中枢NO合成的作用。由于其毒副作用小，可定时规律用药，几乎可以用于各类术后疼痛的基础用药，轻度疼痛可单独使用。

（2）非甾体抗炎药（NSAID）：NSAID是治疗轻到中度疼痛的有效药物，其通过抑制环氧化酶（COX），减少前列腺素和血栓素的合成而发挥镇痛作用。一般不推荐作为镇痛药物用于3个月以下婴儿。

（3）阿片类药物：阿片类药物是最广泛使用的强效镇痛药，可以通过多种方式给药。常用于术后镇痛的药物有吗啡、芬太尼和舒芬太尼。

3. 非药物镇痛

物理疗法、情感支持、精神抚慰、心理干预等非药物对于小儿术后镇痛也有很好的治疗作用。其中，冷疗常用于儿童膝关节镜术后镇痛。冷疗能够减轻炎症反应，引起血管收缩，限制血肿扩大，冷疗也可以降低酶的活性，有助于减轻疼痛。

（四）康复护理

1. 髌脱位

（1）踝泵运动：目的是消肿，维持踝关节活动度，锻炼小腿肌肉。于术后第一天开始练习，活动部位为踝关节，要求向上勾脚并维持5s，向下绷脚并维持5s，一组20个，一天10组。

（2）维持膝关节伸直：目的是消肿及帮助膝关节伸直。正确佩戴长腿膝支具，垫高小腿，每天检查膝关节能否完全伸直或过伸。

2. 盘状软骨损伤

（1）踝泵运动：同髌脱位

（2）膝关节伸直练习：将沙袋放在膝关节上方进行压腿练习（重量2.5kg左右，视患儿体重酌情增减），踝关节下方垫高3～5cm，每天3次，每次20～30min。

（3）直腿抬高练习：目的是训练股四头肌力量。拔除引流管后，将患肢伸直抬高45°，保持10s，10个一组，一天10组。健侧也可以进行同样训练。

（4）侧抬腿练习：目的是训练臀中肌力量。患者侧卧，侧抬腿，将患肢伸直抬高45°，保持10s，10个一组，一天10组。健侧也可以进行同样训练。

（5）膝关节屈伸活动：拔除引流管后开始进行主动屈伸膝。可在床上自主抱腿（脚在床面上滑动）也可坐床边垂腿，每天3～5次，20min/次，以

无痛或微痛为限,不能暴力,屈膝角度不受限制,可练习到与健侧相同,循序渐进。(行半月板缝合手术术后早期不进行此训练)

(6)下地步行训练:拔除引流管后可开始进行扶双拐下地负重行走。也可上下楼梯,健侧先上,患侧先下。(行半月板缝合手术术后早期不进行此训练)

(7)冰敷以消肿止痛。每次练习后冰敷膝关节,每天数次,20min/次。

3.胫骨髁间棘骨折

(1)踝泵运动:同髌脱位。

(2)维持膝关节伸直位:目的是消肿及帮助膝关节伸直。正确佩戴长腿膝支具,垫高小腿,每天检查膝关节能否完全伸直或过伸。

(3)直腿抬高练习:目的是训练股四头肌力量。佩戴长腿膝支具进行练习,将患肢伸直抬高30°~45°,保持 10s,20 个 / 组,5 组 /d。健侧也可以进行同样训练。

(4)侧抬腿练习:目的是训练臀中肌力量。患者侧卧,侧抬腿,将患肢伸直抬高 45°,保持 10s,20 个 / 组,5 组 /d。健侧也可以进行同样训练。

(5)冰敷以消肿止痛。每次练习后冰敷膝关节,每天数次,20min/ 次。

(五)护理健康指导

儿童膝关节镜手术患儿住院时间短,在围手术期虽然较快达到出院标准,但并未完全康复,延续护理和康复宣教对于减少并发症发生和改善膝关节功能恢复起着非常重要的作用。

1.复查时间:一般儿童膝关节镜手术后 4 周复查,根据复查情况决定是否拆除支具,进行下一步康复训练计划。

2.术后佩戴长腿膝支具的患儿复查拆除支具后可进行膝关节屈伸的主被动练习,4~5h/d。

3.术后佩戴长腿膝支具的患儿术后 6 周可逐渐开始下地负重训练,但半年内仍需免体,且禁止对抗性、变速及变向运动。

(胡亚楠　覃　倩　王　楠)

第五节　骨盆肿瘤切除股骨旋转上移异体骨移植围手术期护理

骨盆肿瘤发病率不高,但由于骨盆解剖复杂、立体性强,构造特点与肢体相差甚远,骨科医生需有大量的临床训练,才有能力进行骨盆手术。而骨盆肿瘤的外科治疗难度又远远高于一般的骨盆手术。因此多年来,骨盆肿瘤的外科治疗一直极具挑战性,这主要体现在两个方面,①对于切除,要求外科医生对肿瘤周围的组织结构有确切的认识,并在肿瘤组织的安全外科边界内进行肿瘤切除;②对于重建,骨盆是全身应力最为复杂和集中的部位之一,如何进行有效的功能重建,尽可能减少潜在的各种并发症。

对于单纯骨盆Ⅰ区、Ⅲ区、Ⅳ区肿瘤,往往可以不重建,但如累及Ⅱ区,大多需要重建。如果肿瘤巨大,累及Ⅰ+Ⅱ+Ⅲ区或者Ⅰ+Ⅱ+Ⅳ区的病例,如何进行有效的重建,是目前骨盆治疗的难点之一。十几年前对这部分的重建笔者所在科室用过人工骨盆,异体关节置换和马鞍型假体,但都有各自的弊端,比如马鞍型假体时间长了,对髂骨的磨损比较大。我们设计了一种手术方法"旋转上移异体骨移植",就是肿瘤切除后,将股骨旋转上移,与残余髂骨直接融合。该方法具有生物重建、能够长久使用、功能良好及并发症少的特点。

【手术适应证与优点】

1.适应证　肿瘤恶性程度低且预后好,累及Ⅰ+Ⅱ+Ⅲ区或者Ⅰ+Ⅱ+Ⅳ区的骨盆肿瘤切除术后难以重建。

2.优点　该方法具有生物重建、能够长久使用、功能良好及并发症少的特点。

【护理】

(一)护理评估

1.术前评估

(1)详细了解病情:包括发病部位、病程及疼痛情况。还要了解患者的职业,既往有无发病部位相关其他疾病等。

(2)身体情况

1)局部:局部疼痛性质、程度,是否有功能障碍、畸形,患侧与健侧的比较。

2)全身情况:是否伴有其他器官系统的损伤。

3)辅助检查:影像学检查及病理结果。

(3)心理和社会支持情况

1)心理和认知状态:患者自身疾病的了解程度,对拟采取的手术或保守治疗及预后的认知程度和心理反应。

2)社会支持系统:患者家庭、家属的理解和支持程度,以及对住院的经济承受能力。

2. 术后评估

(1)手术状况:麻醉方式、手术方式、术中情况。

(2)身体状况:症状是否缓解,患肢是否能妥善固定,治疗效果如何,能否按计划进行功能锻炼。

(3)心理和认知状况:患者及家属对疾病的过程、治疗和护理的了解程度。

(二)围手术期护理

相当一部分患者的肿瘤在被诊断时都比较巨大,这不是偶然的,因为骨盆是由不规则骨构成,内侧构成容量极大的盆腔,适于肿瘤生长而不会产生任何症状,使其手术困难。同时也造成其围手术期尤其是术后护理的不易,通过研究骨盆肿瘤切除股骨旋转上移异体骨移植手术的护理,对围手术期情况有较为清晰的认识,尤其护理方面,已总结并积累形成一套规范的流程体系。进行积极有针对性护理干预为患者减轻痛苦,减少并发症的发生,是保证患者康复的手段,同时也为今后的护理工作提供方便。但由于随访时间仍然没有足够长,未来希望增加随访时间以获得进一步的结果。

1. 术前护理

(1)术前心理护理:骨盆肿瘤切除手术创伤大、术中出血量大、术后恢复时间长,而且术后并发症以及肿瘤是否复发、经济问题、今后工作生活等会给患者和家属带来沉重的打击。因此,护理人员应详细做好术前心理护理。由于术前需要进行栓塞治疗,所以需积极讲解这一辅助技术的目的和价值,可以有效减少术中出血量和降低大出血风险。同时讲解如何做好术前准备以最大限度地减少术中和术后的各种并发症,耐心地帮助患者消除过度焦虑和紧张情绪,减少应激。由此增强患者和家属的理解和信心,并且更加主动地配合手术的进行。

(2)术前准备

1)备皮,做好皮肤过敏试验,进行交叉配血。

2)术前改善饮食的目的是纠正患者的消耗性体质,增强抵抗力,因此需要鼓励患者易消化、高维生素、高蛋白饮食。对于合并贫血和低蛋白血症的患者,术前输血和补充白蛋白是合理的。而临近手术期,尤其术前1~2天需特别强调饮食控制的必要性,以流食为主。骨盆肿瘤位于盆腔,因此为防止肠壁损伤造成手术污染,术前1天口服甘露醇导泻,术前晚及术晨予以肥皂水灌肠,直至排出清水便。

3)括约肌功能训练应尽早开始,以增强盆底肌力量,增加尿道筋膜张力,提高术后排便控制能力,帮助顺利通过围手术期,并减少术后功能残疾。按计划练习下腹部、会阴及肛门收缩运动,例如收缩肛门运动,每次收缩需持续30s再放松,间歇5s后,再继续收缩、放松,反复进行,每组训练15min,每天3组。此外,为适应术后卧床需要,还应加强床上排便练习。

4)床单位准备,备好吸氧装置、心电监护仪等物品。

5)用物准备:提前量身定制髋人字支具,全棉质浴巾,翻身易,便器等。

2. 术中护理

患者术中通常会采用全身麻醉。但还是要重视患者术中护理。调整手术室温度为23~25℃,监控患者的体温情况,防止因手术时间过长导致患者体温过低(低于36℃);根据手术时长适量补液以及根据术中出血量予以输血。由于手术时间长,给予泡沫敷料预防术中压疮。

3. 术后护理

(1)术后基础护理:术中和术后监护生命体征变化,并监测中心静脉压,根据中心静脉压调节输液或输血速度,及时补充血容量。当大量输血时,应密切注意患者的心肺功能,警惕心衰和肺水肿。

(2)疼痛护理:疼痛是骨科术后的共同特点,给患者造成精神和躯体上的双重打击。且国际疼痛学会已将疼痛列为继体温、脉搏、呼吸、血压四大生命体征之后的第五生命体征。及时、有效地处理术后疼痛可以减少术后并发症及提高患者舒适度。当术后患者正确使用患者自控镇痛(PCA)仍不能缓解疼痛时,需观察体位安置是否合理及时调整;遵医嘱使用镇痛药物。

(3)预防伤口感染:保肢手术感染是最严重的并发症,感染的后果是灾难性的。因此,针对可以造成感染的危险因素制订积极有效的护理措施,肿瘤患者属于低免疫力人群,由于手术的打击,机体抵抗力进一步下降,如果再出现术后高张力的血肿可损害周围软组织且使抗生素难以进入,是术后发生感染的重要因素,因此要加强伤口的渗出的观察，保持引流管路的通畅，保持引流装置的密闭性及负压的有效性，更换引流装置时严格无菌操作，避免造成逆行感染。并遵医嘱抗感染治疗。同时还要注意术后体温变化的观察。除有可能发生的吸收热外，对体温升高要格外警惕。

（4）伤口和引流管护理：骨盆肿瘤手术创伤大，伤口积血或渗液通常较多，术后有效引流能减少创腔内积血、促进组织贴附、减少血肿形成和促进伤口愈合，因此伤口和引流管的观察和护理特别重要，需密切观察引流液颜色、量和性质，注意引流管是否通畅。如果伤口出现血肿较大则需要密切观察或进行超声检查明确是否存在血管破裂。注意观察体温、足背动脉搏动和渗血情况并记录，注意患者下肢是否有疼痛、麻木感，如敷料包扎太紧，及时处理。术后加强会阴部护理，及时发现并清理漏出的大小便，被渗血或渗液浸透的敷料需及时更换，保持伤口敷料清洁干燥，防止感染。一般引流管留置时间在 1 周，根据手术伤口恢复情况而定，当 24h 引流量<20ml 时可予拔除。

（5）术后饮食护理：手术需要暴露或反复牵拉盆腔脏器，因此术后出现腹痛、腹胀等症状较为常见，因此术后应常规进食，观察腹部和消化道症状，并可观测肠鸣音，若无明显腹胀、肠鸣音正常，且肛门排气后即可逐步恢复饮食，可从少量半流质饮食开始，若无进食后腹胀或腹痛，则可逐步增加，逐步过渡为普通饮食，仍需避免产气性食物或过量饮食。对于术后腹胀明显患者，需警惕肠梗阻，大多为功能性肠梗阻，呈一过性，通常 24~48h 内自行恢复。若腹胀持续不缓解，需警惕器质性肠梗阻或持续性肠麻痹不能缓解，应立即通知医生处理。

（6）出院指导：指导日常生活中注意对患侧的保护，如更衣时先穿患侧，再穿健侧。尽量减少单独活动，注意安全，防止受伤摔倒。告知患者定期随访的重要性，最好能做到终身随访，并建立随访档案，通过电话、通信等方法做到定期随访，尽可能详细了解患者情况，解决存在问题，提高其生存质量。出现关节肿痛、活动受限应立即就医。嘱患者保持良好的心理状态，注意休息，不要疲劳，注意饮食调节，适当锻炼身体，加强饮食营养，保证高蛋白、高热量、高维生素食物的摄入，戒烟戒酒，肥胖者减肥，增强机体抵抗力。

4. 特殊护理

（1）动脉栓塞术护理：由于骨盆区解剖结构复杂，血供丰富，往往手术治疗中失血过多，可导致术中休克，甚至死亡；可造成手术视野不清；介入技术的引入明显减少了出血并发症，但也增加了围手术期特别是术后护理的难度同时不利于下肢功能的观察。操作结束后患者腹股沟处穿刺部位给予弹力绷带加压包扎并用沙袋压迫止血 24h，并密切观察穿刺局部有无渗血或血肿、足背动脉搏动是否良好、下肢皮肤温度和颜色，并做好记录随时对比观察。危险的情况包括下肢动脉急性闭塞，患者可迅速出现下肢缺血性疼痛，伴有足背动脉搏动减弱或消失、皮肤温度降低，应检查是否压迫过紧，并给予对症处理，并及时通知医生进行检查。

（2）髋人字支具护理：为确保关节的稳定性并促进骨性愈合，患者手术后均佩戴髋人字支具 2 个月，安返病房后正确安置体位，护理过程中需注意以下几点：

1）支具里衬垫棉质浴巾，以防止支具与皮肤的直接摩擦，利于吸汗且换药时可协助翻身。

2）加强观察支具里皮肤的受压情况，对于足跟，外踝处等易受压部位用泡沫敷料剪裁后予以衬垫。

3）术后在换药及相关检查时，需要医护配合协调一致保护整个骨盆，且进一步观察皮肤情况，有无皮肤完整性受损。

（3）DVT 护理

1）肿瘤患者的血液常处于高凝状态，且由于术中牵拉静脉，术后卧床时间长达 3 个月，失去了部分肌泵的作用，使下肢静脉血流缓慢，静脉回流障碍，易导致下肢 DVT 的。根据病情护士要鼓励并指导患者踝关节的早屈伸活动及健肢的主动活动。遵医嘱配合气压式足底静脉泵的使用，30min/次，2 次/d；遵医嘱药物预防 7~14d：皮下注射低分子肝素；穿抗血栓弹力袜等。

2）下肢静脉血栓形成的症状和体征可能不典型，因此更需要提高警惕。如出现下肢水肿、静脉曲张，考虑发生下肢静脉血栓，立即通知医生。当症状不典型时如持续下肢隐痛需要联系超声检查以明确。遵医嘱予以抬高患肢、制动及药物治疗。

（4）压疮护理：由于术后卧床时间长，且带有支具这种强制性体位造成抬臀困难，都是引起压疮的危险因素。因此需要足够重视，术后需要铺防压疮气垫床；同时每2h以按摩式手法为患者涂抹液体敷料于骨突部位；协助患者变换体位；及时更换污染的病服；对皮肤薄弱的部位给予泡沫敷料贴，以预防压疮的产生。

【功能锻炼】

由于体位的限制性要求，尽量减少髂骨与股骨的活动而影响愈合效果，因此术后2周开始练习股四头肌肌肉的等长收缩，卧床期间以踝泵运动为主，指导患者锻炼时背伸踝关节到极限坚持5～10s，放松后再跖屈5～10s为一组，每天要求锻炼90组，同时进行股四头肌的静态收缩训练。术后3个月开始双拐部分负重练习行走，4～5个月开始练习单拐负重行走，练习恢复正常步态，视步态正常与否，弃拐行走。

（白 华）

第六节 直接前方入路髋关节置换术的护理

直接前方入路髋关节置换术（direct anterior total hip arthroplasty）利用阔筋膜张肌、股直肌及缝匠肌间隙进入髋关节，不切断任何筋膜及肌肉组织，出血少，创伤小，大大降低了人工髋关节置换术后假体脱位的概率，大大提高了关节置换术后的功能恢复速度。

【概述】

直接前方入路髋关节置换术在近年来广泛应用于临床，与传统髋关节置换术有所不同，直接前方入路髋关节置换术采取微创技术，根据传统术式的S-P入路进行改良，传统的手术方式在肉眼下实施，手术切口大，手术风险高，易形成瘢痕，切口愈合情况较差。随着临床医学的不断发展与改进，部分学者提出将直接前方入路髋关节置换术应用到临床治疗中，采取直接前入路的方式，其不仅视野清晰，还可降低对患者的损害，手术创口小，瘢痕长度相对较短，取得令患者满意的愈合效果。

【手术适应证与禁忌证】

（一）适应证

1．骨折 包括转子间骨折、股骨颈骨折、股骨头骨折，甚至部分髋臼骨折。

2．骨关节炎 包括各种原因造成骨性关节炎，患者疼痛、关节面消失，发生严重的关节炎。

3．骨肿瘤 包括股骨头部、股骨颈、股骨转子部的骨肿瘤或者髋关节附近髋臼侧的骨肿瘤。

4．关节强直或者髋关节发育不良。

（二）禁忌证

1．严重肥胖的患者，体重指数（BMI）超过40kg/m^2。

2．腹型肥胖的患者，尤其是腹部组织和大腿重叠患者，采用前侧入路不仅显露困难，且术后影响切口的愈合。

3．术中需要进一步处理（如股骨短缩截骨、髋臼扩大）的髋关节置换术。

4．对曾有髋关节手术史或内置物存留的病例也需格外地注意。因为经此入路无法将外侧的钢板取出，仅能另取小切口取出螺钉。

【手术优点及缺点】

（一）优点

1．直接的神经、肌肉间隙入路，无软组织干扰，或软组织干扰最小。

2．易于显露与操作，精确假体安放，增加关节稳定性。

3．手术的创伤小、出血少，疼痛轻或无痛，患者术后更容易恢复，出现不良反应的情况也更少。

4．术后无跛行或步态较短时间内恢复正常。

5．术中便于检查调整肢体长度，确保术后双下肢基本等长。

6．体位采用平卧位，便于术中麻醉等管理，降低麻醉风险。

7．术后假体脱位率远低于一般外侧及后外侧手术入路，术后早期活动限制低或无限制，可以早期做下蹲、盘腿、跷二郎腿等动作。

8．术后恢复较快，手术后第1天下床行走，术后第2、3天可以不扶拐行走，术后第4、5天可以出院。

（二）缺点

通过直接前入路暴露髋关节进行全髋关节置换术，虽然在肌肉损伤方面很小，但是由于术野较后外侧入路、后侧入路等传统入路小，因而在假体的正确安装方面难度较大，这也是这种手术入路的难点所在。由于手术的体位是平卧位，与后侧入路、后外侧入路等手术体位存在较大差异，因而术中暴露的髋关节视角也与传统的入路存在明显差异。为了便于术中操作，熟悉髋关节解剖结构十分必要。髋关节置换术的成败主要取决于假体安装是否符合人体的解剖力学以及稳定程度。髋关节髋臼杯假体的安装，前倾角的参照面不应过分依赖手术床为参照平面。这是因为术中患者取平卧位，但是为了手术方便，患者体位其实略呈拱形，因而可能造成前倾角的减小，所以术者应当对患者的体位以及骨盆的空间位置有充分认识。

【护理】

（一）护理评估

1. 术前评估

（1）心理：了解患者的心理状态，对择期手术的认知程度及接受程度。

（2）知识储备程度：对疾病知识的了解程度、对自身疾病的发展程度。

（3）身体情况

1）既往史：患者既往有无其他基础疾病、骨科手术史。

2）皮肤：患者皮肤有无压疮、破溃及皮疹，有无皮肤感染情况，查看术区皮肤有无异常情况。

3）过敏史：询问患者有无药物及食物过敏史。

4）辅助检查：检查结果是否齐全。

2. 术后评估

（1）手术情况：麻醉方式、术中失血量、手术时间及体位。

（2）身体情况：皮肤情况、体位的摆放、各管路是否妥善固定，评估患者跌倒风险。

（3）辅助器具：患者双拐的使用方法是否正确。

（二）围手术期护理

1. 术前护理　生命体征监测、药敏试验、术前康复指导、饮食指导、心理护理。

2. 术后护理

（1）密切观察患者病情变化，监测生命体征，进行饮食指导。

（2）观察患肢伤口渗出、肿胀、末梢血运循环情况，发现问题及时报告医生处理。

（3）妥善固定引流装置，保持引流管通常，记录引流液的量、色和性质，改变体位时防止引流管受压、脱出。

（4）术后 24h 内持续进行髋关节周围冰敷，有助于减少出血，减轻疼痛和肿胀。冰敷时注意避免冰袋直接接触皮肤，以免冻伤。

（5）根据患者情况，评估跌倒坠床的因素，根据评估结果制定预防措施防止患者跌倒。

（6）并发症的护理

下肢深静脉血栓的预防：

1）基本预防：护理人员对患者及家属进行关于髋关节置换术后下肢深静脉血栓发生原因及预防的知识宣教，争取患者及家属的配合。术后详细地进行全身各系统的检查，需重点对重要脏器功能，尤其是心肺功能进行检查，以便及时防治并发症发生，抬高患肢的时候需要避免在腘窝或小腿单独垫软枕，避免影响腿部静脉血液回流。

2）机械性预防：具体早期进行功能锻炼以促进小腿静脉血液回流，一般情况下主要是待术后麻醉清醒后定期协助患者翻身，锻炼上主要是术后 6h 协助进行双下肢踝泵运动，取仰卧位跖屈足部维持 10 秒，足部背伸维持 10 秒，之后让髋关节恢复原点，顺时针活动足部 10 次后逆时针活动足部 10 次。有助于促进深静脉扩张及促进静脉血液回流。

3）药物预防：在术后 4~6h 可给予低分子普通肝素常规剂量的一半进行皮下注射，次日可增加到常规剂量，持续给药 7d。在给药过程需要密切观察患肢情况，具体观察患肢皮肤颜色、皮温，观察有无肿胀与疼痛情况，认真听取患者主诉，对肿胀及疼痛持续加重无法自行缓解者要及时处理。

3. 特殊护理

（1）术后康复第一阶段：（术后第 1 天至第 2 周）

1）避免长时间站立、坐立或行走，以免出现肢体肿胀。

2）应用适当的止疼方案避免锻炼时出现疼痛。

3）身体虚弱的患者可延迟康复进程。

4）指导患者进行早期康复锻炼，包括踝泵运动、压腿运动、屈膝滑足运动、直腿抬高运动（具体方法见功能锻炼）。

（2）术后康复第二阶段（术后第 2~8 周）

1）如果步态不稳定，不要尝试脱离辅助行走器具行走。

2）不要久坐和长时间行走。

3）应用适当的止疼方案避免锻炼时出现疼痛。

4）患肢力量完全恢复前，避免两腿交替连续上下台阶。

（3）术后康复第三阶段（第 8~14 周）

1）如果还存在疼痛或者步态不协调，不宜双腿轮换上下台阶。

2）不要进行跳跃等剧烈运动，直至得到医生的允许。

【功能锻炼】

1. 踝泵运动 仰卧位，脚尖朝天。主动勾脚，小腿绷紧5～10s后放松，主动踩脚，小腿绷紧5～10s后放松，重复锻炼，可早期恢复下肢肌肉泵的作用。

2. 压腿运动 仰卧位，想象膝关节下方有手放置，主动将膝盖向后方与假想手对抗，保持大腿绷紧，坚持5～10s，再放松，重复运动可锻炼大腿前方股四头肌的力量。

3. 屈膝滑足运动 膝平放于床面，主动屈膝，足底在床面滑向近端，再主动屈膝，足底滑向远端。此运动适合于膝关节屈伸活动好，肌肉力量相对较强的患者。

4. 直腿抬高运动 膝盖脚尖朝天绷直，主动抬高整个下肢至距离床面10cm，坚持5～10s，缓慢放下并放松患肢，重复锻炼可有效锻炼股四头肌力量。

5. 站立外展运动 健侧下肢站立，双手扶稳墙面或桌椅等固定物件，患侧膝关节伸直并外展整个患肢，到达最大程度后，坚持5～15s在放松，根据自身情况，每天可间断锻炼100～300次。该运动可增强髋关节外展肌的力量。

6. 抗组外展运动 仰卧位，屈髋屈膝，带有弹力的带子捆绑于双膝关节部位，患者做抗阻力的外展运动。该运动可增强髋关节外旋肌和外展肌的力量。

7. 护理康复指导

（1）术后14d拆线，根据伤口情况可延迟2～3d。

（2）术后3个月、6个月、1年门诊复查。

（3）要坚持康复锻炼，锻炼中出现特殊肿胀、疼痛及特殊不适要及时就医。

（张 然 李 林）

第十六章

骨科常见专科技术临床应用及护理

第一节 石膏固定术的临床应用及护理

【概述】

石膏分为熟石灰石膏和高分子纤维玻璃石膏两种。熟石灰石膏主要成分是无水硫酸钙，是经过含水硫酸钙锻造形成的。对人体没有任何危害，对皮肤也不产生任何刺激，价格便宜，容易塑形。高分子纤维玻璃石膏绷带又称"高分子绷带"，由多层经聚氨酯、聚酯浸透的高分子纤维构成，具有硬化快、强度高、不怕水等特点，是传统石膏绷带的升级产品，相对较贵。与传统石膏绷带相比，高分子纤维玻璃石膏绷带优点：舒适安全，透气性好，质量轻硬度高，有极好的投射性和良好的防水性，操作方便，灵活，塑形性好，固化快，环保。目的：制动，控制体位，用于骨科的外固定。石膏治疗相对安全、便宜，并且容易为儿童所接受。石膏绷带经水浸泡后可在短时间内硬化定型，有很强的塑形能力，稳定性好。石膏在骨科领域里的应用：由于石膏有吸水后再硬固及柔软可塑性，因此常用作固定、制动及制作模型。在骨科领域里，无论是骨折固定、畸形矫正、炎症的局部制动或成形术后固定等，都常常需要用石膏作为辅助治疗的工具。

【适应证及禁忌证】

（一）适应证

1. 骨折固定。
2. 矫形手术的外固定。
3. 炎症肢体制动。
4. 骨髓炎、骨结核、骨肿瘤以及骨关节成形术肢体固定。
5. 可用于制作托板，假肢辅助工具，以及各种

支撑工具的辅助物等模具模型制作。

（二）禁忌证

1. 全身情况差，如心、肺、肾功能不全或患有进行性腹水等。
2. 患部伤口疑有厌氧菌感染。
3. 年龄过大、过小或体力衰弱者禁做巨大型石膏。

【注意事项】

告知患者及家长保持石膏清洁干燥不变形。当患儿洗澡或在雨中玩耍时，嘱家长给患儿石膏外面覆盖保鲜膜，防止弄湿石膏。如因石膏潮湿致使皮肤瘙痒不适，消除症状的最好方法就是使石膏充分暴露在空气和阳光下。如石膏沾上污垢，可用少量清水擦拭，之后用干毛巾擦干。如沾水过多致石膏变形，及时通知医生给予更换石膏。

【护理要点】

（一）常规护理要点

1. 防止压疮　石膏未干时，切忌用手指按压。
2. 观察伤口处石膏渗血，并做标记。
3. 观察石膏松紧度，防止弄湿弄脏石膏，防止石膏变形。
4. 上肢石膏患者可佩戴颈腕吊带促进肢体静脉回流、减轻肿胀、保持患肢稳定性、减轻颈椎局部负担。下肢石膏可垫气垫抬高患肢，促进肢体静脉回流、减轻肿胀。
5. 石膏过紧　影响肢体血液循环，可出现皮肤颜色发绀、皮温低、感觉障碍或消失、动脉搏动不可触及。胸腹部石膏过紧可引起呼吸不畅、憋气，进食后出现腹胀、腹痛。
6. 石膏过松　不能起到固定效果，尤其是在肿胀明显消退后可以造成石膏的松脱。观察手指及足趾与石膏位置，手指及足趾有无回缩，可以画

线标记,出现松脱现象要及时通知医生给予更换石膏。

根据石膏的形状,上肢石膏分为:O形石膏、U形石膏、屈肘石膏。下肢石膏分为:短腿石膏、长腿石膏。躯干石膏分为:人类位石膏、单髋人字石膏。

(二)上肢石膏护理要点

1. 适应证　应用于上臂、肘部、前臂骨折及矫形术后的固定。

2. 上肢石膏观察要点　观察石膏牢固性及松紧度,以恰好贴合皮肤为宜;观察肢体末端皮温及血液循环情况是否异常;观察伤口渗血情况;观察患肢有无肿胀;皮肤苍白、麻木、手指背伸痛、无脉、感觉异常等症状;检查手指屈伸、并指、分指等活动情况;正确使用颈腕吊带。

3. 颈腕吊带标准操作流程　①向患者解释使用颈腕吊带的目的;②检查颈腕吊带的结构是否完好,各连接处是否稳固;③嘱患者取坐位或立位;④护士协助患者佩戴颈腕吊带,保持患肢平于或略高于心脏水平;⑤调节吊带的长度,以患者舒适为宜。

(三)下肢石膏的护理要点

1. 适应证　股骨干中下段骨折,膝关节及胫骨矫形,胫腓骨骨折,足部骨折及矫形术后的固定。

2. 下肢石膏的观察要点　观察石膏牢固性及松紧度,以恰好贴合皮肤为宜;观察肢体末端皮温及血液循环情况是否异常;观察伤口渗血情况;观察患肢有无肿胀;皮肤苍白、麻木、足趾背伸痛、无脉、感觉异常等症状;检查足趾背伸、跖屈等活动情况;正确使用气垫。

【护理措施】

1. 保持石膏的完整性及石膏的清洁,不要向石膏中塞异物,防止因无法取出造成皮肤压迫。

2. 嘱患者及家长在石膏未完全干透时不要挤压石膏防止变形,需要搬动时,应用手掌平托石膏,切忌用手指按压,以免造成石膏部分凹陷压迫皮肤形成压疮。

3. 观察石膏的松紧度,若石膏过紧及时通知医生,予石膏松解,并作记录。

4. 患者主诉石膏压痛时,不要轻易使用止痛剂,否则会造成皮肤溃疡甚至坏死,必要时应开窗检查。

5. 石膏内出现瘙痒时,嘱患者及家属不要用硬物深入搔抓,可用手指轻轻敲打石膏。

6. 石膏边缘如过于粗糙,摩擦皮肤,应及时修整。石膏如挤压皮肤或松动,应及时松解,或重新打石膏。

7. 如石膏内有臭味,提示石膏内压疮已形成溃疡,应报告医生,及时进行处理。

8. 患侧肢体抬高,预防肿胀及出血,教会患者和家长观察血液循环障碍的先兆,当出现肢体疼痛难忍末梢肿胀明显、皮温较健侧低、感觉迟钝、桡动脉搏动减弱中的任何一项时,均应及时通知医护人员,以便妥善处理。

9. 观察伤口处石膏有无渗血,及时给予标记和记录。如渗血迅速扩大,及时报告医生处理。

10. 上肢石膏同时观察有无神经损伤。桡神经损伤表现为:垂指,垂拇,垂腕;尺神经损伤表现为:环指,小指爪状畸形,各手指不能内收、外展,拇指和示指不能对捏;正中神经损伤的表现为拇指不能对掌,不能与手掌平面形成90°角,不能用拇指指腹接触其他指尖,握拳时拇指和示指不能屈曲。

11. 上肢石膏患者坐位或站立位时,用颈腕吊带固定患肢,以减轻石膏对患肢的重力作用,达到双肩水平位。

12. 长腿石膏伸膝位固定,用气垫持续抬高患肢约15°,短腿石膏用气垫持续抬高患肢,使膝关节屈曲30°～40°,促进静脉血液回流。保持中立位,禁止内外旋,压迫腓总神经,预防石膏边缘皮肤压疮;密切观察伤口渗血、渗液情况,如渗血迅速扩大,及时报告医生处理。

13. 下肢石膏固定患者患肢血液循环的观察:轻按患肢足趾趾腹或甲床放松后,足趾由白迅速恢复粉红色,时间少于2s,说明患肢血运良好。如发现足趾末端发凉、麻木、苍白、发绀等,应及时报告医生处理,防止发生肢体坏死或缺血性挛缩等并发症。活动的观察:主要有足的屈伸活动,如出现剧痛、苍白或发绀、麻木、无脉、感觉异常,应警惕骨筋膜室综合征的发生,术后24h至术后第4天均为重点观察期,护理关键是及时发现小腿的缺血改变,给予准确有效的减压处理,防止造成肢体功能障碍。

14. 腓总神经损伤,足下垂的预防　下肢石膏包扎过紧,压迫腓骨头,容易引起腓总神经瘫痪,造成肢体麻木,疼痛,足趾活动障碍等。应定期检查石膏松紧度，严密观察患肢有无疼痛，麻木，感觉减退，足趾背伸，跖屈有无异常。保持踝关节中立位，仰卧或俯卧时均应垫高脚踝处，使足跟悬空。如发现有足下垂症状，及时报告医生妥善处理。

（金薇邢娟）

第二节　牵引技术的临床应用及护理

各种骨牵引术是牵引力通过牵引装置作用于皮肤和骨骼，沿着肢体的轴线方向作用。反牵引力由患者的体重及躯干与床面的摩擦力组成。在临床牵引时，产生反牵引力最常用的是抬高床脚，使身体向着与牵引力相反的方向滑动而构成反牵引力。它既是一种复位的方法，也可起到良好的固定作用。

牵引技术在骨科应用广泛，是一种简便有效的治疗方法。主要包括：皮牵引、骨牵引及兜带牵引。利用牵引力和反牵引力作用于骨折部，以达到复位或维持复位固定的目的，同时也用于炎症肢体的制动和挛缩畸形肢体的矫正治疗。

牵引技术的使用，其目的主要在于使患肢制动、减少局部刺激、减轻局部炎症扩散；保持肢体功能位；稳定骨折断端，镇痛，便于骨折愈合；矫正和预防因肌肉挛缩所致的关节畸形；使骨折、关节脱位复位；解除肌肉痉挛，改善静脉血回流，消除肢体肿胀。

一、皮牵引

（一）定义

用贴敷于患肢皮肤上的胶布或包捆于患肢皮肤上的牵引带，利用其与皮肤的摩擦力，通过滑轮装置及肌肉在骨骼上的附着点，将牵引力传递到骨骼，又称间接牵引。

（二）适应证及禁忌证

1. 适应证　多用于四肢牵引，牵引重量不超过5kg，一般维持3～4周。

2. 禁忌证　皮肤有创伤、炎症、溃疡、粘膏过敏以及静脉曲张等疾病者，不宜使用。

二、兜带牵引

（一）定义

利用布带或海绵兜带兜住身体突出部位施加牵引力。可持续牵引，也可间歇牵引。临床常用有颌枕带牵引、骨盆带牵引、骨盆兜悬吊牵引。

（二）适应证及禁忌证

1. 枕颌带牵引

（1）适应证：适用于轻度颈椎骨折、脱位、颈椎间盘突出症和神经根型颈椎病。

（2）禁忌证：严重颈椎骨折患者。

2. 骨盆带牵引

（1）适应证：适用于腰椎间盘突出症及腰神经根刺激症状者。

（2）禁忌证：腰椎有明显松动不稳定者，不易用较大重量牵引。

3. 骨盆悬吊牵引

（1）适应证：适用于骨盆骨折有移位者。

（2）禁忌证：严重骨盆骨折不适用。

（三）注意事项

避免枕颌带牵引带压迫气管导致呼吸困难，窒息。

三、骨牵引

（一）定义

将不锈钢针穿入骨骼的坚硬部位，通过牵引钢针直接牵引骨骼，又称直接牵引。

（二）适应证及禁忌证

1. 适应证

（1）成人肌力较强部位的骨折。

（2）不稳定性骨折、开放性骨折。

（3）骨盆骨折、髋臼骨折及髋关节中心性脱位。

（4）学龄儿童股骨不稳定性骨折。

（5）颈椎骨折与脱位。

（6）皮肤牵引无法实施的短小管状骨骨折。

（7）关节挛缩畸形矫正术术前准备。

（8）关节挛缩畸形者。

（9）其他需要牵引治疗而又不适于皮肤牵引者。

2. 禁忌证

（1）牵引处有炎症或开放创伤污染严重者。

（2）牵引局部骨骼有病或严重骨质疏松者。

（3）牵引局部需要切开复位者。

（三）评估

1. 健康史和相关因素。

2. 患者的意识、体温、脉搏、呼吸、血压等情况。

3. 患肢的活动及关节活动范围，皮肤的完整性(有无挫伤,开放性伤口及伤口有无污染等)。

4. 患肢末梢血运、感觉情况(远端肢体的皮温、有无感觉异常、动脉搏动情况等)。

5. 患者的体位、牵引重量、牵引绳是否维持在有效范围。患肢牵引针有无移位、针孔处有无渗液及分泌物。

6. 日常生活活动能力。

(四)健康教育

1. 操作目的、方法及配合。

2. 操作中可能出现的不适及注意事项。

3. 坚持功能锻炼 告知患者出院后坚持功能锻炼的方法和意义,提高患者的自我照顾能力。

(五)骨牵引标准操作流程(表 16-1)

表 16-1 骨牵引操作流程

序号	项目	依据	评分
1	护士与患者沟通解释情况		
(1)	护士将保持在牵引的目的及注意事项告知患者	有效的沟通解释能够取得患者的配合和重视	合格
(2)	护士将保持有效牵引的目的及注意事项告知患者漏项较多		不合格
2	牵引针的位置		
(1)	保持在固定的位置	牵引针位置固定保证患者安全	合格
(2)	牵引针滑脱		不合格
3	牵引重量		
(1)	体重的 1/10~1/7	适宜的重量,利于骨折复位或畸形矫正。牵引过重,导致骨折不愈合,甚至血液循环障碍	合格
(2)	牵引锤落地或被其他物体压住、棉被或其他物品压在牵引绳上、床头过高、出现以上任意一项为牵引重量不合格		不合格
4	力线		
(1)	牵引力线与患肢长骨纵轴方向保持一致	力线准确有利于骨折愈合和复位	合格
(2)	力线偏离大于 10°		不合格
5	体位		
(1)	股骨髁上牵引躯干部和下肢在同一轴线上、其他牵引肢体近端和远端在同一轴线上。	正确的体位有利于骨折愈合和复位	合格
(2)	偏离大于 10°		不合格
6	穿刺点周围皮肤情况		
(1)	无红、肿、热、痛表现	红、肿、热、痛、流脓现象均为穿刺点感染现象	合格
(2)	出现因感染引起的红、肿、热、痛、流脓现象		不合格
7	肢端皮肤颜色		
(1)	红润	肢端发绀表示静脉回流不畅 肢端苍白表示动脉血供不足	合格
(2)	苍白或发绀		不合格
8	足趾感觉		
(1)	痛觉、触觉、温度觉均存在且正常	足趾感觉正常表明无神经受损表现	合格
(2)	有麻木、触觉减退		不合格
9	足背动脉搏动		
(1)	搏动有力	足背动脉搏动有力表示肢端无肿胀及动脉受压 减弱表示肢端有肿胀或动脉受压	合格
(2)	减弱或消失		不合格

（六）骨牵引注意事项

1. 保持牵引的有效性　根据患者牵引的部位抬高床头或床尾，以保持对抗牵引的力量。防止发生下肢牵引时足部抵住床尾栏杆或颅骨牵引时头部抵住床头栏杆等情况，使牵引失去作用。保持牵引绳悬空，滑车灵活，牵引的方向与患者肢体长轴成直线，牵引绳上不能放置枕头被子等，以免影响牵引的效果。

2. 牵引时要保持患者处于正确的牵引体位　股骨颈骨折和粗隆间骨折牵引时患肢需保持外展中立位，胫腓骨下段骨折行跟骨牵引时，可将牵引绳系在牵引弓的外角，使踝关节内翻，有利于骨折复位。

3. 牵引的重量　应根据病情需要调节，不可随意增减，重量过小不利于骨折复位和畸形矫正。重量过大可导致过度牵引造成骨折不愈合。如股骨颈、股骨干、股骨粗隆间骨折时，牵引重量为体重的 1/10～1/7；小腿骨折为体重的 1/15～1/10；上臂骨折为体重的 1/20～1/15。

4. 预防并发症的发生　长时间卧床的患者应预防坠积性肺炎、压疮、泌尿系统感染、便秘等并发症。指导患者进行深呼吸、咳嗽咳痰训练，每 2h 协助患者改变一次体位，并按摩受压部位。给予营养丰富、易消化的饮食，鼓励患者多饮水，食用粗纤维食物，按摩腹部等，刺激肠蠕动无效者遵医嘱用药。

（七）骨牵引护理要点

1. 牵引的患者应列入交接班项目，严密观察患者患肢血液循环及肢体活动情况。

2. 严密观察患肢末梢血运、感觉和肢体的活动情况，避免发生血液循环障碍。观察内容包括：肢端皮肤的颜色、温度、动脉的搏动和指（趾）端的活动，如肢端皮肤颜色变深，温度下降，动脉搏动减弱等。

3. 加强生活护理　牵引的患者活动不便，生活不能完全自理，应协助患者满足日常生理需要，如协助洗头、擦浴、床上使用便盆等。

4. 骨牵引的患者要保持牵引针孔处的清洁干燥，预防感染。针眼处若有结痂切勿去除，使其形成天然保护层。每天应注意牵引针有无偏移，发现不对称或异常应及时通知医生调至对称。

5. 指导患者行功能锻炼　向患者说明功能锻炼的必要性，在不影响骨折愈合的情况下指导患者进行肌肉等长收缩活动及关节活动以防止肌肉萎缩、关节僵硬。下肢牵引者加强足部的主动和被动锻炼，保持踝关节处于功能位，防止足下垂。活动强度以活动后患者不感到疼痛、疲劳为度，以促进血液循环，保持肌力和关节的正常活动度，减少并发症的发生。

6. 心理护理　使患者树立康复的信心，配合治疗。

（霍　妍）

第三节　骨外固定架的临床应用及护理

【概述】

骨外固定架通过经皮穿针和体外连接器将相邻骨段或肢体连接，并在骨折断端基本解剖复位后使其达到稳定固定，为骨折愈合提供所需的生物力学环境。由固定针、连杆、固定夹、螺栓及螺母等组成。穿入骨骼的固定针通过固定夹螺栓等与连杆固定，达到对骨折复位、固定、加压及延长等作用。其工作原理为通过体外固定调节装置经皮穿针，通过骨针与骨构成一种复合系统，属于临床微创手术。其通过骨针传导的压力造成骨断端微动，从而刺激骨组织的再生与重建，利用不锈钢固定针对骨骼的把持力，将体外连接杆的机械复位和坚强固定的力量传导至骨骼，根据骨折和关节复位的需要进行移位和固定。

这种固定方式是介于内固定与外固定之间的固定方式，兼收了内、外固定的优点，克服了前二者的缺点，是较好的固定方式，能满足患者功能锻炼需求。

骨外固定架能有效地对骨折或脱位进行复位和固定，重建骨骼及矫正关节畸形，辅助治疗骨骼、关节和软组织损伤、恢复躯干和肢体的功能。

【适应证及禁忌证】

（一）适应证

1. 新鲜骨折伴有严重的软组织损伤，特别是开放性骨折伴有Ⅱ度或Ⅲ度软组织的损伤。

2. 骨折伴有软组织覆盖条件差的感染不愈合情况。

3. 感染性假关节形成，

4. 肢体延长、再植或伴有明显骨缺损的骨折；需要行血管、神经重建的骨折。

5. 四肢或关节之外的其他骨折,如严重的骨盆骨折、腰椎骨折等。

(二)禁忌证

1. 社会、生理原因不适宜外固定架的治疗。

2. 整个长骨感染或患肢皮肤病变者。

3. 因骨与软组织疾病不适宜者,如严重骨质疏松。

【护理要点】

(一)评估

1. 评估患者患肢针孔周围皮肤情况。

2. 评估患者患肢肢端皮肤颜色、温度、动脉搏动、感觉及运动情况。

3. 评估患者整体健康状况。

4. 评估患者心理状态,是否存在焦虑、恐惧等。

(二)健康教育

1. 指导患者及家属注意保护外固定架,防止外力碰撞。

2. 不能自动拆卸或松动固定支架的螺丝钉,以免引起支架松脱,导致骨折移动畸形。

3. 保持针孔周围皮肤清洁、干燥。

4. 坚持治疗的信心,克服疼痛,加强主动肌肉收缩训练。

(三)标准操作流程(表 16-2)

表 16-2 骨外固定架操作流程

序号	项目	依据	评分
1	针眼周围皮肤		
(1)	无红、肿、热、痛表现	红、肿、热、痛、流脓现象均为穿刺点感染现象	合格
(2)	出现因感染引起的红、肿、热、痛、流脓现象		不合格
2	宣教		
(1)	护士详细讲解宣教相关内容	患者可复述知识点并有效理解,有利于外固定架的日常护理	合格
(2)	护士讲解宣教相关内容时漏项较多		不合格
3	外固定针是否在固定的位置		
(1)	保持在固定的位置	外固定针是否在固定的位置能够保证患者的安全	合格
(2)	外固定针位置改变		不合格

(四)注意事项

1. 钢针松动是最常见的并发症,应每天检查外固定是否牢固以及钢针松紧度,保持有效固定。

2. 观察钉孔有无渗血、渗液,渗出液多时应及时更换无菌敷料,保持钉孔部位的清洁干燥,钉孔周围纤维痂皮可起屏蔽作用,有效防止细菌及污物进入钉道。用 75% 酒精擦拭针眼处,2 次 /d。保持针眼处干燥、清洁,如有针眼周围红肿及异常分泌物,要加强换药,必要时应用抗生素防止针眼感染。

3. 防止肌肉关节挛缩,术后加强各关节主动、被动屈伸活动,以促进肌肉组织延长再生。

4. 预防骨筋膜室综合征的发生,观察患肢疼痛、活动,皮肤温度等。

5. 患者外出或下床活动时,应穿舒适、防滑的鞋,同时有专人陪伴以防止发生跌倒。

(五)手术护理

1. 术前护理

(1)心理护理:患者多由于突发事件引起骨折,常感到非常紧张和恐惧,对骨折后伤肢功能的恢复痊愈有顾虑。护士应安慰、关心患者,讲解手术的必要性、外固定架固定手术的优越性,解除患者对手术的恐惧心理,以积极的心态配合。

(2)患肢的固定:患者骨折断端在移动时极易使邻近的血管、神经受到二次损伤,多数开放性骨折的患者伴有神经、血管损伤,所以搬运时须做临时固定,防止加重周围组织损伤及患者疼痛。

2. 术后护理

(1)外固定架的管理

1)保持外固定架清洁,用无菌敷料包扎固定,直至固定针周围有纤维包裹。在此过程中,有渗出时,及时更换渗湿的敷料直至出血停止。一旦敷料停止渗出,可以不再使用敷料。

2)注意外固定架有无松动,并向患者说明不可随意扭动调整。术后定时检查支架牢固程度,各螺丝钉及固定针的松紧度,保持其稳定、牢靠,保证切实可行的功能锻炼。

3)外固定架针道处,分别在上、下午用 75% 酒精清洗渗出物,直至结痂为止。严禁使用软膏、喷剂涂抹针道周围,避免针道内感染。

(2)患肢的护理:密切观察肢端皮肤颜色、温度、足背动脉搏动(下肢),感觉及运动情况,观察有无因过度牵拉导致的神经血管损伤,观察术区周围肿胀是否进行性加重,视肿胀程度配合医生给予相应处理,避免发生骨筋膜室综合征。

（3）体位的护理:用气垫将患肢抬高15°～30°,高于心脏,同时根据患者舒适度随时调整位置,以促进淋巴和静脉血液回流,减轻肿胀。

（4）疼痛的护理:由于肢体肿胀及针眼处皮肤牵拉可引起疼痛。应安慰患者,教会患者松弛疗法,必要时遵循多模式镇痛原则给予镇痛药物。

（5）功能锻炼:早期功能锻炼能预防患肢肌肉萎缩、关节僵硬,促进局部血液循环,减轻肿胀,利于伤口的早期愈合,且能刺激骨折处的骨痂生长,利于骨折愈合。树立患者坚持治疗的信心,克服疼痛,加强主动肌肉收缩训练。医护鼓励和协助患者做肢体肌肉的主动伸屈锻炼,加强骨折远近端关节的主动和被动活动。

3.院外延续护理

（1）向患者说明骨外固定架的原理和特点,消除患者惧怕疼痛骨折移位等恐惧心理。

（2）指导患者注意观察外固定架针道处,避免感染,告知患者如发现针道周围出现红、肿、流脓的现象,应及时复诊。

（3）指导患者积极主动、循序渐进地进行功能锻炼,若患者站立后出现患肢红、紫、肿胀等现象,告知患者此现象属于正常反应,适应后此现象可逐渐减轻或消失。

（4）出院后1个月复查,指导患者继续挂拐带架练习,告知患者如有不适及时就诊。患肢负重情况,均需在经治医生指导下进行。

（5）均衡营养,增强机体免疫能力,促进骨折愈合。

（霍　妍）

第四节　负压封闭引流技术的临床应用及护理

【概述】

负压封闭引流(vacuum sealing drainage,VSD)是指用内含带引流管的聚乙烯酒精水化海藻盐泡沫敷料来覆盖或填充皮肤、软组织缺损的创面,再用生物半透膜将创面与外界隔绝,将引流管接通负压源后利用持续负压吸引的方式来促进创面愈合的一种治疗方法(图16-1、16-2)。创面封闭后可全面彻底充分地进行负压引流,减少毒素的吸收,刺激肉芽生长,抑制细菌繁殖,预防感染的发生,同时减轻水肿。

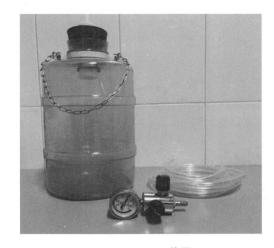

图16-1　VSD装置

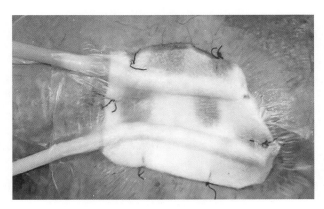

图16-2　VSD生物半透膜

【适应证及禁忌证】

（一）适应证

1.重度软组织挫裂伤及软组织缺损。

2.肢体离断伤、套脱伤或截肢术后。

3.骨筋膜室综合征。

4.开放性骨折或骨外露。

5.慢性骨髓炎合并创面经久不愈合。

6.肢体化脓性感染创面。

7.植皮术后对植皮区的保护。

8.溃疡、压疮、糖尿病足。

（二）禁忌证

1.活动性出血。

2.癌症溃疡。

3.凝血功能异常。

4.厌氧菌感染。

5.气性坏疽。

6.急性骨髓炎。

【护理要点】

1．评估患者的病情变化、生命体征及创面情况。

2．评估 VSD 负压值是否在正常范围内。

3．评估贴膜封闭是否良好、管型是否存在、引流是否畅通。

4．评估患者有无心悸、脉速、血压下降、高热、膜下积血等症状。

5．告知患者负压封闭引流的原理、目的、并发症。

6．告知患者保持有效引流至少 7d，避免压迫、折叠、拔除引流管。

【标准操作流程】（表 16-3）

表 16-3 负压封闭引流操作流程

序号	使用流程	备注
1	洗手，戴口罩	预防交叉感染
2	评估患者	掌握患者情况
3	向患者宣教相关内容	取得患者的配合
4	准备用物：引流瓶 1 个，压力表 1 个，连接管 1 个，500ml 生理盐水 1 袋	保证治疗顺利进行
5	将 500ml 生理盐水倒入引流瓶内	稀释引流液
6	连接引流管，打开负压，调节负压值在 0.02～0.06MPa 之间	保证有效引流
7	再次向患者宣教	有不适主诉及时告知
8	按时巡视观察，记录	发现异常报告医生，及时处理

【注意事项】

1．负压源压力是否在正常范围内。

2．定时检查 VSD 敷料是否塌陷、管型是否存在。

3．引流管是否被压迫、折叠，是否有引流物堵塞。

4．观察引流液的多少、颜色、性状。

5．聆听患者主诉，发现有大量新鲜血液时立即通知医生并监测生命体征。

【护理要点】

1．保证持续有效的负压吸引：负压值在 0.02～0.06MPa 之间，引流管连接处无漏气，创面敷料覆盖良好，管型存在。

2．观察创面情况：严密观察引流液的性、量、色。

3．饮食营养支持：鼓励患者进食高蛋白、高热量、富含维生素的易消化食物，关注电解质的平衡。

4．保持患肢功能位，卧位时将患肢抬高 30°，避免压迫引流管。

（罗丽娜　曹建华）

第十七章
骨科常见仪器及护理用具标准化使用流程

第一节 膝关节固定矫形器和铰链式矫形器的佩戴

【概述】

膝关节支具是一种装配于人体外部,通过力的作用限制异常的活动度来保持关节的稳定性,以恢复肢体的负荷能力的保护性用具。膝关节支具分为固定式支具和铰链式支具两种。其使用目的:通过限制异常的活动度来保持关节的稳定性,以恢复肢体的负荷能力;通过对已病损的肢体或关节的固定,促进患部愈合;通过对病损肢体的保护,保持肢体正常的对线关系,保证肢体正常功能的发挥;减少病损肢体、躯干的负荷,利于损伤组织的愈合。意义在于维持关节稳定与支持;起到固定关节的功能;起到保护关节的功能;起到承重的功能;抑制站立、步行中的肌肉反射性痉挛。铰链式支具可以避免膝关节术后制动引起屈膝功能障碍,解决了康复锻炼与关节制动的矛盾。

【适应证及禁忌证】

（一）适应证

1. 膝关节脱位患者。
2. 髌骨脱位患者。
3. 膝关节侧副韧带损伤、交叉韧带损伤患者。
4. 膝关节半月板缝合术后患者。
5. 膝关节关节内其他骨折内固定术后。

（二）禁忌证

1. 患肢有开放伤口或轻度过敏时,皮肤破损溃疡不宜直接使用。
2. 恶性肿瘤、出血性倾向等患者禁止使用。

【护理要点】

（一）评估

1. 操作前

（1）评估支具是否处于完好备用状态。

（2）评估患者病情、意识状态、自理能力、合作程度。

（3）评估患者全身情况:有无禁忌证。

（4）评估患者局部情况:伤口有无渗血、肢体肿胀情况、有无引流管以及引流管通畅情况。

（5）评估患者下肢长度。

2. 操作中

（1）评估患者体位摆放是否正确。

（2）评估支具是否妥善固定。

（3）评估支具角度调节的正确性。

3. 操作后

（1）评估患者伤口情况。

（2）评估伤口引流是否通畅。

（3）评估患者有无其他不良反应。

（二）观察要点

1. 观察支具选择尺寸是否合适,患肢膝关节是否在0°位。

2. 观察使用支具过程中患肢的末端血运、渗血、伤口引流情况。

3. 观察患者的使用情况,有无皮肤等不适症状。

4. 观察肢体固定情况。

（三）健康教育

1. 告知患者选择尺寸合适的支具,确保制动效果。

2. 告知患者患肢出现压迫、疼痛、麻木等不适症状,及时通知护士给予处理。

3．告知患者不可随意调节铰链式支具角度，以免发生膝关节再损伤。

4．支具佩戴的时间应严格遵守医生的指导，不可随意摘除。

5．告知患者支具摘除后应单独横放，严禁受压，以防被压变形。

6．告知患者经常检查支具，有开线裂口应及时修理。

7．告知患者铰链式支具要及时清除铰链部位滞留的线头、布屑。

8．告知患者在佩戴支具的整个过程中如有不适，要及时与护士等相关人员沟通。

【标准操作流程】（表17-1）

表17-1 膝关节固定矫形器和铰链式矫形器操作流程

步骤	操作流程	要点说明
操作准备	1．按规定着装、洗手、戴口罩； 2．用物准备齐全； 3．核对医嘱	准备用物时检查支具型号
解释	1．携用物至床旁，查对床号、姓名； 2．告知患者使用膝关节支具的目的，取得配合，协助患者取舒适体位	告知使用目的，取得配合
评估	1．患者病情； 2．意识状态； 3．自理能力； 4．合作程度； 5．患者全身情况：有无禁忌证； 6．患者局部情况：伤口有无渗血、肢体肿胀情况、有无引流管以及引流管通畅情况； 7．测量肢体长度	肢体测量：腹股沟至踝关节的长度
检查	1．检查支具长度与肢体长度相适宜； 2．调节好铰链支具卡盘在0°位（图17-1）	1．膝关节支具上缘距离腹股沟5～10cm，下缘距离踝关节5～10cm； 2．铰链式支具：支具卡盘正对关节线处，将内、外侧合金钢架分别放置于大小腿两侧正中，才能使支具松紧度适宜，固定妥当，起到保护患肢作用
开始佩戴	1．护士站在患侧肢体旁； 2．协助患者平卧位； 3．护士一手将患肢伸直并抬离床面10～20cm（图17-2）； 4．护士另一只手放入膝关节支具（图17-3）； 5．将支具上约束带分别固定（图17-6）	1．膝关节对准支具卡盘位置（图17-4）； 2．膝关节支具的钢架应在下肢两侧（图17-5）
再次评估	1．支具约束带松紧程度； 2．观察患肢及伤口情况； 3．妥善固定引流瓶及引流袋，勿打折、勿脱出，引流瓶或引流袋低于伤口放置	约束带松紧以能放入两横指为宜（图17-7）
整理记录	1．将呼叫器放于患者可及之处，整理床单位； 2．洗手，再次进行核对	告知患肢支具佩戴重要性及注意事项

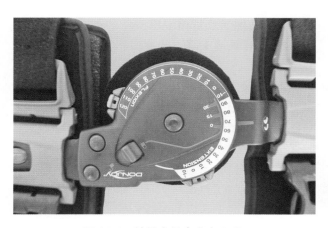

图 17-1　铰链支具卡盘在 0° 位

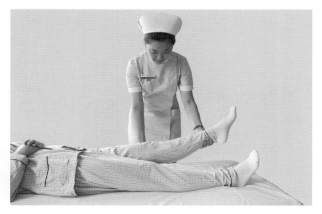

图 17-2　协助患肢伸直并抬离床面 10～20cm

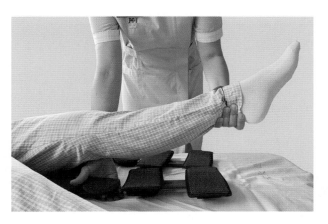

图 17-3　协助患肢放入支具

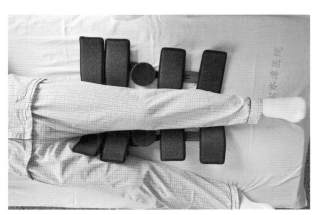

图 17-4　膝关节对准支具卡盘位置

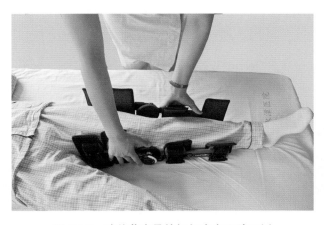

图 17-5　膝关节支具的钢架应在下肢两侧

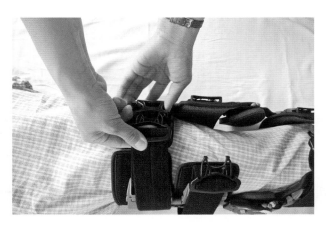

图 17-6　将支具上约束带分别固定

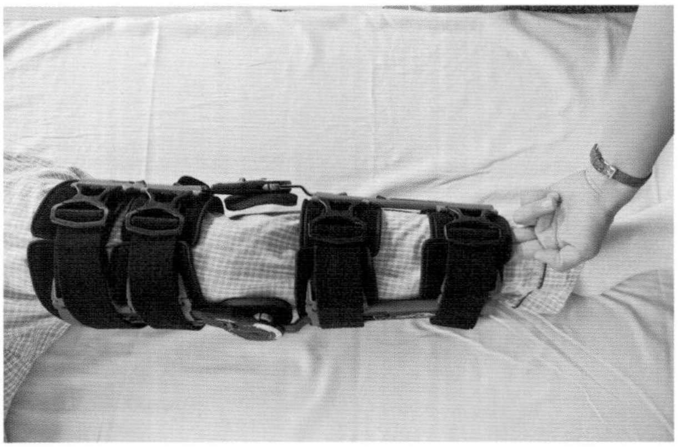

图 17-7 约束带松紧以能放入两横指为宜

【注意事项】

1. 佩戴支具时严格掌握松紧度,确定固定妥

当。避免皮肤磨损压迫现象。

2. 患者佩戴支具下床后应密切注意患者主诉及生命体征。

3. 摘除支具时解开支具尼龙搭扣,操作者先将患肢抬起取下支具,再小心放下患肢,佩戴和摘除整个过程患肢保持伸直位,需有人保护,以使患肢保持生物力线。

4. 对肢体力量较差年迈体弱的患者,要加强保护。

5. 在佩戴支具后的早期应注意及时纠正患者的不正确站立和走路姿势。

6. 佩戴支具期间患肢不宜负重,应使用拐杖协助行走。

【膝关节支具佩戴标准及效果评价】(表 17-2)

表 17-2 膝关节支具佩戴标准及效果评价

序号	项目	依据	评分
1	**佩戴支具的松紧程度**		
(1)	支具与皮肤之间可伸入两横指	合适的松紧度有较好的固定效果	合格
(2)	支具与皮肤之间可伸入手指大于两横指(或小于两横指)		不合格
2	**佩戴支具的位置**		
(1)	①膝关节固定支具:稍宽的一端置于大腿部,稍窄的一端置于小腿部,支具中间的部位位于关节线处;松紧度适宜,固定妥当;②铰链式支具:支具卡盘正对关节线处,将内、外侧合金钢架分别放置于大小腿两侧正中,松紧度适宜,固定妥当	将支具正确放置膝关节位置,可起到良好的固定效果	合格
(2)	①膝关节固定支具:支具中间的部位偏离关节线处,支具的位置在患肢靠上或靠下的位置;②铰链式支具:膝关节活动度调节卡盘偏离关节线处,支具的位置在患肢靠上或靠下的位置		不合格
3	**佩戴支具要求**		
(1)	患者平躺或坐位于床上,操作者将患肢伸直并抬起离床面 10~20cm,放置支具于患肢下	伸直位可保持患肢生物力线,防止医源性关节再损伤	合格
(2)	佩戴支具时患肢未伸直。佩戴或摘除时体位为站位		不合格
4	**患者皮肤状况**		
(1)	支具与皮肤间加衬垫保护未出现皮肤刺激症状	支具边缘易压伤皮肤,使用衬垫保护皮肤完整	合格
(2)	支具与皮肤间未加衬垫保护出现皮肤刺激症状		不合格

(张 爽 刘 颖)

第二节　肩关节外展包的佩戴

【概述】

外展包是北京积水潭医院运动损伤病房姜春岩教授等人设计的,使肩关节外展制动的实用新型专利。它是通过放松冈上肌、三角肌,使肌肉处于松弛状态,从而减少关节活动摩擦对肌肉组织的刺激,有助于术后炎症水肿的消除和吸收,保持肩关节相对稳定性。使用目的:固定患肢肩关节,放松肌肉,促进术后炎症水肿的消除和吸收,保证肩关节相对稳定性。临床使用意义在于减少关节活动摩擦对肌肉组织的刺激,有助于术后炎症水肿的消除和吸收,保持肩关节相对稳定性。在临床中广泛应用。

【适应证及禁忌证】

（一）适应证

1. 反球型人工肩关节置换术后的患者。

2. 巨大肩袖损伤修补术后的患者。

3. 陈旧肱骨大结节骨折手术后的患者。

（二）禁忌证

除适应证以外的肩关节手术患者。

【护理要点】

（一）评估

1. 操作前

（1）评估外展包是否处于完好备用状态。

（2）评估患者病情、意识状态、自理能力、合作程度。

（3）评估患者全身皮肤情况。

（4）评估患者局部情况:患肢的末端血运、伤口有无渗血、肢体肿胀情况、有无引流管以及引流管通畅情况。

2. 操作中

（1）评估患者患肢角度摆放是否正确。

（2）评估约束带松紧度。

（3）评估外展包佩戴的正确性。

3. 操作后

（1）评估患者伤口、引流情况。

（2）评估患者相邻关节活动情况。

（3）评估患者有无其他不良反应。

（二）观察要点

1. 观察佩戴过程中患者整体情况有无不适症状。

2. 观察使用外展包的不良反应,如过敏、压力性损伤情况。

3. 观察肢体相邻关节活动及手指血运情况。

（三）健康教育

1. 告知患者使用外展包的目的。

2. 向患者陈述"外展包使用技术"的关键流程。

3. 向患者演示外展包的佩戴方法。

4. 告知患者佩戴外展包更换衣物时,始终保证患肢角度不得随意调整。

5. 告知患者佩戴外展包睡眠时可平卧或健侧卧位,不可患侧卧位,以免造成外展包位置的改变。起床后需观察外展包位置是否正确,位置改变及时调整。

6. 佩戴的时间应严格遵守医生的指导,不可随意拆除。

7. 在佩戴外展包的整个过程中如有不适,要及时与护士等相关人员沟通。

【标准操作流程】（表17-3）

表17-3　肩关节外展包的操作流程

步骤	操作流程	要点说明
操作准备	1. 按规定着装、洗手、戴口罩; 2. 用物准备齐全; 3. 核对医嘱	准备用物时检查外展包配件是否齐全
解释	1. 携用物至床旁,查对床号、姓名; 2. 告知患者使用肩关节外展包的目的,取得配合,协助患者取舒适体位	告知使用目的,取得配合
评估	1. 患者病情; 2. 意识状态; 3. 自理能力;	患者全身皮肤完整性:如有张力性水疱或患者是过敏体质应及时进行皮肤保护

续表

步骤	操作流程	要点说明
评估	4. 合作程度； 5. 患者全身情况：有无禁忌证，全身皮肤是否完整； 6. 患者局部情况：伤口有无渗血、肢体肿胀情况、有无引流管以及引流管通畅情况	
检查	1. 检查外展包约束带粘贴是否牢固； 2. 检查外展包配件：包括主包体、副包体、二根长约束带、三根短约束带（图17-8）	
开始佩戴	1. 两名护士站在患者患侧肢体旁； 2. 协助患者取坐位或站位； 3. 一名护士协助患者肩关节保持外展30°～60°，肘关节屈曲90°（图17-9）； 4. 放置主包体及副包体：主包体顶角放置在患肢腋下，上臂放置在外展包上方，前臂放置在副包体上（图17-10）； 5. 主包体和副包体放置好后穿过颈部放置一条长约束带；用于固定主包体，使肩关节保持外展30°～60°之间。穿颈部放置一条长约束带（图17-11）； 6. 再穿腰部放置另一条长约束带，固定主包体，固定外展包位置（图17-12）； 7. 固定好主包体后，用两条小约束带固定前臂，一条小约束带固定上臂，将副包体固定于主包体上（图17-13）	
再次评估	1. 评估外展包的约束带松紧度及外展包佩戴角度； 2. 观察患肢及伤口情况； 3. 妥善固定引流瓶及引流袋，勿打折、勿脱出，引流瓶或引流袋低于伤口放置； 4. 佩戴好后询问患者有无呼吸困难等不适症状，请患者起身，护士检查外展包整体效果；颈部、腋下可放置纯棉吸汗手帕保护皮肤，密切观察患肢末端血运情况及掌指关节活动情况（图17-15、图17-16）	约束带松紧以能放入两横指为宜（图17-14）
整理记录	1. 将呼叫器放于患者可及之处，整理床单位； 2. 洗手，再次进行核对	告知外展包佩戴重要性及注意事项

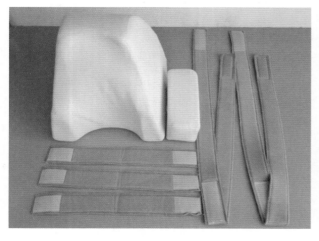

图 17-8　外展包配件

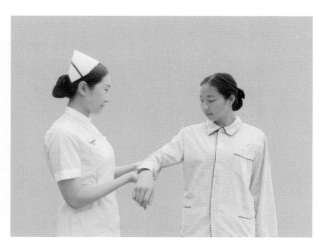

图 17-9　协助患者肩关节外展

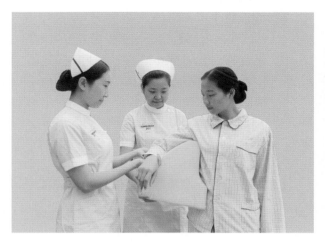

图 17-10　放置主包体及副包体

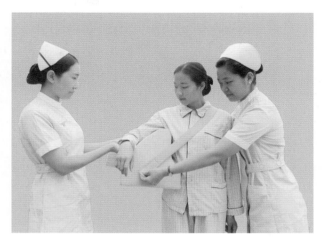

图 17-11　颈约束带固定

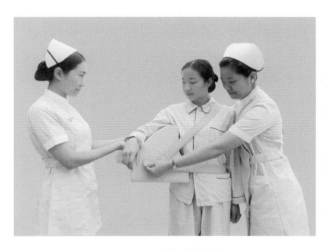

图 17-12　腰约束带固定

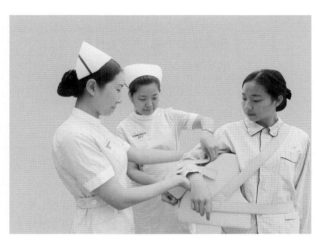

图 17-13　臂约束带固定

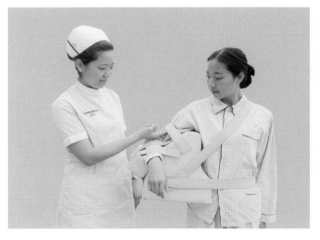

图 17-14　约束带松紧度检查

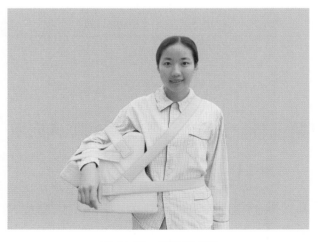

图 17-15　佩戴后正面

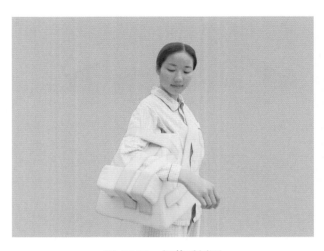

图 17-16 佩戴后侧面

【注意事项】

1. 外展包的内侧面完全帖服于患者躯体侧面。

2. 佩戴外展包时严格掌握松紧度，确定固定妥当。避免皮肤磨损压迫现象。

3. 摘除外展包时，由一名护士妥善固定患者原有外展、外旋位置，另一名护士先摘除三条小约束带，再将外展包拿出。确保患肢位置不改变，防止关节脱位或再次损伤。

【外展包佩戴标准及效果评价】（表 17-4）

表 17-4 外展包佩戴标准及效果评价

序号	项目	依据	评分
1	佩戴外展（外旋）包时患肢角度		
（1）	肩关节体侧外展 30°～60°	肩关节功能位，制动效果理想	合格
（2）	肩关节体侧外展小于 30° 或大于 60°		不合格
2	约束带松紧度		
（1）	约束带与皮肤之间可伸入两横指	合适的松紧度有较好约束效果	合格
（2）	约束带松解或患者自述约束带紧勒感		不合格
3	患者皮肤状况		
（1）	外展（外旋）包与皮肤间有衣物保护，未出现皮肤刺激症状	衣物可防止皮肤和包体间摩擦，保护皮肤完整	合格
（2）	外展（外旋）包与皮肤间无衣物保护，引起皮肤刺激症状或破损		不合格
4	宣教		
（1）	护士详细宣教相关内容	患者充分知情，提高疗效及使用安全	合格
（2）	护士宣教相关内容时漏项较多		不合格

（张　爽　张晓婕）

第三节　头臂外固定支具的临床应用

【概述】

头臂外固定支具在骨科广泛应用于臂丛神经损伤患者，臂丛神经损伤常采用神经移植、移位等手术方式治疗，术后则需要使用头臂外固定支具进行头颈部及患肢的固定。头臂外固定支具由支撑头颅架，上肢固定托和固定连接架组成。支撑头颅架起到固定头颅的作用。上肢固定托使上臂紧贴胸壁，屈肘 90°，前臂紧贴胸腹部固定。上肢固定托有 3 条固定约束带，由 4cm 宽的尼龙带组成，分别固定上臂、肘部及腕部。每根固定带都有防压疮套，可预防皮肤压红，破溃。固定连接架将支撑头颅架和上肢固定托连接在一起，使其融为一体（图 17-17），其主要作用如下：

1. 固定患肢及头颈部，保持患肢内收及屈肘贴胸位，限制患者头颈部和患肢的活动，防止肢体的移动引起神经吻合口的断裂。

2．防止头颈部及患肢因不自主运动、外力及其他原因对神经造成的牵拉和影响。

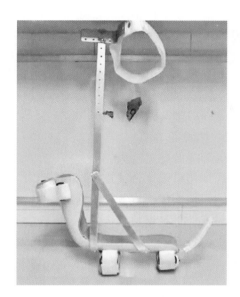

图 17-17　头臂外固定支具

【适应证及禁忌证】

（一）适应证

可用于膈神经移位，健侧颈 7 移位，腓肠神经移植治疗臂丛神经损伤术后的固定及康复治疗，也可用于臂丛神经肿物切除术后肘关节屈肘贴胸位的固定。

（二）禁忌证

患处有外伤或对塑料过敏时，不宜直接使用，可在与皮肤接触部位垫棉垫。智力极为低下，缺乏自主活动能力，不配合治疗，有精神疾病，严重、广泛的肌肉瘫痪或肌无力患者，不宜使用。

【护理要点】

（一）评估要点

1．评估头臂外固定支具的尺寸。

2．评估患者的配合度及整体状况。

3．评估患肢局部皮肤状况。

（二）健康教育

1．告知患者佩戴头臂外固定支具的目的、使用时间。

2．告知患者佩戴头臂外固定支具时伴有疼痛、摩擦皮肤等明显不舒适感应及时报告医护人员。

3．告知患者需 24h 长时间佩戴头臂外固定支具，具体时间严格遵循医嘱，一般为 4～6 周，佩戴期间不可随意拆卸。

4．告知患者佩戴头臂外固定支具期间下床不要着急，采用先床上坐位，再床旁坐，最后站立三步法，无不适症状再直立行走，以防晕厥，跌倒。

【标准操作流程】

1．向患者讲解戴头臂外固定支具的目的，使用时间。

2．术前联系支具室，协助测量患者的臂长、胸围、头围等数据，选择合适尺寸的支具（图 17-18、图 17-19）。

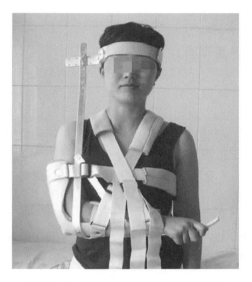

图 17-18　佩戴头臂外固定支具正面图

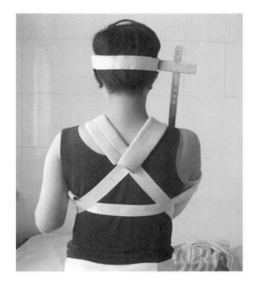

图 17-19　佩戴头臂外固定支具背面图

3．患者取坐位进行试戴。

4．患肢采取屈肘内收贴胸位，使其前臂和上臂可以完整放入上肢固定托槽内。评估大小是否合适，边缘是否有压迫，槽内是否有凹凸不平的地方。

5. 嘱患者用健侧手托住支具，上臂固定约束带绕过对侧腋下，绕回到固定点。肘部固定约束带绕过健侧肩部，绕回固定点。腕部固定约束带绕过患侧肩部，绕回固定点。调节好约束带的松紧程度，调整好防压疮垫的位置。

6. 用支撑头颅架上的尼龙粘扣固定头部，松紧度适宜。

7. 评估患者是否有固定的压迫点或者局部疼痛，呼吸受限明显，如有不适，联系支具室进行修改，再进行试戴，至完全合适为止。

8. 对患者进行健康宣教。

【注意事项】

1. 佩戴支具时应先固定手臂，再固定头部。

2. 佩戴支具期间注意倾听患者的主诉，观察生命体征，切忌出现因松紧度过紧，以及支具对胸部的压迫，造成患者出现呼吸受限等不适症状。

3. 佩戴支具期间应注意观察患者皮肤状况，切忌出现皮肤受损。为预防压疮，可在支具槽内垫棉垫，减轻支具对皮肤的直接压迫。

4. 平卧时，可用宽吊带将患肢吊起，力度以刚能抵消支具的重力为宜，患者感觉支具不压迫胸廓即可。

（王青玉　曹建华）

第四节　弹性支具的临床应用

【概述】

支具又称矫形器，是一种以减轻四肢、脊柱、骨骼肌系统的功能障碍为目的的体外支撑装置。弹性支具是矫形器的一种，也叫动态支具，是在静态支具的基础上加入了弹性缓冲装置，是专门为了辅助恢复骨骼肌的器械。弹性缓冲装置有利于肌肉的"软"恢复，从最大程度上模拟人体的肌肉拉力，帮助肌肉自然恢复。除此之外，弹性支具可以对关节施加压力，增加关节的被动活动范围。这对于外伤后或手术后长期制动导致的关节僵硬的康复非常有帮助。应用弹性缓冲装置的外力作用于手指关节，防止关节畸形，矫正或控制僵硬关节及丧失主动活动的关节，以增加或替代关节活动。矫正畸形或抑制并发症及恢复关节正常活动范围。肌腱移植术后早期进行有保护下的功能锻炼。

【适应证及禁忌证】

（一）适应证

弹性支具可以在受伤后或手术后早期使用，

以防止损伤进一步加重或通过对术后肢体的支持作用促进功能尽早恢复。

1. 预防和矫正畸形，减轻疼痛。

2. 术后早期功能锻炼，避免关节僵硬，或改善已有的关节挛缩，增加其活动范围。

3. 预防术后肌腱粘连。

4. 预防肌肉萎缩，改善协同肌和拮抗肌的效用，促进动作平衡协调。

5. 减轻或消除瘢痕挛缩。

（二）禁忌证

1. 局部皮肤感觉缺失。

2. 局部伤口未愈合或皮肤缺损者。

3. 因其他病情不宜佩戴者。

4. 对弹性支具材料过敏者。

5. 不配合治疗或有精神疾病者。

【护理要点】

（一）评估要点

1. 评估患者的整体状况及既往史。

2. 评估患者的依从性。

3. 评估弹性支具的匹配性。

4. 评估患肢的感觉、运动及血运状况。

5. 评估佩戴前后患肢有无皮肤压力性损伤。

6. 了解患者佩戴弹性支具的舒适性。

（二）健康教育

1. 告知患者佩戴弹性支具的目的、方式、时间和频率。

2. 除睡眠、外出之外，每天总佩戴时间不低于6～8h。每次佩戴30min后休息5～10min。

3. 告知患者佩戴时间从每次5min开始，每天逐渐增加佩戴时间5min，直至30min并维持。

4. 佩戴期间，根据弹性支具使用目的，患者可主动屈曲或伸直手指。一般每天早晚各3次，每次维持1min。日间锻炼次数及频率视病情而定，一般遵循由少而多，逐步增加次数的原则。

5. 佩戴时间一般为3个月，每个月随诊复查。

6. 一般在肌腱修复术后第3天开始佩戴弹性支具。

7. 佩戴弹性支具时出现明显疼痛、肢体麻木、肤色改变、张力性水疱等症状或表现时应及时告知医生与护士。

8. 保持皮肤干燥。

【标准操作流程】（表17-5）

表 17-5　弹性支具操作流程

序号	使用流程	依据
1	服装整齐,洗手,戴口罩	预防交叉感染
2	术前遵医嘱联系支具室,根据患者情况选择合适的支具(图 17-20、图 17-21)	支具尺寸的调整需要有充足的时间
3	评估患者	掌握患者全身情况,确保支具佩戴安全
4	向患者宣教相关内容	有效宣教可提高护理和治疗效果
5	护士位于患侧,将患肢置于弹性支具的支具托中,将需要牵引的患指佩戴至弹性装置末端的指托内	防止支具位置佩戴不当,影响治疗效果
6	请患者复述宣教相关内容	加强患者对弹性支具的认识
7	如有不适及时通知护士	及时发现问题并处理

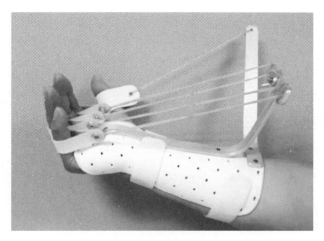

图 17-20　伸肌腱损伤患者佩戴弹性支具

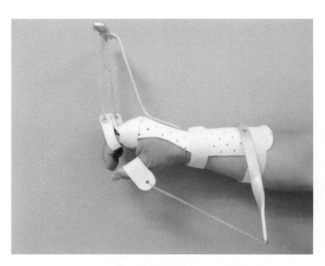

图 17-21　屈肌腱损伤患者佩戴弹性支具

【注意事项】

1. 根据患者病情变化随时调整支具的弹性大小。

2. 在操作过程中,应指导患者逐步掌握训练,不可急于求成。

3. 密切观察患指血运情况,防止因牵引力过强引起患指缺血坏死。

4. 佩戴弹性支具时应注意边缘是否光滑,以防刺伤皮肤。

5. 不可将支具接近 50℃ 以上的地方,比如热水、暖气片等,避免支具变形。

6. 患者必须严格遵医嘱佩戴支具,不得随意摘除、修改支具。

7. 教会患者正确使用,以便随时自行调整牵引力量。

（吕柏蓉　曹建华）

第五节　颈托的佩戴

【概述】

颈托是通过矫正颈椎内在病理变化所致的不良体位,以保持恢复正常的颈椎体位,其目的是固定、制动、保护、保持颈椎的稳定性,使颈椎保持制动与稳定状态,从而减少颈椎活动摩擦对血管、神经组织的刺激,以控制急性期无菌性炎症的发展,有助于炎症水肿的消除和吸收。

【适应证与禁忌证】

（一）适应证

1. 颈部严重扭伤,损伤。

2. 颈椎手术后防止颈部旋转、屈曲或伸直之硬性固定，术后护理。

3. 颈椎间盘突出，颈椎神经受压，颈椎骨折。

4. 辅助物理治疗及康复。

（二）禁忌证

1. 患处有外伤或轻度过敏时，不宜直接使用。

2. 心脏病、脑血管病患者不宜使用。

3. 恶性肿瘤、出血性倾向或被牵引区有皮肤损伤等患者禁止使用。

【护理要点】

（一）评估

1. 操作前

（1）评估颈托尺寸。

（2）评估患者意识状态、文化程度及配合能力。

（3）评估患者的全身情况。

（4）评估患者局部情况：伤口有无引流管、引流管是否通畅，敷料是否干净。

（5）评估患者皮肤情况：颈部皮肤有无破损、是否过敏。

2. 操作中

（1）评估患者意识状态。

（2）评估患者有无不适。

3. 操作后

（1）评估颈托佩戴松紧度。

（2）评估患者舒适度。

（3）评估伤口引流管是否通畅。

（二）观察要点

1. 观察颈托是否适合患者。

2. 观察佩戴后松紧度是否合适。

3. 观察患者的情况，有无不适症状。

（三）健康教育

1. 告知患者佩戴颈托期间不宜双肩同时负重，应以直立行走为主，避免强行扭转颈部。

2. 告知患者避免跌倒。

3. 告知患者佩戴时间应遵医嘱。

【标准操作流程】（表 17-6）

表 17-6 颈托佩戴的操作流程

步骤	操作流程
1	服装整齐，洗手，戴口罩
2	术前 1 天遵医嘱联系支具室，给予患者选择合适的颈托，如不合适需返回支具室修改并重新试戴
3	评估患者并向患者解释佩戴颈托的目的
4	两名护士站于病床两侧，告知患者穿贴身衣服一件
5	增加一名护士站于床前方，扶住患者头颈部，将患者平移至一侧床旁
6	利用翻身布协助患者轴向翻身至侧卧位
7	为患者佩戴颈托后片（图 17-22）
8	一名护士站于床前方，扶住头颈部，另两名护士协助患者轴向翻身至平卧位
9	为患者佩戴颈托前片，颈托前片边缘压住后片（图 17-23）
10	系好尼龙搭扣
11	检查颈托松紧度，一指为宜（图 17-24）
12	协助患者床旁静坐 15min 后离床站立行走
13	在操作过程中应教会患者及家属佩戴颈托的方法、注意事项
14	摘除颈托： 1. 协助患者平卧于床上 2. 解开颈托尼龙搭扣，取下颈托前片 3. 给予患者向一侧轴向翻身转成侧卧位，取下颈托的后片 4. 再次给予患者轴向翻身成平卧位，协助患者摆好舒适体位，整理床单位，盖好被褥

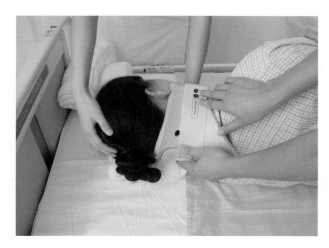

图 17-22 佩戴颈托后片

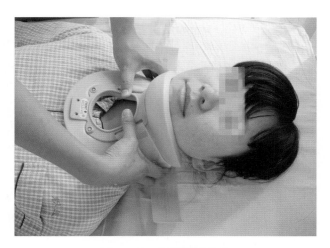

图 17-23 佩戴颈托前片

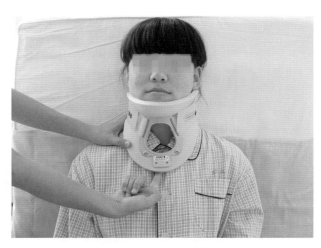

图 17-24 检查颈托松紧度

【注意事项】

1.佩戴及摘除颈托时应保持平卧位,翻身时

应轴向翻身。

2.如患者的喉结较大,可在颈托前片喉结处垫一块纱布,以防压伤皮肤。

(黄 洁 门 鑫)

第六节 腰围的佩戴

【概述】

腰围是通过矫正腰椎内在病理变化所致的不良体位,使腰椎保持制动与稳定的状态。其目的是固定、制动、保持腰椎的稳定性,减少腰椎活动对血管、神经组织的刺激,控制急性期无菌性炎症的发展,有助于炎症水肿的消除和吸收。

【适应证与禁忌证】

（一）适应证

1.腰部严重扭伤,损伤。

2.腰椎手术后对腰椎进行固定。

3.腰椎间盘突出、腰椎神经受压,腰椎骨折。

4.辅助物理治疗及康复。

（二）禁忌证

患处有外伤或过敏时,不宜直接使用。

【护理要点】

（一）评估

1.操作前

（1）评估腰围尺寸。

（2）评估患者意识状态、文化程度及配合能力。

（3）评估患者的全身情况。

（4）评估患者局部情况:伤口有无引流管、引流管是否通畅,敷料是否干净。

2.操作中

（1）评估患者意识状态。

（2）评估患者有无不适。

3.操作后

（1）评估腰围佩戴松紧度。

（2）评估患者舒适度。

（3）评估伤口引流管是否通畅。

（4）评估患者皮肤是否受压。

（二）观察要点

1.观察腰围是否适合患者。

2.观察腰围佩戴后松紧度是否合适。

3.观察患者有无不适主诉。

（三）健康教育

1.告知患者佩戴腰围期间不宜拎重物,应以直立行走为主,避免强行扭转腰部。

2．告知患者避免弯腰拾物,可蹲下拾物。

3．告知患者避免跌倒,避免碰撞。

4．告知患者佩戴时间应遵医嘱。

【标准操作流程】(表17-7)

表 17-7　腰围佩戴的操作流程

序号	操作流程
1	服装整齐,洗手,戴口罩
2	术前1天遵医嘱联系支具室,给予患者选择合适的腰围
3	评估患者并向患者解释佩戴腰围的目的
4	两名护士站在患者的两侧,协助患者穿贴身衣服一件
5	将患者平移至一侧床旁
6	使用翻身易协助患者向另一侧轴向翻身,使患者取侧卧位
7	将腰围一侧边向内卷成筒状,放入患者身下,使腰围正中线对准脊柱(图17-25)
8	协助患者轴向翻身转为平卧位,先后将腰围内、外侧固定片粘牢(图17-26)
9	检查松紧度,以一指为宜(图17-27)
10	协助患者床旁静坐15min后离床站立行走
11	告知患者注意事项
12	摘除腰围: 1．协助患者平卧于床上; 2．解开腰围内外两层固定片; 3．协助患者向一侧轴向翻身转成侧卧位,取下腰围; 4．再次给予患者轴向翻身转成平卧位,协助患者摆好舒适体位,整理床单位,盖好被褥。

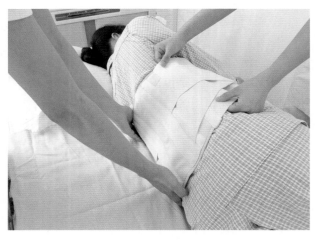

图 17-25　佩戴腰围

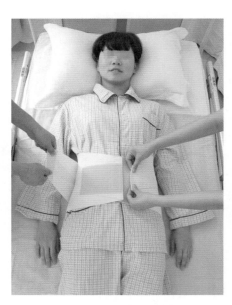

图 17-26　固定腰围

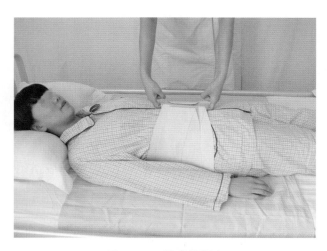

图 17-27 检查松紧度

【注意事项】

1. 保证腰围内外、上下位置准确，腰围上缘位于肋下缘，下缘位于臀裂。

2. 注意观察有无皮肤压迫，避免皮肤损伤。

3. 佩戴腰围期间不宜负重，不宜弯腰拾物，可蹲下拾物。以直立行走为主。

4. 腰围佩戴时间遵医嘱。

（黄 洁 门 鑫）

第七节 小儿单髋人字石膏的临床护理

【概述】

单髋人字石膏固定方式是使患者患侧肢体呈外展位，石膏在腰的部分前方由肋缘到耻骨联合，后方由腰椎1～2棘突到耻骨下方，会阴部充分外露，一侧腿部全部被石膏包裹，故临床上称为单髋人字形石膏。髋关节固定外展20°，内旋、外旋或中立位，膝关节屈曲15°，踝关节中立位。目的是手术治疗后固定患肢，预防及矫正畸形。适应人群：髋部大腿部骨折的患者，发育性髋脱位切开复位术后患者。

【适应证】

髋部大腿部骨折的患者，另外在某些矫形术后，如股骨截骨术、髋关节融合术、髋关节病灶清除术等也用此石膏。

【护理要点】

（一）评估

1. 检查石膏的固定位置：保持踝关节中立位，仰卧或俯卧时均应垫高脚踝处，使足跟或足趾悬空。

2. 定时检查石膏松紧度：严密观察患肢有无疼痛、麻木、感觉减退、足趾活动障碍且完全不能自主背伸与内翻外翻等症状。

3. 防止压疮：观察石膏边缘是否平整，定时翻身。

4. 防止伤口污染：防止大小便污染伤口。

5. 预防石膏综合征：石膏包扎不可过紧，少食多餐。

（二）围手术期的护理

1. 术前护理

（1）心理护理：由于患者及家属对单髋人字石膏认知的局限性，易引发焦虑情绪，担心术后护理不到位，影响患者康复。护士应在术前与患者及家属充分沟通交流，利用护理教具，向家属介绍单髋人字石膏的注意事项及翻身方法，以消除患者及家属的焦虑情绪，配合治疗，达到快速康复的目的。

（2）术前为患者备皮、清洁皮肤、修剪趾甲、患肢做标记、遵医嘱行药敏试验及交叉配血试验。

2. 术中护理 现阶段临床多采用高分子纤维玻璃石膏绷带为患者行单髋人字石膏外固定，值得注意的是，此种石膏在干固的过程中，会有一定程度的收缩，因此术者在为患者行石膏固定时，要留出充分的空间，保证石膏固定完好的同时不会因石膏紧缩，对患者造成石膏内压迫。

3. 术后护理

（1）术后患者去枕平卧6h，头偏向一侧。

（2）抬动患者时，应同时抬动患者的头颈部，背部，后腰部，髋部，膝关节和小腿部。

（3）检查石膏的松紧度是否适宜，下肢以容纳一手指为宜，腹部以容纳一手掌为宜。

（4）检查石膏边缘修整是否平整，防止摩擦造成皮肤损伤。

（5）不能在石膏处遮盖衣物、被子或毛巾等，不能在石膏上放置任何物品。

（6）给予患者进食高蛋白、高维生素、清淡易消化饮食，少量多餐，防止石膏综合征。如患者出现头晕，恶心等症状，或出现进食后腹痛，呕吐，哭闹，气促，发绀等，要警惕石膏过紧或石膏综合征的出现，及时通知医生，进行腹部石膏开窗或拆去部分石膏，必要时遵医嘱对症处理。

（7）密切观察患者与石膏边缘接触的皮肤，如出现压红、破溃等现象，及时处理。

（8）密切观察患者石膏侧足趾的皮肤、温度、颜色、感觉、毛细血管充盈及足趾活动情况。

（9）密切观察石膏表面有无渗血。由于体位关系，渗血可能沿石膏壁流向石膏低位处，因此，翻身时观察腰背部石膏边缘有无血液流出或积血。

（10）观察会阴及臀部石膏有无被大小便污染，可用纸尿裤置于患者臀下，边缘平整塞入石膏内，防止打湿、弄脏石膏。

（11）患者前胸及后背均有棉垫做内衬，患者返回病房后，可将前胸棉垫轻轻撤出，后背棉垫待患者翻身后轻轻撤出。

（12）观察腹股沟引流管处敷料有无渗血，在敷料外贴透明防水贴，防止大小便污染伤口。

（13）向患者及家长宣教不要将细小硬物塞入石膏内，防止压迫皮肤。

（14）告知患者不要在石膏上乱写乱画，以保持石膏清洁。

（15）石膏表面污染时，应立即用毛巾蘸少许肥皂水擦去，再用清水擦洗干净。

（16）指导家长正确为患者翻身。

【标准操作流程】

单髋人字石膏翻身流程：①家长站在患者患侧；②去枕撤被服，将患者平移至与翻身相反的方向；③将患者双手上举放置在头两侧；④家长双手分别平托住患者胸腹部及膝关节处石膏；⑤以患者健侧肢体为轴缓慢翻身；⑥翻身后保持患者足趾或足跟离床或悬空；⑦在患者胸前齐平石膏垫枕，让患者趴伏于枕上，健侧脚踝下用毛巾垫高。

【并发症注意事项】

（一）石膏综合征

1. 形成的原因及表现　是由于肠系膜上动脉压迫十二指肠横部，继之引起肠系膜上静脉阻塞而产生的急性胃扩张症状。早期仅上腹有饱满膨胀感，可伴有恶心，随后出现腹痛，呕吐，呕吐物主要是胃内容物，多为棕绿色，继而呈咖啡色。腹部有震水声，全腹弥漫性压痛。重症可出现脱水以致休克而死亡。

2. 并发症的预防及护理

（1）石膏包扎不可过紧，位置不可过高或过低，要留出进食后腹部膨出的空隙，松紧度以能容纳一手掌为宜。

（2）嘱患者不要进食过饱，应少量多餐，进食易消化饮食。

（3）告知患者不适时可适当变换体位，如仍不适，及时通知护士。

（二）压疮

1. 形成的原因及表现　石膏凹凸不平或变形使石膏内壁对肢体某固定部位产生压迫而造成压疮。患者表现为局部持续性疼痛，溃疡形成或组织坏死后，石膏局部有臭味及分泌物。

2. 并发症的预防和护理

（1）加强对石膏边缘及骨突处皮肤的观察，注意有无红肿，摩擦等早期压疮症状。

（2）嘱患者不要将小玩具、卡片等物品塞入石膏中，防止因无法拿出而造成对皮肤的伤害。

（3）患者主诉石膏压痛时，不要轻易使用止痛药，防止延误病情造成皮肤溃疡甚至坏死，必要时开窗检查。

（4）石膏内出现瘙痒时，嘱患者及家长不要用硬物深入搔抓，可用一条绷带穿入石膏内，来回拉动止痒。

（5）如石膏内有臭味，提示石膏内压疮已形成溃疡，应及时报告医生，予以处理。

（三）足下垂

1. 形成的原因及表现　下肢石膏包扎过紧，压迫腓骨头处，容易引起腓总神经瘫痪，造成肢体麻木，疼痛，足趾活动障碍等。

2. 并发症的预防和护理

（1）嘱患者在石膏内练习股四头肌等长收缩。

（2）石膏松紧度适宜，护士严密观察患儿足趾血运及活动情况，患肢有无疼痛、麻木、感觉减退，如出现背伸困难，足内、外翻及时通知医生予以石膏松解。

（3）保持踝关节中立位，仰卧位或俯卧位时均应垫高脚踝处，使足跟悬空。如发现有足下垂症状，应及时通知医生给予处理。

（金　薇　邢　娟）

第八节　小儿人类位石膏的临床护理

【概述】

人类位石膏为上自胸部，下至足趾，镂空会阴的管状石膏，石膏将双髋关节固定于髋关节屈曲大于或等于90°，外展45°～60°的治疗位置。主要用于婴儿髋脱位行闭合或切开复位术后髋关节的固定。目的是恢复股骨头和髋臼的正常对应关系，以利于关节的正常发育。

【适应证及禁忌证】

1. 适应证 年龄在6～18个月且佩戴Pavlik连衣挽具失效的发育性髋脱位的患者。

2. 禁忌证 年龄大于18个月的发育性髋脱位的患者。

【护理要点】

（一）评估

1. 检查石膏松紧度 观察患者双足趾皮温、血运、活动有无异常。

2. 防止压疮 观察石膏边缘是否平整，定时翻身。

3. 防止伤口污染 防止大小便污染伤口。

4. 预防石膏综合征 石膏包扎不可过紧，少食多餐。

（二）围手术期护理

1. 术前护理

（1）心理护理：人类位石膏固定的患者年龄在18个月以下，无语言表达能力，同时由于家长对人类位石膏认知的局限性，易引发焦虑情绪，担心术后护理不到位，影响患者康复。护士应在术前与家长充分沟通交流，利用护理教具，向家长介绍人类位石膏的注意事项及翻身、怀抱的方法，以消除家长的焦虑情绪，配合治疗，达到快速康复的目的。

（2）术前为患者清洁皮肤、修剪趾甲、患肢做标记、遵医嘱行药敏试验。

2. 术中护理 现阶段临床多采用高分子纤维玻璃石膏绷带为患者行人类位石膏外固定，值得注意的是，此种石膏在干固的过程中，会有一定程度的收缩，因此术者在为患者行石膏固定时，要留出充分的空间，保证石膏固定完好的同时不会因石膏紧缩，对患者造成石膏内压迫。

3. 术后护理

（1）术后患者去枕平卧6h，头偏向一侧。

（2）观察石膏边缘是否平整，防止因摩擦造成皮肤破溃。

（3）患者前胸及后背均有大棉垫做内衬，患者返回病房时，可将前胸棉垫轻轻撤出，后背棉垫待患者平卧6h，家长将患者抱起后，轻轻撤出。

（4）观察双腹股沟处敷料有无渗血，在敷料外贴透明防水贴，防止大小便污染伤口。

（5）患者少量多餐，防止石膏综合征的发生。

（6）向患者及家长宣教不要将细小硬物塞入石膏内，防止压迫皮肤。

（7）观察患者双足趾皮温、血运、活动有无异常。

（8）如患者石膏内皮肤瘙痒，勿使用硬物抓挠，可用绷带穿入石膏内来回拉扯止痒。

（9）指导家长正确怀抱患者。术后6h后可以环抱患者。家长从床上抱起患者，让患者趴伏在自己胸前，怀抱患者，双手托住臀部石膏。或家长坐在凳子上，双腿并拢，让患者骑跨在自己腿上。或家长腰间系腰凳，让患者坐于腰凳之上，环抱患者。

【标准操作流程】

1. 去枕撤被服，将患者双手上举放置于头两侧。

2. 两名家长分别站在患者两侧，双手分别托住患者胸腹部及腿部石膏。

3. 两名家长将患者平托抬离床面，悬空缓慢翻身。

4. 翻身后将患者放置床上，用毛巾将双足趾或足跟垫起。

5. 为患者齐平胸部石膏垫枕。

【并发症注意事项】

（一）石膏综合征

1. 形成原因及表现 同上节相关内容。

2. 并发症的预防及护理

（1）石膏包扎不可过紧，位置不可过高或过低，要留出进食后腹部膨出的空隙，松紧度以能容纳一手掌为宜。

（2）嘱家长不要喂食过饱，应少量多餐，进食易消化饮食。

（3）告知家长患儿哭闹不止时，可适当变换体位，如仍不适，及时通知护士。

（二）压疮

1. 形成原因及表现 石膏凹凸不平或变形使石膏内壁对肢体某固定部位产生压迫而造成压疮。患者表现为局部持续性疼痛，溃疡形成或组织坏死后，石膏局部有臭味及分泌物。

2. 并发症的预防和护理

（1）加强对石膏边缘及骨突处皮肤的观察，注意有无红肿，摩擦等早期压疮症状。

（2）嘱患者不要将小玩具、卡片等物品塞入石膏中，防止因无法拿出而造成对皮肤的伤害。

（3）患者哭闹时，家长不要误认为患儿因疼痛导致哭闹，不要轻易使用止痛药，防止延误病情造成皮肤溃疡甚至坏死，必要时开窗检查。

（4）石膏内出现瘙痒时，嘱患者及家长不要用硬物深入搔抓，可用一条绷带穿入石膏内，来回拉动止痒。

（5）如石膏内有臭味，提示石膏内压疮已形成溃疡，应及时报告医生，予以处理。

（金 薇 邢 娟）

第九节 翻身易的临床应用

【概述】

翻身易与患者躯体接触面积大，承力均匀，减少患者身体与床单位直接接触，同时还可保持患者脊柱平直，避免出现过屈过伸、侧屈、旋转等。其目的是协助患者轴向翻身，预防脊柱二次损伤，同时避免拖拉拽，保护患者皮肤。使用翻身易可以使护士进行患者翻身操作时省时省力。

【适应证与禁忌证】

1. 适应证　不能进行床上自主翻身的患者。
2. 禁忌证　遵医嘱不能进行翻身的患者。

【护理要点】

（一）评估

1. 操作前

（1）评估翻身易的整体情况是否符合要求。

（2）评估患者意识状态、活动能力及配合能力。

（3）评估患者的全身情况。评估患者局部情况：有无伤口引流管、尿管，管路是否通畅，敷料是否干净。

（4）评估患者损伤情况：有无脊髓损伤。

2. 操作中

（1）随时评估患者的生命体征情况。

（2）评估患者有无不适主诉。

3. 操作后

（1）评估患者脊柱是否扭曲。

（2）评估患者翻身角度是否合适。

（3）评估患者是否舒适度。

（4）评估管路是否通畅，固定良好。

（5）评估床单位是否整洁。

（二）观察要点

1. 观察患者翻身过程中脊柱是否保持平直。
2. 观察患者翻身过程中有无不适主诉。

（三）健康教育

1. 告知患者需保持轴向翻身，避免出现过屈过伸、侧屈、旋转等。

2. 颈椎术后患者翻身至侧卧位后，告知患者应垫好高度适宜的枕头，高度以被头颈部压缩后比使用者的拳高略低一点为宜。

【标准操作流程】（表17-8）

表17-8　翻身易使用的操作流程

序号	操作流程
1	服装整齐，洗手，戴口罩
2	术前1天嘱患者准备一块0.8m×1.5m的清洁、柔软的棉布作为翻身易
3	评估患者并向患者讲解使用翻身易的目的及优势
4	将翻身易平铺于病床的中上部，翻身易上缘平患者肩部，下缘平患者臀部
5	两名护士站于病床两侧，将患者平移至病床右侧（图17-28）
6	利用翻身易协助患者向左侧轴向翻身（图17-29）。右膝下垫软枕，嘱患者身体前倾，双膝自然弯曲即可（图17-30）
7	为患者整理好床单，盖好被褥

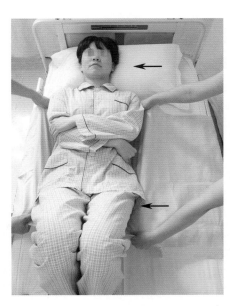

图17-28　移动患者准备翻身

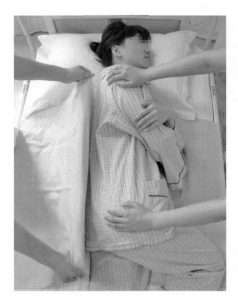

图 17-29　翻身易使用过程

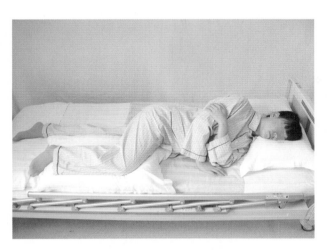

图 17-30　翻身易使用完毕

【注意事项】

护士使用翻身易时应注意节力：护士应握住翻身易近身端（靠近患者身体的部位）以节省体力。

（黄　洁　门　鑫）

第十节　拐杖的临床应用

【概述】

拐杖是辅助人体支撑体重、保持平衡和行走的工具。其工作原理为利用向下的重力，拐杖和腿的向上的支持力；拐杖向下的重力，人向下的压力，地面向上的支持力，使患肢避免负重、帮助维持身体平衡。目的是保持身体平衡、支持保护、辅助行走、增强肌力、恢复功能、预防并发症。

【适应证及禁忌证】

（一）适应证

拐杖是在下肢行动不便时需要行走或功能锻炼常用到的辅助器械。

（二）禁忌证

1．上肢活动受限或肌力不足以支持使用拐杖的患者。

2．下肢肌力不足以支持使用拐杖的患者。

3．不能保持躯体平衡的患者。

4．患有其他神经、精神功能障碍导致无法使用拐杖者。

【护理要点】

（一）评估

1．环境　空间开阔，光线充足，地面干燥，无潮湿、无障碍物，适合使用拐杖。

2．患者　意识清楚，病情稳定；双上肢肌力良好，双下肢末梢血运运动感觉良好，足背动脉搏动良好；伤口敷料清洁干燥，无渗血渗液，引流管妥善固定；衣着宽松舒适；穿舒适防滑的平底鞋。

3．拐杖　首选铝合金制作材质，质量良好，使用稳固，腋窝下支撑部橡胶垫具有弹性，高度可调试，拐杖各螺丝均已旋紧，底端橡皮座无变形或损坏。

（二）健康教育

1．使患者理解使用拐杖的目的、意义、类型及各部分的功能、高度的确定、使用方法，以及身体需要具备的条件，使患者及家属认识到正确使用拐杖对患肢康复的意义，取得患者及家属配合。选择合适的拐杖。

2．肌力训练　使用拐杖需要上肢有一定的支撑力，指导卧床患者下地前在床上进行上肢肌力锻炼，如练习扩胸、拉力器、哑铃、徒手出拳等；下肢股四头肌主动收缩训练：促进患肢恢复，减轻肿胀，增强健肢的肌力；协助患者靠床边站立，练习正确的站立姿势，如抬头挺胸、缩腹、骨盆向内倾斜、膝关节弯曲 5°、站直等。逐渐适应能直立站稳而无头晕、目眩、血压下降等因体位改变而出现的不适症状，方可练习迈步行走。

3．骨折患者扶拐行走的时机　下地的时机最好掌握在骨痂形成期，此期局部疼痛消失，肿胀消退，软组织已修复，骨折断端已初步稳定，内外骨痂已开始形成；当踝关节背伸直腿抬高时，足不发颤，健肢肌力足以支撑身体重量时，即可以让患者开始离床扶拐练习步行。

【标准操作流程】

（一）行走步态的选择

1. 四点步态法 右侧拐杖→左脚→左侧拐杖→右脚。适用于双脚可支撑身体部分重量时，为最安全的方法，但速度慢。

2. 三点步态法 两侧拐杖→患肢→健肢（亦可两侧拐杖与患肢同时前进）。适用于脚部分或完全不能支撑身体重量，另一脚可支撑全身重量的患者，患者须具有良好的平衡力及双臂有足够的力量来支撑身体重量。

3. 两点步态法 右侧拐杖与左脚同时向前→左侧拐杖与右脚再向前。适用于双脚可支撑身体部分重量时，如同四点步态法，只是速度快了些，适合于肌肉协调好且臂力强的患者使用。

（二）标准操作流程（表 17-9）

【注意事项】

1. 选择合适的拐杖 拐杖顶端与站立时支脚垫放置于脚尖前 10cm，再向外 10cm，腋窝间留有 5～10cm 的距离；患者身高减去 40cm；平躺仰卧于平实的垫上，双脚伸直，自腋窝前皮肤处量到脚跟，再加上 5cm；手柄高度调整至肘关节向内屈曲 25°～30°。以上几种拐杖长度选择的方法由护士根据患者的病情，酌情进行选择。

2. 在使用拐杖的过程中，主要力量应集中在上肢，而非腋窝处。拐杖顶部距腋下要留有 5～10cm 的间隙，离腋下太近会压迫臂丛神经，导致手臂麻痹或麻木；离腋下太远会增加腰椎后弯，引起姿势不良、背部疼痛。使用不当会发生跌倒，导致臂丛神经受损，甚至影响患肢的康复。

3. 患者挂拐行走前，应先练习好上臂的肌肉力量，同时也需增强四肢肌力的训练。患者在练习挂拐行走的过程中，医务人员应在旁边进行指

表 17-9 拐杖操作标准

序号	项目	依据	评分
1	护士与患者沟通解释情况		
（1）	护士将正确使用拐杖的目的及注意事项告知患者	合理的沟通解释能够取得患者的配合和重视	合格
（2）	护士将正确使用拐杖的目的及注意事项告知患者，但漏项较多		不合格
2	操作前的评估情况		
（1）	护士能正确评估患者、练习使用拐杖的环境及拐杖的性能	正确的评估能够保证患者用拐的最佳效果	合格
（2）	护士评估患者练习使用拐杖的环境及拐杖的性能时有漏项，出现了影响患者安全的因素		不合格
3	迈步前拐杖距身体的距离		
（1）	迈出一步后，身体处于两拐中间	距离合理，能够保证患者的安全	合格
（2）	距离太大，无充分体力继续使用拐杖		不合格
4	扶手高度		
（1）	平齐患者股骨大转子的高度，手肘内弯曲 25°～30°	扶手高度适宜利于患者节省力量，同时又能保证患者的安全。太低时脊柱过度弯曲引起疲劳，太高时不能充分发挥上肢肌肉力量	合格
（2）	低于或高于股骨大转子高度>10cm		不合格

导及保护,密切观察患者的情况,并及时听取患者的主诉。

4.循序渐进,不可操之过急,步幅由小到大、速度由慢到快、时间由少到多;先练习平地走,熟练后再过渡到上下台阶;渐进性增加行走的活动量,患侧下肢部分负重练习,至少需 3 级以上肌力,完全负重则需 4 级以上。

（霍 妍）

第十一节 辅助步行器的临床应用

【概述】

辅助步行器是一种不借助外力或他人帮助,靠使用者本人动力使用的辅助人站立及行走的工具。其工作原理为利用向下的重力,拐杖和腿的向上的支持力;拐杖:向下的重力,人向下的压力,地面向上的支持力,使患肢避免负重、帮助维持身体平衡。其目的是帮助患者保持身体平衡、协助患者恢复正常行走、辅助患者功能恢复,还可预防并发症的发生,是作为拐杖的补充的一种工具。

【适应证及禁忌证】

（一）适应证

1.单侧下肢无力或截肢,需要比拐杖类助行架更大的支持。

2.广泛性的体能减弱需要支持者或术后虚弱患者渐进用拐类的过渡阶段。

（二）禁忌证

1.上肢活动受限或肌力不足以支持使用助行器的患者。

2.双下肢肌力不足以支持使用助行器的患者。

3.患有其他神经、精神功能障碍导致无法使用拐杖者。

【护理要点】

（一）评估

1.环境 空间开阔,光线充足,地面干燥,无潮湿、无障碍物,适合使用助行器。

2.患者 意识清楚,病情稳定;双上肢肌力良好,至少一侧下肢有一定的支撑力;衣着宽松舒适;穿舒适防滑的平底鞋。

3.扶手、是否平稳、脚底垫有无老化磨损。

（二）健康教育

1.使患者理解使用拐杖的目的、各部分的功能、高度的确定。

2.告知患者及家属使用助行器其身体需要具备的条件。

3.告知患者在行走的时不要把助行器放得过远,一般为患者本人行走的一步距离。

4.告知患者在使用无动力架行走时,应循序渐进的原则。

【标准操作流程】

（一）助行器使用行走流程

1.协助患者站立在助行器内中心位置,左右扶手置于身体两侧。

2.患者双手握紧扶手向前移动助行器约一步距离后将助行器先前放平稳。

3.双手支撑握住扶手,患肢向前迈出,重心前移,迈腿时助行器保持不动。

4.健侧先前移动一步,站稳后再将助行器前移。

（二）标准操作流程（表 17-10）

表 17-10 助行器操作流程

序号	项目	依据	评分
1	护士与患者沟通解释情况		
（1）	护士将操作助行器的过程、注意事项及如何配合告知患者	有效的沟通能保证医用助行器的使用效果达到最佳	合格
（2）	告知不正确、不全面		不合格
2	评估情况		
（1）	正确评估患者的病情、助行器、使用环境	正确的评估能够保证患者的安全	合格
（2）	不正确评估患者的病情、助行器、使用环境		不合格

续表

序号	项目	依据	评分
3	使用助行器情况		
（1）	应用助行器走步的距离应为患者本人正常走步的距离。助行器的高度应齐平患者股骨大转子的高度，肘关节向内屈25°～30°	距离合理，能确保患者安全。距离过远，有跌倒的风险。高度合适有利于患者节力，保证患者的安全。过低，脊柱过度弯曲引起疲劳，过高时肌肉力量不能充分发挥	合格
（2）	使用助行器走步的距离大于患者本人正常走步的距离。助行器的高度低于或高于患者股骨大转子高度>10cm		不合格

【注意事项】

1. 协助患者将拐杖调至合适高度，双臂自然下垂，双肘屈曲25°～30°时助行器扶手与手腕的高度一致，基本平齐患者股骨大转子的高度。

2. 关注扶手情况，要以防滑、缓冲手臂部应力为原则，保证扶手抓握松软舒适，防止手部磨损。

3. 助行器的4个支撑架处于同一高度，可平稳放置。

4. 助行器的支架脚底垫无磨损老化。

5. 注意练习使用助行器的环境　地面干燥、无湿滑、无障碍物。

6. 患者使用助行器行走前，应先练习好上臂的肌肉力量，同时也需增强四肢肌力的训练。患者在练习挂拐行走的过程中，医务人员应在旁边进行指导及保护，密切观察患者的情况，并及时听取患者的主诉。

7. 确保患者病情稳定、体力充足、衣着宽松、鞋子防滑。

8. 上下楼梯不宜使用无动力助行器。

（霍　妍）

第十二节　持续被动运动仪的临床应用

【概述】

持续被动运动（continuous passive motion，CPM）仪，它是通过模拟人体自然运动，使关节按照预设好的角度和速度进行持续的被动运动的一种工具，其原理是利用它进行被动的膝关节屈伸活动锻炼，减少下肢关节主动活动时肌肉收缩带来的骨折端不良应力的影响。并提供一种轴向应力，作用于骨折端，其应用于下肢手术后及下肢康复活动，达到踝、膝、髋关节同步连续活动。使用CPM仪可以防止四肢关节挛缩，促进关节软骨、韧带、肌腱的修复，维护和增加关节活动度，改善患者关节功能，并能促进局部血液循环、减轻肿胀、疼痛等症状，也可用于恢复关节、肌肉和肌腱的正常活动范围。

【适应证及禁忌证】

（一）适应证

1. 骨、关节骨折内固定术后。

2. 膝关节置换术、单髁关节置换术。

3. 各种原因引起的关节粘连、挛缩、僵硬松解术后。

4. 肢体的关节囊切除、关节肌腱、韧带重建或修补术后。

5. 骨关节感染治愈后关节功能障碍。

6. 脑血管意外后遗症及截瘫患者康复。

（二）禁忌证

1. 凝血功能障碍。

2. 不稳定性骨折。

3. 合并血管损伤术后。

4. 下肢深静脉血栓。

5. 术后感染没有得到控制。

【护理要点】

（一）评估

1. 操作前

（1）评估CPM仪是否处于完好备用状态。

（2）评估患者病情、意识状态、自理能力、合作程度。

（3）评估患者全身情况：有无康复禁忌证。

（4）评估患者局部情况：伤口有无渗血、肢体肿胀情况、有无引流管以及引流管通畅情况。

（5）评估髂前上棘至足底的长度。

2. 操作中

（1）评估患者体位摆放是否正确。

（2）评估CPM仪是否妥善固定。

（3）评估CPM仪角度调节的正确性。

3. 操作后

（1）评估患者伤口情况。

（2）评估伤口引流是否通畅。

（3）评估患者有无其他不良反应。

（二）观察要点

1. 观察 CPM 仪运行是否正常。

2. 观察使用 CPM 仪的不良反应，如伤口出血、疼痛情况。

3. 观察患者的使用情况，有无不适症状。

4. 观察肢体情况。

（三）健康教育

1. 告知患者使用 CPM 仪进行功能锻炼的作用及意义。

2. 治疗过程中，增加患肢锻炼角度时要循序渐进，速度由慢到快，以患者能够接受为宜。

3. 治疗过程中出现不适症状、异常情况（如伤口渗血）及时报告医护人员。

4. 告知患者及家属不可随意调整 CPM 仪的训练角度及时间。

【标准操作流程】（表 17-11）

表 17-11　CPM 仪使用流程

步骤	使用流程	要点说明
操作准备	1. 按规定着装、洗手、戴口罩； 2. 用物准备齐全； 3. 核对医嘱	二人核对
解释	1. 携用物至床旁，查对床号、姓名； 2. 告知 CPM 仪训练的目的，取得配合，协助患者取舒适体位	告知训练目的，取得配合
评估	1. 患者病情； 2. 意识状态； 3. 自理能力； 4. 合作程度； 5. 患者全身情况：有无康复禁忌证； 6. 患者局部情况：伤口有无渗血、肢体肿胀情况、有无引流管以及引流管通畅情况； 7. 测量肢体长度	1. 使用 CPM 仪时应关闭负压吸引管，停机时再放开； 2. 肢体测量：髂前上棘至足底的长度（图 17-31）
检查	1. 检查 CPM 仪性能； 2. 连接电源，正确开机； 3. 调节好 CPM 仪机杆长度	1. 使用前，观察机器运行两个来回后，方可使用； 2. 固定杆长度为 70cm，调节杆 +70cm 即为患者肢体长度（图 17-32）
开始训练	1. 护士站在患侧肢体旁； 2. 协助患者平卧位； 3. 患者患肢放在 CPM 仪支架上，妥善固定（图 17-33）； 4. 根据医嘱或患者情况调节相应角度（图 17-34）； 5. 打开电源开关，运行机器	1. 将患肢置于 CPM 的支架上，髋外展 10°～20°，足尖向上中立位； 2. 患肢的脚和脚套要套实，与水平线呈 90°； 3. 观察 CPM 仪运行两个来回后无异常，护士方可离开
记录	1. 记录操作开始时间，告知注意事项； 2. 观察患肢及伤口情况； 3. 将呼叫器放于患者可及之处； 4. 洗手、再次核对	严密观察使用 CPM 仪的不良反应，如伤口出血、疼痛情况并进行性加重，立即报告医生紧急处理
停止训练	1. 30min 后，治疗完毕； 2. CPM 仪复位到 0°，关闭开关，解开鞋套及大、小腿束缚带，拔出电源，取下 CPM 仪； 3. 再次倾听患者主诉，观察患肢及伤口情况； 4. 协助患者取舒适体位，将呼叫器放于患者可及之处	1. 再次核对； 2. 询问患者感受； 3. 观察肢体情况
整理记录	1. 洗手，再次进行核对，整理床单位； 2. 在医嘱本上签名，记录时间； 3. 用 75% 乙醇擦拭后整理主机、电源线、妥善保存	清洁机器，整理用物

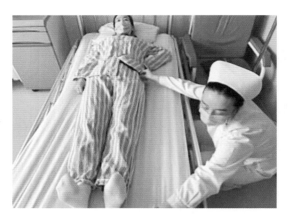

图 17-31　测量肢体长度

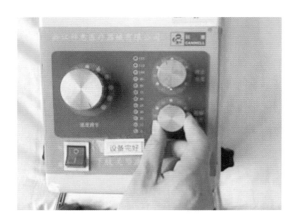

图 17-34　调节运动角度

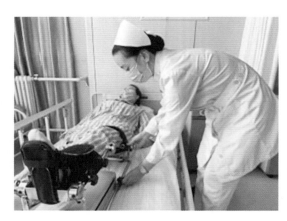

图 17-32　调节肢体长度

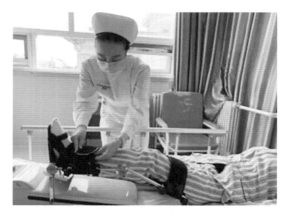

图 17-33　固定患肢

【注意事项】

1. 在使用 CPM 仪的过程中需要密切观察患者的反应及病情变化,主要是指患者锻炼过程中生命体征的变化、伤口渗血以及患者使用 CPM 仪时关节疼痛的程度等不良反应。

2. 放置负压引流的患者,使用 CPM 仪时应关闭负压引流管,停机时再打开,防止负压引流管内液体回流而造成感染发生。

3. 患者的脚和脚套要套实,与水平线呈 90°,患者脚到膝关节的距离与脚套到机器的夹角的距离相等,患肢膝关节与机器夹角要处于同一水平线。

4. 调节 CPM 仪支架时,抽拉大、小腿支撑杆,使患者下肢长度和杆件长度相符,并使杆件中间关节处于 0°～10°,拧紧旋钮。

5. 膝关节伸直(屈曲)障碍患者,CPM 仪运行到患者耐受最大(小)角度时应暂停 2～5s。

6. 调节锻炼角度(评估患肢膝关节功能,增加 5°～10°或患者的耐受度为宜)设定锻炼时间(30min)。

（张　竞　张金庆）

第十三节　医用冷敷器的临床应用

【概述】

目前国内医用冷敷器种类繁多,大多数产品是通过序贯加压的方法将冰桶内的冰水通过管路泵入冷敷垫内,同时进行水的循环以保持冷敷垫温度相对恒定,从而起到冷敷疗法的效果。其使用目的:冰敷疗法主要以应用比人体温度低的物理因子刺激机体以达到降温、止痛、止血、减轻炎症性水肿和渗出为目的;冰敷还可减缓神经纤维传递速度,降低神经痛扳机点的兴奋,造成感觉及末梢运动神经的改变,使得疼痛阈值提高而起到局部止痛作用。

【适应证及禁忌证】

（一）适应证

1. 外伤后早期四肢及各关节肿胀明显。

2. 骨科术后早期。

3. 患肢功能锻炼后即刻。

（二）禁忌证

1. 皮肤有破损者

2. 患肢有石膏固定者

3. 体温过低

【护理要点】

（一）评估

1. 操作前

（1）评估医用冷敷器是否处于完好备用状态。

（2）评估患者病情、意识状态、自理能力、合作程度。

（3）评估患者生命体征、全身情况、有无禁忌证。

（4）评估患者局部情况：伤口有无渗血、肢体肿胀情况、有无引流管以及引流管通畅情况。

2. 操作中

（1）评估患者体位摆放是否正确。

（2）评估医用冷敷器运行情况，是否妥善固定。

（3）评估医用冷敷器温度避免冻伤。

3. 操作后

（1）评估患者伤口情况。

（2）评估伤口引流是否通畅。

（3）评估患者有无其他不良反应。

（二）观察要点

1. 观察医用冷敷器运行是否正常。

2. 观察使用过程中有无并发症发生，如冻伤等情况。

3. 观察患者的使用情况，有无不适症状及伤口渗出等。

（三）健康教育

1. 告知患者选择合适尺寸的冷敷垫，确保冰敷效果。

2. 告知患者伤口敷料不能自行打开暴露防止感染发生。

3. 告知患者不可随意调节医用冷敷器的温度，以免温度过高达不到冰敷效果，或者温度过低发生冻伤。

4. 告知患者使用医用冷敷器冰敷的时间长短应遵医嘱。

5. 告知患者不可随意触摸医用冷敷器电源及各个接头的连接处，防止触电现象意外发生。

【标准操作流程】（表 17-12）

表 17-12　医用冷敷器使用流程

步骤	使用流程	要点说明
操作准备	1. 按规定着装、洗手、戴口罩； 2. 用物准备齐全； 3. 核对医嘱	二人核对 预防交叉感染
解释	1. 携用物至床旁，查对床号、姓名； 2. 告知医用冷敷器使用目的，取得配合，协助患者保持患肢功能位	患者知情，提高冰敷疗效及使用安全
评估	1. 患者病情； 2. 意识状态； 3. 自理能力； 4. 合作程度； 5. 患者全身情况：有无禁忌证； 6. 患者局部情况：伤口有无渗血、肢体肿胀情况、有无引流管以及引流管通畅情况	
检查准备	准备医用冷敷器，在储冰箱内，放入 2/3 的冰，1/3 的水（图 17-35）。选择适当的冷敷垫并连接冷敷垫和电源接头。检查接头及电源线连接情况	机器正常状态下起到冰敷疗法效果

续表

步骤	使用流程	要点说明
开始使用	1. 护士站在患侧肢体旁； 2. 协助患者患肢放置功能位； 3. 用看护垫包裹患肢； 4. 将冷敷垫包裹于看护垫外（图17-36）； 5. 调节温控计将温度调至4～10℃； 6. 检查各个接头的连接情况（图17-37）； 7. 接通电源循环使用	1. 正确站位，便于操作； 2. 干燥敷料，防止感染； 3. 合适的温度起到冰敷疗效。 避免冻伤
解释观察	1. 如有不适及时通知护士，不可自行调节温度； 2. 观察冰敷部位皮肤情况，询问患者有无不适主诉	1. 合适的温度起到冰敷疗效，保证患者安全； 2. 及时发现病情变化及时处置

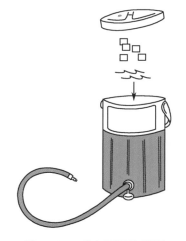

图 17-35　准备医用冷敷器

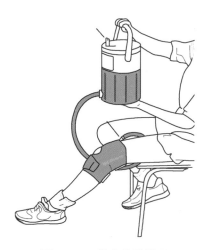

图 17-37　检查连接情况

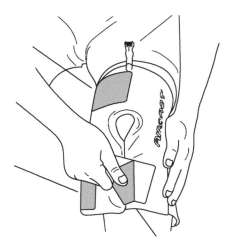

图 17-36　固定冷敷器

【注意事项】

1. 水箱内冰水混合物为0℃，冰与水的比例约为2:1。

2. 看护垫使用时需将防水面朝外放置。

3. 使用医用冷敷器时应密切注意患者主诉以及生命体征。

4. 每2h观察温控计水温度数，保证水温在4～10℃。

【医用冷敷器标准及使用评价】（表17-13）

表 17-13 医用冷敷器标准及使用评价

序号	项目	依据	评分
1	医用冷敷器的温度		
（1）	水温在 4~10℃	合适的温度起到冰敷疗效	合格
（2）	水温在 4℃ 以下；水温在 10℃ 以上		不合格
2	冷敷垫位置		
（1）	在看护垫外，未直接接触皮肤	敷料干燥，保护皮肤，防止冻伤	合格
（2）	与患者伤口敷料直接接触，未放置看护垫		不合格
3	宣教		
（1）	护士详细讲解宣教相关内容	患者充分知情，提高冰敷疗效及使用安全	合格
（2）	护士讲解宣教相关内容时漏项较多		不合格

（张　爽）

第十四节 烤灯的临床应用

【概述】

在现代社会医疗技术不断提高的情况下，选择接受断指再植、断肢再植、踇甲瓣再造手指、皮瓣移植重建手部或上肢功能治疗的患者越来越多，术后则需要密切观察肢（指）末梢及局部皮瓣血液循环情况。温度是手术成功的重要因素之一，低温会导致吻合血管痉挛，发生血管危象，影响再造手指、肢体、皮瓣的成活。目前临床常使用烤灯进行局部照射，使患肢局部温度维持在相对恒定的温度范围内，起到保暖的作用（图 17-38）。烤灯作用如下：

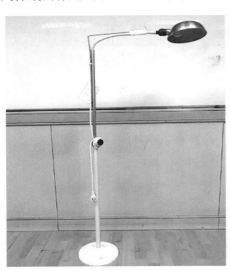

图 17-38 烤灯

1. 改善局部血液循环 有利于局部血管扩张，加快局部血液循环，加强组织的营养代谢。

2. 促进肿胀消退 由于血液循环的改善，可加快局部渗出物吸收，从而促进肿胀的消退。

3. 降低肌张力，缓解肌紧张 热作用使骨骼肌张力降低及胃肠平滑肌松弛，蠕动减弱。

4. 镇痛 热作用可降低感觉神经兴奋性，干扰痛阈。同时血液循环的改善，缺血缺氧的好转，渗出物的吸收，肿胀的消退，痉挛的缓解等，都有利于疼痛的缓解。

5. 表面干燥作用 热作用使局部温度升高，水分蒸发，对于渗出性病变使其表层组织干燥、结痂，制止患肢局部进一步渗出。

【适应证及禁忌证】

（一）适应证

1. 断指、断肢再植及再造手指术后。

2. 游离皮瓣移植术后。

3. 动脉损伤，周围血管循环障碍。

4. 亚急性及慢性软组织损伤（24h 后）。

5. 关节炎、关节痛、浅表性神经炎、神经痛。

6. 冻疮、关节功能障碍。

（二）禁忌证

1. 出血倾向者。

2. 高热患者。

3. 活动性结核。

4. 严重动脉硬化。

5. 代偿不全的心脏病患者。

6.温热感觉障碍者。

【护理要点】

1.评估患者意识状况及照射区皮肤感觉情况。

2.观察患者照射区域血运情况。

3.评估烤灯性能。

4.告知患者使用烤灯治疗的目的。

5.告知患者烤灯使用时间

(1)断指、断肢再植、游离皮瓣移植、上下肢动脉损伤、周围血管循环障碍患者手术后烤灯持续照射7～10d。

(2)其他疾病患者治疗时间:20～40min/次,1～2次/d,10～20次为1个疗程。

6.告知患者及其家属勿自行关掉烤灯,勿随意调节烤灯距离。

7.告知患者不得随意移动患肢,以免引起皮肤烫伤。

8.如患肢有起水疱、破溃等情况需及时告知医护人员。

【标准操作流程】(表17-14)

表 17-14　烤灯操作流程

序号	操作流程	备注
1	服装整齐,洗手,戴口罩	预防交叉感染
2	评估患者意识情况、照射区域皮肤感觉及血运情况	掌握患者全身情况,确保烤灯使用安全
3	向患者宣教使用目的、时间等相关内容	有效宣教可提高护理和治疗效果
4	准备用物:烤灯,1块治疗巾,2个别针,1个看护垫,1个软枕。检查烤灯的性能是否完好	携带用物至患者床旁
5	协助患者取舒适体位,将患肢放置于垫好治疗巾的软枕上	防止体位不当,影响治疗效果
6	将治疗巾折叠成10cm宽的长条巾,横跨患肢两侧,用别针固定,暴露治疗部位	
7	将烤灯置于患侧,打开烤灯开关,用手放置于照射部位感受温度,以有舒适热感为宜	烤灯与照射区皮肤垂直距离为40～60cm
8	向患者宣教烤灯治疗期间注意事项	加强患者对烤灯使用的认识
9	按护理级别巡视病房,观察照射部位的皮肤状况,询问患者不适主诉	及时发现问题并处理

【注意事项】

1.遵医嘱使用60～100W的烤灯。选择电源线、开关性能良好的烤灯使用,以免发生危险或耽误治疗。在使用前进行调试,无误后方可使用。

2.因烤灯遮光性能差,温度难以恒定,可用灯罩进行遮挡。

3.烤灯照射距离固定,不可随意调整。距离患肢较近易烫伤皮肤,距离患肢较远则治疗效果差。

4.密切观察照射部位的皮肤状况,出现不适症状及时通知医生。

5.急性外伤后,一般不予照射,约24h后局部出血、渗出停止后开始照射,以免肿痛、渗出加剧。

(吕柏蓉　曹建华)

第十五节　气压式血液循环驱动器的临床使用

【概述】

气压式血液循环驱动器用于在进行间歇式气动压迫的过程中,充气压力带通过压迫肢体从而增强静脉血液的流动。在完成一次压迫过程之后,主机将对静脉血管再次充满血液的时间进行测量,从而在经过相应时间段的等待之后,重新启动下一次压迫过程。从而有助于防止出现深静脉血栓(deep vein thrombosis,DVT)和肺血栓栓塞症(pulmonary thromboembolism,PTE)。

【适应证及禁忌证】

（一）适应证

1．高风险手术　全髋关节置换术，全膝关节置换术，髋关节骨折。

2．存在发生 DVT 风险的无禁忌证的患者。

3．可用于对抗凝治疗有禁忌的患者（如神经外科，头部创伤的患者等）。

（二）禁忌证

1．任何有可能妨碍充气压力带作用的腿局部情况，例如：皮炎、静脉结扎（在手术后即刻）、坏疽，或者刚做完皮肤移植手术。

2．严重的动脉硬化症或其他缺血性血管病。

3．腿部大范围水肿或由充血性心力衰竭引发的肺部水肿。

4．腿部严重畸形。

5．疑似已出现深静脉血栓症。

【护理要点】

（一）评估

1．操作前

（1）评估气压式血液循环驱动器是否处于完好备用状态。

（2）评估患者患肢伤口渗血及引流管情况、精神状况及配合程度。

（3）评估患者皮肤是否有破损。

（4）评估患肢是否有深静脉血栓。

（5）评估患者腿套的型号选择是否合适。

1）腿长<55.9cm，选择小号充气压力带。

2）腿长 55.9～71.7cm，选择中号充气压力带。

3）腿长>71.1cm，选择大号充气压力带。

2．操作中

（1）评估患者治疗过程中不适情况。

（2）评估腿套连接管是否置于肢体上方。

（3）评估腿套松紧度是否合适。

（4）评估引流管是否妥善固定。

3．操作后

（1）评估患者伤口有无渗血、引流管是否通畅。

（2）评估患者有无不适情况。

（二）观察要点

1．观察气压式血液循环驱动器是否运转良好。

2．观察患者使用过程中有无不良反应。

3．观察腿围情况，每天进行测量并记录。

（三）健康教育

1．告知患者气压式血液循好驱动器治疗的目的、方法和意义。

2．告知患者及家属使用过程中不要自己调节压力及时间。

3．告知患者治疗过程中有任何不适情况及时告知医护人员。

【标准操作流程】（表 17-15）

表 17-15　气压式血液循环驱动器操作流程

步骤	操作流程	要点说明
操作准备	1. 按规定着装、洗手、戴口罩； 2. 用物准备齐全； 3. 核对医嘱	二人核对
解释	1. 携用物至床旁，查对床号、姓名； 2. 告知气压式血液循环驱动器机训练的目的，取得配合，协助患者取舒适体位	告知治疗目的，取得配合
评估	1. 患者病情； 2. 意识状态； 3. 自理能力； 4. 合作程度	
检查	洗手，准备并检查用物，充气压力带、连接管有无破损、是否通畅，接口是否完好，连接是否紧密，电源线是否完好	用物完好可以有效保障患者安全

续表

步骤	操作流程	要点说明
操作流程	1. 使用固定床钩，将主机悬挂于患者床尾； 2. 抬起一侧下肢，选择与之相匹配的腿套，平铺于床上，再将下肢放于腿套中央，由下至上依次粘好搭扣。连接管置于肢体上方，膝盖部位暴露于腿套之外，按上述方法将另一侧穿好； 3. 松紧度以伸进两指为宜； 4. 连接电源，打开开关	正确地使用气压式血液驱动器，有效促进血液循环，防防止下肢深静脉血栓发生
记录解释	1. 操作过程中观察患者反应及患肢感觉、运动、皮温、血运情况； 2. 再次核对患者信息； 3. 将呼叫器放于患者可及之处，告知患者如有不适及时通知护士，整理床单位后方可离开； 4. 记录开始时间并签字	及时发现并解决问题
操作完毕	1. 1h后，将气压式血液循环驱动器取下； 2. 由上至下依次解开搭扣，抬起下肢，取出腿套，按上述之方法取下另一侧腿套； 3. 给予患者安置舒适体位，并整理床单位	患者的安全是护理工作的首要任务
整理	携气压式血液循环驱动器返回治疗室，乙醇擦拭后整理腿套、连接管、主机及电源线妥善保存	正确地养护可有效延长气压式血液循环驱动器的使用寿命

【注意事项】

1. 避免通气连接管脱落、打折。

2. 注意观察伤口敷料是否渗血，如有应停止并及时通知医生给予处理。

3. 疑有血栓形成时，禁止使用。

4. 未拔引流管的患者妥善固定引流管，以防脱落。

5. 膝盖部位应暴露于腿套之外。

6. 避免腿套直接接触皮肤。

（李 林 李春敏）

第十六节 医用过床器的临床应用

【概述】

医用过床器可用于搬运活动不便及截瘫的患者。通过过床板与过床板外套之间的摩擦滑动而使过床板外套循环滚动，从而使躺在过床器的患者轻松转移到另外一张床上（或其他设备）。它是利用尼龙滑材的平滑移动，来实现医护人员帮助患者平稳、安全、有效地过床或移位，并减轻患者在搬运过程中出现的不适。

【适应证及禁忌证】

（一）适应证

1. 四肢骨折患者。

2. 脊柱损伤患者。

3. 截瘫患者。

4. 术后患者等。

（二）禁忌证

1. 颈腰椎损伤、骨盆骨折不宜翻身的患者和需要躯体保持轴线水平的患者。

2. 体重过重（>80kg）的患者、全身麻醉无知觉、危重术后患者。

【护理要点】

（一）评估

1. 评估患者的意识情况及配合程度、背部皮肤情况，注意保护开放性伤口。

2. 评估患者的患肢情况，以及如何在过床过程中进行合理的保护。

3. 评估医用过床器是否坚固耐用、能否滑动。

4. 评估病床和平车是否已锁定。

（二）健康教育

1. 告知患者使用医用过床器的目的。

2. 向患者陈述医用过床器使用的关键流程。

3. 向患者演示医用过床器的使用方法。

4. 告知患者在使用医用过床器的整个过程中如有不适，要及时与护士等相关人员沟通。

【标准操作流程】（表 17-16）

表 17-16　医用过床器操作流程

序号	项目	依据	评分
1	护士与患者沟通解释情况		
(1)	护士将操作的目的过程注意事项及如何配合告知患者	有效的沟通能保证医用过床器的使用效果达到最佳	合格
(2)	护士告知不全面,患者疑问较多		不合格
2	操作前的评估情况		
(1)	护士能正确评估患者的病情和评车的性能	正确的评估能够保证患者的安全	合格
(2)	护士评估患者的病情和评车的性能有漏项,出现了影响患者安全的因素		不合格
3	病床与平车高度差		
(1)	<15cm	病床与平车保持齐平,能够保证患者平稳地实现从床到平车的转移,高度差距大,易造成滑动速度过快引起患者患肢二次损伤	合格
(2)	>15cm		不合格
4	病床与停车的距离		
(1)	<10cm	合理的距离能保证患者的安全	合格
(2)	>10cm		不合格

【注意事项】

1.护士要求熟练掌握操作过床易的使用方法,过床时应保证病床、平车、手术台或检查台为锁定状态,避免在过床时发生移位。床和平车、手术台或检查台之间不能有较宽的缝隙,以免患者坠床。

2.操作时不能用力不当或过于粗暴,以免发生意外。

3.颈腰椎损伤、骨盆骨折、四肢骨折及其他危重患者在搬运时应保持肢体呈轴线水平,防止二次损伤。

4.当患者带有静脉通路时,过床的过程中由专人负责,安置好患者后,注意检查输液是否通畅,确保通畅后,置于床头输液架上。

5.当患者带有各种管路时,在过床的过程中注意妥善固定,过床后,逐一检查各管路是否通畅,确保通畅后,妥善固定于患者的床单位。

（霍　妍）

第十七节　抗血栓压力袜的临床应用

【概述】

抗血栓压力袜通过对下肢的束紧压迫,在体表形成了向上递减的压力,促使静脉血液回流,有效地改善静脉循环,减少腿部静脉逆流和淤血,积极预防和治疗静脉曲张,从而有助于防止出现深静脉血栓（DVT）和肺血栓栓塞症）PTE）。

【适应证及禁忌证】

（一）适应证

1.高风险手术：　全髋关节置换术、全膝关节置换术、髋关节骨折。

2.存在发生 DVT 风险的无禁忌证的患者。

3.对抗凝治疗有禁忌的患者（如神经外科,头部创伤的患者等）。

（二）禁忌证

1.任何可能受到抗血栓压力袜不良影响的腿部情况,例如：皮炎、坏疽、最近接受过皮肤移植术。

2.严重的动脉硬化或血管缺血性疾病。

3.充血性心力衰竭引发的下肢大面积水肿,或是肺水肿的患者。

【护理要点】

（一）评估

1.操作前

（1）评估患者患肢伤口渗血情况、精神状况及配合程度。

（2）评估患肢肿胀程度，是否有深静脉血栓。

（3）评估患者有无伤口渗血及引流管。

（4）评估抗血栓压力袜的型号选择是否合适。

1）小腿周长<30cm，选用小号。

2）小腿周长30～38cm，选用中号。

3）小腿周长38～45cm，选用大号。

2. 操作中

（1）评估足跟与逐级加压袜（GCS）后跟处是否一致。

（2）评估GCS是否穿着平整无反折。

3. 操作后

（1）评估患者正确穿脱抗血栓压力袜的方法是否正确。

（2）评估患肢肢端的血运、皮肤温度和足背动脉搏动情况。

（二）观察要点

1. 观察抗血栓压力袜有无破损。

2. 观察伤口有无渗血。

3. 观察腿围情况，每天进行测量并记录。

4. 观察患者皮肤情况。

5. 观察患者配戴过程中有无反折抗血栓压力袜。

（三）健康教育

1. 告知患者穿抗血栓压力袜的必要性、目的及意义。

2. 告知患者穿脱抗血栓压力袜的正确方法。

3. 告知患者抗血栓压力袜的使用注意事项。

4. 穿抗血栓压力袜时如出现异常情况，及时告知医护人员。

【标准流程操作】（表17-17）

表17-17　抗血栓压力袜操作流程

步骤	操作流程	要点说明
操作准备	1. 按规定着装、洗手、戴口罩； 2. 用物准备齐全； 3. 核对医嘱	二人核对
解释	1. 携用物至床旁，查对床号、姓名； 2. 告知CPM仪训练的目的，取得配合，协助患者取舒适体位	告知使用目的，取得配合
评估	1. 患者病情； 2. 意识状态； 3. 自理能力； 4. 合作程度； 5. 患者下肢皮肤、足背动脉、血运、肿胀情况； 6. 有无血栓病史	评估是掌握患者情况及正确有效的使用抗血栓压力袜的前提
检查	检查用物：抗血栓压力袜有无破损、弹性	用物完好可以有效保障患者有效地治疗
操作流程	1. 关闭门窗，遮挡患者，再次检查下肢情况； 2. 协助患者取仰卧位，脱去裤子，注意保暖； 3. 将手伸进袜子直至脚后跟处。抓住压力袜后跟中间，将袜子由内向外翻出。将其小心套在脚上和后跟处，确保足跟正好位于在压力袜后跟处。开始将压力袜平拉过脚踝和小腿，按上述方法将另一侧穿好	正确穿着抗血栓压力袜有效促进血液循环，防止血栓发生
操作完毕	1. 观察循环情况，倾听患者主诉； 2. 协助患者取舒适卧位； 3. 将呼叫器放于患者可及之处，告知患者如有不适及时通知护士，整理床单位后方可离开	及时发现并解决问题
记录	1. 洗手，再次核对，整理床单位； 2. 记录时间	严格执行核对制度

【注意事项】

1. 患者腿部及足部存在感染、感觉迟钝、动脉缺血性疾病、皮炎、溃疡、出血、坏疽等暂不使用。

2. 型号选择合适，压力袜松紧适度。

3. 注意观察下肢血运情况（皮肤温度、颜色、足背动脉搏动等）。

4. 长期卧床患者，穿压力袜的时间最好选在早晨起床时，此时腿部肿胀程度较轻。如患者下肢肿胀程度重，可让患者卧床10min后再穿。

5. 特别注意在穿、脱压力袜时，不要让首饰或指甲刮伤压力袜。

6. 根据需要进行清洗，不要频繁清洗，使用中性洗涤剂手洗，不要用力搓洗。

7. 洗后阴凉处自然平铺晾干，不要加热晾干。

（张　颖　李春敏）

参 考 文 献

[1] 姜春岩. 关于人工关节置换的相关热点问题[J]. 中华创伤杂志, 2017, 8, 33(8): 684.

[2] 李奉龙, 姜春岩. 反球型人工关节置换术治疗肱骨近端陈旧骨折不愈合[J]. 中华肩肘外科电子杂志, 2015, 5, 3(2): 21.

[3] 付中国. 反肩置换术[J]. 中华肩肘外科电子杂志, 2017, 8, 5(3): 237.

[4] 姜春岩, 李奉龙. 人工肩关节置换术[J]. 骨科临床与研究杂志, 2017, 1, 2(1): 51.

[5] 裔欣, 宋国敏, 东靖明, 等. 反式肩关节假体置换术治疗老年肱骨近端粉碎性骨折患者的护理[J]. 天津护理, 2020, 8, 28(4): 437.

[6] 高兴, 樊桂莲, 王晶, 等. 快速康复外科理念在高龄肩关节置换患者围手术期的临床应用[J]. 全科护理. 2016, 1, 14(3): 281.

[7] 孙冉, 宋明智, 李刚, 等. 肩关节置换术后患者的护理[J]. 辽宁医学杂志. 2016, 30(6): 46.

[8] Kuo L T, Hsu W H, Chi C C, et al. Tranexamic acid in total shoulder arthroplasty and reverse shoulder arthroplasty: a systematic review and meta-analysis[J]. BMC Musculoskeletal Disorders, 2018, 19(1): 60.

[9] Theodoulou J A E. Risk of poor outcomes in patients who are obese following total shoulder arthroplasty and reverse total shoulder arthroplasty: a systematic review and meta-analysis[J]. Journal of Shoulder and Elbow Surgery, 2019, 28(11): e359-e376.

[10] 秦玲. 患者疼痛管理研究进展[J]. 中国护理管理, 2016, 1(16): 4.

[11] 徐培培. 骨科手术患者疼痛现状研究[J]. 亚太传统医药, 2015, 1(11): 3.

[12] 金鑫. 疼痛规范化管理在骨科围手术期患者中的研究现状[J]. 吉林医学, 2017, 38(8): 1570.

[13] 梁君. 疼痛规范化管理在骨关节科围手术期患者中的应用[J]. 中国医学创新, 2013, 10(1): 27.

[14] 王秀华. 疼痛规范化管理在骨科围手术期患者中的应用[J]. 中医药管理杂志, 2015, 23(19): 98.

[15] 马娟. 骨科患者疼痛管理现状及进展[J]. 医学食疗与健康, 2018(9): 1.

[16] 孟丽红. 中西医结合病房疼痛管理研究现状[J]. 护理研究, 2017, 7(31): 2573.

[17] 张福先, 王深明. 静脉血栓栓塞症诊断与治疗[M]. 北京: 人民卫生出版社, 2013.

[18] 毛翠, 盛英, 曹梅娟. 外科手术患者静脉血栓栓塞症风险评估研究进展[J]. 中华实用护理杂志 2015, 31(9): 1473-1475.

[19] 马信龙, 张建敏, 马剑雄, 等. 骨科大手术后静脉血栓栓塞症的研究进展[J]. 中华骨科杂志, 2016, 36(15): 995-1001.

[20] 中华医学会骨科学分会. 中国骨科大手术静脉血栓栓塞症预防指南[J]. 中华骨科杂志, 2016, 36(2): 65-71.

[21] 中国健康促进基金会血栓与血管专项基金专家委员. 静脉血栓栓塞症机械预防中国专家共识[J]. 中华医学杂志, 2020, 100(7): 484-492.

[22] 中华医学会血栓栓塞性疾病防治委员会. 构建医院内静脉血栓栓塞症防治和管理体系[J]. 中华医院管理杂志, 2013, 29(1): 28-31.

[23] 中华医学会外科学分会. 中国普通外科围手术期血栓预防与管理指南[J]. 中华外科杂志, 2016, 54(5): 321-327.

[24] 甄凯元, 翟振国. 下肢间歇充气加压装置在住院患者静脉血栓栓塞症预防中的应用进展[J]. 中华结核和呼吸科杂志, 2020, 43(7): 599-603.

[25] 刘玉军, 丁国良, 燕树义, 等. 人工髋关节置换术及其并发症的防治[M]. 上海: 第二军医大学出版社, 2007.

[26] 李章华, 廖文, 王志林. 人工髋膝关节外科[M]. 北京: 军事医学科学出版社, 2013.

[27] 汪钟，郑植荃. 现代血栓病学[M]. 北京：北京医科大学、中国协和医科大学联合出版社，1997.

[28] 刘泽霖，贺石林，李家. 血栓性疾病的诊断与治疗[M]. 北京：人民卫生出版社，2000.

[29] AWAD S，VARADHAN K K，LJUNGQVIST O，et al. A meta-analysis of randomised controlled trials on preoperative oral carbohydrate treatment in elective surgery[J]. Clin Nutr，2013，32（1）：34-44.

[30] MILLER TE，ROCHE AM，MYTHEN M. Fluid management and goal-directed therapy as an adjunct to Enhanced Recovery After Surgery（ERAS）[J]. Gan J Anaesth，2015，62（2）：158-168.

[31] 白求恩·骨科加速康复联盟，白求恩公益基金会创伤骨科专业委员会，白求恩公益基金会关节外科专业委员会1. 骨科手术围手术期禁食禁饮管理指南[J]. 中华创伤骨科杂志，2019，21（10）：829-834.

[32] 中国医疗保健国际交流促进会加速康复外科学分会创伤骨科学组. 创伤骨科围手术期禁食水管理专家共识[J]. 中华创伤骨科杂志，2018，20（9）：737-742.

[33] MALTBY J R. Fasting from midnight-the history behind the dogma[J]. Best Practice & Research Clinical Anaesthesiology，2006，20（3）：363-378.

[34] FALCONER R，SKOURAS C，CARTER T，et al. Preoperative fasting：current practice and areas for improvement[J]. Updates in Surgery，2014，66（1）：31.

[35] CHON T，MA A，MUNPRICE C. Perioperative Fasting and the Patient Experience：[J]. Cureus，2017，9（5）：1272.

[36] MAQBALI A A，MOHAMMED. Preoperative fasting for elective surgery in a regional hospital in Oman[J]. British Journal of Nursing，2016，25（14）：798-802.

[37] 田梅梅，尹小兵，施雁，等. 缩短骨科择期全麻手术患者术前禁食时间的最佳证据实践[J]. 护理学杂志，2017（20）：8-12.

[38] 刘蕊，田梅梅，尹小兵，等. 基于快速康复外科理念的多学科协作模式缩短髋膝关节置换术前禁食时间的应用研究[J]. 同济大学学报（医学版），2017，38（3）：98-102.

[39] JOSE A N，ANA D，DIANA D N，et al. Actual preoperative fasting time in Brazilian hospitals：the BIGFAST multicenter study[J]. Therapeutics & Clinical Risk Management，2014，10：107-112.

[40] 孙志坚，孙旭，孙伟桐，等. 我国创伤骨科医生围手术期饮食管理现状调查[J]. 中华创伤骨科杂志，2018，20（8）：683-688.

[41] 朱红芳，葛昕，乔世娜，等. 择期非经腹手术患者术前禁饮禁食的现状分析[J]. 护理与康复，2013，12（5）：421-422.

[42] 曹路英，何叶. 骨科择期手术术前禁食禁饮情况调查分析[J]. 齐齐哈尔医学院学报，2010，31（12）：1980-1981.

[43] 范玲燕，曾莉. 快速康复外科理念在骨科护理实践中的研究进展[J]. 护士进修杂志，2018，33（14）：34-37.

[44] RD J R，ECKERT P P，GILMORE W，et al. Most American Association of Oral and Maxillofacial Surgeons Members Have Not Adopted the American Society of Anesthesiologists-Recommended Nil Per Os Guidelines[J]. Journal of Oral & Maxillofacial Surgery Official Journal of the American Association of Oral & Maxillofacial Surgeons，2016，74（10）：1926-1931.

[45] 李庭，孙胜男，伊辰，等. 缩短创伤骨科择期手术患者围手术期禁食水时间的前瞻性队列研究[J]. 中华创伤骨科杂志，2018，20（4）：312-317.

[46] 丁炎明. 伤口护理学[M]. 北京：人民卫生出版社，2017.

[47] 王泠，胡爱玲. 伤口造口失禁专科护理[M]. 北京：人民卫生出版社，2018.

[48] 胡爱玲，郑美春，李伟娟. 现代伤口与肠造口临床护理实践[M]. 北京：中国协和医科大学出版社，2015.

[49] 吴新宝，杨明辉. 谈谈老年髋部骨折患者手术治疗的几个问题[J]. 中国骨与关节杂志，2017，6（3）：161-162.

[50] 杨明辉，王颖，李文菁，等. 骨科和老年科共同管理模式治疗老年人髋部骨折的疗效分析[J]. 中华老年医学杂志，2018，37（12）：1312-1315.

[51] 孙旭，李庭，杨明辉，等. 加速康复外科的发展与在骨科的应用[J]. 骨科临床与研究杂志，2017，2（2）：114-116.

[52] SÀNCHEZ-RIERAL，WILSON N. Fragility fractures & their impact on older people[J]. Best Pract Res Clin Rheumatol，2017，31（2）：169-191.

[53] KENE GS，PARKER MJ，PRYOR GA.Mortality and

morbidity after hip fractures[J]. BMJ, 1993, 307 (6914): 1248-1250.

[54] LEIBSON CL, TOSTESON AN, GABRIEL SE, et al. Mortality, disability, and nursing home use for persons with and without hip fracture: a population-based study[J]. J Am Geria trSoc, 2002, 50(10): 1644-1650.

[55] COOPER C.The crippling consequences of fractures and their impact on quality of life[J]. Am J Med, 1997, 103 (2A): 12S-17S.

[56] MAGAZINER J, HAWKES W, HEBEL JR, et al. Recovery from hip fracture in eight areas of function[J]. J Gerontol A Biol Sci Med Sci, 2000, 55(9): 498-507.

[57] SUHM N, KAELIN R, STUDER P, et al.Orthogeriatric care pathway: a prospective survey of impact on length of stay, mortality and institutionalisation [J]. Arch OrthopTrauma Surg, 2014, 134(9): 1261-1269.

[58] PRESTMO A, HAGEN G, SLETVOLD O, et al. Comprehensive geriatric care for patients with hip fractures: a prospective, randomised, control led trial[J]. Lancet, 2015.385(9978): 1623-1633.

[59] 杨明辉, 李文菁, 孙伟桐, 等. 我国老年髋部骨折围手术期治疗现状调查[J]. 中华创伤骨科杂志, 2018, 20 (7): 566-571.

[60] BROX W T, ROBERTS K C, TAKSALI S, et al.The American Academy of Orthopaedic Surgeons evidence-based guideline on management of hip Fractures in the elderly[J]. J Bone Joint Surg Am, 2015, 97(14): 1196-1199.

[61] 中国老年医学学会骨与关节分会创伤骨科学术工作委员会. 老年髋部骨折诊疗专家共识(2017)[J]. 中华创伤骨科杂志, 2017, 19(11): 921-927.

[62] KHAN SK, KALRA S, KHANNA A, et al. Timing of surgery for hip fractures: a systematic review of 52 published studies involving 291, 413 patients[J]. Injury, 2009, 40(7): 692-697.

[63] Moran CG, Wenn RT, Sikand M, et al. Early mortality after hip fracture: is delay before surgery important?[J]. J Bone Joint Surg Am, 2005, 87(3): 483-489.

[64] British Orthopaedic Association. The care of patients with fragility fracture[M]. Ed1. England: Chandlers Printers Ltd, 2007: 5-6.

[65] KOSY JD, BLACKSHAW R, SWART M, et al., Fractured neck of femur patient care improved by simulated fast-track system[J]. J Orthop Traumatol, 2013.14(3): 165-170.

[66] WAINWRIGHT TW, IMMINS T.Middleton RG.Enhanced recovery after surgery: An opportunity to improve fractured neck of femur management[J]. Ann R Coll Surg Engl, 2016: 1-7.

[67] HANSSON S, ROLFSON O, AKESSON K, et al.Complications and patient-reported outcome after hip fracture[J]. A consecutive annual cohort study of 664 patients.Injury, 2015.46(11): 2206-2211.

[68] AMLIE E, LERDAL A, GAY CL, et al.A trend for increased risk of re-vision surgery due todeep infection following fast-track hip[J]. Arthro-plasty.Adv Orthop, 2016, 2016: 1-7.

[69] 常志泳, 包倪荣, 赵建宁, 等. 加速康复外科理论在高龄股骨颈骨折围手术期的初步应用[J]. 中国矫形外科杂志, 2013, 21(2): 123-126.

[70] 杨明辉, 孙旭, 韩巍, 等. 老年股骨转子间骨折的手术时机对院内结果的影响[J]. 中华创伤骨科杂志, 2016, 18(6): 461-464.

[71] 王春鹏, 杨海娇, 张成, 等. 3D 打印技术在骨科领域的应用进展[J]. 医学综述, 2020, 26(1): 118-122.

[72] 刘海涛. 光固化三维打印成形材料的研究与应用[D]. 武汉: 华中科技大学, 2009.

[73] FAULKNER-JONES A, GREENHOUGH S, KING JA, et al.Development of a valve-based cell printer for the formation of human embryonicstem cell spheroid aggregates[J]. Biofabrication, 2013, 5(1): 15013.

[74] 田书畅, 姚庆强, 殷信道, 等. iASSIST 智能导航系统与三维打印个性化膝关节截骨导板技术在人工全膝关节置换中的应用效果比较[J]. 中华外科杂志, 2017, 55(6): 423-429.

[75] METZGER M C, HOHLWEG-MAJERT B, SCHWARZ U, et al. Manufacturing splints for orthognathic surgery using athree-dimensional printer [J]. Oral Surgery Oral Medicine Oral Pathology Oral Radiology and Endodontics, 2008, 105(2): e1-e7.

[76] MARTELLI N, SERRANO C, VAN DEN BRINK H, et al.Advantages and disadvantages of 3-dimensional printing in surgery: A systematic review[J]. Surgery,

2016，159（6）：1485-1500.

[77] 高方友，王曲，刘窗溪，等. 个体化 3D 打印模型辅助后路螺钉内固定治疗颅颈交界区畸形[J]. 中华神经外科杂志，2013，29（9）：896-901.

[78] DE MUINCK KEIZER RJO，LECHNER KM，MULDERS MAM，et al. Threedimensional virtual planning of corrective osteotomies of distal radius malunions: A systematic review and meta-analysis[J]. Strategies Trauma Limb Reconstr，2017，12（2）：77-89.

[79] OOMBROSKI CE，BAL.DON ME，FROATS A.The use of a low cost 3D scanning and printing tool in the manufacture of custom-made foot orthoses; a preliminary study[J]. BMC Res Notes，2014，7（1）：443.

[80] WEISS HR，TOUMAVITIS N，NAN X，et al.Workflow of CAO/CAM scoliosis brace adjustment in preparation using 3D printing[J]. Open Med Inform J，2017，11（1）：44-51.

[81] 田伟. 骨科机器人研究进展[J]. 骨科临床与研究杂志，2016，1（1）：55-57.

[82] 曹旭含，白子兴，孙承颐，等. 机器人在骨科手术中应用的可靠性与提升空间[J]. 中国组织工程研究，2020，24（9）：1416-1421.

[83] 韩晓光，刘亚军，范明星，等. 骨科手术机器人技术发展及临床应用[J]. 科技导报，2017，35（10）：19-25.

[84] 田伟. 骨科机器人技术是未来骨科的发展方向[J]. 中华医学信息导报，2016，31（22）：12.

[85] 田伟，范明星，韩晓光，等. 机器人辅助与传统透视辅助脊柱椎弓根螺钉内固定的临床对比研究[J]. 骨科临床与研究杂志，2016，1（1）：4-10.

[86] GAO S，LV Z，FANG H. Robot-assisted and conventional freehand pedicle screw placement: a systematic review and meta-analysis of randomized controlled trials[J]. Eur Spine J，2018，7（4）：921-930.

[87] TIAN W，ZENG C，AN Y，et al. Accuracy and postoperative assessment of pedicle screw placement during scoliosis surgery with computer-assisted navigation: a meta-analysis[J]. Int J Med Robot，2017，13（1）：1617-1618.

[88] 陈曦，钱文伟，翁习生，等. 机器人辅助系统在关节置换手术中的应用[J]. 中华关节外科杂志（电子版），2017，11（6）：646-650.

[89] 王刚，张月雷，章乐成，等. 骨科机器人联合骨盆解锁复位架辅助下经皮螺钉固定治疗骨盆骨折[J]. 中华创伤骨科杂志，2020，22（6）：475-481.

[90] TIAN W，XU Y F，LIU B，et al. Computer-assisted Minimally Invasive Transforaminal Lumbar Interbody Fusion May Be Better Than Open Surgery for Treating Degenerative Lumbar Disease[J]. Clinical Spine Surgery，2017，30（6）：237-242.

[91] YUAN Q，ZHENG S，TIAN W. Computer-assisted minimally invasive spine surgery for resection of ossification of the ligamentum flavum in the thoracic spine[J]. Chinese medical Journal，2014，127（11）：5.

[92] TIAN W，WANG H，LIU YJ. Robot-assisted Anterior Odontoid Screw Fixation: A Case Report[J]. Orthopaedic Surgery，2016，8（3）：400-404.

[93] TIAN W. Robot-Assisted Posterior C1-2 Transarticular Screw Fixation for Atlantoaxial Instability: A Case Report[J]. Spine，2016，41.

[94] Liow MH，Xia Z，Wong MK，et al.Robot-Assisted total knee arthroplasty accurately restores the joint line and mechanical axis.a prospective randomised study[J]. J Arthroplasty，2014，29（12）：2373-2377.

[95] Redmond JM，Gupta A，Hammarstedt JE，et al.The learning curve associated with robotic-assisted total hip arthroplasty[J]. J Arthroplasty，2015，30（1）：50-54.

[96] El Bitar YF，Jackson TJ，Lindner D，et al.Predictive value of robotic-assisted total hip arthroplasty[J]. Orthopedics，2015，38（1）：e31-e37.

[97] 王文卿. 桡骨远端骨折治疗进展[J]. 饮食保健，2018，5（36）：43-44.

[98] 韩峰，曲巍. 腕关节镜在腕关节损伤中的应用[J]. 国际骨科学杂志，2017，38（4）：233-236.

[99] 侯筱魁. 腕关节镜临床新进展[C]. 中华医学会第十届骨科学术会议暨第三届国际 COA 学术大会论文集，2008：148-150.

[100] 刘秀琳，齐芳，汪惠利，等. 腕关节镜手术的护理配合[J]. 护理学杂志，2017，32（10）：50-51.

[101] 胡旭，周仕国，林世水，等. 腕关节镜、小切口手术及传统手术治疗腕管综合征的临床疗效研究[J]. 吉林医学，2019，40（7）：1450-1454.

[102] 陈文红. 腕关节创伤围手术期康复护理效果研究[J].

山西医药杂志, 2016, 45 (24): 2970-2971.

[103] 王澍寰. 手外科学 [M]. 第 2 版. 北京: 人民卫生出版社, 2000: 466.

[104] 宋金兰, 高小雁. 实用骨科护理及技术 [M]. 北京: 科学出版社, 2009: 399-401.

[105] 金芳. 骨科临床实用护理 [M]. 北京: 科学技术文献出版社, 2005: 237-238.

[106] 中华医学会骨科学分会脊柱外科学组. 腰椎斜外侧椎间融合术的临床应用指南 [J]. 中华骨科杂志, 2020, 40 (8): 459-468.

[107] 肖博文, 马亮, 汪勇刚, 等. 斜外侧腰椎椎间融合手术的研究进展 [J]. 世界最新医学信息文摘 (连续型电子期刊), 2020, 20 (80): 47-49.

[108] 林云志, 方国芳, 吴家昌, 等. 侧前方腰椎椎体间融合术的研究进展 [J]. 中国骨与关节杂志, 2020, 9 (1): 65-69.

[109] 邓基劼, 蒋盛旦. 斜外侧入路腰椎椎间融合术的应用进展 [J]. 脊柱外科杂志, 2019, 17 (5): 360-364.

[110] 陈漩, 李野, 赵海洋, 等. 微创经椎间孔、极外侧、斜外侧入路腰椎椎间融合术的适应证及并发症研究进展 [J]. 脊柱外科杂志, 2020, 18 (6): 419-424.

[111] 李盼, 黄洁. ERAS 围手术期护理在斜外侧椎间融合术治疗腰椎滑脱症中的效果观察 [J]. 河北医药, 2020, 42 (11): 1751-1754.

[112] 顾爱霞, 黄梅英, 周秀花. 集束化护理干预对腰椎斜外侧椎间融合术后患者效果研究 [J]. 医学检验与临床, 2019, 30 (8): 25-29.

[113] 黄忆梅, 王琦, 郑捷, 等. 多模式镇痛超前镇痛在儿童膝关节镜围手术期护理中的应用 [J]. 全科护理, 2020, 18 (23): 3024-3028.

[114] 黄忆梅, 王琦, 郑捷, 等. 快速康复外科理念在儿童膝关节镜围手术期中的应用效果 [J]. 广西医科大学学报, 2019, 36 (9): 1542-1546.

[115] 何婷姣, 吴枫, 胡晓云. 膝关节镜手术治疗儿童胫骨髁间棘骨折的护理 [J]. 中国实用护理杂志, 2015, 31 (21): 1599-1602.

[116] 窦静, 张立国, 周宏艳, 等. 心理健康教育及行为干预对儿童半月板损伤围手术期的护理效果 [J]. 中国煤炭工业医学杂志, 2016, 19 (12): 1802-1805.

[117] 吴红梅. 关节镜治疗儿童胫骨髁间棘撕脱骨折的围手术期护理 [J]. 全科护理, 2015, (12): 1089-1090.

[118] 冯超, 万世奇, 郭源. 关节镜下复位逆行交叉克氏针固定治疗儿童胫骨髁间棘骨折 [J]. 骨科临床与研究杂志, 2018, 3 (6): 353-357.

[119] 万世奇, 冯超, 郭源, 等. 关节镜下可吸收缝线内固定治疗儿童胫骨髁棘骨折 [J]. 中华小儿外科杂志, 2014, (8): 608-610.

[120] 冯超, 万世奇, 郭源, 等. 保守和手术治疗儿童 MeyersⅢ型胫骨髁间棘骨折临床疗效分析 [J]. 中华小儿外科杂志, 2017, 38 (5): 324-330.

[121] AHMED SK, ROBINSON SI, ARNDT CAS, et al. Pelvis Ewing sarcoma: Local control and survival in the modernera. Pediatr Blood Cancer [J]. 2017, 64 (9). doi: 10.1002/pbc.26504.

[122] CHARLES T, AMEYE L, GEBHART M. Surgical treatment for periacetabular metastatic lesions [J]. Eur J Surg Oncol, 2017, 43 (9): 1727-1732.

[123] ANGELINI A, CALABRO T, PALA E, et al. Resection and reconstruction of pelvicb one tumors [J]. Orthopedics, 2015, 38 (2): 87-93.

[124] 郭卫, 尉然. 中国骶骨肿瘤外科治疗的进步 [J]. 中华骨与关节外科杂志, 2018, (4): 241-251.

[125] 阮小燕. 骨盆肿瘤患者半骨盆置换术的围手术期护理 [J]. 实用临床医药杂志, 2014, 18 (6): 89-90.

[126] 李小明. 高位骶骨肿瘤切除与重建方式对预后的影响 [J]. 医疗装备, 2017, (22): 91-92.

[127] 孙燕. 护理干预应用于骶骨肿瘤患者术后排便功能障碍效果评价分析 [J]. 医学理论与实践, 2017, (17): 2621-2622.

[128] 孙燕. 循证护理在骶骨肿瘤术后常见并发症预防中的应用 [J]. 中外医疗, 2017, (21): 146-148.

[129] 陈红. 骶骨肿瘤切除术后患者创口感染原因分析 [J]. 中国民康医学, 2017, (16): 86-87.

[130] 宏谋, 朱佳俊, 孙振同, 等. SuperPATH 入路与后外侧入路行人上全髋关节置换术的疗效比较 [J]. 中国修复重建外科杂志, 2018, 32 (1): 1419.

[131] 王政, 陈佳, 高博, 等. 微创直接前入路在全髋关节置换术中的临床应用 [J]. 临床合理用药杂志, 2017, 10 (13): 180-181.

[132] 桑伟林, 朱力波, 陆海明, 等. 直接前入路与后外侧入路全髋关节置换术的对比研究 [J]. 中华关节外科杂志 (电子版), 2015, 9 (5): 584-585.

[133] 赖然, 英强, 舒克冬, 等. 骨性关节炎全髋关节置换术术后脱位发生情况及其影响因素研究 [J]. 蚌埠医学院学报, 2019, 44 (9): 1240-1243.

[134] 马纯青,马金忠,闫子贵,等. DAA 入路全髋关节置换术后股外侧皮神经损伤的临床分析[J]. 新疆医科大学学报,2019,42(9):1184-1188.

[135] KOBAYASHI H, HOMMA Y. Surgeons changing the approach for total hip arthroplasty from posterior to direct anterior with fluorosco-py should consider potential excessive cup anteversion and flexion implantation of the stem in their early experience[J]. Int Orthop, 2015, 40(9): 1813-1819.

[136] 吕式瑗. 创伤骨科护理学[M]. 北京:人民卫生出版社. 1998.

[137] 田伟,王满宜. 骨折[M]. 北京:人民卫生出版社. 2013.

[138] 高小雁. 骨科用具护理指南[M]. 北京:人民卫生出版社,2013.

[139] 高小雁,董秀丽. 积水潭小儿骨科护理[M]. 北京:北京大学医学出版社,2014.

[140] 吉士俊,潘少川,王继孟. 小儿骨科学[M]. 济南:山东科学技术出版社,2005.

[141] 潘少川. 小儿骨折[M]. 北京:人民卫生出版社,2006.

[142] 吴欣娟. 外科护理学[M]. 6 版. 北京:人民卫生出版社,2017.

[143] 佟冰渡,李杨. 生理盐水与 75% 乙醇护理经皮骨穿针针道效果比较[J]. 护理学杂志,2015,30(20):34-37.

[144] 张旭,崔佰红,顾海燕. 骨科牵引检查单在牵引患者中的护理应用效果观察[J]. 当代护士(上旬刊),2018,25(9):72-74.

[145] 赵泽雨,夏燊,吕乾,等. 小腿双针可控便携式牵引装置的研制与临床应用[J]. 中华创伤骨科杂志,2019,21(3):264-268.

[146] 王美. 骨外固定支架的临床应用进展[J]. 局解手术学杂志,2016(25):853.

[147] 王秋根,张秋银. 现代外固定支架治疗学[M]. 北京:人民军医出版社,2006.

[148] 王善玺,李沁,李博华,等. 外固定支架治疗感染性骨折不愈合[J]. 中华创伤骨科杂志,2018,20(10):849-854.

[149] 王艺钦,阳富春. 骨搬移技术的现状及研究进展[J]. 实用医学杂志,2020,036(2):268-272.

[150] 姜铧财,龙霶,郭晓东,等. 内置外架与外固定支架固定治疗骨盆前环骨折的疗效比较[J]. 中华创伤骨科杂志,2019,21(3):213-217.

[151] 高小雁. 积水潭手外科护理与康复[M]. 北京:人民卫生出版社,2015.

[152] 兰丽琴,贾秀眉,朱小舟. 负压封闭引流技术在手外科的临床应用及护理[J]. 护士进修杂志,2014,29(4):2.

[153] 王利锋. 负压封闭引流技术(VSD)在骨科(手外科)的应用[J]. 现代医学与健康研究电子杂志,2018,2(1):70.

[154] 张晋. 全关节镜下膝关节后外复合体重建[J]. 中华骨科杂志,2011,31(5):456-462.

[155] 冯华,高波,王满宜. 胫骨髁间棘骨折的关节镜治疗[J]. 中华骨科杂志,2011,21(5):294-296.

[156] 鲁楠. 膝关节前交叉韧带重建术后患者功能康复认知和康复依从性的调查[J]. 中华现代护理,2011,17(24):2868-2870.

[157] 胡雨. 膝关节多发韧带损伤中异位骨化的发生率和相关因素分析[J]. 中华现代护理,2011,17(31):3787-3788.

[158] HUA F, LEI H, XIANGSU G, et al. The "Lateral Gutter Drive-Through" Sign: An Arthroscopic Indicator of Acute Femoral Avulsion of the Popliteus Tendon in Knee Joints. Arthroscopy[J]. The Journal of Arthroscopic and Related Surgery, 2009, 25(12): 1496-1499.

[159] 冯华,洪雷,耿向苏,等. Inlay 技术在后十字韧带和后外复合体损伤中的应用[J]. 中华骨科杂志,2008,28(4):292-297.

[160] 冯华,洪雷,王满宜,等. 关节镜下股四头肌腱双束重建后交叉韧带[J]. 中华外科杂志,2003,41(3):189-192.

[161] 刘德全,冯华,洪雷,等. 急性膝关节多发韧带损伤的早期治疗[J]. 中华骨科杂志,2003,23(12):719-722.

[162] 刘蕊. 7 例人工反球肩关节置换术的护理[J]. 中华护理杂志,2012,47(8):685-686.

[163] YIMING Z, YI L, JIN Z, et al. Arthroscopic Bankart Repair Combined With Remplissage Technique for the Treatment of Anterior Shoulder Instability With Engaging Hill-Sachs Lesion: A Report of 49 Cases With a Minimum 2-Year Follow-up[J]. AJSM, 2011, 39(8): 1640-1647.

[164] CHUNYAN J, MING X, JIANXIONG M, et al. Application of suture anchor to treat acromioclavicular

dislocation in 20 cases[J]. Journal of Clinical Rehabilitative Tissue Engineering Research, 2011, 15 (17): 3212-3215.

[165] YIMING Z. Locking Intramedullary. Nails and Locking Plates in the Treatment of Two-Part Proximal Humeral Surgical Neck FracturesThe[J]. Journal of Bone Joint Surgery, 2011, 93(2): 159-168.

[166] 张爽. 应用关节镜治疗保守治疗无效的钙化性肩袖肌腱炎患者的康复护理[J]. 中华现代护理, 2011, 17 (24): 2872-2874.

[167] 周春英. 关节镜下肱二头肌长头腱切断固定术的康复及护理[J]. 中华现代护理, 2011, 17(22): 2664-2667.

[168] JIN Z, CHUNYAN J. A new "double-pulley" dual-row technique for arthroscopic fixation of bony bankart lesion[J]. KSSTA, 2011, 19(9): 1558-1562.

[169] 鲁谊. 切开复位内固定治疗陈旧性肱骨近端骨折[J]. 中华骨科杂志, 2010, 30(4): 400-406.

[170] 尹芳, 贺玉英. 臂丛神经损伤患者应用头臂外固定架的护理[J]. 中国实用护理杂志, 2011, 21(17): 31-32.

[171] 高小雁. 骨科用具护理指南[M]. 北京: 人民卫生出版社, 2013.

[172] 杨占宇, 刘中华, 朱海波, 等. 屈肌腱修复术后肌腱粘连的康复治疗[J]. 实用手外科杂志, 2019, 33(2): 227-230.

[173] 詹晓欢. 支具在手部深度烧伤治疗中的应用研究[J]. 实用手外科杂志, 2018, 32(1): 86-89.

[174] 傅育红, 蒋云雯, 芮永军. 支具在Ⅱ~Ⅲ区指屈肌腱再断裂早期康复护理中的应用[J]. 中华显微外科杂志, 2017, 40(4): 398-400.

[175] 高小雁. 积水潭手外科护理与康复[M]. 北京: 人民卫生出版社, 2015.

[176] 高小雁. 骨科用具护理指南[M]. 人民卫生出版社, 2013.

[177] 周将浪, 罗丽丽, 冯伟军, 等. 弹性外固定支具治疗指伸肌腱断裂的疗效[J]. 当代医学杂志, 2013, 19 (13): 81-82.

[178] SMANIA N, BERTO G, LA MARCHINA E, et al., 2012. Rehabilitation of brachial plexus injuries in adults andchildren[J]. European Journal of Physical and Rehabilitation Medicine, 48, (3): 483-506.

[179] 高小雁. 骨科临床护理思维与实践[M]. 北京: 人民卫生出版社, 2012.

[180] 高小雁. 骨科护理必备[M]. 北京: 人民卫生出版社, 2012.

[181] 田伟, 陈安民. 骨科学[M]. 北京: 人民卫生出版社, 2009.

[182] 田伟. 实用骨科学[M]. 北京: 人民卫生出版社, 2008.

[183] 王大清, 陈列平, 何瑾云, 等. 颈椎术后患者应用可调式颈托的护理[J]. 现代护理, 2006, 5: 468-469.

[184] 高小雁, 陈静, 孙玉珍. 颈椎术后患者实用颈椎枕的效果观察与分析[J]. 中国实用护理杂志, 2005, 2 (1): 7-8.

[185] 杨述华. 实用脊柱外科学[M]. 北京: 人民军医出版社, 2004.1.

[186] 高小雁. 骨科临床护理思维与实践[M]. 北京: 人民卫生出版社, 2012.

[187] 罗凯燕, 喻娇花. 骨科护理学[M]. 北京: 中国协和医科大学出版社, 2005.

[188] 杨芳. 椎间盘镜治疗腰椎间盘突出症术后佩戴腰围的指导[J]. 中国临床康复, 2004, 8(17): 3318.

[189] 杜克, 王守志. 骨科护理学[M]. 北京: 人民卫生出版社, 2000.

[190] 杨征, 郭源. 发育性髋脱位髋臼指数与闭合复位后结果的相关性研究[J]. 中华小儿外科杂志, 2010, 30 (6): 200-203.

[191] 王楠, 覃倩, 叶蕾. Ferguso手术治疗婴幼儿发育性髋脱位的术后护理[J]. 现代临床护理, 2013, (7): 33-35.

[192] 罗运莲, 张静荣, 刘玉. 提单式翻身法在脊柱外科患者变换体位中的应用[J]. 护理研究, 2010, 24(8): 201-202.

[193] 王志燕, 朱晓群, 杨晶, 等. 不同翻身角度对老年卧床患者皮肤受压及生命体征的影响[J]. 护士进修杂志, 2009, 24(7): 581.

[194] 高晓阳, 李瑛. 有关翻身时间的循环护理研究[J]. 齐齐哈尔医学院学报, 2008, 29(23): 602-603.

[195] 卿素兰, 黄江英, 陈占秀. 轴向翻身在脊柱术后康复中的应用[J]. 现代中西医结合杂志, 2005, 4(9): 1197.

[196] 王华, 彭震. 下肢骨折患者拐杖的选择与应用[J]. 现代中西医结合杂志, 2005(24).

[197] 周淑新, 葛军. 老年医学辅助装置[J]. 中国全科医学, 2012, 15(2): 359-361.

[198] 高小雁.骨科支具护理规范化操作[M].北京:北京大学医学出版社,2019.

[199] 黄玉如,杨艳芳,张耿红.下肢骨折患者术后早期下床干预的效果观察[J].护理学报,2012,27(6):84.

[200] 曾志伟.人工髋关节置换术患者的康复护理[J].中国医药导刊,2009,11(3):499-500.

[201] 庄巧华,徐娟.早期CPM训练对膝部周围骨折术后膝关节功能恢复效果观察[J].齐鲁护理杂志,2010,16(24):12-13.

[202] 徐晓静,朱月英,杨胜武.CPM锻炼对全膝关节置换术后早期疗效的影响[J].护士进修杂志,2009,24(3):279-280.

[203] PASQUALE F, ROBERTO C, VITO P, et al.Immediate continuous passive motion after internal fixation of an ankle fracture[J]. J Orthop Traumatol, 2009,10(2):63-69.

[204] 周琳,马爱玲.CPM仪在下肢骨折术后的临床应用[J].西部医学,2008,20(3):600-601.

[205] 陈丹琼,谭晓珍,蔡新良.CPM对预防下肢骨折后患者深静脉血栓形成的影响[J].中国临床实用医学,2008,11(2):15-16.

[206] 郑诗俊,陈欣杰,沈计荣.全膝关节置换术后早期康复配合CPM仪锻炼对膝关节功能恢复的影响[J].中国康复理论与实践,2007,4(13):380-381.

[207] 张倩,杨灿.CPM机对人工全膝关节表面置换术后膝关节功能康复的影响[J].河南医学研究,2020,2(29):1006-1007.

[208] 胡岚翔,余化龙,刘亚东,等.中药熏洗联合CPM仪功能锻炼改善胫骨骨折手术患者关节功能和疼痛的效果及对血清BMP-7、TGF-β1及bFGF水平的影响[J].四川中医,2018,36(9):146-148.

[209] 吕晓峰.CPM锻炼结合护理康复对膝部骨折术后膝关节功能的影响[J].中国伤残医学,2018,26(24):81-82.

[210] 黄美玲.CPM仪对漂浮体位下复杂胫骨平台骨折三柱内固定患者术后康复的影响[J].中华现代护理杂志,2016,22(18):2608-2611.

[211] CHUNYAN J, MING X, JIANXIONG M, et al. Application of suture anchor to treat acromioclavicular dislocation in 20 cases[J]. Journal of Clinical Rehabilitative Tissue Engineering Research, 2011,15(17):3212-3215.

[212] 张晋.全关节镜下膝关节后外复合体重建[J].中华骨科杂志,2011,31(5):456-462.

[213] 魏艳红.关节镜下髋臼盂唇损伤修补术患者的康复护理[J].中华现代护理,2011,17(7):810-811.

[214] 周春英.关节镜下肱二头肌长头腱切断固定术的康复及护理[J].中华现代护理,2011,17(22):2664-2667.

[215] 鲁楠.膝关节前交叉韧带重建术后患者功能康复认知和康复依从性的调查[J].中华现代护理,2011,17(24):2868-2870.

[216] 胡雨.膝关节多发韧带损伤中异位骨化的发生率和相关因素分析[J].中华现代护理,2011,17(31):3787-3788.

[217] JIN Z, CHUNYAN J. A new "double-pulley" dual-row technique for arthroscopic fixation of bony bankart lesion[J]. KSSTA, 2011,19(9):1558-1562.

[218] 鲁谊.切开复位内固定治疗陈旧性肱骨近端骨折[J].中华骨科杂志,2010,30(4):400-406.

[219] HUA F, LEI H, XIANGSU G, et al., The "Lateral Gutter Drive-Through" Sign: An Arthroscopic Indicator of Acute Femoral Avulsion of the Popliteus Tendon in Knee Joints. Arthroscopy[J]. The Journal of Arthroscopic and Related Surgery, 2009,25(12):1496-1499.

[220] 黄芳艳.冰敷在人工全髋关节置换术后减少出血的体会[J].医学文选,2003,22(5):755-756.

[221] 赵曦光,杜玉奎.疗养康复护理学[M].北京:人民卫生出版社,1999.

[222] 乔志恒,华桂茹.理疗学[M].北京:华夏出版社,2005.

[223] 龚立超,刘芳,杨亭.延长间歇式充气压力泵应用时间在预防重症脑卒中患者下肢深静脉血栓形成中的应用效果[J].中华现代护理杂志,2019,25(22):2829-2832.

[224] 沈晓飞.低分子肝素联合间歇使用充气压力泵预防髋关节置换术或下肢深静[J].实用临床护理学电子杂志,2018,3(13):86.

[225] 章帆.气压式血液循环驱动器在预防神经外科昏迷患者下肢深静脉血栓中的应用[J].全科护理,2017,15(17):2087-2088.

[226] 李巍,王亮,张途,等.气压式血液循环驱动器对脑卒中下肢深静脉血栓的预防作用探讨[J].中国临床医生杂志,2019,47(7):851-853.

[227] 刘青. 医用过床器在临床护理中的应用[J]. 护理研究, 2004, 18(3): 436-436.

[228] 陈茹妹, 许晨耘. 医用过床器在手术室搬运患者中的应用[J]. 中国误诊学杂志, 2009(08): 1843.

[229] 曹霞, 卞凌云. 医用过床器和特制床单在 ICU 搬运患者中的应用[J]. 护理管理杂志, 2010, 10(9): 614.

[230] 国际血管联盟中国分部护理专业委员会, 中国医师协会腔内血管学专业委员会. 梯度压力袜用于静脉血栓栓塞症防治专家共识[J]. 介入放射学杂志, 2019, 28(9): 811-818.

[231]《中国血栓性疾病防治指南》专家委员会. 中国血栓性疾病防治指南[J]. 中华医学杂志, 2018, 98(36): 2861-2888.

[232] 李春敏, 张金庆, 崔亚南. 不同长度梯度压力袜对预防关节置换术后下肢深静脉血栓形成的效果研究[J]. 护士进修杂志, 2012, 27(23): 2200-2201.